U0312391

甘肃省肿瘤医院中西医结合肿瘤防治特色丛书

中西医结合

肿瘤特色医疗

（上册）

夏小军　主编

甘肃科学技术出版社

昔黄帝作内經十八卷靈樞九卷素問九卷
馬世所秉行唯素問耳越人得其一二而
而譔難次而為甲乙諸家之說悉自此始
失未可為後世法則謂如南陽活人書
也謹按靈樞經曰新穀氣入于胃與穀
曰噦聚而並之則理可斷矣又如難經
是越人標指靈樞本輸之大略世或以
靈樞經曰所昏節者神氣之所遊行出入
筋骨也又曰神氣者正氣也神氣之所遊行
流注也井滎輸經合者本輸也舉而並之則
絡脈也比此十五絡者買則必見虛則必下
見求之上下人經不同絡脈異所別也

音釋

經脈第十

黄帝内經靈樞卷第五

新刊黄帝内經靈樞卷第

督　音瞀
焞　焞
九針十二原第一〔法天〕

黄帝問於歧伯曰余子萬民養百姓而
哀其不給而屬有疾病余欲勿使

图书在版编目（CIP）数据

中西医结合肿瘤特色医疗 / 夏小军主编. -- 兰州：
甘肃科学技术出版社，2021.2（2023.9重印）
ISBN 978-7-5424-2808-0

Ⅰ．①中… Ⅱ．①夏… Ⅲ．①肿瘤－中西医结合疗法
Ⅳ．①R730.59

中国版本图书馆CIP数据核字(2021)第031626号

中西医结合肿瘤特色医疗

夏小军　主编

责任编辑　刘　钊
封面设计　雷们起

出　版　甘肃科学技术出版社
社　址　兰州市城关区曹家巷1号　730030
电　话　0931-2131572(编辑部)　0931-8773237(发行部)

发　行　甘肃科学技术出版社　　印　刷　三河市铭诚印务有限公司
开　本　787mm×1092mm　1/16　　印　张　74.75　插　页　4　字　数　1450千
版　次　2021年3月第1版
印　次　2023年9月第2次印刷
印　数　1501~2550
书　号　ISBN 978-7-5424-2808-0　　　定　价　269.00元

甘肃省肿瘤医院中西医结合肿瘤
防治特色丛书编委会

主　编　夏小军

编　委　（以姓氏笔画为序）

万　强	王玉洁	包晓玲	冯永笑	甘晓霞
安跟会	汤　君	迟　婷	张　熙	张丑丑
张小钰	张太峰	张桂琼	李雪松	单金姝
周江红	段　赟	姜晓燕	赵　辉	夏小军
郭炳涛	鲁维德	敬战萍	雷旭东	潘东升
穆轶乾	薛文翰	魏世鸿		

中西医结合肿瘤特色医疗
编 委 会

主 编：夏小军

编 委：（以姓氏笔画为序）

万　强	马小琴	王玉洁	王　娟
王雅宁	冯永笑	甘晓霞	代红红
包晓玲	米　艳	安跟会	汤　君
连粉红	迟　婷	张　熙	张　蕾
李　娜	李　莹	李雪松	沈　峥
单金姝	姜晓燕	段　赟	赵　辉
柴艳冬	郭炳涛	敬战萍	鲁维德
雷旭东	戴晓雁	薛文翰	魏世鸿

总　前　言 | *General Preface*

中医药是中国独特的卫生资源和民族瑰宝,数千年来为中华民族的繁衍昌盛做出了卓绝的贡献。当前,中共中央、国务院印发《"健康中国2030"规划纲要》和《中医药发展战略规划纲要(2016—2030年)》,提出了一系列振兴中医药发展、服务健康中国建设的任务和举措,把中医药发展上升为国家战略。中国首部《中国的中医药》白皮书发布,凸显出党和政府对发展中医药事业的重视。第十二届全国人大常委会第二十五次会议审议通过了《中华人民共和国中医药法》,明确提出"中医药事业是我国医药卫生事业的重要组成部分"。中医药发展站在新的历史起点上,迎来了天时、地利、人和的大好时机。

甘肃是欠发达地区,自然条件差、经济总量少、人均收入低,在这种情况下,甘肃省卫生和计划生育委员会充分利用其良好的中医药人文底蕴和产业基础,创新性提出"用最简单的方法解决最基础的问题,用尽可能少的费用维护居民健康,走中医特色的医改之路"。同时,推进健康促进模式改革,充分发挥"治未病"在疾病防治中的主导作用,关口前移,减少病人。制订出台《甘肃省中医药健康服务发展规划(2016—2020年)》,为今后一段时间全省中医药事业的发展指明了航向。

甘肃省肿瘤医院、甘肃省医学科学研究院建院40多年来,以科学化、信息化、精细化、规范化的现代医院管理手段,坚持"预防与治疗并重、临床与科研并重、中医与西医并重"的办院理念,紧紧抓住国家及甘肃省支持发展中医药的战略机遇,积极探索中西医相互补充、相互支持的肿瘤综合防治体系:以提高临床疗效为目标,将中西医融合,优势互补,协作攻关,形成独具特色的肿瘤中西医结合诊疗方案;以提高患者生存质量为切入点,探索中医诊疗技术与肿瘤康复医学相融合,开发具有中医特色的肿瘤康复技术与产品;以促进未来健康为着眼点,开展中医治未病健康工程,制定并推广养生保健实施方案,防"癌"于未然。通过多年探索与实践,充分发挥中医药在提高肿瘤患者临床疗效、减轻毒副反应、改善生活质量、降低医疗费用、控制恶性肿瘤复发与转移等方面取得了较大成效,积累了诸多行之有效的经验,取得了多项成果,得到了社会各界的关注和人民群众的认可,有效地促进了中西医结合防治肿瘤事业的发展,也为健康甘肃建设做出了新的更大的贡献。

为进一步巩固中西医结合肿瘤防治体系所取得的成果,为普及推广应用打下坚实的基础,在编者的倡导下,经相关专家学者反复研究论证,成立了甘肃省肿瘤医院中西医结合肿瘤防治特色丛书编辑委员会,以"科学性、专业性、实用性、可读性"为指导思想,确定编写大纲、编写体例、编写细则,历时三载,几易其稿,终于面世。

本丛书是一部规模较大的中西医结合系列专著,分为《中西医结合肿瘤特色医疗》《中西医结合常见肿瘤诊疗方案》和《肿瘤中西医结合护理》三册。《中西医结合肿瘤特色医疗》内容涵盖肿瘤放、化疗不良反应的中西医结合治疗,肿瘤的综合康复、心理康复、四季养生、单方验方、抗肿瘤中成药、中药食疗药膳、足浴、外治、膏方等针对肿瘤的中医、中西医结合特色医疗。《中西医结合常见肿瘤诊疗方案》汲取甘肃省肿瘤医院历代中西医结合专家临床经验,对临床常见 27 种肿瘤的中西医病因、病机及诊断治疗等进行了详细论述,形成了较为完整的常见恶性肿瘤的中西医结合诊疗方案。《肿瘤中西医结合护理》对肿瘤放、化疗的中医护理及不同肿瘤的中医护理操作技术的基本知识、基本技能和注意事项等内容进行了详细的介绍。编委们结合多年临床经验,寻找中西医结合在肿瘤防治中的优势及新途径,总结梳理出诸多具体方法、方药,以期为中西医结合肿瘤防治事业添砖加瓦,也为推动中西医结合工作做出积极的贡献。附录部分对两院的基本情况、发展现状和核心价值观也做了详细介绍,对宣传医院文化特色,弘扬人文精神,传承医院文化也起到了积极的作用。

在丛书的编写和出版过程中,得到了甘肃省卫生健康委员会、甘肃省中医药管理局、甘肃省肿瘤医院、甘肃省医学科学研究院各级领导、中医及中西医结合专家学者们的重视、支持和配合,各位编委本着对中医药及中西医结合事业的热爱和执着之心,利用业余时间,不辞劳苦,认真编撰,付出了极大的努力,流下了辛勤的汗水。在此,谨向他们致以真挚的谢意!由于编者学术和临床水平有限,丛书中难免存在瑕疵疏漏,诚望医界同道批评指正、不吝赐教,以助其更臻完善。

夏小军

2018 年 4 月

前 言 | preface

目前,恶性肿瘤已成为严重危害人类健康的一大类疾病,是患者身心最为痛苦、治疗费用最高的疾病。事实业已证明,通过未病先防、心理疏导、四季养生、药膳食疗、针刺、艾灸等中医及中西医结合特色医疗方法,可以最大限度的减轻肿瘤患者在治疗及康复过程中的身心痛苦,降低患者及家庭严重的经济负担。中医治未病可达到未病先防、既病防变、病后防复的目的,对恶性肿瘤患者尤为实用;心理疗法可以有效地缓解肿瘤患者的悲观消极情绪,增强战胜疾病的信心;通过有氧运动、经络拍打、穴位按摩、放松舒缓,并借助音乐疗法,则有利于头颈、胸腹、骨骼、肌肉、乳腺等术后及放化疗患者的身心恢复;根据脏腑、经络学说,运用四诊、八纲理论,对临床各种证候进行辨证分析,施以针刺或艾灸疗法,以达到疏通经络、调理气血、平衡阴阳、防治肿瘤并改善肿瘤患者术后及放化疗并发症的目的;食疗药膳将中药与食物合理组方配伍,不仅能满足人们对美味食品的追求,同时又具有调节机体生理机能、增强体质、预防疾病发生、辅助疾病治疗及促进机体康复等作用。

多年以来,甘肃省卫生和健康委员会高度重视中西医结合事业的发展,鼓励探索中西医深度融合防治肿瘤模式的创新,甘肃省肿瘤医院被确定为中西医结合肿瘤临床研究基地之后,紧抓机遇,提出强化院内中西医临床协作,多专业联合,融医疗、养生、康复、预防保健于一体的肿瘤防治发展目标,通过各种新举措,取得了较好的临床疗效,也得到了业内及社会的普遍认可。为进一步提升中西医结合肿瘤防治的服务内涵与水平,在夏小军教授积极倡导下,组织全院中西医相关专家、学者共同编撰,完成"甘肃省肿瘤医院中西医结合肿瘤防治特色丛书"之一——《中西医结合肿瘤特色医疗》,凸显甘肃省肿瘤医院中西医结合肿瘤防治体系的特色优势。

本书参照恶性肿瘤的中医、中西医结合最新大宗文献报道,结合医院相关专业多年来积淀的临床经验,注重中西医相互贯通,突出中医诊疗特色,注重理论与实践并重,在实践中探索肿瘤中医及中西医结合综合防治的新模式。全书内容既涵盖肿瘤的综合康复、心理疏导、四季养生、治疗肿瘤常用中成药、院内制剂及保健品、康复韵律保健操、针灸、食疗、足疗、外治、膏方、单方验方、肿瘤放化疗不良反应的中医治疗等特色,又涉及中医门诊非肿瘤优势病种的中西医结合治疗等,内容丰富,特色鲜明,实用性强,能为临床医师开阔思路提供借鉴,也为肿瘤患者身心康复提供参考。

编　者

2018 年 4 月

目　录

上　册

第九篇　肿瘤膏方治疗

下　册

第十三篇　肿瘤患者的社会心理支持

第十四篇　康复保健韵律操

第十五篇　治疗肿瘤的中药

第十八篇　大肠息肉的中西医结合诊疗方案

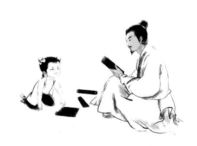

第一篇

肿瘤综合康复

第一章
肿瘤康复寻捷径　衷中参西显奇能

目前,全球每年约有760万人死于癌症,其中70%肿瘤病人发生在低、中等收入国家。恶性肿瘤是当前危害人民生命健康的常见多发病,WHO已正式把肿瘤列入慢性病的范畴。

随着中国社会经济的快速发展,人民生活水平的提高、健康观念的转变,以及人口老龄化加快、独生子女的增加、个人医疗消费支付能力的提高,医疗健康服务需求的多样性与多层次性是目前众多患者普遍的需求。30年前,世界卫生组织提出恶性肿瘤1/3是可以预防的,1/3是可以治愈的,1/3是可以改善症状、延长生命的。经过近30年的努力,2011年世界卫生组织提出恶性肿瘤40%是可以预防的,40%是可以治愈的,20%是可以长期带瘤生存的。由此说明,通过预防、保健和改变生活方式等措施,可以使癌症发病率明显下降,患者生活质量显著改善。

放眼全球,现代医学的兴起,曾令人们兴奋于找到了开启健康大门的钥匙。然而,今天更多的人已经看到现代医疗的局限,面对医疗难题,许多国家开始把眼光投向东方传统医学,中医药也越来越显示出其独特价值。大量临床实践证明,中医药在肿瘤的防治和康复中具有重要的作用,主要表现在对放化疗显著的增效减毒、良好的免疫调节、确切的抗复发转移、抑制肿瘤细胞生长、改善患者症状,以及病后有效康复、降低医疗费用、减轻心理压力、提高生活质量、延长生存时间等作用。因此,中医药和中西医结合在21世纪已成为肿瘤防治和康复的一支不可或缺的力量。

如今,党中央提出了全方位、全生命周期维护人民群众健康的目标。面对艰巨的慢病防治任务,始终高度重视发展中医药,坚持"中西医并重",将中医药纳入"大健康"战略之中,成为慢病时代的"中国方案"。中医康复理论和治疗方法强调"天人相应、形神共养、动静结合、经络通畅"等原则,并产生了一整套行之有效的康复疗法,如内服方药、外治方法(药浴、药熨、膏摩等)、食疗药膳、针推理疗等,广泛应用于康复实践中,并不断发展、充实和完善。

在与现代康复医学相融合的过程中,传统中医药发挥了令人瞩目的作用,形成了具有中国特色的重要康复手段和技术,成为现代康复医学不可或缺的组成部分。目前,中医康复特色及优势越来越受到国内外的重视,国家对中医药防治疾病研究加大科技投入,亦为发展中医康复提供了机遇。我们相信,古老的中医药将在新时代焕发新活力,为人类文明和健康作出新贡献。

第一节　健　康

一、定义

健康是指一个人在身体、精神和社会等方面都处于良好的状态。

"无病即健康"——传统的健康观。

"健康乃是一种在身体上、心理上和社会上的完好状态,而不仅仅是没有疾病和虚弱的状态。"(Health is a state of complete physical,mental and social well-being and not merely the absence of disease or infirmity.)

——1946年世界卫生组织(WHO)成立时在它的宪章中提出

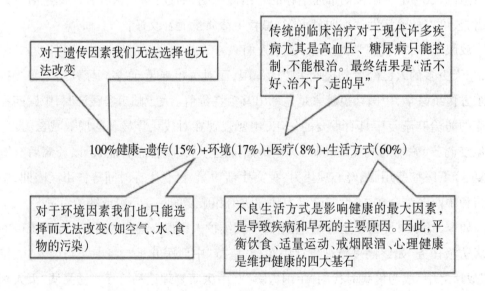

对于遗传因素我们无法选择也无法改变

传统的临床治疗对于现代许多疾病尤其是高血压、糖尿病只能控制,不能根治。最终结果是"活不好、治不了、走的早"

100%健康=遗传(15%)+环境(17%)+医疗(8%)+生活方式(60%)

对于环境因素我们也只能选择而无法改变(如空气、水、食物的污染)

不良生活方式是影响健康的最大因素,是导致疾病和早死的主要原因。因此,平衡饮食、适量运动、戒烟限酒、心理健康是维护健康的四大基石

二、分类

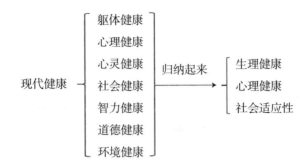

三、范畴

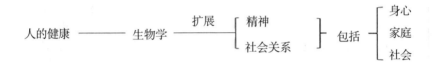

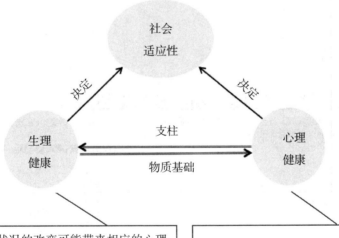

第二节 慢 病

一、定义

慢病即慢性病,全称是慢性非传染性疾病,不是特指某种疾病,而是对一类起病隐匿,病程长且病情迁延不愈,缺乏确切的传染性生物病因证据,病因复杂,且有些尚未完全被确认的疾病的概括性总称。

二、分类

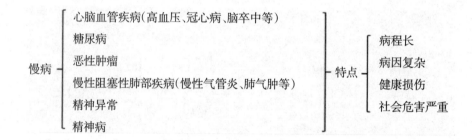

慢病 ┬ 心脑血管疾病(高血压、冠心病、脑卒中等)
    ├ 糖尿病
    ├ 恶性肿瘤
    ├ 慢性阻塞性肺部疾病(慢性气管炎、肺气肿等)   特点 ┬ 病程长
    ├ 精神异常   ├ 病因复杂
    └ 精神病   ├ 健康损伤
                                                      └ 社会危害严重

三、现状

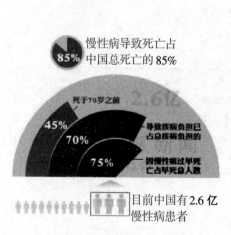

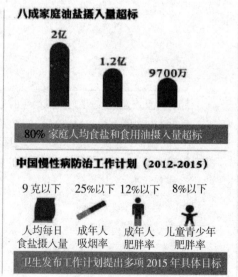

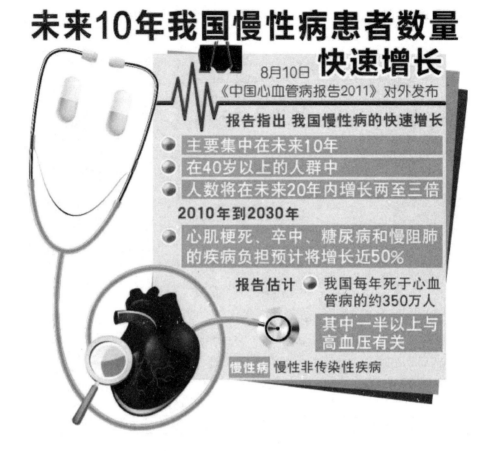

第三节　肿　瘤

一、定义

肿瘤是指机体在各种致瘤因子作用下,局部组织的细胞在基因水平上失去对其生长的正常调控,导致异常增生与分化而形成的新生物,因为这种新生物多呈实性块状突起,也称赘生物。

二、分类

$$\text{肿瘤}\begin{cases}\text{恶性(癌症)}\\\text{(100多种相关疾病的统称)}\\\text{良性}\end{cases}\text{特点}\begin{cases}\text{一旦形成,不因病因消失而停止生}\\\text{长,其生长不受正常机体生理调}\\\text{节,而是破坏正常组织与器官。}\end{cases}$$

三、现状

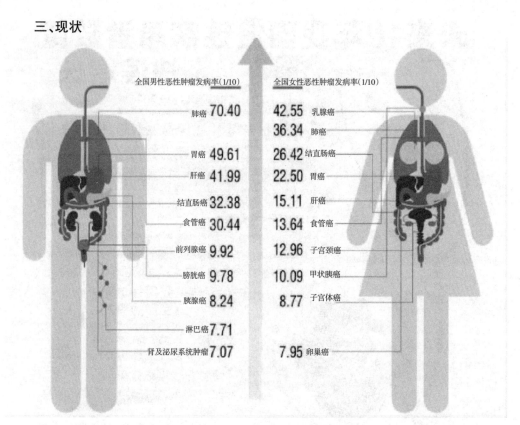

全国男性恶性肿瘤发病率(1/10)

肺癌	70.40
胃癌	49.61
肝癌	41.99
结直肠癌	32.38
食管癌	30.44
前列腺癌	9.92
膀胱癌	9.78
胰腺癌	8.24
淋巴癌	7.71
肾及泌尿系统肿瘤	7.07

全国女性恶性肿瘤发病率(1/10)

42.55	乳腺癌
36.34	肺癌
26.42	结直肠癌
22.50	胃癌
15.11	肝癌
13.64	食管癌
12.96	子宫颈癌
10.09	甲状腺癌
8.77	子宫体癌
7.95	卵巢癌

2012 年全国每年癌症新发病例 358.6 万人,与 2011 年相比,增加约 20 万人,而 2015 年癌症新发病例 429.2 万人,比 2012 年显著增加。

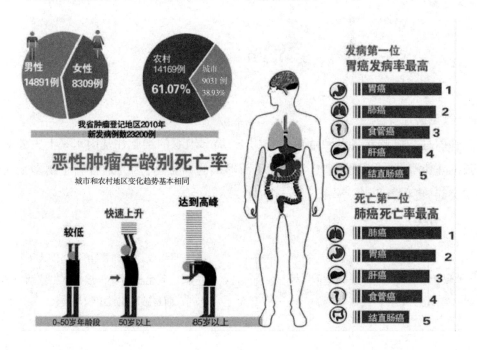

男性 14891例 女性 8309例

农村 14169例 61.07% 城市 9031例 38.93%

我省肿瘤登记地区2010年新发病例数23200例

恶性肿瘤年龄别死亡率

城市和农村地区变化趋势基本相同

较低 0~50岁年龄段

快速上升 50岁以上

达到高峰 85岁以上

发病第一位 胃癌发病率最高

胃癌		1
肺癌		2
食管癌		3
肝癌		4
结直肠癌		5

死亡第一位 肺癌死亡率最高

肺癌		1
胃癌		2
肝癌		3
食管癌		4
结直肠癌		5

2014年,甘肃省全年发现恶性肿瘤患者6.5万人;2015年,全省每年的癌症发病人已高达7万人,全省恶性肿瘤发病率为268.65/10万,每天有191人被确诊为癌症,每8min就有1个人罹患癌症。

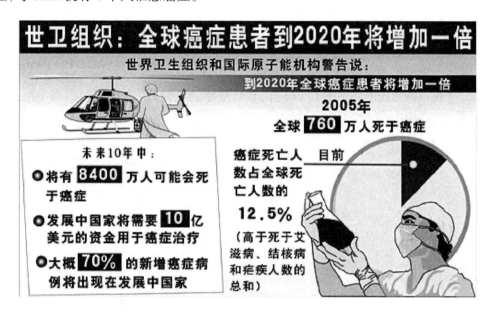

第四节　康　复

一、定义

《尔雅·释诂》曰:"康,安也。"《尔雅·释言》曰:"复,返也。"康复治疗的目的,就是通过各种有效的康复治疗手段和方法,使病人各种后遗症得到适当的治疗和恢复,各种损伤和畸形得到较为满意的矫正,进而在身体条件许可的范围内能最大限度地恢复生活和劳动能力。

"康复是指应用各种有用的措施以减轻残疾的影响和使残疾人重返社会。"

——1981年世界卫生组织医疗康复专家委员会对康复的定义

二、作用

康复 { 综合 协调 } 运用 { 医疗的方法 教育的方法 社会的方法 职业的方法 } 恢复病、伤、残(包括先天性残) { 体格上的能力 精神上的能力 社会上的能力 经济上的能力 } { 走向生活 走向工作 走向社会 }

康复医学 —— 运用 [理疗学
物理学] 对 [慢性病人
伤残人] 进行 [生理上
心理上
精神上] 功能康复

三、展望

目前,中西医结合在中国取得了一定成就,虽然中、西医康复具有不同的理论体系,但是所面对的康复对象是共同的,目的是使功能障碍者恢复其功能,回归社会。因此,在吸收西方现代康复医学新理论和新技术的同时,大力挖掘和提高中医康复治疗方法显得尤其重要。

(夏小军)

第二章
贯彻方针及政策　构建防治新体系

从《黄帝内经》到《伤寒杂病论》，从"麻沸散"到"青蒿素"，传统中医药学是民众治病祛疾、强身健体的重要手段。中医药作为中华文明的杰出代表，是中国各族人民在几千年生产生活实践和与疾病作斗争中逐步形成并不断丰富发展的医学科学，不仅为中华民族繁衍昌盛作出了卓越贡献，也对世界文明进步产生了积极影响。

新中国成立初期，即把"团结中西医"作为三大卫生工作方针之一，确立了中医药应有的地位和作用。1986年，国务院成立相对独立的中医药管理部门，为中医药发展提供了组织保障。第七届全国人民代表大会第四次会议将"中西医并重"列为新时期中国卫生工作五大方针之一；2003年，国务院颁布实施《中华人民共和国中医药条例》；2009年，国务院颁布实施《关于扶持和促进中医药事业发展的若干意见》，逐步形成了相对完善的中医药政策体系。党的十八大以来，中国把发展中医药摆上更加重要的位置，作出了一系列重大决策和部署。中国共产党第十八次全国代表大会和十八届五中全会提出"坚持中西医并重"和"扶持中医药和民族医药事业发展"。2015年，国务院常务会议通过《中医药法（草案）》，并提请全国人大常委会审议，为中医药事业发展提供良好的政策环境和法制保障。2016年，中共中央、国务院印发《"健康中国2030"规划纲要》，作为今后15年推进健康中国建设的行动纲领，提出了一系列振兴中医药发展、服务健康中国建设的任务和举措。国务院印发《中医药发展战略规划纲要（2016—2030年）》，把中医药发展上升为国家战略，对新时期推进中医药事业发展作出系统部署。12月6日，中国首部《中国的中医药》白皮书发布，凸显出党和政府对发展中医药事业的重视，面对当今全球"慢病"时代的来临，中医药给出了中国解决方案。12月25日，第十二届全国人大常委会第二十五次会议审议通过了《中华人民共和国中医药法》，明确提出"中医药事业是中国医药卫生事业的重要组成部分。

国家大力发展中医药事业,实行中西医并重的方针,建立符合中医药特点的管理制度,充分发挥中医药在中国医药卫生事业中的作用"。12月27日,《"十三五"卫生与健康规划》通过国务院常务会议审议,明确指出要加强中医药的传承创新,推进中西医协调发展,推广以慢病管理、中医药和老年营养运动干预为主的适宜技术,发展中医药健康服务。

2016年以来, 中国中医药年诊疗人次达9.1亿、中医药工业总产值达7866亿元,传播至全球183个国家和地区,中国中医药发展迎来了历史性机遇。同时,随着"健康中国"上升为国家战略,中国正朝着"以基层为重点,以改革创新为动力,预防为主,中西医并重,将健康融入所有政策,人民共建共享"的改革目标坚定迈进。鉴于此,结合国家方针政策、省情、院情,逐步制定并完善实施了一系列适合甘肃省肿瘤医院、独具优势、结构鲜明、具有中西医结合特色的慢病(肿瘤)防治体系。

第一节　领导讲话

一、习主席、李总理关于健康相关讲话

人民身体健康是全面建成小康社会的重要内涵,是每一个人成长和实现幸福生活的重要基础。

——2013年8月31日上午, 习近平总书记在第十二届全国运动会即将开幕之际,在沈阳会见参加全国群众体育先进单位和先进个人表彰会、全国体育系统先进集体和先进工作者表彰会的代表时发表重要讲话。

没有全民健康,就没有全面小康。医疗卫生服务直接关系人民身体健康。

——2014年12月13日,习近平总书记在江苏调研时强调

人的健康也是发展的动力。中国产业结构最大的调整是发展服务业,医药卫生事业完全可以先行。

——2014年7月8日上午,国务院总理李克强在中南海紫光阁会见世界卫生组织总干事陈冯富珍时强调。

关注民生不仅要保就业、增收入,还要推动环保,保障人民健康。健康也是生产力。

——2016年3月9日,国务院总理李克强参加广东代表团审议时强调

生命科学是21世纪重要的综合性学科领域,关系人类的生存、健康和可持续发

展。中国政府正在深入实施创新驱动发展战略,落实"健康中国2030"规划纲要,通过科技创新有力推动生命科学领域的研究与相关产业快速发展,对提高人民健康和生活水平、改善环境质量正发挥着日益重要和明显的作用。

——2016年11月1日,李克强对2016年世界生命科学大会作出重要批示

我们要继承好、发展好、利用好传统医学,用开放包容的心态促进传统医学和现代医学更好融合。中国期待世界卫生组织为推动传统医学振兴发展发挥更大作用,为促进人类健康、改善全球卫生治理作出更大贡献,实现人人享有健康的美好愿景。

——2017年1月17日,习近平主席与世界卫生组织总干事陈冯富珍,共同见证中国政府和世卫组织签署"一带一路"卫生领域合作谅解备忘录,并出席中国向世卫组织赠送针灸铜人雕塑仪式的致辞中指出。

二、习主席、李总理关于中医药、中西医结合相关讲话

中医药学凝聚着深邃的哲学智慧和中华民族几千年的健康养生理念及其实践经验,是中国古代科学的瑰宝,也是打开中华文明宝库的钥匙。深入研究和科学总结中医药学对丰富世界医学事业、推进生命科学研究具有积极意义。

——2010年6月20日,习近平在澳大利亚墨尔本出席皇家墨尔本理工大学中医孔子学院授牌仪式时讲话。

中方重视世界卫生组织的重要作用,愿继续加强双方合作,促进中西医结合及中医药在海外发展,推动更多中国生产的医药产品进入国际市场,共同帮助非洲国家开展疾病防治和卫生体系建设,为促进全球卫生事业、实现联合国千年发展目标作出更大贡献。

——2013年8月20日,习近平在会见世界卫生组织总干事陈冯富珍时指出。

开设中医科、中药房很全面,现在发展中医药,很多患者喜欢看中医,因为副作用小,疗效好,中草药价格相对便宜。

——2015年2月15日,习近平在考察西安市雁塔区电子城街道二〇五所社区中医馆时讲话。

中医药学是中国古代科学的瑰宝,也是打开中华文明宝库的钥匙。当前,中医药振兴发展迎来天时、地利、人和的大好时机,希望广大中医药工作者增强民族自信,勇攀医学高峰,深入发掘中医药宝库中的精华,充分发挥中医药的独特优势,推进中医药现代化,推动中医药走向世界,切实把中医药这一祖先留给我们的宝贵财富继承好、发展好、利用好,在建设健康中国、实现中国梦的伟大征程中谱写新的篇章。

——2015年12月22日,习近平致信祝贺中国中医科学院成立60周年

中医药是中华文明瑰宝,是5000多年文明的结晶,在全民健康中应该更好发挥作用。

小康提速,康也包括健康,要全民健康。中医药发展这条路,你们走对了。

——2016年2月3日,习近平到江西考察江中药谷制造基地时指出

要着力推动中医药振兴发展,坚持中西医并重,推动中医药和西医药相互补充、协调发展,努力实现中医药健康养生文化的创造性转化、创新性发展。

——2016年8月19日,习近平出席全国卫生与健康大会时的讲话

加强政策对话,搭建健康治理合作平台;促进包容联动,构建全球公共卫生安全防控体系;推动创新合作,增强健康供给和服务能力;倡导互学互鉴,促进传统医学和现代医学融合发展。

——2016年11月21日,李克强总理在上海出席第九届全球健康促进大会开幕式发表主旨演讲。

2016年全国卫生计生系统开拓进取,攻坚克难,在深化医改、推动基本公共卫生服务均等化、全面实施两孩政策、振兴发展中医药等方面取得了新成绩。

——2017年1月5~6日,全国卫生计生工作会议在北京召开,李克强总理作出重要批示。

第二节　政策方针

1.关于印发中国癌症防治三年行动计划(2015—2017年)的通知(国卫疾控发〔2015〕78号)

2.关于加强肿瘤规范化诊疗管理工作的通知(国卫办医发〔2016〕7号)

3.甘肃省卫生厅、省食品药品监督管理局关于印发《全省开展村卫生室应用地产中药及中医药适宜技术治疗常见病多发病工作指导意见》的通知(甘卫中发〔2010〕84号)

4.甘肃省政府《关于扶持和促进中医药事业发展的实施意见》的通知(甘政发〔2010〕32号)

5.甘肃省卫生厅、省发改委、省财政厅、省人社厅、省食品药品监管局关于《在深化医药卫生体制改革中充分发挥中医药作用的实施办法》的通知(甘卫中发〔2010〕116号)

6.关于加强定点医疗机构运用中药材和中医药适宜技术诊疗疾病工作的通知（甘卫中发〔2010〕543号）

7.关于开展"关爱女性健康救助贫困家庭'两癌'患者妇女工作"的通知（甘民发〔2011〕67号）

8.关于将中医治未病内容纳入甘肃省基本公共卫生服务项目的通知（甘卫中发〔2011〕199号）

9.关于印发《甘肃省2011年农村妇女宫颈癌检查项目管理方案》的通知（甘卫妇社发〔2011〕234号）

10.关于加强药膳推广应用工作的通知（甘卫中发〔2012〕107号）

11.国务院办公厅关于印发中医药健康服务发展规划（2015-2020年）的通知（国办发〔2015〕32号）

12.国务院关于印发中医药发展战略规划纲要（2016-2030年）的通知（国发〔2016〕15号）

13.关于推进医疗卫生与养老服务相结合指导意见的通知（国办发〔2015〕84号）

14.甘肃省城乡居民健康素养提升工程行动计划（2014-2020年）（甘政办发〔2014〕92号）

15.甘肃省人民政府关于加快发展养老服务业的实施意见（甘政发〔2014〕50号）

16.国务院办公厅关于印发深化医药卫生体制改革2016年重点工作任务的通知（国办发〔2016〕26号）

17.国家卫生计生委关于印发医疗机构设置规划指导原则（2016-2020年）的通知（国卫医发〔2016〕38号）

18.国家发改委发布了关于印发《全民健康保障工程建设规划》的通知（发改社会〔2016〕2439号）

19.中共中央、国务院印发《"健康中国2030"规划纲要》，并提出实施慢性病综合防控战略

20.国务院办公厅关于印发《国家职业病防治规划（2016-2020年）》的通知（国办发〔2016〕100号）

21.国务院关于印发"十三五"卫生与健康规划的通知（国发〔2016〕77号）

22.国务院关于印发"十三五"深化医药卫生体制改革规划的通知（国发〔2016〕78号）

23.国家卫生计生委关于印发"十三五"全国健康促进与教育工作规划的通知（国

卫宣传发〔2017〕2 号）

　　24.中华人民共和国国务院新闻办公室发表《中国的中医药》(2016 年 12 月）

　　25.中华人民共和国中医药法(2016 年 12 月 25 日第十二届全国人民代表大会常务委员会第二十五次会议通过）

第三节　制定新路

一、甘肃省肿瘤医院加强中医药工作设想(2015 年 3 月）

　　中医药是甘肃医改的特色和支撑。在综合医院和专科医院不断强化中医药工作,对有效控制医疗费用、提高医疗服务质量、促进中西医协同发展、缓解群众看病难看病贵问题具有重要的现实意义。在现代医学无法完全攻克肿瘤的前提下,充分发挥中医、西医的各自所长,促进优势互补,是降低肿瘤对人类生命和健康威胁的最简单、最有效途径之一。因此,加强甘肃省肿瘤医院各部门、各科室、各环节的中医药工作,是医院一个时期内的工作方向,不能动摇。

　　甘肃省肿瘤医院现有床位 1200 张（实际开放 1068 张）, 在职职工 1288 人,其中,中医、中西医结合人员 51 人。医院设有中西医结合科(病床 48 张),中医康复治疗中心(内设中医治疗床位 4 张),其他临床各科均设有中医综合治疗室。近几年,在省卫生计生委的关怀领导下,在历届医院领导班子的励精图治下,医院软硬件同部署、同建设,医院整体发展迈上了一个新台阶。特别是医院被省卫健委确定为省级医改试点单位以来,医院全体职工齐心协力,从无到有,全面开展中医药服务,促使医院的中医药工作有了一定基础。但是,与医改的总体要求相比,与兄弟单位相比,与群众的中医药服务需求相比,医院的中医药工作才刚刚起步,既需要我们理清思路,果断决策,也需要我们真抓实干,务求实效。经过两个多月的研究和探索,针对医院工作实际,提出了以后中医药工作思路。

　　(一)积极开展中医治未病

　　1.充分利用建立在省肿瘤医院的全省肿瘤流行病学调查平台,将中医治未病纳入肿瘤的筛查及预防工作之中,为筛查人群建立健康档案和定期的随访制度。开展此项工作需要补充中医专业人员。

　　2.利用医院先进的设施及技术手段,积极推广与肿瘤相关的健康体检,将中医体质辨识纳入健康体检内容。开展此项工作需增添中医康复治疗仪等设备。

3.成立食疗药膳科,抽调专职人员,针对患者需求制定不同食谱药膳,推行床边膳食服务。同时,积极向社会宣传"送鲜花、送礼品,不如送药膳"等思想理念。

(二)健全中医药临床科室设置

1.将现有的内一、内二、内三、内四及中西医结合科分别更名为中西医结合血液病科、脾胃病科、肾病科、肺病科和肝胆病科;将原特需病房更名为中西医结合特需病房;在每个科室安排中医人员创造性开展中医和中西医结合诊疗工作;从而使全院中医和中西医病床总数达到450张。

2.开设中西医结合肿瘤专病门诊,如脾胃病、肝胆病、肾病、乳腺癌、白血病等特色专病门诊。

3.成立临终关怀病房(康复病房),对肿瘤晚期患者进行体现中医药文化的人文关怀服务,如利用中医适宜技术减轻痛苦,利用药膳食疗、心理疏导、社区志愿者服务等改善患者的就医感受,满足家属的心理需求等。

(三)加强中医药服务

1.在全院推广中医适宜技术。根据病种特点,每个中医治疗室开展不少于15项中医适宜技术,并将开展情况纳入绩效考核及年度目标管理考核内容,建立激励机制,充分调动医护人员中医药工作的积极性。

2. 在中医执业医师指导下, 在全院23个临床科室形成各自的中西医结合诊疗体系,拟定统一的常见病种中医(中西医结合)诊疗方案,并作为绩效考核主要内容之一。

3.盘活现有中医药人员,形成以原中西医结合科为龙头,新改建中西医结合科为支撑的中西医结合科室团队。4名中西医结合正高人员采取划科包干形式,通过中医会诊、中医查房等途径和方法,在所有临床科室(含外科)都开展中医药服务,并纳入绩效考核及年度目标管理考核内容。

4.继承总结名老中医经验,组织团队对国家级名中医裴正学教授的学术经验进行整理, 总结国家名老中医裴正学教授的中医及中西医结合治疗恶性肿瘤的经验,举办学术讲座,并在全院范围内推广应用。

5.对医院现有成熟的中医单方验方进行系统归纳总结,大力研制院内中药制剂,力争一年内每个科室研制院内制剂不少于2种,形成优势,服务病人。

6.修订并完善《甘肃省肿瘤医院中西医结合治疗恶性肿瘤临床诊疗方案》,力争使诊疗病种达到20种,并推广应用。

(四)加强人才队伍建设

1.加强对外交流,引进人才,在中医科研、重点专科创建、项目、经费上给予支持和倾斜。

2.与省内各级综合医院、中医院、妇幼保健院建立协作关系,利用医院资源帮助基层医院建立中西医结合肿瘤科,建立分级诊疗、双向转诊的就医新格局,规范肿瘤的多学科联合诊疗,免费进行人员培训,在全省培养一批中西医结合肿瘤骨干医师。

3.举办中医基础知识培训,在院内实行中医药肿瘤专家定期坐诊、学术讲座、查房示教,引进成型的经验和先进技术。

4.在全院中医人员中开展四大经典研读,支持临床人员对中医中药在调节免疫、抵御肿瘤、通过免疫调节治疗癌症进行深度研究。

(五)强化学术交流与合作

1.利用医院现有资源,与甘南藏药研究院等单位协作,挖掘民族医药,特别是藏医藏药在治疗恶性肿瘤方面的经验,进行验证并深化研究,力争早出成果。对中医中药特别是甘肃特产中成药或甘肃民族医学单方验方进行挖掘整理研究,力争形成品牌效应并创出成果。

2.和兄弟单位协作研发中医药保健品,如药枕、保健茶、中药浴足、药物坐浴等,形成系列,供不同人群及不同层次、不同病情需要的患者使用。

3.系统总结中医中药对肿瘤治疗的增效减毒学术经验并形成特色,对外与全国有特色的中医医院建立友好协作关系,定期进行交流学习。

4.与庆阳市中医医院建立全面协作关系,互派专业人员交流学习。充分利用庆阳市中医医院在中医康复及中药制剂等方面的优势,利用医院在医学刊物、科技查新、肿瘤学科亚专业及病理诊断等方面的优势,建立优势互补、上下联动、互惠互利的双赢合作局面。

5.在省卫健委和省中西医结合学会支持下,争取在兰州召开全国性的中西医结合肿瘤学术会,请国内中医、中西医结合泰斗级专家开展学术讲座,扩大医院影响力。

6.申请成立中西医结合学会血液病专业委员会。积极申报中西医结合肿瘤治疗中心,积极申报国家临床专科及省内各级重点专科及学科、重点中医药专科。

7.经医院与贾海忠教授商定,定于2017年3月25~30日,邀请中日友好医院贾海忠教授来甘肃省肿瘤医院作学术报告,届时就深化协作事宜进行探讨。

8.争取申报医院成为甘肃中医药大学教学医院,宁夏医科大学、陕西中医药大学等院校的非直属附属肿瘤医院。

（六）加强文化建设和对外宣传

1.建立医院院史展览室,对医院发展史及中西医结合研究史进行宣传,举办中西医结合治疗恶性肿瘤成果展。

2.利用各类媒体(电台、电视、报纸、期刊、微博、微信等)开展中医及中西医结合防癌知识讲座及中医大讲堂,鼓励医院医护人员开通微博和微信平台,向公众发布中医中药知识并开展健康教育。

3.在《甘肃医药》上开设中西医结合治疗恶性肿瘤专版,并对各科室进行系列宣传。

4.增加煎药机及膏药机,宣传并推广膏方治疗。增加中药颗粒剂,满足不同层次患者需求,扩大医院对外影响。

二、突出特色　继承创新　探索中西医结合肿瘤防治新途径(2016 年 10 月 18 日)

（一）基本情况

甘肃省肿瘤医院、省医学科学研究院始建于 1972 年,是甘肃省规模最大的三级甲等肿瘤医院。医院开放床位 1068 张,在职职工 1288 人,其中,中医药人员 65 人,占执业医师的 27%。近年来,医院按照省委、省政府的安排部署,在省卫健委的正确领导下,坚定不移地"走有中医药特色的甘肃医改之路",以科学化、信息化、精细化、规范化的现代管理手段,坚持预防与治疗并重、临床与科研并重、中医与西医并重的办院理念,积极探索中西医相互补充、相互支持的肿瘤防治新途径,有效促进中西医防治肿瘤事业的振兴和繁荣。

1.发挥特长,提高临床疗效。利用中医药优势开展维持治疗,有效减少患者手术和放、化疗后的复发和转移,从而提高临床疗效,减少患者对放、化疗的依从性。

2.辨证施治,减轻毒副反应。开展体质辨识,利用中医药提升个体对放、化疗的耐受性,缓解术后并发症,减轻放、化疗毒副反应,积极促进患者康复。

3.对症治疗,改善生活质量。对于不能耐受放、化疗或者放、化疗效果差的患者,利用中医药对症治疗,减轻患者痛苦,提高生活质量。

4.精准医疗,降低医疗费用。对晚期或贫困患者,单独使用中医药治疗恶性肿瘤,可缩短住院时间,降低治疗费用,延长生存周期,最大限度体现精准扶贫。

5.贴心服务,增加医患互信。大力开展中医适宜技术,增加医护和病患面对面的交流机会和时间,改善就医感受,增进医患感情,提高了患者满意度。

6.以人为本,减轻心理压力。将心理干预、运动治疗、五音治疗、药膳食疗等方法融入"单病种、多学科"的现代肿瘤治疗模式中,注重人文关怀,帮助患者心理与身体共同康复。

（二）主要做法

概括地讲,甘肃省肿瘤医院在推进中西医结合肿瘤防治方面主要做了六方面的工作:

1.扩建中医科室,完善考评机制。制定中医药发展规划,将中西医结合科扩建到8个,中医床位扩大到450张。成立了中医治未病中心、中医综合康复中心、营养膳食中心和针灸理疗室。提高中医挂号费和会诊费,完善中医师查房会诊制度和中医药考核制度,对科室和人员的中医药临床指标进行量化考核并适度奖惩,有力保障了中医药工作的顺利开展。目前,中医适宜技术各科室使用率达70%以上,住院患者中药汤剂服用率外科系统达到25%以上,内科系统达到30%以上。

2.注重人才建设,形成科学梯队。外引与内培并重,先后引进高层次中医药人才4人,硕士以上中医药院校毕业生13人。与天津中医药大学、广安门医院、东直门医院、西苑医院及庆阳市中医医院先后建立合作关系,每年选派2名中医药人员进修。对在职医护人员进行中医药轮训,掌握中医药基础理论和技能。医院先后有4人被评为甘肃省名中医,11人被评聘为硕士、博士研究生导师。

3.优化治疗方案,研究西药症型。根据国家肿瘤规范化精准治疗的要求,医院按照省卫健委安排,开发了西药中医症型研究平台,开展常见恶性肿瘤西药联合化疗方案的中医症型研究。在此研究结论基础上,对化疗效果好的症型采用化疗配合中医扶正治疗,对化疗效果不好的症型则以中医治疗为主,从而发挥中西医两种医学优势,实现了恶性肿瘤的中西医结合精准诊疗。目前,已对常见的6种恶性肿瘤对照观察近千人次。该项目在敦煌召开的中医药文化和健康产业国际论坛上进行交流,引起了国内关注。

4.开展辨证施膳,推广药膳食疗。医护人员基于辨证施膳、三因施膳、以脏补脏、以形补形等原则,给予肿瘤患者食疗药膳指导,贯穿于肿瘤预防、治疗、康复的全过程。目前开发制作了107种膳食供患者选择,来自加拿大、美国、瑞典等国的专家以及国内同行在观摩和品尝后,给予了充分的肯定和关注。

5.夯实基础护理,提供满意服务。从临床实际出发,大力推广和开展优质护理服务示范工程。每年举办中医护理培训班,开展中医护理培训和应用,提供具有中医药特色的康复和健康指导,定期开展中医特色护理质量评价工作,全面提高中医护理水平。同时,通过健身文化节、癌友之家、医患联谊会、才艺展示和甘肃省防癌抗癌俱乐部等多种形式,开展与患者和家属手拉手的健康讲座和健康促进活动,增强患者战胜疾病的信心。医院还与省妇联、兰州市妇联携手编写了相关教材,培养肿瘤养老护理员,为居家治疗的肿瘤患者提供家庭中医药保健康复服务。

6.不断总结经验,进行产业开发。近年来,医院大力推动中医学术传承和经验总结,共总结论著10余部,发表论文100余篇,为医院的发展及中西医结合工作奠定了坚实的基础。同时,结合实际开发中医药产业化,研发出中药艾盐包6种,药枕6种,药酒15种,药茶18种,足浴配方24种,以及中药磁疗、理疗、膏方、熏蚊香囊等产品。有35种院内制剂获准在省内医疗机构间调剂使用。

(三)工作思路

按照医院的中医药发展规划和此次会议要求,下一步,我们将着力做好以下几方面的工作:

1.强化制度保障,明确发展方向。结合实际,把中医药发展纳入医院"十三五"发展规划,强化总体设计和制度保障,确定医院和各科室的中医药业务重点发展方向。

2.培养中医人才,壮大专业队伍。继续不遗余力并大力引进高层次的中医药专业人才,加强在职人员中医药继续教育,稳定院内中医药人才队伍。免费培训全省肿瘤专科医生,在全省建立一支中西医结合肿瘤防治骨干队伍。

3.积极总结经验,加快研发步伐。继承总结名老中医学术经验并推广应用,系统总结中医药对肿瘤防治的增效减毒学术经验并形成特色,与全国有关机构建立协作关系,定期交流学习。联合科研机构和制药企业,研发成熟稳定的院内中药方剂,形成特色优势。对现有产业成果进行深度研发,形成系列产品,投放市场,满足不同群众的中医药健身保健需求。

4.加强交流合作,推广防治模式。继续强化中西医临床协作科研攻关,挖掘验证民族医药恶性肿瘤防治经验,提高恶性肿瘤防治效果。举办常见肿瘤中西医结合诊疗经验推广及学术交流研讨会,将中西医结合治疗肿瘤的方法和模式向全省推广。

5.加强宣传力度,传承中医文化。利用现代新媒体开展各类讲堂讲座,推广肿瘤防治健康教育。推广运用太极拳、中医五行音乐疗法、经络拍打、穴位按压、有氧运动、心理放松等系列康复保健活动,传承中医文化,促进肿瘤患者身心健康。

展望未来,任重道远。省肿瘤医院将以全国卫生与健康大会精神为引领,以此次会议为契机,继续充分发挥中医药在肿瘤防治康复中的作用,为增进全省人民健康福祉而不懈努力。

三、甘肃省肿瘤医院中西医结合肿瘤综合防治体系

单位：

甘肃省肿瘤医院

甘肃省中西医结合肿瘤医院

甘肃省医学科学研究院

宗旨：

$$三个并重 \begin{cases} 预防与治疗并重 \\ 临床与科研并重 \\ 中医与西医并重 \end{cases}$$

任务：

坚持预防为主，防先于治，防重于治，防治结合，中西医并重，加强肿瘤防治体系建设，提高肿瘤防治能力，遏制肿瘤高发态势，降低肿瘤疾病负担，保护和增进群众健康，促进经济社会可持续发展，创建肿瘤规范化诊疗示范医院。

体系：

$$肿瘤 \begin{cases} 发病前—预防 \\ 治疗中—防治 \\ 治疗后—康复 \end{cases}$$

$$目标 \begin{cases} 省内领先 \\ 西北一流 \\ 国内知名 \\ 国际有一定影响 \end{cases}$$

（一）病前

针对人群：

$$\begin{matrix} 重点人群：甘肃省 2600 万人口 \\ 辐射人群：西北五省（区）乃至全国 \end{matrix} \begin{cases} 健康人群 \\ 健康人群 \\ 健康人群 \end{cases}$$

1.甘肃省肿瘤防治办公室（设立在医院）

中心工作：

健康宣教与促进

肿瘤筛查与登记

肿瘤早诊与早治

肿瘤预防与控制

具体工作：

进行全省肿瘤预防控制——三级预防

进行全省肿瘤动态监测——动态监测

进行全省肿瘤病因研究——病因研究 　　　监控管理因素

进行健康教育健康促进——健康教育 　　　降低风险水平

指导肿瘤患者及时就医——合理就诊 　　　延缓疾病进程

建立全省肿瘤随访平台——随访制度 　　　提高生命质量

提供肿瘤防治咨询服务——专家咨询

建立全省肿瘤健康档案——健康管理

建立综合防治示范基地——示范带动

工作基础：

三个平台　　全省肿瘤防治多中心协作体系平台

　　　　　　全省肿瘤登记信息平台

　　　　　　全省肿瘤筛查及早诊早治研究技术平台

工作目的：

提高全民肿瘤防治意识

有效遏制肿瘤高发态势

推动肿瘤防治工作全面发展

为全省肿瘤防治提供政策依据

2.甘肃省防癌抗癌俱乐部（设立在医院）

中心工作：

健康宣教、科学普及、专题讲座、大型义诊

专家咨询、经验交流、心理治疗、指导就医

工作途径：

（1）利用各种机会。

①固定模式：

世界癌症日（2月4日）

学雷锋日（3月5日）

妇女节（3月8日）

全国肿瘤防治宣传周（4月15~21日）

劳动节(5 月 1 日)

护士节(5 月 12 日)

世界无烟日(5 月 31 日)

儿童节(6 月 1 日)

兰州市国际马拉松赛(每年 6 月举办 1 次)

医师节(6 月 26 日)

重阳节(农历 9 月 9 日)

教师节(9 月 10 日)

防癌抗癌俱乐部活动日(每月至少 1 次)

积极早行动健康讲堂(每月至少 1 次)

医院健身文化节(每年至少 1 次)——┌ 组织大合唱(歌咏健身)
                              ├ 康复韵律操(运动康复)
                              └ 太极拳比赛(运动健身)

兰州市七里河区"万人健步行"活动(每年 1 次)

②机动模式:

多点执业

下乡支农

精准扶贫

卫生援藏

各种公益活动

志愿者活动(进社区、进家庭、下基层、进企业、进机关、进学校、进军营)

组织抗癌明星(参加活动+经验交流)

(2)采取多种形式。

举办肿瘤健康宣教讲座

编印发放肿瘤科普资料

举办大型肿瘤义诊咨询

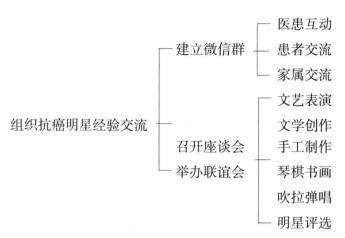

组织抗癌明星经验交流

- 建立微信群
  - 医患互动
  - 患者交流
  - 家属交流
- 召开座谈会
- 举办联谊会
  - 文艺表演
  - 文学创作
  - 手工制作
  - 琴棋书画
  - 吹拉弹唱
  - 明星评选

进行心理咨询心理治疗

举办心理咨询职业培训

工作目的：

倡导健康生活方式方法

提升全民肿瘤防治意识

指导肿瘤患者合理诊治

有效遏制因病返贫致贫

3.治未病中心、肿瘤健康体检中心（设立在医院）

中心工作：

进行肿瘤相关健康体检————健康体检

结合结果进行生活指导————生活干预

进行中医九种体质辨识————体质辨识

结合体质提出养生建议————养生指导

建立健康档案定期随访————跟踪管理

进行健康咨询健康评估————专业指导

工作方法：

未病养生、重在预防（治其未生）

欲救其萌、防微杜渐（治其未成）

适时调治、防其发作（治其未发）——进行

已病早治、防其传变（治其未传）

瘥后调治、防其复发（瘥后防复）

- 健康咨询评估
- 生活干预调理
- 随访管理服务

干预措施：

饮食、起居、膏方、药膳、足浴、针刺、艾灸、推拿、按摩、贴敷、熏蒸、耳穴、拔罐、刮痧、运动、音乐五行、健康韵律操、太极拳、八段锦、真气运行、气功等(绿色、健康、环保、安全、有效)

干预内容：

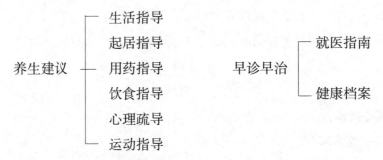

4.多点执业 分级诊疗

执业点(分布于省内14个地州市)：

业务协作单位——86个二级以上医院(县医院、县中医院、县妇幼保健站)

业务合作单位——庆阳市中医医院、宁县第二人民医院

定点执业单位——临夏州7县1市

卫生组团援藏——甘南州迭部县

精准扶贫点——平凉市静宁县

卫生支农点——天水市清水县、武威市古浪县、甘南州碌曲县

厂矿医院——504厂职工医院

兰州市社区卫生服务中心——504厂社区、万里厂社区

兰州市中西医结合肿瘤医院

兰州市安宁区万里医院(正在洽谈)

大型乡镇中心卫生院——宁县和盛医院

工作形式：

固定模式多点执业 ——
固定点执业
组团援藏点
精准扶贫点
卫生支农点
宁县和盛医院
兰州市中西医结合肿瘤医院

组团式不定期多点执业——各业务协作单位

建立分院定期多点执业：

甘肃省肿瘤医院陇东中西医结合分院(已报批)

甘肃省肿瘤医院安宁分院(正在洽谈)

工作内容：

开展健康宣教、举办专家讲座、编印发放资料

组织大型义诊、蹲点指导防治、查房会诊手术

免费培训人员、帮建肿瘤专科

5.医院宣传阵地

中心工作：

利用媒体宣传阵地、开设健康教育栏目

播放刊载保健知识、举办多种公益活动

增强肿瘤防治意识、提升公民健康素养

信息处理共享反馈、引导患者正确就医

工作平台：

传统媒体

健康报、中国医药报、甘肃日报、甘肃经济报、兰州晨报、兰州日报、兰州晚报、甘肃电视台、兰州电视台、甘肃卫生与人口、甘肃医药、医院各种宣传册

新媒体

院网、弹窗、微博、微信、甘肃省卫计委网、兰州新闻网、每日甘肃网、互联网+、医院大屏幕、科室易企秀、病区宣传电视

工作模式：

固定模式——宣传品、就诊卡、体检卡、义诊……

借势模式
造势模式
┌ 细分市场 准确定位
│ 因势利导 及时切入
│ 捕捉热点 掀起高潮
└ 医患互动 品牌拓展

工作目的：

传播普及健康知识　　落实肿瘤干预措施

降低肿瘤高发态势　　遏制肿瘤因病返贫

6.对外交流

与加拿大蒙特利尔犹太总医院已互访交流 3 次

与美国中医公会、美国加州中国医学研究院已互访交流 1 次

与法国协作，已互派人员进行访问学习

与中国台湾省内医疗机构协作正在洽谈中

7.学术团体

工作平台：

中华医学会肿瘤学分会——副主委单位

中国肿瘤防治联盟——甘肃省联盟主席单位

中国肿瘤精准医疗联盟——甘肃省联盟主席单位

甘肃省抗癌协会——理事长单位

甘肃省病理质量控制中心——主任单位

甘肃省肿瘤放射治疗质量控制中心——主任单位

甘肃省医学会检验专业委员会——主委单位

甘肃省肿瘤医疗质量控制中心——主任单位

甘肃省医学会肿瘤专业委员会——主委单位

甘肃省医师协会肿瘤专业委员会——主委单位

甘肃省肿瘤防治办公室——主任单位

甘肃省防癌抗癌俱乐部——主任单位

甘肃省中西医结合学会血液病专业委员会——主委单位

甘肃省中医药学会血液病专业委员会——主委单位

甘肃省抗癌协会淋巴瘤专业委员会——主委单位

甘肃省重点科研院所——甘肃省医学科学研究院

兰州大学附属肿瘤研究中心

甘肃省癌症中心

工作内容：

举办学术会议、开展学术交流、壮大防治队伍

进行辐射带动、行多中心协作、建大数据平台

增强科研能力、提高临床疗效、科学普及推广

正确防癌抗癌、促进学术进步、保障人类健康

（二）病中

工作目标：

基于:个体化医学+精准治疗

突出:单病种+多学科(MDT)诊疗模式

对患者进行(及时、合理、精准)中西医结合规范化诊疗

工作基础:

甘肃省肿瘤医院
甘肃省中西医结合肿瘤医院
甘肃省医学科学研究院
(职能:预防、诊断、治疗、科研、教学、康复、健康教育)

- 三级甲等肿瘤专科医院(省内唯一)
- 1200 张病床
- 1300 名职工
- 19 个临床科室
- 7 个医技科室
- 1 个国家临床重点专科——肿瘤学
- 1 个省级联盟——甘肃省肿瘤精准医疗联盟
- 3 个临床医学中心
  - 肿瘤放射治疗
  - 肿瘤分子病理诊断
  - 头颈肿瘤外科
- 4 个省级重点学科
  - 放射治疗
  - 肿瘤内科
  - 头颈外科
  - 乳腺科
- 3 个省级重点中医药专科
  - 中西医结合科
  - 中西医结合血液病科
  - 中西医结合消化病科
- 5 个研究中心
  - 转化医学研究中心
  - 医学生物技术研究中心
  - 分子生物学研究中心
  - 药物研究所
  - 肿瘤流行病研究中心
- 医学情报所
- 《甘肃医药》编辑部
- 甘肃省中西医结合肿瘤防治中心
- 甘肃省癌症中心
- 1 个基地——甘肃省肿瘤医师规范化培训基地(正在申报)

工作内容：

学科建设为龙头——专业学科　省内第一 ┐
科技创新为引领——科学研究　实力雄厚
功能检查为保障——手段多样　精准仔细
病理诊断为支撑——诊断准确　省内领先
化学治疗为基础——基础扎实　方案先世 ── 多途径 ┐
放射治疗为特色——设备精良　技术过硬 ── 多层次
外科手术为优势——分科精细　技艺高超 ── 多渠道 ── 整体综合
中西结合为方向——中西结合　彰显特色 ── 多靶点
适宜技术为辅助——内容丰富　安全有效
药膳食疗为亮点——因人而异　辨证施膳
综合康复为保障——综合康复　巩固疗效
提高疗效为目的——精准医疗　取得实效 ┘

工作方法：

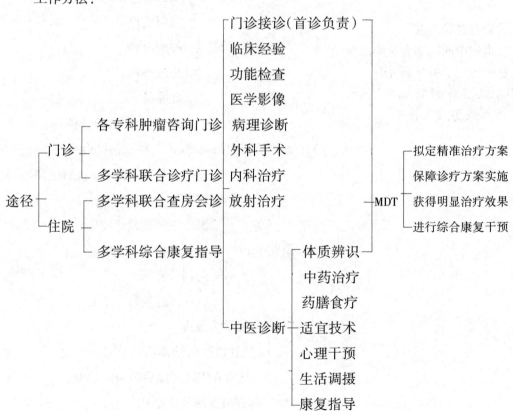

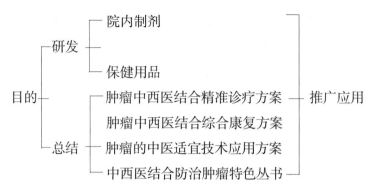

四、病后

工作基础：

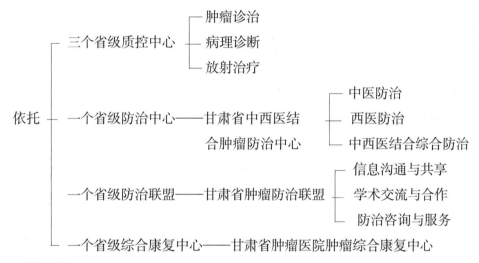

工作内容：

巩固治疗效果　　提高生存质量　　延长生命时间

减轻心理压力　　体现人文关怀　　减轻病人痛苦

降低医疗费用　　进行跟踪随访

遵循循证医学模式 ┌ 因地制宜 ┐
　　　　　　　　├ 因时制宜 ┤ 因人而异——制定个体化康复计划
　　　　　　　　└ 因病制宜 ┘

工作流程：

1.一般患者病后康复

健康教育——有计划、有组织、有系统、有评价

康复指导——明确生活目标、改变生活方式、制定康复计划、进行康复锻炼

饮食康复——药膳食疗、营养支持

运动康复——康复韵律操、太极拳、八段锦、真气运行、气功、功能锻炼

音乐康复——五音疗法、音乐舒缓疗法

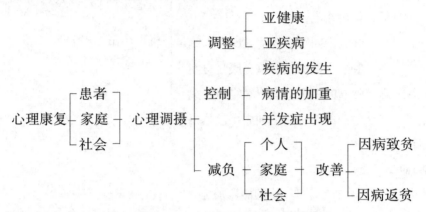

```
                                    ┌ 亚健康
                          ┌ 调整 ─┤
                          │         └ 亚疾病
                          │         ┌ 疾病的发生
        ┌ 患者 ┐          │ 控制 ─┤ 病情的加重
心理康复┤ 家庭 ├ 心理调摄┤         └ 并发症出现
        └ 社会 ┘          │         ┌ 个人 ┐       ┌ 因病致贫
                          └ 减负 ─┤ 家庭 ├ 改善┤
                                    └ 社会 ┘       └ 因病返贫
```

生活康复——衣着起居 生活方式 情趣爱好 文化娱乐

养生康复——四季养生 专题养生 日常养生 养生讲座

旅游康复 ┐
健康疗养 ├ 慢病疗养 老年疗养 家庭疗养
度假康复 ┘

家庭康复—— 健康档案 随访制度 上门服务 专家巡诊

```
        ┌ 固定式—— 健康大讲堂 养生馆
养生讲座┤
        └ 走动式——专家巡讲(进社区、进家庭、进企业、进机关、进学校、进
          军营、下基层)
```

经验交流——抗癌明星参与(微信群、座谈会、交流会、选星会)

适宜技术——进医院、进家庭、进社区

```
        ┌ 建立档案——电子手工
        │ 电话随访                      ┌ 建立数据库
随访制度┤                               │
        │ 网络随访——电子邮件、微信、微博 └ 个体化指导
        └ 上门随访
```

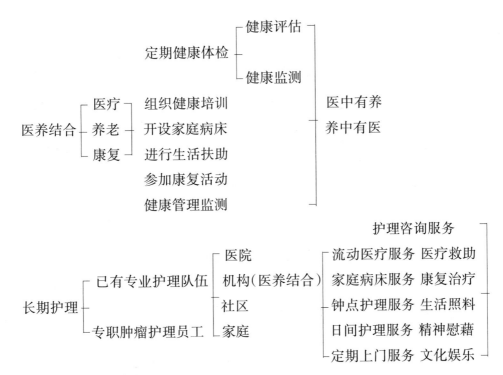

2.特殊群体病后康复

止痛治疗——肿瘤疼痛规范化管理止痛中心

姑息治疗——癌症止痛、心理舒缓、以人为本、私人定制

临终关怀——医院临终关怀(病房)+家庭临终关怀

人文关怀——自身需求、减轻痛苦、善终服务

3.其他疾病之后康复

建立客服中心—— 双向转诊 急慢分治　　｜寻医问药
培训肿瘤专职护理员工　　　　　　　　　｜电话咨询
　　　　　　　　　　　　　　　　　　　｜邮件咨询
　　　　　　　　　　　　　　　　　　　｜网络咨询
　　　　　　　　　　　　　　　　　　　｜送医送药
　　　　　　　　　　　　　　　　　　　｜煎送中药
　　　　　　　　　　　　　　　　　　　｜配送药膳
　　　　　　　　　　　　　　　　　　　｜健康档案

穿戴健康管理——综合现代科技 融合多个学科

生活方式指导——戒烟戒酒 衣食住行 劳动工作 休息娱乐 社会交往 待人接物

合理用药指导——合理科学用药 治疗肿瘤药物 其他疾病用药 药膳食疗用药

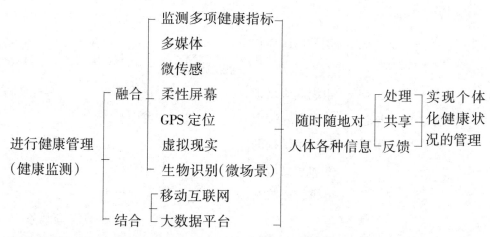

研发保健用品——保健药枕、保健药茶、保健饮品、保健膳食

建立特需门诊——普通人群+特需人群（咨询 诊疗 保健 指导 养生 康复）

开展健康咨询——专家诊室咨询指导、上门服务现场指导、信函邮件咨询指导、
电话信息咨询指导、微医网络咨询指导、医院官网咨询指导

运程会诊系统——正在积极筹备之中

工作任务：

办班培训
- 心理卫生
- 公共营养
- 健康管理
- 适宜技术
- 药膳食疗
- 综合康复
- 全省中西医结合肿瘤防治培训班
- 全省中西医结合肿瘤康复培训班

三级康复
- 医院——精准诊断 精准治疗
- 社区——分级诊疗 康复指导
- 家庭——健康体检 综合康复

- 首诊负责
- 分级诊疗
- 双向转诊

工作目标：

建立综合康复基地　培训专业康复人员

进行专业技术指导　辐射带动社区家庭

减轻患者经济负担　充分体现精准扶贫

（夏小军）

第三章
研制系列康复方　慢病康复有保障

近年来,肿瘤、内分泌、心血管等慢性病的发病率不断攀升,患者深受来自疾病本身或治疗所引起的多种症状的困扰,使其机体功能和生活质量受到严重影响。对于慢性病,第一是防,第二是治。治是被动的,被迫的,是无奈的;防是主动的,是策略性的,是战略的。

从新中国成立至今,中国卫生工作方针就是"预防为主、中西结合"。中医诊疗疾病主要通过望、闻、问、切,从宏观的层面整体辨证,极为重视机体内在因素的变化,提出"邪之所凑,其气必虚"之理论。认为,正气虚损,阴阳失衡,脏腑功能失调,是导致疾病发生、发展的主要因素。在治疗过程中,中医比较重视个体化治疗,侧重于对病理生理过程的调节,调整失去平衡的阴阳气血使其重新恢复平衡,正如《素问》所云:"谨察阴阳所在而调之,以平为期。"并按"对立统一"这一宇宙普遍的规律,将矛盾双方调整到新的平衡。同时,中医药在疾病治疗中不伤或少伤患者正常组织器官,有利于改善机体抗病能力,更助于生活质量的提高。

因此,充分发挥和利用中医药防病治病的优势与特色,融合现代医学研究成果,探索中西医结合防治慢性病的效方验药显得尤为重要和突出。鉴于此,我们将自己临证常用验方、效药分院内制剂、专病专方、养生方药三部分,以供参考。

第一节　院内制剂

中药制剂历史悠久,源远流长。历代先贤依据患者病情不同之需要,常在临床治疗之时,灵活选以汤、丸、散、膏、胶囊等不同剂型。中医药在制剂技术上经过数千年的继承、发展与创新,已积累了相当丰富的经验,从常规中药制剂研制的基础上逐渐形成了一些享誉国内外、疗效确切独特的中成药。

院内制剂,官方名称是"医疗机构制剂",是医院为满足疾病诊疗需要,严格按照国家相关政策规定,经过一系列研究与审批过程,以临床应用效果确切的中药处方为基础研制而成,仅供自己医院或限定单位使用的药品。医院制剂是新药开发的圭臬,特别是中药新品种的开发绝对离不开院内中药制剂研制的支持。中药院内制剂历来具有简、便、廉、验等优点,深受百姓欢迎。同时,院内中药制剂是特色专科建设的必须保障,对中医药事业的发展及医院生存发展极其重要。因此,重视支持院内中药制剂的研制与开发,既符合当前国家中医药发展战略与规划,亦是传承和弘扬中医药文化的重要举措。

鉴于此,甘肃省肿瘤医院夏小军教授在广泛搜集、挖掘整理民间单验方的基础上,集 30 年临证经验之心悟,反复优化组方,精确用法用量,依据现代药理、毒理研究成果,并经现代中药制备工艺精制而成系列纯中药制剂(回生胶囊、摄血丸、生血丸、再障滋补胶囊、再障温补胶囊),并获准在全省医疗机构间调剂使用。分述如下。

一、回生胶囊

2000 年,申请到院内制剂生产批准文号:庆卫普制准字(2000)146-02。2004 年,申请到甘肃省食品药品监督管理局院内制剂生产批准文号:甘药制字 Z04101013,并获准在全省医疗机构间调剂使用。

【品名】回生胶囊。

【成分】天蓝苜蓿、墓头回、龙葵、虎杖、半枝莲、白花蛇舌草、夏枯草、山豆根、赤芍、仙鹤草、白茅根,炙鳖甲、青黛、紫河车。

【方解】方中天蓝苜蓿清热利湿、凉血止血,墓头回清热燥湿、止血祛瘀,龙葵清热解毒、活血消肿,紫河车补肾益精、益气养血,四药合用,共为君药;半枝莲、白花蛇舌草、虎杖、山豆根、青黛清热败毒,赤芍凉血活血,夏枯草、炙鳖甲化痰软坚散结共为使药;仙鹤草、白茅根凉血止血为佐药。全方共奏清热败毒、活血化瘀、化痰散结之效,且祛邪不伤正,扶正不碍邪,止血而不留瘀。

【功能主治】清热解毒,活血化瘀,化痰散结。用于治疗:(1)急慢性白血病、骨髓增生异常综合征、恶性淋巴瘤、多发性骨髓瘤及恶性组织细胞病;(2)肝癌、胃癌、食道癌、肺癌等非造血系统恶性肿瘤;(3)用于预防和治疗因放、化疗引起的白细胞减少、血小板减少、造血功能障碍、免疫功能低下等。

【剂型】本品为胶囊剂。

【性状】本品内容物为深蓝色的粉末;气微,味微苦。

【规格】每盒 90 粒,每粒装 0.45g。

【用法与用量】可单独使用,或配合化疗使用;口服,一次 3 粒,一日 2~3 次,小儿酌减;一疗程 30d。

【不良反应】目前尚未发现不良反应。

【禁忌】孕妇禁用。

【注意事项】脾胃虚寒、消化道出血者慎用;服药期间忌烟、酒及辛辣刺激之品。

【贮藏】密封,置阴凉、干燥处保存。

【批准文号】甘药制字 Z04101013。

【实验研究】

1. 回生胶囊组方中主药天蓝苜蓿对 AL 体外药敏试验研究表明:天蓝苜蓿在 0.3~0.6mg/ml 浓度范围时,即可对 ALL 细胞有 50% 以上的杀伤作用。提示天蓝苜蓿具有明显的抑制 ALL 细胞作用,抑制作用强弱依次为 L_1、L_3、L_2。在浓度大于 0.25mg/ml 时对 ANLL 细胞具有较强的抑制作用,抑制作用强弱依次为 M_2、M_1、M_{5a}。为天蓝苜蓿治疗急性白血病提供了科学依据。

2. 回生丸 I 号(回生胶囊前体剂型)药效学研究表明,回生丸 I 号可在体内有效抑制某些肿瘤细胞的生长,如 H_{22} 肝癌细胞和 L_{615} 淋巴细胞白血病细胞。并通过增加 T 淋巴细胞亚群的活性而使实验动物的免疫功能得到提高。

3. 回生胶囊药效学试验结果表明,回生胶囊 8.1、2.7g 生药,每千克体重给荷瘤小鼠灌胃,对环磷酰胺(CTX)化疗或 X 射线放疗抗小鼠 S_{180} 肉瘤有增效作用。回生胶囊 8.1g 生药,每千克体重给荷瘤小鼠灌胃,对 CTX 或放疗减少 S_{180} 荷瘤小鼠白细胞和红细胞数有抑制作用。回生胶囊 8.1g、2.7g 生药,每千克体重给荷瘤小鼠灌胃,能提高小鼠吞噬细胞的吞噬功能,增强机体非特异性免疫功能;促进小鼠特异性抗体的产生和分泌,增强小鼠的特异性体液免疫功能;促进小鼠脾脏淋巴细胞增殖反应,增强小鼠的特异性细胞免疫功能。提示:回生胶囊与化疗或放疗药物联合应用有增效和减毒作用,同时能增强机体的免疫功能。

4. 急性毒性试验结果表明:小鼠灌胃给回生胶囊,未发现明显毒性反应,一日最大给药量为 42g/kg·d,是临床人日口服剂量 0.09g/kg·d 的 467 倍,提示该药 1 日内剂量过大口服是安全的。

【临床研究】

自 1991 年 3 月起,进行了"中药回生汤系列辨治 AL 临床研究"工作,至 1996 年

9月底,通过对 76 例中药回生汤系列加化疗治疗 AL 的临床疗效观察,并与 30 例单纯应用西药化疗者作对照,取得 CR 率 67.1%,总有效率 80.3% 的满意疗效。其中 AML50 例,CR 率 68%,总有效率 78%。同时进行了相关的实验研究,结果表明:中药回生汤既可作为 AL 有效的治疗药物,又可作为联合化疗的辅助用药,且副作用轻微,配合化疗不仅能够起到增敏减毒的治疗效果,保证联合化疗的顺利进行,而且能够延长患者生存期,提高生存质量,且对 AML 的预后改善明显。其药源广泛,价格低廉,安全可靠。该课题曾荣获 1997 年度甘肃省科技进步三等奖。

近十年,经对 257 例急性髓系白血病(AML)临床观察研究结果显示,回生胶囊(或)加联合化疗治疗 AML,可取得完全缓解(CR)率 77.43%,总有效率 87.94% 的满意疗效,且对不同类型的 AML 均可取得明显的治疗效果,对急性早幼粒细胞白血病(M_3)的 CR 率明显高于 M_1、M_2、M_4 及 M_6。以回生胶囊(或)加联合化疗方案作为 AML 的诱导治疗,对初治者及复治者均可取得明显的治疗效果,但对初治者 CR 率明显高于复治者;作为巩固治疗,可起到明显的维持缓解及巩固疗效的作用。回生胶囊可应用于 AML 治疗的全过程,对于就诊时已达到 CR 者及疾病复发者,在征得患者同意,并在严密观察病情变化的前提下,也可单独应用回生胶囊而起到诱导缓解作用,并可起到明显的维持缓解和巩固疗效作用,由于各种原因不能应用联合化疗者,提供一种新的治疗手段。回生胶囊(或)加联合化疗治疗 AML,对成人的 CR 率明显高于儿童,且对成人的总有效率远高于儿童及老年人。单纯应用回生胶囊治疗 AML,未发现明显的副作用;配合联合化疗,可明显减低化疗药物的毒副作用。随访结果表明,回生胶囊(或)加联合化疗治疗 AML,可明显改善预后,提高生存质量。

截至目前,应用回生胶囊治疗的患者已遍及国内 30 个省市及国外部分地区,国内 50 多家新闻媒体对此进行过采访报道,取得了良好的社会效益和经济效益。

二、摄血丸

1996 年,申请到院内制剂生产批准文号:庆卫普制准字(1996)149-02。2004 年,申请到甘肃省食品药品监督管理局院内制剂生产批准文号:甘药制字 Z0410105,并获准在全省医疗机构间调剂使用。

【品名】摄血丸。

【成分】血见愁、墓头回、黄芩炭、白茅根、赤芍、牡丹皮、生地、仙鹤草、黄芪、当归、党参、茯苓、白术、肉苁蓉、鸡血藤。

【方解】方中血见愁系甘肃省陇东地区特产中草药,学名茜草,又名红茜草,其味苦性寒,具有凉血止血,活血祛瘀之功效;墓头回亦为陇东地区特产中草药,又名脚汗草,性微寒、凉,味苦、涩,具有清热燥湿、止血、止带、祛瘀截疟之功效;黄芩味苦性寒,清热泻火,解毒凉血;炒炭后味苦微涩,性微寒,以清热止血之力胜;白茅根甘寒,凉血止血,清热利尿;赤芍味苦微寒,清热凉血,祛瘀止痛;牡丹皮味苦、辛,性微寒,清热凉血,活血散瘀;生地苦、寒,清热凉血,养阴生津。上述诸药,皆为清热泻火、凉血止血之品,兼有化瘀之能,且有养阴之效,再配以味苦涩、性平不偏,收敛止血的仙鹤草,能有效治疗因血热妄行及阴虚火旺引起的各种出血。方中黄芪味苦微温,补气升阳,益卫固表;当归甘、辛、温,补血,活血;党参甘、淡、平,补中益气,生津养血;茯苓甘、淡、平,利水渗湿,健脾安神;白术甘、苦、温,补气健脾,燥湿利水。上述诸药,味甘性微温,合而用之,共奏补气养血,健脾摄血之功,能有效治疗因脾虚不摄引发的各类出血。明代赵献可云:"有形之血不能速生,无形之气所当急固。"大凡血证,由于"有形之血来源于无形之气",故补气应在补血之先,健脾当在补肾之上。合以甘、咸、温的肉苁蓉以补肾助阳,补阳不燥,药力和缓,一则兼顾先天,二则阳中求阴。再合以行血补血见长的鸡血藤,既能增强补血祛瘀之能,又能提升血小板。

以上 15 味中药相互伍用,不仅具有清热凉血,益气摄血之功,而且能够滋阴降火,兼能活血化瘀。全方寒温并用,攻补兼施,标本兼顾,气血并治,祛邪不伤正,扶正不碍邪,性寒不伤胃,味甘不滋腻,止血不留瘀,故对以热、虚、瘀为主要病机的 ITP,通过清热凉血,益气摄血而达宁络消斑之功效。

【功能主治】清热凉血,益气摄血,宁络消斑。用于治疗急慢性免疫性血小板减少性紫癜、各种继发性血小板减少症、过敏性紫癜及各种原因引起的鼻衄、肌衄、齿衄、尿血、便血、崩漏等。

【剂型】本品为棕色的大蜜丸。

【性状】本品气微香,味甜、微苦。

【规格】每盒 10 丸,每丸重 9g。

【用法与用量】可单独使用,或配糖皮质激素使用;口服,一次 2 丸,一日 2 次,小儿酌减;一疗程 30d。

【不良反应】目前尚未发现不良反应。

【禁忌】糖尿病患者禁用。

【注意事项】服药期间忌烟、酒及辛辣刺激之品。

【贮藏】密封,置阴凉、干燥处保存。

【批准文号】甘药制字 Z0410105。

【实验研究】摄血丸中所应用的 15 味原料药均为无毒中药。为了保证用药安全，我们于 1999 年进行课题设计时确定了在国家级重点实验室进行急性毒性试验的内容。经北京大学医学部实验动物科学部急性毒性试验结果表明：摄血丸无毒副作用。

【临床研究】

临床研究表明，摄血丸对急、慢性型 ITP 均有很好的治疗效果：

1. 急性型 ITP：摄血丸治疗急性型 ITP 临床疗效观察结果显示，显效率为 66.67%，总有效率为 87.88%；血小板由（34.56±24.51）×10⁹/L 上升至（84.85±43.97）×10⁹/L；有效病例起效时间平均（3.70±2.26）周。摄血丸加用激素治疗急性型 ITP 临床疗效观察结果显示，显效率为 76.92%，总有效率为 97.44%；血小板由（36.64±28.02）×10⁹/L 上升至（112.85±33.98）×10⁹/L；有效病例起效时间平均（2.33±2.12）周。

2. 慢性型 ITP：摄血丸治疗慢性型 ITP 临床疗效观察结果显示，显效率为 45.86%，总有效率为 92.31%；治疗后血小板由（36.56±18.30）×10⁹/L 上升至（66.44±34.75）×10⁹/L；有效病例起效时间平均（6.04±3.60）周。摄血丸加用激素治疗慢性型 ITP 临床疗效观察结果显示，显效率为 48.28%，总有效率为 93.11%；治疗后血小板由（40.03±27.04）×10⁹/L 上升至（68.38±38.00）×10⁹/L；有效病例起效时间平均（5.81±4.49）周。

3. 研究还表明：摄血丸不仅具有明显升血小板，缓解出血，改善乏力、头痛、头晕、纳食不佳等症状，而且能够抑制激素的不良反应。

20 年来，采用摄血丸治疗急、慢性型 ITP 患者已达数万余例，接受治疗的患者遍及国内 28 个省市和国外部分地区，已取得了良好的社会效益和经济效益。该制剂携带服用方便，作用安全可靠，稳定性好，无毒副作用，价格低廉，既可单独应用，又可与激素合用，已成为中医血液病临床一种新制剂。

三、再障生血胶囊系列

再障生血胶囊系列（再障滋补胶囊和再障温补胶囊）是 2016 年获准在全省医疗机构间调剂使用的院内中药制剂。

（一）再障滋补胶囊

【品名】再障滋补胶囊。

【成分】龟甲胶、熟地、女贞子、旱莲草、岷当归、红芪、人参、麦门冬、五味子、鸡血藤、茜草、紫河车、山萸肉、白术、山楂。

【方解】方中龟甲胶、熟地滋阴养血、益肾填髓，以壮水制火；二至丸（女贞子、旱莲草《医方集解》方）、山萸肉补益肝肾，养阴益精，以精血互生；当归补血汤（岷当归、红芪《内外伤辨惑论》方）益气生血、和血固表，均为甘肃特产药材；生脉散（人参、麦门冬、五味子《内外伤辨惑论》方）益气生津、敛阴止汗；鸡血藤补血活血，茜草凉血化瘀，二者一温一凉，止中寓补、补中寓消；紫河车乃血肉有情之品，其性温且有补气、养血、益精之能，配山萸肉及微温的鸡血藤，以阳生阴长，阳中求阴；白术健脾益气；山楂消食化瘀，以防它药补而滋腻。诸药合用，补肾精而降相火，顾及于肝；滋化源而兼摄纳，注重于气；宁血络而用寒温，勿忘行瘀；益肾阴而补肾阳，阴阳相济；进滋补而消食积，以免滋腻；扶正气而固卫表，防止邪袭。故对以贫血、生血、感染及主要表现的慢性再障属肾阳虚者，可达培本消源，填精养血之功效。

【功能主治】滋补肾阴，养血填髓。用于治疗再生障碍性贫血、营养不良性贫血及其他各类贫血证属于肾阴虚者。

【剂型】本品为胶囊剂。

【性状】本品内容物为黄褐色的粉末；味微苦。

【规格】每瓶 40 粒，每粒 0.5g，相当于原生药 2g。

【用法与用量】可单独使用，或与其他药物配合使用；口服，一次 4 粒，一日 2 次，小儿酌减；一疗程 30d。

【不良反应】尚未发现不良反应。

【禁忌】孕妇禁用。

【注意事项】服药期间忌烟、酒及辛辣刺激之品。

【贮藏】密封，置阴凉、干燥处保存。

（二）再障温补胶囊

【品名】再障温补胶囊。

【成分】鹿角胶、肉桂、菟丝子、仙灵脾、肉苁蓉、补骨脂、红芪、岷当归、白术、人参、鸡血藤、茜草、阿胶、熟地、山楂。

【方解】方中鹿角胶、肉桂温肾助阳、益精生血；菟丝子、仙灵脾、肉苁蓉温补肾阳，益肾填精；补骨脂温补脾肾；甘肃特产红芪味甘，配岷当归益气生血，和血固表；合白术健脾益气；人参大补元气，生津安神；鸡血藤配茜草祛瘀生新，兼以止血；血肉有情之品阿胶配熟地滋阴润燥、补血止血，以阴中求阳；山楂消食化瘀，并防止它药补而滋腻。诸药合用，补先天而顾后天，温肾阳而滋肾阴，温而不燥，补而不腻，且能止血行瘀，消食化积。故对慢性再障属肾阳虚者，可达温阳化瘀、填精补髓之功效。

【功能主治】温补肾阳，益髓生血。用于治疗再生障碍性贫血、营养不良性贫血及其他各类贫血证属于肾阳虚者。

【剂型】本品为胶囊剂。

【性状】本品内容物为黄褐色的粉末；味微苦。

【规格】每盒 40 粒，每粒 0.5g，相当于原生药 2g。

【用法与用量】可单独使用，或与其他药物配合使用；口服，一次 4 粒，一日 2 次，小儿酌减；一疗程 30d。

【不良反应】尚未发现不良反应。

【禁忌】孕妇禁用。

【注意事项】服药期间忌烟、酒及辛辣刺激之品。

【贮藏】密封，置阴凉、干燥处保存。

【实验研究】（原资料保存于北京大学医学部实验动物科学部）

药效学试验结果表明：再障生血胶囊对小鼠的骨髓造血有明显的促进作用，对环磷酰胺造成的小鼠骨髓损伤具有明显的保护和修复作用；对小鼠外周血白细胞损伤有一定的保护和修复作用。

急性毒性试验结果表明：采用最大耐受剂量法观察，结果表明该制剂无毒。

【临床研究】

采用随机抽样法，通过对 73 例中药再障生血胶囊系列配合康力龙治疗 CAA 的临床疗效观察，并与 32 例单纯口服康力龙治疗患者作对照，结果表明观察组基本治愈 28 例，占 38.36%；明显进步 17 例，占 23.29%；总有效 64 例，总有效率 87.67%。对照组基本治愈 7 例，占 21.88%；明显进步 3 例，占 9.38%；总有效 19 例，总有效率 59.38%。两组疗效比较差异有显著性（$P<0.01$），观察组疗效明显优于对照组，且起效时间明显提前，疗程明显缩短，预后改善明显。同时，观察发现两组临床症状首先是头晕、乏力、心悸、苍白等贫血症状改善，其次是各类出血症状的恢复。血象多按 Hb、WBC、PLT 的顺序恢复，骨髓象的恢复一般迟于血象。但观察组以上改善程度均较单纯应用康力龙治疗组明显，且起效快，疗程短，外周血象及骨髓象改善明显，毒副反应少，并可减轻康力龙的不良反应，患者生活质量也得到明显提高，从而为中医药治疗 CAA 开辟了一条新路子。

【用药方法】临床所见，慢性再障虽证分肾阴虚、肾阳虚、肾阴阳两虚三型，但不是每例病人自始至终都表现为一个类型，型与型之间常相互交叉，并可相互转化。因此，在具体应用时必须掌握阴阳的偏胜偏衰，知常达变，灵活应用，只有这样，才能体现辨证论治的精神，才能取得良好的治疗效果。兹就临床活用的几种形式介绍如下：

【分期治疗】一般而言，慢性再障阳虚易治，阴虚难调，故当先治阴分，平调阴阳之后,再用温补。慢性再障初期(进展期)多有肾阴虚的表现,但症状较急性再障轻,故多应用再障滋补胶囊,或以再障滋补胶囊为主进行治疗。好转期(稳定期)常表现为肾阴阳两虚型,故多按前述肾阴阳两虚型辨证治疗。以成人用量为例,若肾阴虚、肾阳虚症状均明显时,宜选用再障滋补胶囊及再障温补胶囊每次各 2 粒,一日 2 次口服。若以肾阴虚症状为主,或兼有肾阳虚症状时,可用再障滋补胶囊每次 3 粒,再障温补胶囊每次 1 粒,2 次/日口服。若以肾阳虚症状为主,肾阴虚症状不明显或不典型时,则用再障滋补胶囊每次 1 粒,再障温补胶囊每次 3 粒,2 次/日口服,或单纯应用再障温补胶囊每次 4 粒,2 次/日口服,恢复期(缓解期)肾阴阳两虚表现多不明显,而以气血两虚为主,故应交替使用再障滋补胶囊及再障温补胶囊,而以服用再障温补胶囊为主,或单纯服用再障温补胶囊。

【因时制宜】再障生血胶囊系列合用时,再障滋补胶囊宜早上服用,再障温补胶囊宜晚上服用。夏季天气炎热,再障温补胶囊不宜长时间大剂量应用,或可少佐再障滋补胶囊。冬季天气寒冷,再障滋补胶囊亦不宜长时间大剂量应用,而再障温补胶囊则可多用。

【因人制宜】小儿纯阳之体,阳常有余,阴常不足,罹患慢性再障后不宜长期大量应用再障温补胶囊,若确要应用,则可少佐再障滋补胶囊。老年患者多阳虚,故宜常用再障温补胶囊。

【合用雄激素】配合应用雄激素患者,在应用一月左右阴虚症状逐渐显露,故宜适当加用再障滋补胶囊。雄激素撤减时可单纯应用再障温补胶囊,防止反跳。

截至目前,应用再障生血胶囊治疗的患者已遍及国内 30 个省市及国外部分地区,国内 50 多家新闻媒体对此进行过采访报道,取得了良好的社会效益和经济效益。

四、生血丸

1996 年,申请到院内制剂生产批准文号:庆卫普制准字(1996)149-01。2004 年,申请到甘肃省食品药品监督管理局院内制剂生产批准文号:甘药制字 Z04101017,并获准在全省医疗机构间调剂使用。

【品名】生血丸。

【成分】党参、当归、黄芪、紫河车、补骨脂、鸡血藤、山茱萸、熟地黄、淫羊藿、巴戟天、枸杞、白芍、川芎、阿胶。

【方解】方中黄芪、党参健脾益气;当归补血和血,并助黄芪益气生血;熟地、山茱萸、枸杞滋补肝肾,养阴补血;淫羊藿、巴戟天、补骨脂、紫河车温肾壮阳,益精填髓;阿胶养阴补血,兼以止血;白芍养血柔肝,川芎养血行气、鸡血藤补血化瘀,三者合而为用使补而不滞。全方共奏健脾益气、滋阴补血、益肾填髓之效,而无壅塞之弊。

【功能主治】健脾益气,滋阴补血,益肾填髓。用于治疗溶血性贫血、营养不良性贫血、再生障碍性贫血等贫血类疾病。

【剂型】本品为棕色的大蜜丸。

【性状】本品气微香,味甜、微苦。

【规格】每盒 10 丸,每丸重 9g。

【用法与用量】口服,一次 2 丸,2 次/日,小儿酌减;一疗程 30d。

【不良反应】目前尚未发现不良反应。

【禁忌】糖尿病患者禁用。

【注意事项】服药期间忌烟、酒及辛辣刺激之品。

【贮藏】密封,置阴凉、干燥处保存。

【批准文号】甘药制字 Z04101017。

【实验研究】

1. 药效学实验结果显示,经苯肼腹腔注射造成小鼠急性溶血性贫血模型,生血丸能明显改善模型小鼠外观体征,增加小鼠体重、外周血 RBC 数量、HGB 含量和 HCT。提示生血丸对苯肼所致小鼠溶血性贫血具有治疗作用。

2. 急性毒性试验结果显示,对生血丸进行小鼠急性毒性试验,因未测出小鼠死亡剂量,无法测定 LD50,故改测最大给药量。试验结果表明:小鼠灌胃给药生血丸,未发现明显毒性反应,一日最大给药量为 48g/kg·d,是人临床日口服剂量 0.1g/kg·d 的 480 倍。表明该药一日内剂量过大,口服是安全的。

【临床研究】

生血丸治疗自身免疫性溶血性贫血临床研究分为三组,中药组(生血丸)、西药组(激素组)及中西医结合组各 30 例,疗效观察结果显示:

1.中药组完全缓解率 63.5%,总有效率 87.8%;西药组完全缓解率 64.3%,总有效率 88.7%;中西医结合组完全缓解率 81.6%,总有效率 92.5%。表明中药组与西药组完全缓解率及部分缓解率、总有效率相比,P 均>0.05,无显著差异。说明生血丸与西药组激素的疗效相近,对溶血性贫血有明显治疗作用,且无激素应用后副作用。中西医结合组与西药组比较其完全缓解率、总有效率相比,P 均<0.05,无显著差异。表明中西医结合组的疗效优于西药组及中药组,且可减少激素之阴虚火旺、肥胖等副作用。

2. 三组从症状上比较,中药组应用中药治疗后症状改善时间上较西药组及中西医结合组均慢 2~5d,但在治疗后失眠健忘及食后腹胀方面均较其他两组改善快,且疗效良好;西药组应用后则黄疸、心悸气短、神疲乏力、食欲不振、寒战发热、脾大、贫血改善方面均起效快,但在减药过程中易反复,且治疗失眠头晕、腹胀等症状较差,并有肥胖、多毛等副作用。中西医结合治疗后则在症状改善时间上明显优于前两组,复发率低,并可减低激素的副作用。根据症状评分标准,应用尼莫地平法计算疗效指标显示:中药组疗效指数 95.5%, 西药组疗效指数 86.2%, 中西医结合组疗效指数 94%。表明改善症状疗效最好的是中药组,其次是中西医结合组,最差的是西药组。经统计学处理,中药组与西药组比较,P>0.05,表明无统计学意义;中药组与中西医结合组比较,P>0.05,表明在改善症状上两组无差异性。

3.中药组、西药组及中西医结合组三组治疗前后血红蛋白(HB)、红细胞计数(RBC)、总胆红素、网织红细胞计数均有明显改善。P<0.01,有显著意义。中药组与西药组及中西医结合组治疗后血红蛋白(HB)、红细胞计数(RBC)、总胆红素、网织红细胞计数比较,P>0.05,无显著意义,但相比较中西医结合组各项指标恢复最好,中药组次之,西药组最低,分析原因,西药组治疗缓解后,部分病例又复发,故指标减低。

以上表明:①三组治疗前后血红蛋白(HB)、红细胞计数(RBC)、总胆红素、网织红细胞计数均有明显改善;②三组治疗后血红蛋白(HB)、红细胞计数(RBC)、总胆红素、网织红细胞计数比较相近,表明生血丸有激素相近的治疗作用,且中西医结合组最好。

该制剂携带服用方便,作用安全可靠,稳定性好,无毒副作用,价格低廉,既可单独使用,又可与叶酸、维生素 B_{12}、铁剂、激素等合用,已成为中医血液病临床治疗新制剂,故具有广阔的推广应用前景。

第二节　专病专方

疾病乃医学中的基本概念,任何疾病都有着各自的本质变化和发展规律,这种变化发展都是由疾病根本矛盾所决定的。而专病专方专药的形成,正是针对这种疾病的主要矛盾而设,即以病而言。从《神农本草经》到后世中药学专著,其论及每味药物,多是从主治何种病症而言的。孔子曰:"工欲善其事,必先利其器。"而专病专方专药之目的,正是提高临床辨证论治疗效的"利器"。

清代名医徐灵胎在《兰台轨范·序》中言:"欲治病者,必先识病之名,能识病之名而后求病之所由生,原其所生,又当辨其生之因各不同,而病症所由异,然后考虑其治之法。一病必有主方,一病必有主药。"临床诊病须先识病,就是要认识掌握疾病的病原和特性,同时,也更应该重视寻找和筛选治病的针对性方药。专病专方,正是针对某种疾病有独特功效的方剂,多具有收效迅速、使用方便、药味精而价格廉的特点,其疗效突出可靠,即所谓"专病专方有专药,方简药精妙无穷"。

鉴于此,甘肃省肿瘤医院夏小军教授参阅先贤论说,集自身临证经验之所得,辅以现代药理研究之成果,辨病论治与辨证论治有机结合,针对亚急性甲状腺炎、浆细胞性乳腺炎、恶性淋巴瘤等常见难治性疾病处方遣药,形成治疗实体瘤方、扶正抑瘤方、防治放化疗胃肠反应方、治疗恶性淋巴瘤方、治疗亚甲炎方和治疗浆细胞性乳腺炎方等 6 个专方效药。现分述如下:

一、治疗实体瘤方

【组成】猫爪草 15g、白僵蚕 10g、大黄 6g、皂角刺 10g、莪术 10g、夏枯草 15g、龙葵 10g、石见穿 15g、虎杖 15g、鳖甲(醋制)10g、昆布 10g、山楂 10g、薏苡仁 15g。

【功效】散结消肿,解毒祛瘀。

【方解】方中猫爪草、白僵蚕化痰散结、解毒消肿;虎杖、石见穿清热解毒、祛瘀止痛;皂角刺消肿托毒;夏枯草、龙葵清热解毒、散结消肿;大黄推陈致新、逐瘀扶正;莪术行气活血、散结止痛;鳖甲、昆布软坚散结;薏苡仁解毒散结、山楂散瘀止痛,两者兼以健脾助运。诸药相伍,以祛邪为主,兼以扶正,使邪去正存,而达散结消肿、解毒祛瘀之功。

【应用】用于各种恶性肿瘤的治疗。

二、扶正抑瘤方

【组成】西洋参 15g、黄芪 20g、当归 15g、麦门冬 10g、五味子 10g、女贞子 10g、墨旱莲 10g、山茱萸 15g、鸡血藤 15g、龙葵 10g、川芎 10g、莪术 10g、半枝莲 15g、白花蛇舌草 15g、玄参 10g、浙贝母 10g、生牡蛎 12g、猪苓 10g、薏苡仁 15g、山楂 10g。

【功效】益气养血,扶正祛邪。

【方解】方中黄芪补气升阳、益卫固表,兼以养血生津;西洋参益气养阴、清热生津;当归、鸡血藤补血活血、调经止痛;山茱萸补益肝肾、益精助阳、平调阴阳;女贞子合墨旱莲,名曰二至,滋补肝肾;玄参、浙贝母、生牡蛎三者相伍,其名消瘰,清润化痰、软坚散结;麦门冬、五味子益气养阴、除烦安神;半枝莲、白花蛇舌草、龙葵,三者相合,清热解毒、祛瘀散结、消肿抗癌;川芎、莪术行气活血、散瘀止痛;薏苡仁、猪苓渗湿抗癌,山楂散瘀止痛,配薏苡仁健脾助运。诸药配伍,寒热并用,补攻兼施,以补为主,补而不峻,寓补气、养血、祛瘀、止痛、健脾、抗癌等,共达益气养血、扶正祛邪之效。

【应用】用于各种恶性肿瘤的治疗,也可作为恶性肿瘤放、化疗的辅助治疗。

三、肺癌抑瘤方(清金消积汤)

【组成】猫爪草 15g、白僵蚕 10g、大黄(酒制)6g、皂角刺 10g、莪术 10g、夏枯草 15g、龙葵 10g、石见穿 15g、鳖甲(醋制)10g、昆布 10g、薏苡仁 15g、山楂 10g、西洋参 10g、金荞麦 15g、百合 10g、射干 10g、全蝎 3g、三七粉 3g。

【功效】化痰祛瘀,软坚散结。

【方解】方中猫爪草化痰散结、解毒消肿;白僵蚕解毒散结、化痰软坚;大黄活血祛瘀、推陈致新;皂角刺溃坚散结;莪术破血行气、消积止痛;夏枯草解毒散结;龙葵清热解毒抗癌;石见穿清热软坚;鳖甲滋阴清热、软坚散结;昆布咸寒软坚;薏苡仁渗湿健脾、解毒散结;山楂活血散瘀、消食散积;西洋参补气养阴、清热生津;金荞麦清热解毒祛瘀;百合养阴润肺、清心安神;射干清热解毒、消痰利咽;全蝎通络止痛、攻毒散结;三七粉活血化瘀止痛。诸药共用,以祛邪为主,兼以扶正,使邪去正存,而痰浊化、瘀血散、热毒清、癥结消、疼痛止,共达化痰祛瘀、软坚散结之效。

【应用】用于肺癌的治疗。

四、肺癌扶正方(扶金化积汤)

【组成】西洋参 20g、黄芪 30g、岷当归 15g、麦门冬 10g、五味子 10g、女贞子 10g、墨旱莲 10g、山茱萸 15g、鸡血藤 10g 百合 15g、龙葵 10g、川芎 10g、莪术 10g、玄参 10g、浙贝母 10g、生牡蛎 10g、薏苡仁 15g、山楂 10g。

【功效】益气养阴,扶正祛邪。

【方解】方中西洋参补气养阴、清热生津,黄芪补气固表、生津养血,二者相伍益气养阴;岷当归、鸡血藤补血活血;女贞子合墨旱莲,名曰"二至丸",补益肝肾、兼清虚热;山茱萸补益肝肾、平调阴阳;百合养阴润肺、清心安神;龙葵清热解毒抗癌;川芎辛香走窜、通达气血,莪术活血行气、消积止痛,二者相配,补中寓行;玄参、浙贝母、生牡蛎三者相伍,此为"消瘰丸",清润化痰、软坚散结;薏苡仁渗湿健脾、解毒;山楂活血散瘀、消食和胃,使补而不滞。诸药配伍,补攻兼施,以补为主,刚柔共济,相得益彰,使补虚而不恋邪,攻邪而不伤正,共奏益气养阴、扶正祛邪之功。

【应用】用于肺癌放、化疗后的辅助治疗。

五、防治放化疗胃肠反应方

【组成】香附 15g、砂仁 10g、陈皮 10g、半夏 10g、旋覆花 10g、茯苓 10g、白术 10g、焦麦芽 12g、六神曲 12g、乌药 12g、槟榔 10g、肉豆蔻 12g、山药 15g、薏苡仁 12g、麦门冬 12g、炙甘草 10g。

【功效】健脾益胃，降逆和中。

【方解】方中香附、砂仁、茯苓、白术、陈皮、半夏、炙甘草取香砂六君子汤之意，健脾和胃、理气止痛；旋覆花降气止呕；焦麦芽、六神曲消食调中、健脾和胃；乌药行气止痛、温胃散寒；槟榔行气消食；肉豆蔻温中行气、消食厚肠；薏苡仁健脾和胃、渗湿止泻；山药补脾养胃、益气生津；麦门冬养阴益胃生津。诸药相伍，益胃气、降逆气、渗湿浊、行气滞、散结气，脾胃健运、中焦和畅，诸症自除。

【应用】用于恶性肿瘤因放化疗所致胃肠道反应的防治。

六、治疗恶性淋巴瘤方

【组成】猫爪草 15g、白僵蚕 10g、皂角刺 10g、夏枯草 15g、川芎 10g、露蜂房 10g、橘核 10g、荔枝核 10g、昆布 10g、玄参 15g、浙贝母 10g、生牡蛎 12g、木鳖子 10g、鳖甲（醋制）10g、石见穿 15g。

【功效】解毒祛瘀，散结消肿。

【方解】方中猫爪草、白僵蚕解毒消肿、化痰散结；皂角刺、露蜂房消肿拔毒；夏枯草清热解毒、散结消肿；石见穿清热解毒、祛瘀止痛；玄参、浙贝母、生牡蛎三者相伍，清润化痰、软坚散结，其名消瘰；橘核、荔枝核行气散结、祛寒止痛；鳖甲、昆布软坚散结；木鳖子散结止痛、消肿除毒；川芎行气活血、化瘀止痛。诸药共用，肿核消、痰结化、毒瘀除，而诸症皆愈。

【应用】用于恶性淋巴瘤的治疗。

七、治疗亚甲炎方

【组成】柴胡 15g、白芍 10g、旋覆花 10g、夏枯草 15g、茯苓 10g、山豆根 10g、昆布 10g、玄参 15g、薄荷 6g、黄芩 6g、白僵蚕 6g、郁金 10g、桔梗 10g、厚朴 10g、紫苏 10g、半夏 10g、生牡蛎 12g。

【功效】解郁散结，消肿止痛。

【方解】方中柴胡升散、疏肝解郁，黄芩降泄、燥湿化痰，两者相伍兼以和解少阳；旋覆花降气消痰；夏枯草、山豆根清热解毒、消肿利咽；白芍养血调经、柔肝止痛；茯苓健脾渗湿；昆布散瘿消痰、软坚散结；玄参清热凉血、解毒散结；薄荷解毒利咽、疏肝理气；白僵蚕化痰散结、解毒消肿；郁金活血止痛、行气解郁；桔梗祛痰利咽；厚朴、半夏燥湿化痰、散结降逆；紫苏芳香行气、解郁散结；生牡蛎滋阴潜阳、软坚散结。诸药配伍，使郁气疏、痰涎化、疼痛止、肿结消，而奏行气解郁、散结消肿、祛瘀止痛之功。

【应用】用于亚急性甲状腺炎的治疗。

八、治疗浆细胞性乳腺炎方

【组成】金荞麦 20g、路路通 15g、紫花地丁 15g、穿山甲（现已禁止使用）10g、皂角刺 15g、莪术 10g、红花 10g、生牡蛎 12g、地龙 10g、川芎 10g、柴胡 12g、郁金 15g、石见穿 15g、鳖甲（醋制）10g。

【功效】解毒排脓，散结祛瘀。

【方解】方中金荞麦清热解毒、祛瘀排脓；紫花地丁清热解毒、凉血消肿；穿山甲活血化瘀、散结去癥，皂角刺消肿托毒，石见穿清热解毒、活血定痛，三者均能溃坚透脓，使脓成即溃；路路通、地龙活络通经、兼助排脓；莪术、红花、川芎行气活血，祛瘀止痛；生牡蛎、鳖甲滋阴潜阳、软坚散结；柴胡疏肝解郁、理气止痛；郁金行气活血、解郁止痛。诸药同用，寒温相宜，不致伤胃，解热毒、排痈脓、疏肝郁、散结气，而达毒去脓尽、结散瘀除之效。

【应用】用于浆细胞性乳腺炎的治疗。

第三节　养生方药

养生，古人又称之为"摄生"，是在中医"治未病"预防思想的指导下，人们通过各种方式达到维护健康、延年益寿以提高生存质量的行为过程。"治未病"是中医养生保健的特色与优势，引领着未来健康事业的发展方向，其目的是增强体质和促进身心健康，预防疾病，保护精、气、神。

当前，随着人民生活水平的逐步提高和日益增长的物质需求，中医药养生保健已逐步被人们所接受和熟知。数千年的经验证实，其确能增强体质，补偏救弊，协调脏腑，疏通经络和填精补髓，但必须在医生的正确指导下运用，方能在养生中发挥更好的保健作用。近年来，慢性病发病率逐年上升，给患者及家庭造成长期持续的痛苦，而且大多数正因为临床方法难以治愈而称为慢性病。所以，患者在临床治疗的同时，对于治疗以外的养生保健方法的需求，较之其他患者显得尤为迫切需要。

鉴于此，甘肃省肿瘤医院夏小军教授针对当前常见病及慢性病，详参前贤养生保健理论，结合自身临证经验，搜集整理相关养生验方，创造性地研发出中药袋泡茶系列（6 种）、中药泡茶系列（18 种）、中药药酒系列（15 种）、中药保健枕系列（12 种）、中药艾盐包/毯系列（6 种）、中药足浴系列（22 种）等养生方药，部分已在临床实践中大量反复应用，颇受患者青睐。现详述如下。

一、中药袋泡茶系列(6种)

(一)涤心袋泡茶

【组成】菊花、百合、桑叶、苦瓜、甜菊叶。

【功效】养阴润肺,清心安神。

【应用】用于治疗心神失养,烦躁失眠,低热盗汗,口渴咽干,劳倦乏力等。

(二)清肺袋泡茶

【组成】罗汉果、甘草、金银花、茅岩莓。

【功效】清热润肺,解毒利咽。

【应用】用于治疗肺热燥咳,喉痛失音,咽燥痰多,口干便秘等。

(三)清肠袋泡茶

【组成】决明子、荷叶、桑叶、芦荟。

【功效】清肝泻火,润肠通便。

【应用】用于治疗肝火偏亢,目赤肿痛,热结便秘,肥胖痤疮等。

(四)降脂袋泡茶

【组成】苦荞、莲子心、苦瓜、百合、酸枣仁。

【功效】清热降脂,宁心安神。

【应用】用于降血脂、血糖,并可安神助眠,增强机体免疫力,兼以预防老年痴呆发生。

(五)驻颜袋泡茶

【组成】玫瑰花、莲子、山楂、芦荟、枸杞。

【功效】排毒养颜,润肌泽肤。

【应用】用于治疗肌肤失润,面色晦暗,容颜憔悴,情绪低落,心烦便秘等。

(六)解醒袋泡茶

【组成】葛花、菊花、白扁豆、淡竹叶、桑椹。

【功效】利湿醒酒,护肝和胃。

【应用】用于因饮酒过度所致肝脾损伤,恶心呕吐,不思饮食,头晕耳鸣,视物昏花等。

二、中药泡茶系列(18种)

(一)甘麦大枣茶

【组成】炙甘草、麦仁、大枣、酸枣仁。

【功效】益气补中，养心安神。

【应用】用于内分泌失调，植物神经功能紊乱，更年期综合征所致的心烦易怒，失眠盗汗，善悲欲哭等。

（二）清脑明目茶

【组成】菊花、夏枯草、决明子。

【功效】清肝明目，降压消脂。

【应用】用于高血压、高血脂等疾病所致的头晕目眩，目赤肿痛，羞明流泪，视物昏花等。

（三）清咽利喉茶

【组成】薄荷、金银花、竹叶。

【功效】疏风清热，解毒利咽。

【应用】用于急、慢性咽炎及亚甲炎等疾病所致的喉痛音哑，咽干口燥，咳嗽咯痰，溲赤便秘等，并可防治中暑。

（四）养颜润肠茶

【组成】玫瑰花、肉苁蓉、石斛。

【功效】排毒养颜，润肤通便。

【应用】用于内分泌失调，更年期综合征等疾病所致的容颜早衰，面色萎黄，肌肤少润，易起褐斑，心烦便秘等。

（五）养生延年茶

【组成】桑椹、枸杞、桑寄生。

【功效】益肾填精，扶正固本。

【应用】用于因长期熬夜、超负荷工作等体力透支所致的神疲乏力，困倦懒言，腰膝酸软，失眠盗汗等。

（六）和胃解酒茶

【组成】葛花、厚朴花、山楂。

【功效】利湿醒酒，保肝护胃。

【应用】用于饮酒过度所致的恶心呕吐，脘腹痞闷，不思饮食，头晕目眩等。

（七）清心安神茶

【组成】合欢花、淡竹叶、灯芯草。

【功效】清心除烦，养心安神。

【应用】用于心火上炎、心血不足等原因所致的心悸失眠，烦躁易怒，口舌生疮，溲赤便秘等。

（八）健脾和胃茶

【组成】山楂、山药、陈皮、红茶、厚朴花。

【功效】健脾和胃,消食化滞。

【应用】用于食欲不振,消化不良,嗳气吞酸,恶心呕吐,脘腹痞满等;并可预防因放、化疗引起的胃肠道反应。

（九）解暑祛湿茶

【组成】藿香、佩兰、金银花。

【功效】清热解暑,化湿和中。

【应用】用于暑热所致的头晕恶心,腹痛腹泻,身热口干,溲少尿赤等,并可预防中暑。

（十）口腔保健茶

【组成】藿香、薄荷、金银花、绿茶、柠檬。

【功效】芳香化浊,解毒辟秽。

【应用】用于口腔糜烂,牙龈肿痛及口腔异味等的防治,并可预防因放、化疗引起的口腔溃疡。

（十一）养血荣发茶

【组成】黑芝麻、大枣、桑椹、枸杞、核桃仁。

【功效】益肾填精,养血荣发。

【应用】用于因血虚,肾虚,早衰及放、化疗等引起的毛发干枯,脱落稀疏,须发早白,肌肤干燥,面色欠华,腰痠疲劳等。

（十二）固表止汗茶

【组成】黄芪、白术、防风、浮小麦、乌梅。

【功效】益气固表,防感止汗。

【应用】用于因气虚所致的体虚多汗,动则汗出,头晕乏力等,并可预防反复感冒。

（十三）减肥轻身茶

【组成】决明子、山楂、泽泻、薏苡仁、苦荞。

【功效】祛脂减肥,利湿畅中。

【应用】用于肥胖症的防治。症见形体肥胖,赘肉累积,肌肤痤疮,体倦懒动等。

（十四）辟秽防疫茶

【组成】藿香、薄荷、板蓝根、金银花。

【功效】清热解毒,辟秽防疫。

【应用】用于上感、流感及流行性腮腺炎,水痘等传染性疾病的防治。

(十五)补肾健身茶

【组成】杜仲、枸杞、桑椹、菟丝子、龙眼肉。

【功效】补肾填精,强身健体。

【应用】用于因肾虚所致的腰膝酸软,头晕耳鸣,须发早白,毛发稀疏,失眠多梦,精力不济,记忆减退,汗出乏力等。

(十六)养阴补血茶

【组成】龙眼肉、大枣、桑椹、何首乌。

【功效】补血养血,养阴益气。

【应用】用于各种原因所致的血虚。症见面色苍白,气短乏力,头晕耳鸣,心悸多梦,唇舌色淡等;并可用于贫血类疾病的辅助治疗。

(十七)补气升白茶

【组成】菟丝子、人参须、大枣。

【功效】益精养血,补气升白。

【应用】用于元气不足所致的身体虚弱,面色苍白,气息短促,四肢乏力,头晕眼花,动则汗出,容易感冒等;并可用于防治因放、化疗引起的白细胞减少。

(十八)滋阴润肺茶

【组成】麦门冬、款冬花、茉莉花、绿茶。

【功效】滋阴清火,润肺止咳。

【应用】用于肺之气阴两虚所致的咳声低微,痰少质黏,咽干口燥,神疲乏力等,并可防治放化疗引起的咳嗽。

三、中药药酒系列(15种)

(一)十全大补酒

【组成】党参80g、炒白术80g、炙黄芪120g、茯苓80g、炙甘草30g、当归120g、熟地黄120g、川芎40g、肉桂30g、炮附子30g。

【功效】温补气血。

【应用】用于气血两虚,阳虚有寒者。症见面色苍白无华,头晕目眩,心悸气短,神疲乏力,倦怠懒言,畏寒肢冷等。

(二)滋补阴血酒

【组成】当归150g、黄芪200g、何首乌120g、川芎80g、枸杞60g、熟地黄100g、山萸 80g、鸡血藤 120g、白芍 80g、桑椹 80g、龙眼肉 60g、红枣 10 枚。

【功效】滋补阴血。

【应用】用于阴血亏虚所致的面色苍白或萎黄,唇甲色淡,头晕眼花,心悸多梦,妇女月经量少色淡,后期或经闭等。

（三）大补元气酒

【组成】黄芪 300g、人参 200g、当归 150g、炒白术 100g、鹿茸 50g、山药 150g、升麻 50g 女贞子 80g、墨旱莲 80g、肉苁蓉 80g。

【功效】大补元气。

【应用】用于元气大亏所致的少气懒言,疲乏无力,声低息微,动则气短汗出,头晕心悸,面色萎黄,食欲不振,脏器脱垂等。

（四）舒筋活络酒

【组成】黄芪 150g、当归 100g、桂枝 60g、鸡血藤 60g、丹参 80g、川芎 60g、川牛膝 60g 水蛭 30g、红花 60g、独活 60g。

【功效】舒筋活络,化瘀止痛。

【应用】用于跌打损伤,气滞血瘀等多种原因引起的经络瘀滞,活动受限,肿胀疼痛等。

（五）养生延年酒

【组成】熟地黄 120g、何首乌 100g、桑椹 80g、枸杞 60g、黄精 60g、黄芪 100g、当归 60g、菟丝子 60g、山茱萸 60g、女贞子 60g、鹿茸 40g、人参 100g、丹参 100g。

【功效】补气养血,益肾培元。

【应用】用于肝肾阴虚,气血两亏所致的精力不足,动辄汗出,腰膝痠软,头晕目眩,心悸失眠,容颜早衰,须发早白,遗精早泄等。

（六）温补肾阳酒

【组成】淫羊藿 100g、锁阳 100g、菟丝子 100g、鹿茸 80g、仙茅 100g、山茱萸 100g、肉桂 30g、补骨脂 80g、炮附子 30g、海马 40g、枸杞 40g。

【功效】温补肾阳。

【应用】用于肾阳亏虚所致的神疲乏力,精神不振,面色少华,畏寒肢冷,腰膝痠软,阳痿早泄,小便清长,头晕耳鸣等。

（七）消癥散结酒

【组成】桃仁 60g、红花 60g、丹参 150g、三棱 60g、莪术 80g、郁金 60g、牛膝 60g、夏枯草 60g、水蛭 30g、猫爪草 60g、浙贝母 60g、人参 80g。

【功效】消癥散结。

【应用】用于各种实体瘤的辅助治疗。

(八)扶正抑瘤酒

【组成】半枝莲 60g、白花蛇舌草 60g、龙葵 60g、石见穿 60g、漏芦 60g、莪术 60g、红花 60g、乌梢蛇 1 条、灵芝 80g、西洋参 100g、三七 60g、全蝎 20g、黄芪 80g、当归 60g。

【功效】扶正抑瘤。

【应用】用于各种癌症的辅助治疗。

(九)健脾温肾酒

【组成】党参 100g、茯苓 80g、炒白术 80g、肉豆蔻 60g、补骨脂 80g、肉桂 40g、菟丝子 60g。

【功效】健脾温肾。

【应用】用于脾肾阳虚所致的腹痛腹泻,畏寒喜热,四肢乏力,不思饮食,腰膝痠软等。

(十)温中行气酒

【组成】黄芪 100g、木香 30g、砂仁 50g、肉豆蔻 50g、佛手 50g、厚朴 60g。

【功效】温中散寒,行气止痛。

【应用】用于脾胃虚寒所致的脘腹胀满,腹痛腹泻,喜暖喜按,不思饮食,面色苍白,气短乏力等。

(十一)养颜美容酒

【组成】玫瑰花 300g、芦荟 100g、黄酒 1500ml。

【功效】疏肝解郁,排毒养颜。

【应用】用于容颜早衰,面起褐斑,肌肤松弛,干瘪失润,烦躁便秘等。

(十二)阿胶润肤酒

【组成】阿胶 60g、黄酒 1000ml。

【功效】滋阴补血,调血润燥。

【应用】用于阴血亏虚所致的面色无华,肌肤失润,头晕目眩,心悸失眠,妇女月经不调等。

(十三)四物补血酒

【组成】当归 50g、白芍 50g、熟地 50g、川芎 30g、黄酒 1000ml。

【功效】补血养血。

【应用】用于血虚所致的面色苍白或萎黄,唇甲色淡,头晕眼花,心悸失眠,月经量少,经闭不行等。

(十四)四君补气酒

【组成】党参50g、茯苓50g、白术50g、炙甘草30g、黄酒1000ml。

【功效】补气健脾。

【应用】用于气虚所致的面色萎黄,少气懒言,头晕心悸,语言低微,动则汗出,脏器脱垂等。

(十五)八珍大补酒

【组成】党参50g、茯苓50g、白术50g、炙甘草30g、当归50g、白芍50g、熟地50g、川芎30g、黄酒1000ml。

【功效】益气补血。

【应用】用于气血两虚所致的面色苍白或萎黄,头晕目眩,四肢倦怠,气短懒言,心悸怔忡,食欲不振,病后体虚等。

四、中药保健枕系列(12种)

(一)助眠枕

【组成】菊花100g、磁石50g、合欢花100g、夜交藤100g。

【功效】养心安神,镇静助眠。

【应用】用于治疗情志不遂,心血不足等原因引起的心神不宁,惊悸失眠,少寐多梦等。

(二)降压枕

【组成】菊花100g、川芎80g、决明子100g、夏枯草100g。

【功效】清肝明目,息风降压。

【应用】用于高血压病的辅助治疗。症见头痛眩晕,耳鸣耳胀,目赤肿痛等。

(三)明目枕

【组成】菊花100g、灯芯草100g、桑叶100g、决明子80g、薄荷60g。

【功效】疏风散热,清利头目。

【应用】用于治疗头晕目眩,视物昏花,目赤鼻塞,耳鸣耳聋,牙龈肿痛等。

(四)益智枕

【组成】益智仁100g、石菖蒲100g、远志80g、人参50g、杜仲50g。

【功效】补益肝肾,健脑益智。

【应用】用于小儿脑瘫,先天性或后天性智力发育迟缓,老年痴呆症,中风后遗症等疾病的辅助治疗。

（五）醒脑枕

【组成】藿香 100g、佩兰 100g、石菖蒲 80g、益智仁 80g、竹叶 60g。

【功效】芳香行气，开窍醒神。

【应用】用于中风、中毒、中暑，颅脑外伤等引起的休克、昏迷、意识不清等症的辅助治疗。

（六）通络枕

【组成】川芎 50g、红花 50g、丹参 100g、当归 60g、桂枝 30g、郁金 50g。

【功效】行气活血，化瘀通络。

【应用】用于气滞血瘀型心脑血管疾病及头面部疾病的防治。

（七）颈椎枕

【组成】红花 100g、桂枝 60g、川芎 60g、菊花 100g。

【功效】疏经活血，通络护颈。

【应用】用于因长期伏案，坐姿不正等原因引起的颈椎病的辅助治疗。

（八）解郁枕

【组成】合欢皮 100g、栀子花 60g、薄荷 60g、郁金 60g。

【功效】疏肝理气，除烦解郁。

【应用】用于抑郁症，更年期综合征等疾病的辅助治疗。症见情绪易激，心烦气躁，失眠多梦。

（九）止痛枕

【组成】葛根 100g、苍耳子 50g、藁本 50g、当归 50g、川芎 50g、白芷 50g。

【功效】行气活血，祛风止痛。

【应用】用于多种原因引起的头面及周身疼痛，肢体麻木不仁等症的辅助治疗。

（十）驻颜枕

【组成】玫瑰花 100g、绿茶 100g、益母草 100g。

【功效】排毒养颜，润肤祛斑。

【应用】用于容颜早衰，肌肤干瘪，易起黄斑，心烦失眠，便秘疲倦，月经不调等症的辅助治疗。

（十一）养生枕

【组成】苍术 60g、人参 60g、黄芪 100g、当归 60g。

【功效】扶正祛邪，强身健体。

【应用】用于体质虚弱,神疲乏力,气短懒言,自汗盗汗,头晕心悸等症的辅助治疗。

(十二)防感枕

【组成】黄芪 100g、白术 60g、防风 80g、蚤休 80g、金银花 80g。

【功效】益气固表,辟瘟防疫。

【应用】用于体质虚弱易感冒者,并可防治多种流行性及传染性疾病。

五、中药艾盐包/毯系列(6 种)

(一)行气消胀艾盐包/毯

【组方】大腹皮 30g、厚朴 15g、枳壳 15g、木香 10g、砂仁 10g、香附 15g、高良姜 10g、丁香 10g、乌药 20g、川楝子 10g、延胡索 10g、艾叶 30g、大青盐 500g。

【功效】行气消胀,散寒和中。

【应用】用于因寒滞中焦,气机不畅及放化疗等所致的胸满胁痛,脘腹痞闷,胀满疼痛,食滞难消,不思饮食等。

(二)疏经通络艾盐包/毯

【组方】乌头 10g、麻黄 10g、羌活 15g、苍术 15g、透骨草 10g、伸筋草 10g、当归 20g、鸡血藤 30g、川芎 15g、牛膝 10g、艾叶 50g、大青盐 500g。

【功效】疏经活络,散寒通痹。

【应用】用于因寒湿阻络,筋脉失养及放化疗等所致的周身疼痛,肌肉痠楚,手足拘挛,畏寒喜温,麻木不仁等。

(三)温中散寒艾盐包/毯

【组方】小茴香 20g、高良姜 15g、肉桂 15g、白胡椒 15g、草豆蔻 15g、砂仁 10g、吴茱萸 20g、乌药 15g、艾叶 50g、大青盐 500g。

【功效】温中散寒,理气止痛。

【应用】用于因寒客肝脉,脾胃失和所致的脘腹冷痛,腹满不舒,肠鸣腹泻,少腹坠胀,疝气疼痛等。

(四)活血止痛艾盐包/毯

【组方】当归 10g、川芎 10g、生蒲黄 10g、五灵脂 10g、延胡索 10g、川楝子 10g、郁金 15g、小茴香 10g、花椒 10g、桃仁 10g、红花 10g、艾叶 30g、大青盐 500g。

【功效】活血行气,温经止痛。

【应用】用于因气滞血瘀,寒凝经脉所致的胃脘冷痛,少腹拘急,经闭血块,身痛不移及术后部位局部疼痛等。

（五）消癥散结艾盐包/毯

【组方】芒硝 30g、半夏 10g、浙贝母 10g、夏枯草 15g、山慈菇 15g、莪术 10g、红花 10g、生蒲黄 10g、艾叶 30g、大青盐 500g。

【功效】理气活血，消癥散结。

【应用】用于因气滞血瘀，痰瘀互结所致的胸腹拒按，触之有块，固定不移，或胀或痛，乳房结块，癌肿疼痛等。

（六）降逆止呕艾盐包/毯

【组方】干姜 10g、半夏 10g、茯苓 10g、白术 10g、旋覆花 10g、厚朴 10g、砂仁 10g、白豆蔻 10g、艾叶 30g、大青盐 500g。

【功效】温中和胃，降逆止呕。

【应用】用于因中焦失运，胃失和降及放化疗等所致的恶心嗳气，干呕呃逆，胃脘痞闷，谷不得下，泛酸纳差等。

六、中药足浴系列（22 种）

（一）止吐足浴方

【组成】干姜 30g、陈皮 10g、肉桂 8g、党参 10g、白术 15g、茯苓 15g、半夏 10g、旋覆花 30g、代赭石 30g、香附 15g、甘草 6g、大枣 10g。

【功效】温中和胃，降逆止呕。

【应用】用于因脾胃失和，运化失司及放、化疗等引起的恶心嗳气，干呕呃逆，胃脘痞闷，食入即吐，泛酸纳差等。

（二）安神足浴方

【组成】酸枣仁 30g、远志 12g、茯神 20g、柏子仁 15g、夜交藤 15g、合欢皮 15g、五味子 15g、丹参 10g、赤芍 15g、玫瑰花 15g、钩藤 15g、龙骨 20g、磁石 20g、炙甘草 6g。

【功效】养血清热，镇静安神。

【应用】用于常人及肿瘤相关性睡眠障碍患者的辅助治疗。症见心悸失眠，头晕目眩，心慌气短，健忘耳鸣，心烦多梦等。

（三）防感足浴方

【组成】黄芪 30g、白术 10g、防风 10g、党参 15g、女贞子 15g、墨旱莲 15g、蚤休 10g、荆芥 10g、板蓝根 10g。

【功效】益气固表，祛邪防感。

【应用】用于因放化疗、产后、术后等所致的体虚易感，动则汗出，头晕乏力等；并可预防反复感冒。

（四）升白足浴方

【组成】党参 30g、白术 15g、黄芪 30g、当归 10g、鸡血藤 15g、熟地黄 10g、女贞子 10g、墨旱莲 10g、枸杞 10g、补骨脂 10g、防风 10g、鸡内金 10g、茯苓 10g、泽兰 10g、泽泻 10g、莱菔子 10g、连翘 10g、炙甘草 6g。

【功效】益精养血，补气升白。

【应用】用于因放、化疗引起的白细胞减少及素体元气不足者。症见身体虚弱，面色苍白，气息短促，四肢乏力，头晕眼花，动则汗出，容易感冒等。

（五）升板足浴方

【组成】人参 10g、黄芪 40g、当归 12g、熟地 20g、山药 15g、山茱萸 15g、鸡血藤 15g、骨碎补 15g、藕节炭 10g、侧柏叶 10g、仙鹤草 10g、紫珠草 10g、花生衣 3g、薏苡仁 15g、鸡内金 10g、甘草 6g。

【功效】补气养血，宁络升板。

【应用】用于因放、化疗所致的血小板减少及免疫性血小板减少性紫癜等的辅助治疗。症见面色萎黄，神疲乏力，头晕耳鸣，四肢痿软，牙龈渗血，皮肤紫癜，鼻腔出血，月经量多，食少纳差等。

（六）生血足浴方

【组成】黄芪 30g、党参 15g、当归 10g、鸡血藤 30g、熟地 20g、白芍 15g、何首乌 15g、太子参 15g、白术 12g、枸杞 15g、女贞子 15g、肉苁蓉 15g、补骨脂 15g、何首乌 15g、山茱萸 15g、菟丝子 15g、炙甘草 6g。

【功效】填精益髓，益气生血。

【应用】用于因放、化疗所致的贫血及其他贫血类疾病的辅助治疗。症见面色苍白，气短乏力，头晕耳鸣，心悸多梦，唇舌色淡，失眠健忘等。

（七）止痛足浴方（气血亏虚型）

【组成】黄芪 30g、熟地 20g、山药 20g、当归 15g、白芍 15g、地龙 15g、补骨脂 30g、海藻 15g、昆布 15g、薏苡仁 20g、川芎 12g、桃仁 12g、红花 12g、鸡血藤 15g、怀牛膝 12g、延胡索 12g。

【功效】益气养血，化瘀止痛。

【应用】用于气血亏虚型骨转移痛、癌痛的辅助治疗。症见隐痛空痛，痛势不剧，缠绵不休，时痛时止，痛多喜按，神疲乏力，少气懒言等。

（八）止痛足浴方（寒凝血瘀型）

【组成】乳香 15g、没药 9g、肉桂 10g、川乌 10g、草乌 10g、麻黄 3g、山慈菇 15g、半夏 10g、天南星 10g、全蝎 5g、蜈蚣 2 条、水蛭 6g、僵蚕 10g、伸筋草 10g、透骨草 10g、威灵仙 15g、姜黄 15g、补骨脂 10g、骨碎补 10g、桑寄生 10g、川牛膝 15g、延胡索 12g、川楝子 9g。

【功效】温经散寒，祛瘀止痛。

【应用】用于寒凝血瘀型骨转移痛及癌痛的辅助治疗。症见痛势剧烈，彻骨难忍，持续不解，痛而拒按，固定不移，畏寒喜暖等。

（九）荣发足浴方

【组成】桑叶 10g、防风 10g、蔓荆子 10g、升麻 10g、生地 15g、黄芪 20g、当归 15g、鸡血藤 20g、何首乌 30g、山茱萸 20g、熟地 20g、女贞子 20g、墨旱莲 10g、桑椹 15g。

【功效】养血祛风，益肾荣发。

【应用】用于因血虚、肾虚、早衰及放、化疗等引起的毛发干枯，脱落稀疏，须发早白，肌肤干燥，面色欠华，腰痠疲劳等。

（十）消肿足浴方（上肢水肿）

【组成】黄芪 30g、丹参 50g、当归 50g、红花 50g、桃仁 20g、汉防己 20g、川芎 20g、桑枝 15g、地龙 20g、路路通 20g、滑石 60g、三棱 20g、莪术 20g、海桐皮 15g、冬瓜皮 15g。

【功效】补气养血，化瘀利水。

【应用】用于乳腺癌及颈项部肿瘤等术后及放化疗后所致上肢水肿的辅助治疗。症见上肢肿胀，屈伸不利，不任重物，蹦急光亮，按之不起，神疲乏力等。

（十一）消肿足浴方（下肢水肿）

【组成】黄芪 30g、丹参 50g、当归 50g、红花 50g、桃仁 20g、乳香 20g、没药 20g、地龙 20g、路路通 20g、滑石 60g、海桐皮 15g、大腹皮 15g、冬瓜皮 15g、桂枝 10g、川牛膝 10g、泽兰 20g。

【功效】补气养血，化瘀利水。

【应用】用于宫颈癌、肝癌等下腹部肿瘤术后及放化疗后所致下肢水肿的辅助治疗。症见下肢肿胀，按之凹陷，久站尤甚，腹大满闷，纳呆泛恶，尿少色赤，神疲困倦等。

（十二）通脉足浴方

【组成】桃仁 30g、红花 15g、苏木 30g、鸡血藤 15g、木通 15g、汉防己 20g、杏仁 20g、川牛膝 25g、三棱 15g、莪术 15g、冬瓜仁 20g、白鲜皮 30g。

【功效】行气活血，祛瘀通脉。

【应用】用于下肢静脉曲张的辅助治疗。症见肢体沉重，乏力懒动，脉管隆起，状若蚯蚓，或伴胀痛等。

（十三）通络足浴方

【组成】炮附片 10g、桂枝 10g、黄芪 20g、当归 20g、鸡血藤 20g、红花 10g、川芎 10g、杜仲 10g、桑寄生 10g、续断 10g、淫羊藿 10g、天麻 10g、钩藤 10g、僵蚕 10g、透骨草 10g、伸筋草 10g。

【功效】舒筋通脉，益肾除痹。

【应用】用于治疗因放、化疗引起的手足麻木，疼痛肿胀，屈伸不利，肌肉痉挛等；并可用于关节炎，腰椎间盘突出症等的辅助治疗。

（十四）口疮足浴方

【组成】黄连 3g、生地 20g、牡丹皮 20g、当归 20g、升麻 15g、肉桂 9g、栀子 10g、竹叶 10g、木通 10g、甘草 6g。

【功效】清热凉血，养阴止痛。

【应用】用于因放、化疗引起的口舌生疮，牙龈肿痛，心烦舌红，便秘溲赤等；并可用于反复发作的口腔溃疡的辅助治疗。

（十五）通便足浴方

【组成】肉苁蓉 15g、当归 20g、怀牛膝 15g、厚朴 10g、枳壳 10g、香橼 10g、大黄 5g、鸡内金 30g、焦山楂 15g、焦神曲 15g、炒麦芽 15g、黄芪 30g、升麻 3g。

【功效】助消导滞，润肠通便。

【应用】用于防治因放、化疗所致的大便秘结，脘腹痞满，时有胀痛等；并可用于老年性、习惯性便秘的辅助治疗。

（十六）止泻足浴方

【组成】党参 30g、白术 10g、茯苓 10g、山药 10g、白扁豆 10g、薏苡仁 20g、木香 10g、五味子 6g、赤石脂 10g、诃子 10g、补骨脂 15g、吴茱萸 6g、肉豆蔻 15g、干姜 3g、车前子 10g、黄连 6g、甘草 6g。

【功效】健脾益气，涩肠止泻。

【应用】用于因放、化疗及素体脾肾两虚等所致的腹痛腹泻，喜暖喜按，久泄不愈,倦怠乏力,食少难消,肠鸣便血等。

(十七)除热足浴方

【组成】竹叶 10g、石膏 50g、知母 10g、水牛角 50g、生地 24g、赤芍 12g、牡丹皮 10g、大黄 6g、桃仁 10g、大青叶 15g、板蓝根 15g、金银花 20g、半枝莲 15g、白花蛇舌草 15g。

【功效】清热凉血,解毒祛瘀。

【应用】用于肿瘤热的辅助治疗。症见高热不退,间歇无律,头晕乏力,体重减轻,自汗盗汗等。

(十八)痛经足浴方

【组成】当归 20g、附子 15g、小茴香 15g、吴茱萸 15g、花椒 10g、细辛 10g、柴胡 15g、香附 10g、五灵脂 10g、牛膝 15g、延胡索 15g、鸡血藤 15g。

【功效】温经散寒,祛瘀止痛。

【应用】用于冲任虚寒、瘀血阻滞所致痛经的辅助治疗。症见少腹冷痛,月经不调,量少质稀,色暗夹块,乳房肿痛等。

(十九)降压足浴方

【组成】罗布麻 30g、夏枯草 30g、牛膝 20g、杜仲 15g、茺蔚子 15g、当归 10g、红花 10g、葛根 15g、泽泻 15g、石决明 15g、莱菔子 15g。

【功效】滋阴潜阳,辅以降压。

【应用】用于高血压病的辅助治疗。症见头痛眩晕,耳鸣耳胀,目赤肿痛等。

(二十)降脂足浴方

【组成】黄芪 20g、冬瓜皮 15g、茯苓 15g、木瓜 15g、葛根 15g、山楂 15g、红花 10g、丹参 15g、莪术 10g、天麻 15g、僵蚕 15g 。

【功效】祛湿降脂,活血通脉。

【应用】用于高血脂症的辅助治疗。症见脂肪堆积,身沉肢重,乏力倦怠,少气懒动,头晕目眩,心悸心慌等。

(二十一)降糖足浴方

【组成】肉桂 15g、附子 10g、干姜 15g、黄芪 20g、党参 15g、太子参 15g、茯苓 15g、白术 15g、炙甘草 6g、麦门冬 10g、生地 10g、玄参 10g、黄精 10g、红花 10g、丹参 10g。

【功效】温阳益气,养血祛瘀。

【应用】用于高血糖患者的辅助治疗。症见渴喜热饮,尿多便干,食少纳差,神疲乏力,少气懒言等;糖尿病足患者禁用。

(二十二)养生足浴方

【组成】黄芪 60g、当归 20g、党参 30g、麦门冬 20g、五味子 20g、黄精 20g、苍术 20g、熟地 20g、山茱萸 20g、枸杞 20g、肉桂 15g、大枣 10g。

【功效】补气益血,养生延年。

【应用】用于因长期熬夜,超负荷工作,用脑过度等所致体力透支,气血亏虚等辅助治疗。症见神疲乏力,困倦懒言,腰膝痠软,失眠盗汗等;并可用于普通人群的健康保健。

(夏小军 郭炳涛 雷旭东)

第四章
三大中心互补充　健康促进辟蹊径

近年来,慢性病发病率呈逐年剧增的趋势,严重危害着人们的健康,已成为当前医疗行业不可忽视的一项重大问题。随着医疗技术的快速发展,治疗慢性病的手段也日益增多。然而,无论是内科药物治疗,抑或是外科手术治疗,均对患者的身心有一定程度的损害。如何创造性地对慢性病患者进行良好的生理和心理治疗,促进其机体功能恢复,又能消除患者的不良情绪,使其积极配合治疗,是摆在当前广大医务工作者面前的一项新课题。

进入21世纪,人们对自我健康状况愈来愈重视,要求亦愈来愈高。2016年以来,随着国家出台的关于中西医并重、慢性防治与康复等相关政策法规的制定与实施,将健康推到了"国家战略"层面,即所谓"没有全民健康,就没有全面小康"。

鉴于此,甘肃省肿瘤医院成立综合康复中心(营养膳食室、心理咨询室、心理治疗室、运动康复室、客服中心、便民中心)、健康体检中心、治未病中心。三大中心是以中医整体观念、脏腑经络理论及现代康复医学等理论为指导,集疾病防治、营养膳食、康复理疗、心理诊疗等相结合的一种新型防治与康复模式,以起到"未病先防、已病辅治、病后促康"之效果,具有广阔的推广应用前景及良好的社会效益。

第一节　综合康复中心

一、目的

根据[国卫办医发〔2016〕7号]文件"关于加强肿瘤规范化诊疗管理工作的通知",[甘政办发〔2014〕92号]文件"甘肃省城乡居民健康素养提升工程行动计划(2014-

2020年)"及[国办发[2016]26号]文件"深化医药卫生体制改革2016年重点工作任务"及甘肃省卫健委印发"关于继续做好全省健康促进医院创建工作的通知"等精神,围绕甘肃省肿瘤医院进一步加强中西医结合肿瘤防治体系的重点工作内容,拟通过多种医学康复手段建立科学、有序、长期、经济、系列的人文化康复保健模式,为肿瘤患者及其社会支持系统提供长期连续、周而复始、螺旋上升的全人、全程、全方位的康复指导与健康管理服务,以取得相应的社会、经济效益。

二、内设机构

综合康复中心下设营养膳食室(部)、心理咨询室、心理治疗室、运动康复室、客服中心、便民中心(便民客服部)。

三、工作任务与条件要求

(一)营养膳食室(部)(具体内容详见附录一:"营养膳食室工作方案")

(二)心理咨询室、心理治疗室

1.任务

(1)组织各病区医护人员参加心理专业技能培训、考试以及心理专业的继续教育。

(2)引进现代高科技的心理治疗系统,指导门诊及各病区心理专业人员对门诊及住院患者进行心理评估和心理干预。

(3)对严重心理障碍的住院患者及有需求的患者家属进行个案心理咨询与治疗。

(4)将心理体检纳入到肿瘤体检项目之中,对健康、亚健康体检人群分别进行评估、咨询、治疗等综合心理保健。

(5)参与门诊、住院特需患者的MDT联合会诊,提出心理干预方案,开展心理疏导。

(6)对社区、医养结合、养老等机构肿瘤患者进行含心理咨询与治疗的综合康复指导。

(7)对全院职工,特别是医护人员进行心理健康指导和职业压力干预。

(8)建立专业督导体系,负责全省范围内从事的心理社会肿瘤学工作人员及甘肃省肿瘤医院各病区心理专业人员心理及案例操作的督导。

(9)研究总结、开发推广专门针对肿瘤患者及家属心理障碍的特色干预技术,常识性开展死亡绘本教育、身心灵修炼、工娱治疗、沙盘治疗、五音治疗等人文关怀服务,增加患者生活质量的宽度和广度。

(10)配备精神科医师,对严重精神障碍的患者进行药物调适。

(11)建立心理档案,开展追踪随访服务,管理维护患者群体。

(12)利用各种机会(如世界癌症日、全国肿瘤防治宣传周等)、采用多种方式(如办班培训、专题讲座、学术交流、技能竞赛、案例督导工作坊等)对健康人群、亚健康人群、肿瘤患者、特殊人群(如机关干部、学生、老年人、教师、医务工作者、社区居民等)进行心理健康知识的培训、干预、指导。

(13)筹备建立甘肃省抗癌协会及甘肃省肿瘤防治联盟肿瘤心理学专业委员会，团结全省范围内的心理社会肿瘤学工作人员，促进全省心理社会肿瘤学的发展;定期组织学术研究和专业培训,国际交流、国内心理社会肿瘤学新进展。

2.配置

(1)心理个案咨询室。

内容	环境	配置
整体环境	①房间大小 15m² 左右 ②采光、通风良好 ③贴壁纸(淡蓝色)、隔音板、木质地板	①沙盘治疗沙具 1 套 ②单人沙发 2 个(彩色布艺)、圆形茶几(透明玻璃面及木质桌腿)1 个 ③办公桌 1 张(米色)、有软材质封闭扶手座椅 2 把(彩色) ④电脑 1 台,打印复印一体机 1 台 ⑤窗帘 2 副(浅米色) ⑥饮水机 1 台 ⑦绿植、盆景 ⑧墙壁挂画、装饰 ⑨挂钟 ⑩文件柜 1 组

(2)心理治疗室

内容	环境	配置
整体环境	①房间大小 25m² 左右 ②采光、通风良好 ③贴壁纸(淡蓝色)、隔音板、木质地板 ④隔挡	①心理治疗系统 1 套 ②音乐治疗、生物反馈综合仪 1 套 ③电脑 1 台,笔记本电脑 1 台,打印复印一体机 1 台 ④办公桌(米色)4 张 ⑤软材质座椅(米色,有软材质封闭扶手)6 把,软材质座椅(浅橙色)10 把。 ⑥案例资料柜(白色)4 组、书柜(白色)2 组 ⑦白色单柜 3 个 ⑧窗帘四幅(浅米色) ⑨饮水机 1 台 ⑩投影仪 1 台 ⑪瑜伽垫若干

(三)运动康复室

1.任务

(1)根据健康人群、亚健康人群、肿瘤患者及家属、不同人群需求,聘请相关专业人员进行指导,对已有的康复韵律操进行初级版、终极版、高级版的深入研究和推广应用。

(2)参与门诊、住院特需患者的 MDT 联合会诊,制定运动康复方案。

(3)定期组织医患开展康复韵律操、太极拳、真气运行法、八段锦等各类运动康复锻炼与比赛。

(4)组建甘肃省抗癌协会运动康复专业委员会,组织运动康复培训及交流。

(5)协助各科室制定编排适合不同病种的特色康复运动方案。

(6)对康复期患者进行体能评估,制定运动康复方案,指导临床科室开展、患者家属协助、患者自我进行运动康复。

(7)开展瑜伽、动感单车等运动训练班,为职工提供体能锻炼的指导与场地。

(8)指导社区、医养结合、养老等机构,开展慢病防治运动指导。

(9)积极创造条件,探索旅游运动康复、集体活动运动康复、度假运动康复等新模式。

(10)举办多种形式的运动康复表演、比赛、游戏、讲座、培训、交流等活动,积极推动康复工作。

(11)立足医院,面向社会,积极申报课题,总结成功经验,制作音影像、印刷品,进行推广普及。

(12)建立运动康复档案,定期进行随访,指导运动康复。

2.配置

内容	环境	配置
整体环境	①房间大小 25m² 左右 ②采光、通风良好 ③贴壁纸(淡蓝色)、隔音板 ④大镜子 1 面,把杆 ⑤电视机 1 台 ⑥音响 1 组(带耳麦、麦盒)	①现代化高科技综合康复仪、踏步车、走步机、动感机车、拉力、举力、双杠等器材 ②瑜伽垫 15 个 ③饮水机 1 台 ④投影仪 1 台 ⑤加湿器 1 个 ⑥办公桌 1 张(浅色)、靠背椅 2 把、软质连椅 1 组 ⑦窗帘 2 幅 ⑧储物柜 2 组、文件柜 2 组

(四)音乐治疗室

1.任务

(1)设立在心理治疗室内,可与心理疏导或心理治疗同时开展,把多学科的知识、技能融合为一体,借助特定的音乐活动,引发患者生理、心理、情绪、认知和行为反应,以达到保持、恢复、改善和促进人们身心健康的目的。

（2）通过听、唱、演奏、律动等各种手段对患者进行刺激与催眠,并用声音激发身体反应,从而促进患者康复。

（3）结合中医宫、商、角、徵、羽"五音"理论及五行学说,探索中医五音疗法在肿瘤治疗过程中的应用。

（4）根据中医"以情胜情"的理论,探索中医情志相胜疗法在肿瘤治疗过程中的应用。

（5）结合现代音乐治疗学成果及中医五音疗法内容,对健康人群、亚健康人群、肿瘤患者及家属等不同人群进行个性化音乐治疗康复。

（6）针对恶性肿瘤带来的巨大心理压力,探索音乐治疗对恶性肿瘤康复的新途径、新方法。

（7）举办不同形式的音乐康复活动及表演。

（8）开展个体、集体音乐治疗,形成经验和特色,通过制作音、影像进行推广。

2.配置

（1）聘请专业音乐治疗师指导开展工作。

（2）对院内统一培养的心理咨询师进行音乐治疗方面的培训。

（3）配备电脑、音响、投影仪等必备设施。

（五）便民中心、客服中心（便民客服部）（具体内容详见附录二:"便民客服中心工作方案"）

四、团队构成

依托医院持有健康管理、心理、运动、营养资格证的现有人员,具体管理人员采取兼职形式开展工作,同时带动全院医护人员参与,吸收并引进专业人员及本科以上专业人员。

附录一

营养膳食室工作方案

一、目的

为指导和加强甘肃省肿瘤医院食疗药膳及营养治疗工作的规范化建设和管理，促进甘肃省肿瘤医院食疗药膳及营养学科的发展，提高食疗药膳营养的诊疗水平，保证医疗质量和医疗安全，推动食疗药膳在肿瘤治疗中的广泛应用，成立营养膳食中心。

二、工作内容

对甘肃省肿瘤医院各种原因引起的营养代谢病(包括营养失调)的患者通过中医辨证施膳、西医营养检测和评价，进行营养诊断，并辨证使用中药材、相应食材、医用营养治疗食品或营养类药物对患者进行营养干预、治疗的业务科室。

三、营养膳食室的场所、人员及信息系统

(一)场所——设置医疗区和营养治疗制备区

医疗区应包括营养门诊、营养代谢实验室、食疗营养产品展示室；营养治疗制备区应包括治疗食疗药膳配制室(营养食堂)、肠内(膳食)营养配制室和肠外营养配制室。在条件允许的情况下可设置营养病房。

(二)人员配置——营养医师、营养技师、营养护士

按照国家相关要求的人员配备和岗位设置，甘肃省肿瘤医院营养医师人数应为6~7名，初期计划设置2~3名、营养技师应按照与营养医师1:1的比例配备，营养护士应不少于3人。营养病房护士的配置按照病房护士标准配置。

(三)信息系统——门诊咨询管理系统、临床营养管理系统(均融合中医辨证施膳理念)

营养膳食室信息化需要与医院信息化同步发展，营养膳食病历与医院 HIS、LIS 无缝链接，调阅数据便捷。门诊、住院患者的营养评估、病历书写可以直接在模板打

钩,减少书写病历的格式不统一的问题。

门诊患者药膳食疗咨询管理系统、住院患者药膳食疗营养管理系统,以及手机APP 的开发(可寻求信息科及软件公司协助)。

四、营养膳食室具体、工作计划

(一)医疗工作

1.营养膳食咨询门诊

营养师负责肿瘤患者的营养诊治、营养指导、辨证施膳工作;开展健康及亚健康人群营养检测和评估、预防保健、食疗咨询等工作。

2.食疗营养查房

(1)开展营养检测、风险筛查和营养评价、中医辨证施膳。

(2)对采取特殊营养治疗及肠内外营养支持等住院患者实行营养查房,对建立营养病历的住院患者三级查房。

(3)承担肠内外营养支持工作。

3.营养会诊及多学科查房

负责院内外营养膳食会诊。

(二)营养膳食和制剂的配制

1.治疗膳食配制

根据营养治疗医嘱编制治疗膳食食谱,并指导专业操作人员制作。

2.肠内营养配制

根据营养治疗医嘱配制肠内营养制剂。

3.肠外营养配制

根据营养治疗医嘱配制肠外全营养混合液。

(三)营养教育工作

1.开展书面、新媒体营养膳食科普宣传教育工作。

2.开展院内患者、医务人员营养膳食教育工作。

3.社区营养膳食科普讲座。

4.开展营养膳食科研工作。

(四)建立并完善营养膳食中心各项工作制度及职责

1.营养膳食室咨询门诊工作制度。

2.营养膳食查房制度。

3.营养膳食治疗医嘱执行制度。

4.营养膳食食堂(治疗饮食配置室)工作制度。

5.肠内营养配制制度。

6.肠外营养配制制度。

7.营养代谢室工作制度。

8.营养膳食宣教制度。

9.食品卫生制度。

10.营养膳食病历书写及管理制度。

11.住院患者膳食管理制度。

12.营养膳食室各项成本核算制度及绩效考核制度。

(五)食疗药膳营养咨询系统及相关产品开发

1.建立及完善中医食疗药膳咨询软件系统的开发

(1)体质辨识指导食疗药膳模块(电脑版及手机版)。

(2)病症辨证施膳模块(电脑版及手机版)。

2.食疗药膳食品开发及推广

(1)煲汤(熬粥)料系列。

①精品汤料系列

黄芪、党参、当归、枸杞、甘草、三七(粉)、锁阳、肉苁蓉、茯苓、山药、葛根、天麻、薏米、川贝母、地黄、黄精、百合(鲜品)、蕨麻、冬虫夏草、虫草花、西洋参、石斛(枫斗)、阿胶、大枣、莲子、芡实等。

②体质调理汤料系列

A.平和体质调理汤料

总体特征……

形体特征……

心理特征……

发病倾向……

重点人群……

对外界环境适应能力……

常见表现……

推荐药膳……

B.气虚体质调理汤料

C.阳虚体质调理汤料

D.阴虚体质调理汤料

E.痰湿体质调理汤料

F.湿热体质调理汤料

G.血瘀体质调理汤料

H.气郁体质调理汤料

I.特禀体质调理汤料

③病症调理汤料系列

A.肿瘤调理汤料系列

a.术后调理汤料系列

b.化疗后调理汤料系列

c.放疗后调理汤料系列

B.胃肠道疾病调理汤料系列

C.肝胆胰疾病调理汤料系列

D.心血管疾病调理汤料系列

E.呼吸系统疾病调理汤料系列

F.肾脏疾病调理汤料系列

G.内分泌及代谢性疾病调理汤料系列

H.外科疾病调理汤料系列

I.其他疾病调理汤料系列

（2）茶饮系列

①精品茶饮系列

玫瑰花、苦荞茶、黑枸杞、沙棘、大麦茶、月季花、金银花、三七花、绞股蓝、百合花、杭菊花、昆仑雪菊、胎菊、洛神花、桂花、杜仲雄花茶、胖大海、柠檬茶、茉莉花茶、苦丁茶、荷叶、决明子、藏红花、罗布麻、山楂、薄荷叶、罗汉果、莲子心、白扁豆花、牛蒡茶。

②体质调理茶饮系列

A.平和体质

推荐茶饮……

B.气虚体质茶饮系列

C.阳虚体质茶饮系列

D.阴虚体质茶饮系列

E.痰湿体质茶饮系列

F.湿热体质茶饮系列

G.血瘀体质茶饮系列

H.气郁体质茶饮系列

I.特禀体质茶饮系列

③病症调理茶饮系列

(3)膏方系列

①体质调理膏方系列

②病症调理膏方系列

(4)养生食用油品

①亚麻籽油

②苏籽油

③核桃油

④橄榄油

⑤沙棘油

(5)杂(粗)粮系列

黄小米、山地小扁豆、绿豆、黑豆、赤小豆、白扁豆、白芸豆、红腰豆、荞面、高粱面、荞面、薏米等。

(6)中药系列休闲食品

3.养生用品开发及推广

(1)足浴中药系列

①精品系列足浴中药包

②大众系列足浴中药包

(2)外用贴膏剂

①黑膏药系列

②中药粉敷贴系列

③足贴系列中药贴

④中药系列面膜

⑤(发热)磁疗贴系列

(3)(电)热敷艾盐包/毯/垫系列

①(电)热敷艾盐包

行气消胀艾盐包、舒经活络艾盐包、温中散寒艾盐包、活血止痛艾盐包、消癥散结艾盐包、降逆止呕艾盐包等。

②(电)热敷艾盐毯

行气消胀艾盐毯、舒经活络艾盐毯、温中散寒艾盐毯、活血止痛艾盐毯、消癥散结艾盐毯、降逆止呕艾盐毯等。

③(电)热敷艾盐垫

行气消胀艾盐垫、舒经活络艾盐垫、温中散寒艾盐垫、活血止痛艾盐垫、消癥散结艾盐垫、降逆止呕艾盐垫等。

(4)中药养生枕/香囊/鞋垫子系列

①中药养生枕(传统绣花枕头和乳胶记忆枕)

决明子枕头、蚕沙枕头、茺蔚子枕头、荞皮枕头、苦荞枕头、酸枣仁枕头、糜子枕头等。

②中药香囊(驱蚊、驱虫、祛湿辟秽)

③中药养生鞋垫

(5)外用养生油系列

①玫瑰精油

②按摩/刮痧/拔罐精油系列

(6)特色艾灸系列

①子午流注系列艾灸

②鳖甲艾灸

③特色艾灸器具

五、营养膳食室场所及仪器设备配置基本标准

临床营养室应具有完成相应临床营养诊疗工作所需的场所和仪器设备。科室位置与病区相邻,有封闭的送餐专用通道,方便日常工作,各功能区光线明亮、通风、干燥。

(一)营养门诊

营养门诊应当设于医院门诊区域,有专用的房间。有条件的门诊还应有进行人体测量等检测以及放置营养治疗产品的区域。

营养门诊应配备包括安装相应营养软件的计算机、身高体重计、握力器、皮褶厚度计、测量软尺、听诊器、血压计、代谢车、人体成分分析仪、食物营养成分分析秤等仪器设备以及仿真食物模型。

(二)营养代谢实验室

营养代谢实验室可单独设置于临床营养科内,总面积不低于$50m^2$,也可在医院检验科内设置。由称量室、精密仪器室、毒气室及操作室四部分组成。室内墙壁为铝塑板、地面耐磨、防滑、防静电。

营养代谢实验室中称量室应配备相关的称量天平等；精密仪器室应配备荧光、紫外可见光分光光度计、原子吸收光谱仪、凯式定氮仪等；毒气室应设置排风设施及通风柜等；操作室应配备恒温箱、干燥箱、水浴箱、离心机、混合器、电冰箱、石英亚沸纯水器等常规仪器。

（三）治疗膳食配制室

治疗膳食配制室分为准备间、治疗间、特殊间、主食制作及蒸制间、食品库房、餐具消毒间、刷洗间、膳食分发厅、管理办公室、统计室。室内墙壁为白色瓷砖，地面耐磨、防滑、防静电，排水系统完善，室内不得有明沟，符合卫生、防火要求。

治疗膳食配制室应配备食品加工、制作、冷藏、冷冻、储存、运送的各种炊具及设备，以及配备天平、量杯、专用治疗盘等称量器具。

（四）肠内营养配制室

肠内营养配制室与治疗膳食配制室临近，总面积不低于 $60m^2$。分为刷洗消毒区、配制区、制熟区及发放区，其中配制区为组合式三十万级净化区；有条件的医院可按 GMP 要求建立面积在 $60m^2$ 以上的十万级净化区。室内墙壁为白色瓷砖，地面耐磨、防滑、防静电。

肠内营养配制室应配备匀浆机（胶体磨）、捣碎机、微波炉、电磁炉、冰箱、净化工作台、操作台、药品柜、清洗消毒设备、蒸锅、天平、量杯量筒及各种配制容器等设备。有条件的医院还可配备自动灌装设备等。

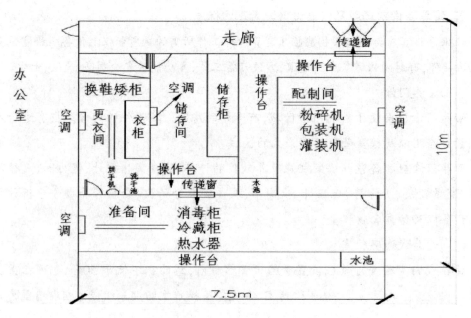

（五）肠外营养配制室

有静脉药物配置中心（PIVAS）的医院,肠外营养配置应当在静脉药物配置中心进行。没有静脉药物配置中心的医院,可设立肠外营养配置室。肠外营养配制室可单独设置于临床营养科内,总面积不低于40m²,分为前处理间、更衣间、摆药准备间及配制间,其中配制间为组合式百级净化配制间;有条件的医院可按GMP要求建立面积在40m²以上的百级净化配制间。室内墙壁为白色瓷砖,地面耐磨、防滑、防静电。

肠外营养配制室应配备百级净化工作台、操作台、药品车和药品柜、电冰箱、清洁消毒设备（紫外线灯或空气消毒器、隔离衣）、小型水处理设备（无菌净化水也可从医院肾病透析中心接入或用简易方法取得）等。有条件的医院还可配备独立的水处理系统以及天平（1/1000感量）等精密仪器。

六、营养医师、技师、护士基本技术和技能要求

（一）临床营养医师应掌握的基本技术和技能

1.掌握各种营养代谢病（包括营养失调）的病因和发病机制、营养失调或代谢障碍的分类、临床表现以及营养诊断和营养治疗的原则。

2.掌握常用的营养检测和营养状况评价的方法及诊断意义:人体测量、人体成分分析、人体代谢率测定等;营养素水平测定（如维生素、矿物质等）、快速反应蛋白测定、淋巴细胞计数、代谢试验（如氮平衡试验等）、食物不耐受等生化测定;骨密度测定等影像学检查;营养素摄入量测算等营养换算。

3.掌握营养素种类、理化性质、营养治疗作用、缺乏与过量的临床表现以及不同人群营养素需要量的标准和个体化差异调整。

（二）临床营养技师应掌握的基本技术和技能

1.熟练操作常用的营养检测方法:人体物理测量、实验室生化检测、营养换算等。

2.熟悉营养素种类、营养素食物来源及营养价值,能熟练地根据营养治疗医嘱配制肠内营养制剂及编制治疗膳食食谱等,完成对营养治疗产品及食材的加工处理。

3.掌握营养检测和评价、营养治疗制备所需的各种仪器设备及营养治疗产品的管理维护。

4.掌握食品安全及卫生相关制度。

（三）临床营养护士应掌握的基本技术和技能

1.掌握临床营养护理工作内涵及流程,营养治疗医嘱汇总录入并分发至营养治疗各制备部门。

2.掌握临床营养科内的医院感染预防与控制原则。

3.掌握肠外营养制剂的配制方法和操作规范。

七、食疗药膳工作流程(基本诊疗路径)

(一)住院病人

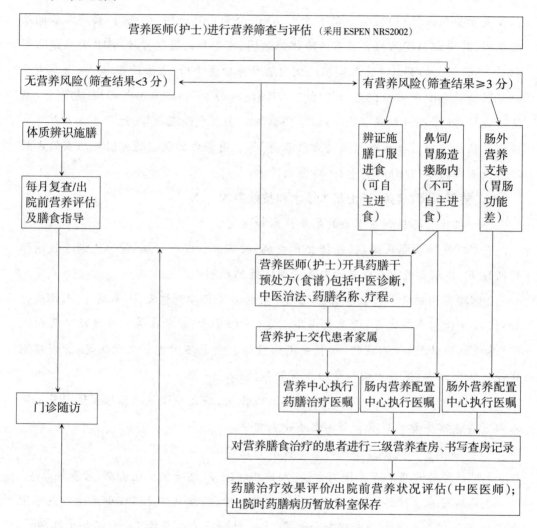

注:①对药膳治疗5d以内住院病人,主管医师直接在HIS系统上开具长期药膳食疗医嘱。②对需要连续营养治疗5d及以上住院病人,主管医师应建立药膳治疗病历,并书写专门的药膳治疗医嘱单放入病历或直接在病历上开具药膳治疗医嘱。

（二）门诊病人

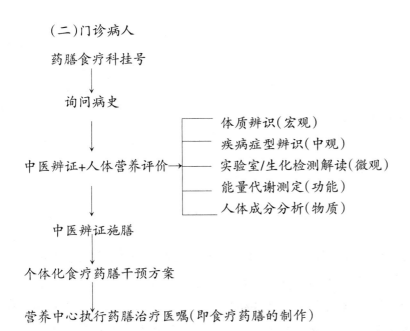

各科负责食疗药膳业务的护士每周汇总本科室食疗药膳业务开展情况

项　目	人数（人次）			
营养筛查人数				
食疗药膳食谱制定				
参与食疗药膳干预人数				

附录二

便民客服中心工作方案

一、目的

随着国家经济生活水平的提高和医疗卫生事业的快速发展,人们对医疗服务的要求已不仅满足于"看病就医",越来越多的人除了要求得到满意的"诊疗服务",更需要能迅捷、方便地得到医疗服务部门多种多样与就医、健康有关的医疗信息服务。面对公众对卫生健康信息的需求,使得各医院之间的竞争已不再局限在医疗、科研、设备上,而且更加注重寻求多样化的服务方法和手段,加强对公众信息服务的建设来满足社会公众的需求,以求得在日趋激烈的医疗市场竞争中得以生存和发展。客服中心的成立,能够为广大患者提供方便、快捷的服务,提高满意度,提升护理服务质量,它在整个医院的运行中,扮演着重要的角色。

二、工作内容

客服中心是健康管理中心下属的独立科室,分为对内及对外两大块业务。对内业务主要包括标本转运及检查预约,对外业务包括专业咨询、便民服务、随访及健康促进等,详细内容如下:

(一)院内临床客服

1.标本转运

上午分时段收取临床科室标本,8:30至10:30每间隔1h收取标本一次,11:00后电话通知收取急查标本。

需要配备护士4名,标本转运盒3个及扫描跟踪系统。

2.检查预约

帮助住院患者进行各项检查的预约,减少患者满院跑导致意见大、满意度低的现象。

人员配备:10人

（二）专业咨询

病区及门诊均发放"客服医患联系卡"，写明咨询电话、QQ号、网址、微信号、二维码等，方便患者以多种途径进行咨询，工作人员当日给予解答，如遇疑难问题请示相关科室专业人员。

人员配备：10人

（三）便民服务

1.病历及物品的邮寄。不仅进行病历的邮寄，还可进行快递预约，接听电话后到科室进行物品的取件登记。

2.设立便民服务台，提供手机充电、针线盒、雨伞、轮椅、老花镜、复印证件、失物招领、天气查询等服务。

3.各病区配备陪员椅，方便患者家属休息。

4.免费提供车辆预订、理发、订餐、代购车票、机票、酒店预订等服务。

5.免费提供殡葬相关所需物品以及联系殡葬事宜的服务。

（四）随访及患者满意度调查

对出院患者进行满意度调查、健康宣教、复诊通知、生日及节日问候。同时对随访过程中患者反映的问题进行汇总并上报院领导，以便及时发现问题、解决问题，提高甘肃省肿瘤医院满意度。

人员配备：10人。

（五）健康促进

1.开展"积极早行动健康讲堂进基层"科普系列活动，每月进社区、基层、企业、院校等地，开展义诊、科普宣讲活动。

2.管理防癌抗癌俱乐部，每月1~2次开展针对住院患者、抗癌明星的健康讲座、心理干预、咨询互动、才艺展示等活动。

3.在门诊大厅、候诊区域开设"健康教育"角，每天固定时间宣讲防控癌症科普知识和相关咨询解答。

4.根据医院整体活动安排及综合康复中心重点工作，调配客服中心人员参加科普宣教、推广宣传活动。

三、客服中心的场所、人员、设备及信息系统

（一）客服中心日常工作及随访办公室

1.场所：办公室一间，面积约 $30m^2$ 左右，内设办公桌4张，分别为咨询、随访、主班、护士长办公室、更衣室。

2.人员:咨询、随访人员共计 4 名,主班 1 名。要求护理人员专业身份。

3.设备及信息系统:

a.电脑 3 台,开通外网功能,建立随访软件系统并与医院 HIS 系统无缝链接,以便调阅病历。该系统能提供复合型查询功能,可以通过诊断、病情及症状描述检索出对应的健康指导建议及就诊建议。(可寻求信息科及软件公司协助研发)b.开通省内通电话 2 部(号码方便记忆)、院内通 1 部。在省内通的两部电话安装录音盒及耳麦,对所有随访进行监控录音及回访量的统计。

(二)便民服务窗口

1.场所:住院一部大厅醒目位置,如无场地可与门诊导医台合用。

2.人员:护士 2 名及物流人员 1 名(物流公司待定)

3.设备:复印机一台、血压计一台、雨伞 20 把、老花镜、针线盒、轮椅、手机加油站。

四、建立并完善客服中心各项工作制度、职责、流程及规范

1.护士长的岗位职责及工作流程

2.M(主)班岗位职责及工作流程

3.A(咨询)班岗位职责及工作流程

4.C(随访)班岗位职责及工作流程

5.周末班岗位职责

6.便民物品借用管理制度

7.委托复印病历快递邮寄服务制度及流程

8.客服中心服务管理规定

9.电话随访及满意度调查语言规范

10.各科室随访内容及健康宣教内容

11.标本转运流程

12.住院患者检查预约流程

13.客服中心业务学习管理制度

14.各种应急预案

15.客服中心工作礼仪

五、客服中心发展远景

未来,我们将打造一支学习型、服务型、创造型、奉献型、团结互助型团队。为医院各科室提供多元化支持,为患者不断推出个性化服务,为医院经营管理再创经典

品牌。

将工作做精做细，让患者对非医疗技术之外的服务更加满意。

将个人的成长融入团队的进取之中，力争为每一个人搭建职业发展的平台。

让我们时刻行动起来，做到人无我有、人有我强、人强我精，把科室打造成医院不可替代的团队。

第二节　健康体检中心

一、功能定位

健康防癌体检、健康状况评估、健康咨询教育、健康理念促进、慢病管理及健康生活方式指导;最大限度提升疾病的早期监测准确率,通过风险评估进而进行全程化的健康管理服务。

二、面向人群

通过网络预约、社区管理、客户开发,向个人、企业、团体及单位提供健康服务。

三、检测项目

根据不同个体需求,有针对性地提供套餐式的体检项目(如四个星级标准体检、员工入职普通体检、四个星级精英体检、肿瘤深度筛查体检、慢病深度筛查体检等)。

四、科室设置及基本设备

1.接待登记室:用于体检人群的预约及体检登记。

2.心电图室:用于动态及静态的心电检查。

3.VIP 客户接待室:用于 VIP 客户的接待安排、健康体检服务系统、电子健康档案的建立、客户回访及纸质健康档案的存储管理。

4.超声功能科:固定 2 台超声,便携式超声 1 台。

5.检验科:进行肿瘤性疾病预测性基因检测、肿瘤标志物的检测。

6.影像诊断:由医院放射科承担普通 X 线、CT、MRI、乳腺钼靶。

7.内窥镜检查由医院科室实行预约的形式提供服务。

8.设男女分开的检查室各一间,设置能保护个人的隐私,配备检查设备。

五、人员配置

共设工作人员约 17 人,其中管理及其他共 2 人,其余均为体检人员,分 5 个组的医疗团队(医生、护士、护工),实行首检负责制,为体检人员建立签约式的服务,实行家庭式的全程健康管理(建立电子健康档案、定期回访、健康指导、上门服务);对于特需人群,可组织院内和省内相关专家提供健康服务。

六、健康管理模式

1.和社区建立良好的沟通和协作机制,为体检人群提供智能化的健康体检服务系统,通过现代化的电子设备,将体检人群的健康信息实行实时的监测(上传云端的健康信息通过后台管理进行整理并提供健康指导），并提供健康指导。

2.对于体检的亚健康人群由体检服务系统设置自动提示功能，转"治未病"中心进行综合的健康干预及提供下一步的健康方案。

3.对于体检、预约的慢病（肿瘤）患者，由康复中心提供综合的一体化康复计划（止痛、姑息、死亡教育、心理疏导、营养支持）。

七、远程医疗

与国内医院及体检中心建立协作关系，开展远程医疗，为体检人群提供高端健康服务。

第三节　治未病中心

一、依据

中医学是伴随着中华文明发展起来的，是中国劳动人民在长期生活实践中积累的经验医学，也是世界传统医学的起源，经过数千年的临床验证和实践探索，形成了其独特而又科学的理论体系。"治未病"是中医学奉献给人类的健康医学模式，是医学发展的一种至高境界。开展中医"治未病"健康工程项目管理是构建中医预防保健服务体系的重要环节，也是促进全民健康的有效途径之一。

二、组成

由中医体检、健康信息状态管理、健康状态辨识及风险评估室、辅助区域、健康咨询与指导室、健康干预区域等组成。充分利用医院综合康复中心（含心理健康、运动康复、音乐康复、营养康复等）、治未病中心和健康体检中心开展工作。

三、内容

（一）中医体质辨识及身心健康状态评估

通过中医望闻问切及体质量表测定，对个人体质类型作出判断，让被检者充分了解自己的体质类型、身心健康状况及易患疾病倾向，是有效制定个性化健康调养指导方案的基础。

（二）平衡膳食指导

专业医生会根据被检者的体质和健康评估结果，结合季节气候情况，给予适合您的健康平衡膳食指导，并推荐合适的养生保健、增强体质的药膳方、食疗方等，帮助改善健康状况。

（三）生活起居及运动养生指导

基于中医养生理论，根据体质、健康与疾病状况，结合性格特征及时令季节，对居住环境、生活习惯、运动方式及程度等作出针对性指导、帮助制定个性化的养生运动方案。

（四）情志调摄指导

基于中医脏腑学说及情志理论，根据个体性格、情志特征，给予情志调摄或疗法建议，达到改善情绪、调整心态的目的。适用于现代人因工作压力大、紧张度高、节奏快或由生活事件引发的一系列心理问题及身心疾病。

（五）睡眠保健指导

可进行睡眠质量评估和检测，并针对睡眠障碍的不同特点，如入睡难、多梦、易醒、失眠、睡眠节律紊乱、梦呓、睡眠中肢体乱动、白天嗜睡等异常睡眠行为，帮助制定个体化睡眠健康调养方案；必要时加中医辨证论治特色的中药治疗。

（六）穴位、经络保健及针灸调理

根据体质状态、脏腑经络虚实情况，指导进行穴位按摩、经络敲打等自我保健，采用经络治疗仪进行调治；根据个体体质特点进行个体化针灸治疗，以通利经脉，调和气血，平衡脏腑阴阳。

（七）中药膏方养生

根据个体体质偏颇或疾病状态，开出适合其身体状况的个体化处方并制成专用膏方，每晨以沸水冲服一匙，服用方便，省却了煎煮汤药带来的麻烦，且有效成分含量较高、作用药力缓和、稳定持久、易存易携，适合快节奏生活的现代人，是亚健康人群及慢性虚损患者的理想养生保健中药制剂。

四、对象

中医治未病的服务适合于病人、亚健康人及健康人，具体为：

1.身体健康，无异常指征，需保持最佳状态者。

2.体质偏颇、有易患疾病倾向者。

3.自觉症状明显、但理化指标无异常者。

4.理化检查指标处于临界值、但尚未达到疾病诊断标准者，即疾病的易患人群。

5.慢病/肿瘤稳定期，需延缓发展、预防并发症者。

6.慢病/肿瘤病已痊愈，但需预防复发者；或大病初愈、大手术后身体虚弱，需进一步调养康复者。

五、目标

1.对住院患者进行中医四诊信息采集、体质辨识、健康状态辨识、心理状况测评，为中医辨证论治、适宜技术的发展提供依据和指导。

2.对健康、亚健康和慢性病人群开展西医常规体检、肿瘤筛查，同时进行中医体质辨识、健康状态辨识，提供养生保健合理化建议。

3.遴选并集成中医"治未病"适宜技术与方法；优选出一组适合于肿瘤、慢性病、亚健康人群健康状态管理的中医"治未病"适宜技术实施方案，以及规范的个体化中医药健康管理干预方案。

4.研究建立中医"治未病"的健康状态辨识标准及规范的干预技术体系。

5.建立健康状态辨识(体质辨识/心理测评/慢病、肿瘤辨证)人群中医"治未病"适宜技术的数据库和云服务平台，开展关于"治未病"防治肿瘤等方面的交流与合作，并进行重大课题的申报与研究。

六、服务体系

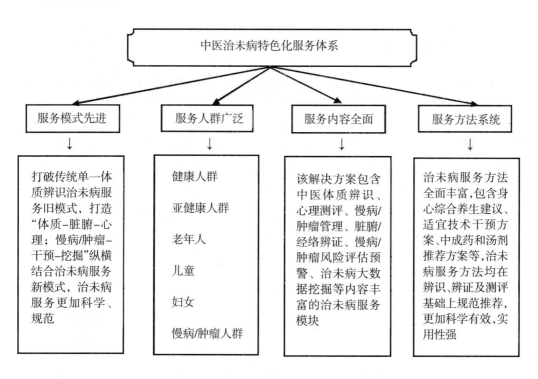

七、解决方案

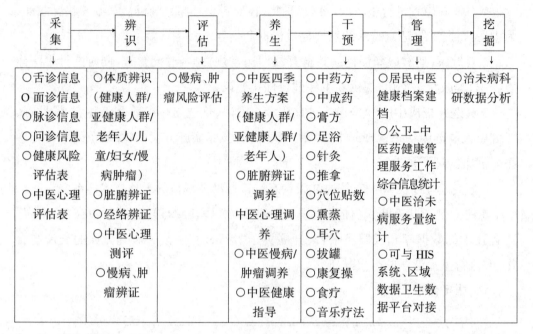

采集	辨识	评估	养生	干预	管理	挖掘
○舌诊信息 ○面诊信息 ○脉诊信息 ○问诊信息 ○健康风险评估表 ○中医心理评估表	○体质辨识（健康人群/亚健康人群/老年人/儿童/妇女/慢病肿瘤） ○脏腑辨证 ○经络辨证 ○中医心理测评 ○慢病、肿瘤辨证	○慢病、肿瘤风险评估	○中医四季养生方案（健康人群/亚健康人群/老年人） ○脏腑辨证调养 中医心理调养 ○中医慢病/肿瘤调养 ○中医健康指导	○中药方 ○中成药 ○膏方 ○足浴 ○针灸 ○推拿 ○穴位贴数 ○熏蒸 ○耳穴 ○拔罐 ○康复操 ○食疗 ○音乐疗法	○居民中医健康档案建档 ○公卫-中医药健康管理服务工作综合信息统计 ○中医治未病服务量统计 ○可与HIS系统、区域数据卫生数据平台对接	○治未病科研数据分析

八、服务流程

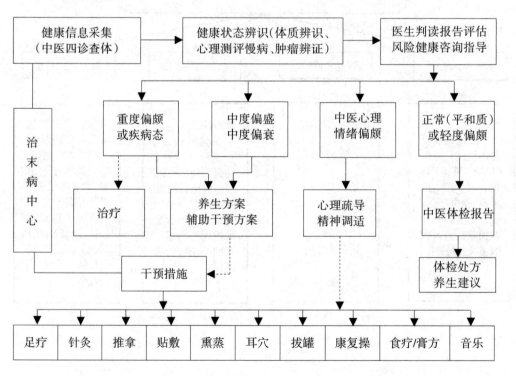

（夏小军　雷旭东　段赟　迟婷　包晓玲）

第五章
新闻报刊设专版　中西结合多亮点

　　甘肃是一个经济欠发达、人均收入低、生活条件差、肿瘤呈高发的省份；同时又是羲皇岐伯故里、华夏文明之源、敦煌文化圣地、道地中药大省。因此，如何有效充分发挥、传承和利用好甘肃省现有的中医药资源去解除病痛、帮助健康就显得尤为重要和迫切。

　　甘肃省肿瘤医院、甘肃省医学科学研究院是两院一体的专业肿瘤防治机构，是甘肃省最大的集肿瘤预防、科研、教学、康复、健康教育为一体的三级甲等专科医院。近年来，甘肃省肿瘤医院以科学化、信息化、精细化、规范化的现代医院管理手段为导引，以大医精诚的医学人文精神为支撑，始终坚持"预防与治疗并重、临床与科研并重、中医与西医并重"的办院理念，始终瞄准肿瘤治疗的新进展，充分利用现代医学发展成果及甘肃优势道地中草药资源，将临床和科研密切结合，把现代医学成果积极向临床转化，走出一条中西医结合的防癌抗癌特色之路，受到了患者及社会各界的一致热捧和青睐。

　　截至目前，《中国中医药报》《甘肃卫生与人口》《人民网》《甘肃日报》等设立专刊专版，多次予以报道，这既是对甘肃省肿瘤医院当前中西医结合工作的一种宣扬和肯定，亦是一种鞭策和鼓励，更是对我们今后工作的一种监督和反思。现将刊登于《中国中医药报》之《甘肃省肿瘤医院——走出中西医结合防治肿瘤新路径》《带着人文关怀去治病——记甘肃省肿瘤医院中医中药综合治疗》《打造健康融合"甘肃模式"》这三篇报道分述如下并附相关知识，见附录。

附录一

甘肃省肿瘤医院——走出中西医结合防治肿瘤新路径

　　甘肃省肿瘤医院自 1972 年建院以来，始终坚持中西医结合两条腿走路的办院方针，重视中医药科技进步与创新，全面开展中医诊疗和中医药适宜技术，夯实中西医结合防治肿瘤技术平台，积极发挥中医"治未病"优势，努力从源头上减少病人，让患者最大限度受益，赢得了广大患者的信赖与好评。

　　甘肃是肿瘤高发省份，肿瘤发病率呈逐年快速上升趋势，相应的医疗费用也不断攀升。与此同时，甘肃又是一个经济欠发达省份，经济总量小，人均纯收入低，疾病保障水平不高。这些突出矛盾，已成为当前甘肃肿瘤防治事业的新课题。

　　生活质量和生存时间是肿瘤治疗的金标准。而在延长肿瘤病人生存时间、提高生活质量方面，正是中医药的独特优势。临床实践证实，规范的中药治疗越早介入，越有利于肿瘤病人的长期生存及生活质量的提高。

一、打造中医特色科室

　　近年来，甘肃省肿瘤医院在原有中西医结合科的基础上，成立了中医管理科，开设了名中医工作室、中医康复理疗中心及中医营养膳食中心，并在全院 19 个临床科室全部建立了功能完善、设施齐全的中医综合治疗室及中医营养膳食中心。截至目前，医院共开设中西医结合病床 450 张，占全院总床位数的 38%，有中医药及中西医结合人员 420 人，占全院职工总数的 32%；肿瘤外科系统、内科系统及放疗系统各科室全部配有中医师，并建立了中医与西医科室的联合协作机制，中医专家每人包干 1~2 个西医科室，每周到西医科室会诊查房至少 2 次，为住院患者提供中医药治疗，指导西医科室开展中医药临床工作；整合现有学科资源，将肿瘤内科、放疗科、特需病房整合为中西医结合肿瘤诊疗中心，同时，在临床诊疗、科研课题申报、院内制剂研发应用等方面进行综合协作；建立装备优良的中药煎药房，配备膏方机等常用器械，逐年增加中药饮片及中成药使用种类。

在搭建平台的基础上，医院不断建立健全中医中药工作制度和修订诊疗规范，完善中医师查房制度，制定了中医药发展长远规划和年度工作计划。在日常管理和绩效目标中设定考核指标，引导临床医生使用中医中药，有力地保证了中医药工作在全院的顺利开展，提高了恶性肿瘤的治疗效果。

二、提供个体化全程治疗

甘肃省肿瘤医院始终把"改善患者就医感受，减轻患者医药负担，提高患者生存质量"作为在整个医疗过程中遵循的宗旨和追求，积极挖掘传统中医药技术在肿瘤治疗领域的潜力，成立了甘肃省肿瘤医院中西医结合治疗肿瘤临床研究机构，确立了研究对象，编写了《甘肃省肿瘤医院常见恶性肿瘤的中西医结合治疗方案》，对常见十大肿瘤形成了中西医结合诊疗模式和临床路径，将现代医学与传统医学有机结合，应用于临床之后取得了良好的疗效，并大大降低了医疗费用。在合理有效治疗的前提下，医院重视预防肿瘤的复发和转移，对于术后以及放化疗的患者，在中医学整体观念的指导下，从人体内部脏腑相关的整体性出发，认识疾病发生发展的动态演变。具体治疗时结合临床，辨病与辨证相结合，将现有的中医、西医治疗手段采取"有序治疗"与"整体治疗"相结合，由高级职称的中医师会诊并制定中医治疗方案，为肿瘤患者提供最佳的、个体化的中医全程治疗方案，受到广大患者的青睐。

三、营造浓厚学术氛围

发展中医药，离不开高素质的中医药专业人才。医院积极引进和选拔不同层次的中医药人才，按照"选、用、育、留"的模式，为人才成长搭建平台，为人才脱颖而出提供必要条件，营造干事创业的良好氛围。目前，医院已经形成了一支结构合理的中医药人才梯队。

医院近年来引进经验丰富的高层次中医药人才近10人；培养了一批中医、中西医结合人才，其中4人被评为甘肃省名中医；两年来评聘为甘肃中医学院中西医结合及肿瘤专业硕士研究生导师8人；4名国家级、省级中医"师带徒"老师，全面完成了国家级、省级中医"师带徒"工作。

在积极引进和选拔培养人才的同时，医院定期举办学习班和专题讲座，制定激励政策，充分调动医护人员从事科研的积极性，在全院上下营造一种"尊重科研工作、从事科研工作、服务科研工作"的良好氛围，使"科教兴院、科教强院"成为全院员工的共识和自觉行为。医院还定期举办全省范围内的学术研讨班，总结传承中西医结合治疗肿瘤的经验,自 2011 年至 2015 年,已有 2520 人次参加了省级中医药继续教育项目。

四、自主研发中药制剂

医院鼓励临床医护人员开展治疗肿瘤中药制剂的研发,资助科室团队对已经在临床上长期应用的中药制剂进行基础药理实验和临床疗效观察,目标是每个科室根据病种特点开发出 2~3 个拳头产品,作为院内制剂在全院使用,并在全省医疗机构之间调剂使用。截至目前,已研制出院内制剂 30 余种,发表中医药论文 500 多篇,获得各级中医药科技进步奖 30 多项,出版中医药论著 30 多册。中药凉膈散治疗放射性肺炎、胆胰合症方治疗肝癌介入后综合征、四君子汤治疗放射性直肠炎、乌云合剂治疗手术后肠粘连等技术,已成为医院特色和优势。

中西医结合放疗科承担的"复方沙棘(油)制剂配合肿瘤放疗的临床研究"课题,曾获兰州市科技进步一等奖。目前该科 80% 的患者都在使用中药复方沙棘(油)制剂,用其外敷预防及治疗放射性皮炎。此外,约有 15% 的患者使用中药决明子煎剂防治放射性口腔炎,30% 的患者使用加味四君子汤防治放射性直肠炎,20% 的患者使用中医辨证汤剂防治放射性盆腔炎,100% 的患者使用中药制剂促愈灵预防放射性皮炎等;腹外科有 30% 的患者应用中药灶心黄土防治消化道反应,20% 的患者应用中药大承气汤防治癌性肠梗阻;乳腺科有 40% 的患者用中医辨证汤剂预防乳腺癌术后复发,90% 的患者使用中医临床路径治疗乳腺炎,院内制剂安乳化瘀丸和安乳消痛丸门诊及术后患者使用率达 80% 以上,消肿止痛效果显著;头颈科有 60% 的患者使用中药系列方预防甲状腺癌术后甲状腺功能减退;骨与软组织肿瘤科自制中药膏及小夹板固定预防肿瘤骨转移患者病理性骨折效果显著。目前,全院有 40% 的患者服用名老中医经验中药"兰州方",以提高放化疗疗效,减轻放化疗副作用。"兰州方"在肿瘤患者放化疗过程中始终发挥中医中药的整体调理和扶正固本的长处,不但能够减轻或消除放化疗的毒副反应,而且可以改善体质、增强免疫力、提高生活质量、延长生存期,有效地防止了患者倒在放化疗的途中。系列中药制剂在临床的广泛应用,在社会上形成了"中西医结合治肿瘤就到省肿瘤医院,疗效好、花费少"的良好口碑。

五、食疗康复因人制宜

中药膏方是传统的中药剂型之一。多为 20~30 味甚至更多的药味组成大型复方,经浸泡、煎煮、过滤、浓煎等一系列复杂工序后,掺入胶类、糖类等辅料而制成稠厚状半流质或冻状剂型。其味道甘美,浓度高,体积小,容易保存,便于服用,具有良好的治疗效果。甘肃省肿瘤医院根据不同肿瘤患者的个体体质、不同临床表现确立不同的个性化处方。这些膏方在未病先防、有病早治、既病防变、病愈防复发等方面有很好的效果。

饮食对于肿瘤患者的治疗康复有着极其重要的作用。医院为此成立了营养膳食中心，配备专职营养及中医药专业技术人员，按照药膳食疗原则，制定了具有"扶正固本、重视胃气、辨证施膳、调摄阴阳"等功效的系列药膳食谱，住院患者在主管医生及营养师的指导下辨证食用，对于患者加强营养和促进康复起到了良好的作用。

太极拳是中国宝贵的民族遗产。既能怡神养性，又能强身健体。由甘肃省肿瘤医院抗癌俱乐部组织的"康复健身系列活动——推广二十四式简化太极拳"，受到患者积极拥趸。患者在指导老师及医务人员的带领下，练习太极拳，很好地减轻了放化疗期间出现的肢体症状及心理压力。除了推广太极拳，医院还结合患者的身心状况，开展融中医五行音乐疗法、经络拍打、穴位按压、有氧运动、心理放松为一体的系列康复保健活动，辅助患者手术及放化疗后的康复。此外，医院还在 2011 年 6 月研发出了一套时长约一小时的康复韵律操。4 年来的相关记录显示，坚持做操的病人放疗效果及肢体功能恢复均明显优于不做操的病人。

六、减轻患者经济负担

恶性肿瘤一般属于中医"癥瘕""积聚""虚劳"等范围。《医宗必读》中讲到"积之成者，正气不足而邪气后踞之"。指出癌症只有在机体阴阳失调、正气亏虚的情况下才能发生、发展。中医中药则能通过早期干预和整体调理，增强患者身体机能，调动身体内的本能，提高机体的抗病能力。

为了实现早诊早治，甘肃省肿瘤医院始终坚持"临床与科研并重、预防和治疗并重、中医和西医并重"的工作方针，将中医"治未病"和健康管理与临床治疗工作紧密结合，配合"医师多点执业"及"联村联户为民富民"工作，成立由副主任中医师以上人员组成的中医健康宣讲团队，深入基层为群众普及中医养生及中西医结合抗癌防癌知识，手把手指导基层医生开展中医适宜技术。从 2016 年年初开始，医院已相继派出 47 批次人员赴全省的各市县开展健康讲座及肿瘤防治知识宣讲活动。医院还成立了以肿瘤筛查为特色的健康体检中心，根据患者年龄和日常生活以及工作环境，为不同的人群制订体检方案，进行中医体质辨识，并为体检人群建立电子健康档案，在信息系统设置自动提示功能，定期随访并提供健康指导。

借助互联网媒体平台，院内专家共开设微博 305 个，其中中医师带徒的 5 名老师和 10 余名中医及中西医结合副高以上专家开设了多个微博。中医微博向网民开展各类中医药养生、预防保健知识的宣教，和广大的网民进行互动交流，取得了良好的社会效果。

　　自开展中医中药治疗及中医适宜技术康复以来,医院中医康复理疗中心到西医科室参与治疗率达到30%以上,患者人均住院费用及门诊费用下降约15%,平均住院日缩短1.2d,患者满意度上升3%。通过使用司琼类止吐药及使用针刺方法止吐比较,化疗后呕吐反应的患者人均医疗费用下降约1000元;对同一类型的病理性骨折患者,使用小夹板及手术切开内固定比较,人均住院费用下降约5000元,且避免了二次手术;通过中医适宜技术和康复理疗的开展,以及心理疏导的应用,患者的焦虑恐惧情绪得到明显改善,治疗的依从性明显提高,医患关系更加和谐,医疗投诉大幅度下降。

附录二

带着人文关怀去治病——记甘肃省肿瘤医院中医中药综合治疗

　　甘肃省肿瘤医院、甘肃省医学科学研究院是两院一体的专业肿瘤防治机构,是甘肃省最大的集肿瘤预防、科研、教学、康复、健康教育为一体的三级甲等专科医院。医院前身是成立于 1972 年的甘肃省西医离职学习中医班及甘肃省新医药学研究所。近年来,甘肃省肿瘤医院以科学化、信息化、精细化、规范化的现代医院管理手段为导引,以大医精诚的医学人文精神为支撑,始终坚持预防与治疗并重、临床与科研并重、中医与西医并重的办院理念,始终瞄准肿瘤治疗的新进展,充分利用现代医学发展成果,将临床和科研密切结合,把现代医学成果积极向临床转化,走出一条中西医结合的防癌抗癌特色之路。

　　他经常口头上挂着的一句话让患者如释重负:"得了高血压要吃一辈子的药还剜不了根,得了癌症只要你早治疗一下子就把根给拔了。你看我,哪儿像得了癌症的人呢？"

　　不久前的一天,甘肃省肿瘤医院防癌抗癌俱乐部里不时传出一阵阵笑声,是一位志愿者正在和住院患者进行交流。

　　这位王先生 3 年前和朋友聚餐饮酒后出现胸部烧心样灼痛,在甘肃省肿瘤医院肿瘤筛查中心初步诊断为食管黏膜下早癌。性格开朗的王先生听到这个"癌"字时,顿时感觉天塌下来了,一周内体重掉了好几斤,饭也吃不下一口,整个像变了个人似的。医院立即组织影像、腹外科、消化内科、内镜、中医专家会诊,讨论制定最佳治疗方案,决定为王先生实施超声内镜黏膜下切除(EMR)手术,并根据他的体质给予中医中药辨证调理。

　　王先生现在已经是术后第 3 年,没有一点不适症状,整个人又活泼起来了,他经常利用休假时间来到病区承担起志愿者的工作,积极参加医院"防癌抗癌俱乐部"的各项活动,为患者讲述自己的治病经历,化解人们对癌症的恐惧心理。

　　王先生健康意识强,通过早诊早治和中医调理能使身体恢复健康。他经常口头上挂着的一句话也让患者如释重负:"得了高血压要吃一辈子的药还剜不了根,得了癌症只要你早治疗一下子就把根给拔了。你看我,哪儿像得了癌症的人呢?"

　　未病先防、已病防变、瘥后防复、有病早治是中医学"治未病"的理念。《备急千金要方》指出:"上医医未病、中医医欲病之病、下医医已病之病。"强调在疾病的发生发展过程中的三级预防,这与现代医学针对病因的一级预防,"早期发现、早期诊断、早期治疗"的二级预防,疾病临床期促进康复、防止伤残的三级预防理念不谋而合。甘肃省肿瘤医院建立了健康体检中心,配备了中医专家,安装了中医体质辨识软件,为体检人群提供健康生活指导,帮助他们养成良好的生活习惯,从而达到未病先防的目的。

　　中医并不是在西医无计可施的情况下才去寻求的"最后救命稻草"。中医中药在治疗恶性肿瘤上有无可替代的优势,一旦确诊为肿瘤,中医中药就应该参与治疗。

　　王女士的女儿一年前得了再生障碍性贫血,经过住院治疗后病情稳定。每次来甘肃省肿瘤医院复查时,王女士的女儿嘱咐妈妈一定要把"蜜丸"带上。小家伙所说的"蜜丸"就是该院血液科研制的院内中药制剂"生血丸"。"生血丸"具有健脾益气、滋阴补血、益肾填髓等功效,价廉效佳口感好,患者易于接受,在临床上取得了很好的治疗效果。

　　乳腺科治疗乳腺增生的"安乳"系列制剂在甘肃省肿瘤医院已有20余年的应用历史,受到了女性患者的青睐。特别是2015年青年歌手姚贝娜因乳腺癌离世,引起了诸多妇女恐慌。陇南文县地处甘肃省最南端,远离兰州千里之外,该县的10余名女邻居结伴而行,早晨6点刚过就等候在甘肃省肿瘤医院的门诊大厅。医院导诊护士和她们聊天后才得知她们是来乳腺科看医生的。一位中年妇女抢上前和护士们聊了起来:"我们邻居6年前得了乳腺癌,在咱们医院做了手术,而且医生给配着医院的中药吃,我看现在她活得好好的,还每天下地干庄稼活。今天我们几位邻居凑一起来让省城的医生瞧瞧,也带些中药回家吃。"她们所说的就是甘肃省肿瘤医院自行研制的"安乳化瘀丸"和"安乳消痛丸"系列院内制剂。

　　中医并不是在西医无计可施的情况下才去寻求的"最后救命稻草"。中医中药在治疗恶性肿瘤上有无可替代的优势,一旦确诊为肿瘤,中医中药就应该参与治疗。本着这个理念,甘肃省肿瘤医院各科室根据自身的病种特点,中医西医专家联合研制院内中药制剂,全院各个临床科室都有1~2个中药制剂,在肿瘤的治疗和放化疗的副反应预防中起到了良好效果。

21岁的小花得了腮腺肿瘤,需立即手术,可是她的主治医生刘主任始终担心的是术后患者面神经损伤导致面瘫,刘主任请来了康复理疗科的医生,为小花制定了术后康复理疗计划。术后第3d就开始行针灸和按摩治疗,经过一个疗程的精心治疗和调理,小花脸上荡漾出的微笑才让医护人员放下心头的一块石头。

甘肃省肿瘤医院的针灸师们最擅长的是为胃癌术后胃肠功能障碍和胃潴留的病人提供服务。通过针刺和灸法达到理气健脾、和胃降逆、通调脏腑的功效,病人家属亲切地称之为"通胀神针",针灸师则幽默的调侃病人:"你们的一个响屁可值钱了!"

中国现有最早的针灸医学专著《针灸甲乙经》中记述:"饮食不下,膈塞不通,邪在胃脘。在上脘则抑而下之,在下脘则散而去之。"针灸疗法能起到镇痛、增强机体防御免疫作用和恢复神经肌肉功能,并能调节机体各系统机能。甘肃省肿瘤医院的临床实践证明,针灸具有对抗放化疗毒副反应,解除放化疗所致的骨髓抑制、免疫抑制,可使白细胞在短期内迅速回升,减轻放化疗引起的神经、消化道反应,缓解恶心、呕吐、乏力、头晕、失眠等症状。

甘肃省肿瘤医院建立健全了中医会诊协作机制,对所有的医护人员都进行了中医培训,各科室都设立了中医综合治疗室,能开展的各类中医适宜技术不少于15项。对于需中医治疗的复杂病例,医院定期请中医专家会诊,康复中心的针灸医师经常穿梭在各个病区为患者提供服务。

"医学承载着感恩文化,当患者选择你时,是把生命交给了你。医生要感谢患者的信任,彼此信任才有了心理的暗示和心灵的向往,有些疾病会向好的方向转归。"这是乳腺科的杨主任经常讲给年轻医生的一句话。

王大妈4年前得了乳腺癌。在一次洗澡时王大妈出现乳房疼痛,她仔细观察,发现两侧乳房不对称,第2d一大早就来到了甘肃省肿瘤医院乳腺科,为她接诊的医生是杨主任。经仔细体检和全面检查,杨主任确诊王大妈患了乳腺癌。

王大妈的住院手术过程用一波三折来形容一点也不为过。她一直参加公益活动,当得知自己患了乳腺癌后,她四处奔波找各大医院联系,希望能把自己的器官捐献给需要器官移植的病人,当家人和医生得知这一情况后,和她经过反复多次交谈,王大妈才勉强同意住院手术。

王大妈说:"得了癌症也活不了几年,不如把自己能用的器官捐献给需要的人,也是为社会做贡献。但是杨主任每次为我检查时总是先把他的双手搓得热热的,生怕我受凉,而且总是鼓励我要充满信心,要和医生配合,只要规范治疗、定期复查,乳腺癌是完全可以治愈的。医生们的耐心说教和抗癌明星们的开导让我放下了心里的疙瘩,树立起了战胜病魔的信心。现在我完全康复了,继续参加我钟爱的"爱心小草"公益活动,并加入"防癌抗癌俱乐部"帮助更多的病人。

"等到最后一片叶子掉下来,也就该去了。"看着窗外秋风中不断掉下的落叶,病人给自己的生命定下了终止的时间,身体状况也随之一天不如一天。一位老画家得知后,用彩笔画了一片绿叶挂在病人窗外的树枝上。秋风肆虐、寒霜侵袭,最后一片叶子始终没有掉下来。靠着这片绿叶的支撑,病人重新燃起了生的希望,原本只有十分之一治愈希望的病魔竟然被打败了。这是美国作家欧·亨利在小说《最后的常春藤》里讲述的动人故事。

10年来,甘肃省肿瘤医院防癌抗癌俱乐部就如同这位老画家和这片绿叶,点燃了无数癌症患者生的希望。志愿者们利用休假时间经常活动在医院的各个病区,帮助患者完成他们小小的心愿。肿瘤患者经过和抗癌明星们一起进行面对面,一对一地交流,重新树立起生活的信心。

"医学承载着感恩文化,当患者选择你时,是把生命交给了你。医生要感谢患者的信任,彼此信任才有了心理的暗示和心灵的向往,有些疾病会向好的方向转归。"这是杨主任经常讲给年轻医生的一句话。

护士小李说:"足浴连接着患者和医护的感情,温馨的足浴温暖着冰冷的输液。优质护理要从拒绝冷漠开始,让患者不再害怕和寂寞。"

甘肃省肿瘤医院的小李护士一上夜班就开始在各病房来回巡查,对照着医嘱本和患者交谈:"昨晚睡得好吗?还有啥不舒服吗?我能给您提供什么帮助呢?"这是甘肃省肿瘤医院每一个夜班护士每天要做的工作。医生会根据患者睡眠状况制定足浴方案,通过药物足浴和按摩达到缓解疼痛和改善睡眠的功效。

良好的睡眠不仅能恢复精力和体力,而且有助于提高机体的免疫力、增强机体抵抗力,并且和人的心理、生理功能密切相关。肿瘤放化疗患者的睡眠质量与担心疾病、病房环境、经济负担等因素显著相关。中药足浴通过中药的活血化瘀、养血安神、疏肝理气,可以达到宁心安神的作用。甘肃省肿瘤医院的心理咨询师们经常活跃在各病区,他们常常引用霍兰教授的一句话:"医学不仅仅是装在瓶子里的药!不仅仅关注'人的疾病',更要关注'生病的人'。"心理咨询师们通过和患者完成一件小工艺品,倾听患者的心声,共同欣赏一段音乐,帮助他们从焦虑悲观情绪中走出来,重拾兴趣爱好,提升生活质量,减少癌痛折磨,使患者有尊严地生活。他们还帮助患者家属正视现状,在平静与感激中与患者共同面对,配合医生完成治疗。

　　张先生近期总是不想吃饭,上腹部胀痛不适。在爱人的陪同下到当地医院就诊,初步诊断为胃癌ⅢA期。他到甘肃省肿瘤医院就诊时,接诊医生组织多学科联合会诊后,决定为他实施术前介入新辅助化疗后再行手术。经过两次介入化疗后原发病灶和淋巴结缩小非常明显,化疗效果显著。正当主管医生准备手术时,张先生出现了重度贫血和血小板降低,经输血和输注白蛋白效果不是很明显,高昂的医疗费用急坏了家属和主管医生。医院的营养师得知这一情况,立即为患者制定了营养食谱,经过半个月的调理,张先生的精神状况很快好转起来了,血红蛋白和血小板也很快升起来了。张先生激动地拉着营养师的手说:"你们的营养膳食口感很好,而且价格合理,还让我省下了不少的医药费用。你们瞧,这段时间我都长胖了!手术后你一定要再给我制定个营养康复计划。"

　　传统中医的食疗,有"扶正培本、固护正气"的功效,可起到补液的作用,能快速助力患者康复。甘肃省肿瘤医院专门成立了营养膳食中心,营养师们根据患者个体差异,因证施膳、因时施膳、因人施膳,为患者提供了丰富的药膳。在患者康复期,医护人员还通过自己创编的康复韵律操帮助患者康复。

　　中医认为,肿瘤是全身性疾病的局部表现。中医药治疗肿瘤是一种多途径、多层次、多渠道及多靶点的整体综合治疗。利用中药调整患者机体状况,调动内在的抗病能力,全面调节机体内环境的平衡,并使机体适应新的内在环境,以减少肿瘤给机体带来的损伤,从而提高患者的远期生存率,是甘肃省肿瘤医院的治疗宗旨。他们的临床实践证明,中医药不仅可用于不同临床分期的癌症患者,而且适用于不同病种的癌症患者。在辨证论治原则指导下,把握患者脏腑气血阴阳盛衰的基础上,综合考虑肿瘤的临床分期和现代医学先进的治疗方法,针对每一位患者制定量体裁衣式的治疗方案,可以将人体阴阳调整到一个和谐状态,有利于肿瘤患者的治疗和康复。

　　唐代名医孙思邈在《大医精诚》中指出:"凡大医治病,必当安神定态,无欲无求,先发大慈恻隐之心,誓愿普救众灵之苦。若有疾厄来求救者,不得问其贫富贵贱。"著名的威廉·奥斯勒医生曾说:"医学,从本质讲是一种善良人性和友爱情感的表达。"甘肃省肿瘤医院推行的中医中药综合治疗,是带着人文关怀去治病,不仅关注疾病本身,更加关注和了解患者的自身需求。甘肃省肿瘤医院一直秉承西医的精确诊断、中医的辨证治疗,根据患者个体差异,制定个性化的中西医多学科联合治疗方案,通过中医中药培正固本来调节机体免疫能力以抵御肿瘤,将治未病、中药、针灸、足浴、心理疏导、膳食调理、康复理疗、音乐疗法等舒缓治疗融入肿瘤的整个治疗过程中,从而使更多的肿瘤患者从中获益。

附录三

打造健康融合"甘肃模式"

　　甘肃省综合医院中医药工作暨健康融合发展现场推进会日前在张掖市高台县举行。近年来,甘肃省委省政府高度重视卫生与健康工作,推动解决中医药发展中的重大问题,充分发挥中医药在卫生、经济、科技、文化、生态五方面的资源优势,有效破解财政保障水平低、群众支付能力弱等难题,走出了一条群众接受得了、财政支付得起、健康供给有保障、社会满意度较高的符合甘肃省省情的卫生与健康发展之路,为加快推进健康甘肃建设和促进全省经济社会健康发展提供了有力保障。

一、综合医院中西医并重

　　在甘肃省肿瘤医院住院的蔡女士说,以前每次化疗完,感觉身体特别的疼痛,医生针对自己的实际,制定了化疗后采用中医治疗的方案效果很好。省肿瘤医院院长夏小军介绍,近年来,医院坚持预防与治疗并重、临床与科研并重、中医与西医并重的办院理念,积极探索中西医相互补充、相互支持的肿瘤防治新途径,将中西医结合科扩建到 8 个,中西医结合床位扩大到 450 张,成立了中医治未病中心、中医综合康复中心、营养膳食中心和针灸理疗室。目前,中医适宜技术各科室使用率达 70% 以上,住院患者中药汤剂服用率外科系统达到 25% 以上,内科系统达到 30% 以上。根据国家肿瘤规范化精准治疗的要求,医院开发了西药中医症型研究平台,开展常见恶性肿瘤西药联合化疗方案的中医症型研究。对化疗效果好的症型采用化疗配合中医扶正治疗,对化疗效果不好的症型则以中医治疗为主,实现了恶性肿瘤的中西医结合精准诊疗。目前,已对常见的 6 种恶性肿瘤对照观察近千人次。

　　夏小军说,利用中医药优势开展维持治疗,可以有效减少患者手术和放、化疗后的复发和转移,从而提高临床疗效,提升了患者治疗的依从性。同时,对肿瘤患者开展体质辨识、辨证施治,利用中医药提升个体对放、化疗的耐受性,缓解术后并发症,减轻放、化疗毒副反应,积极促进患者康复。对于不能耐受放、化疗或者放、化疗效果差的患者,利用中医药对症治疗,可以减轻患者痛苦,提高生活质量。精准医疗还可以降低医疗费用,对晚期肿瘤患者,单独使用中医药治疗,可缩短住院时间,降低治疗费用,延长生存周期。

近年来,省肿瘤医院大力推动中医学术传承和经验总结,结合实际研发出中药艾盐包6种,药枕6种,药酒15种,药茶18种,足浴配方24种,以及中药磁疗、理疗、膏方、香囊等产品。有35种院内制剂获准在省内医疗机构间调剂使用。

二、全力推进健康融合发展

刘维忠表示,下一步甘肃将努力推动全省综合医院中医药工作和健康服务业发展各项任务落实,全面落实新时期卫生与健康工作方针和健康融入所有政策、预防为主、中西医并重、大健康、大卫生等,着力提升全省综合医院中医药服务能力水平,加快推动健康服务业及相关领域融合发展。

刘维忠说,要进一步加强综合医院中医药服务能力建设,在综合医院设立中医综合治疗室,成立康复科、营养药膳科等特色科室,鼓励开展中医药特色的康复理疗、营养膳食、健康教育等健康服务。推广省人民医院、兰大一院、省肿瘤医院、省妇幼保健院、省二院以及高台县人民医院等医疗机构运用中西医结合临床路径开展重症抢救、治疗恶性肿瘤、失眠等疾病和开展中医康复理疗的经验做法,研究推广中西医结合临床路径和诊疗方案,有效提升全省中西医结合治疗水平。

还要进一步强化健康促进工作,不断深化健康促进模式改革,推进将健康融入所有政策,协调发改委、财政等部门,建立完善公共政策健康审查机制,防止影响健康的制度缺陷。深化总额预付加适度奖惩的支付方式改革,引导医疗机构工作重心从偏重治疗向预防为主、防治结合转变。进一步强化疾病谱排序和疾病调查干预工作,协调环保、水利、住建、食药监等部门,定期监测公布各项健康指标,对于严重损害群众健康的问题,积极向当地党委政府报告,协调有关部门解决。

甘肃省副省长夏红民指出,推进健康融合发展、助力健康甘肃建设是当前和今后一个阶段的重大战略任务,要切实增强大局意识,群策群力,努力把人民健康事业不断推向前进。要深刻学习领会全国卫生与健康大会精神,按照省委省政府的统一部署,牢固树立改革发展新理念,积极探索改革发展新路径,努力实现改革发展新突破,共同推进健康甘肃建设。

2016年10月14~16日,带队赴甘肃调研医改和中医药工作的国家卫生计生委副主任、国家中医药管理局局长王国强,充分肯定了近年来甘肃医改和中医药工作所取得的成绩,并表示,新形势下综合医院中医药工作要创新发展理念,推进诊疗模式创新,以加强中西医协作,促进中西医融合发展,在重大疾病诊治中推进现代技术与中医药治疗相结合、协同创新、促进人民共享中医药健康服务等方面着重发力。他希望甘肃省在学习领会全国卫生与健康大会精神、贯彻落实总书记的健康新理念、健康新思想方面走在前列,同时,把握机遇,突出重点,加强创新,积极探索,加强顶层设计,注重统筹协调,促进健康融合,形成新形势下健康融合的"甘肃模式"。

(夏小军　安跟会)

附录四

中共中央 国务院印发《"健康中国 2030"规划纲要》(节选)

第一篇 总体战略

——科学发展。把握健康领域发展规律,坚持预防为主、防治结合、中西医并重,转变服务模式,构建整合型医疗卫生服务体系,推动健康服务从规模扩张的粗放型发展转变到质量效益提升的绿色集约式发展,推动中医药和西医药相互补充、协调发展,提升健康服务水平。

第九章 充分发挥中医药独特优势

一、提高中医药服务能力

实施中医临床优势培育工程,强化中医药防治优势病种研究,加强中西医结合,提高重大疑难病、危急重症临床疗效。大力发展中医非药物疗法,使其在常见病、多发病和慢性病防治中发挥独特作用。发展中医特色康复服务。健全覆盖城乡的中医医疗保健服务体系。在乡镇卫生院和社区卫生服务中心建立中医馆、国医堂等中医综合服务区,推广适宜技术,所有基层医疗卫生机构都能够提供中医药服务。促进民族医药发展。到 2030 年,中医药在治未病中的主导作用、在重大疾病治疗中的协同作用、在疾病康复中的核心作用得到充分发挥。

二、发展中医养生保健治未病服务

实施中医治未病健康工程,将中医药优势与健康管理结合,探索融健康文化、健康管理、健康保险为一体的中医健康保障模式。鼓励社会力量举办规范的中医养生保健机构,加快养生保健服务发展。拓展中医医院服务领域,为群众提供中医健康咨询评估、干预调理、随访管理等治未病服务。鼓励中医医疗机构、中医医师为中医养生保健机构提供保健咨询和调理等技术支持。开展中医中药中国行活动,大力传播中医药知识和易于掌握的养生保健技术方法,加强中医药非物质文化遗产的保护和传承运用,实现中医药健康养生文化创造性转化、创新性发展。

三、推进中医药继承创新

实施中医药传承创新工程,重视中医药经典医籍研读及挖掘,全面系统继承历代各家学术理论、流派及学说,不断弘扬当代名老中医药专家学术思想和临床诊疗经验,挖掘民间诊疗技术和方药,推进中医药文化传承与发展。建立中医药传统知识保护制度,制定传统知识保护名录。融合现代科技成果,挖掘中药方剂,加强重大疑难疾病、慢性病等中医药防治技术和新药研发,不断推动中医药理论与实践发展。发展中医药健康服务,加快打造全产业链服务的跨国公司和国际知名的中国品牌,推动中医药走向世界。保护重要中药资源和生物多样性,开展中药资源普查及动态监测。建立大宗、道地和濒危药材种苗繁育基地,提供中药材市场动态监测信息,促进中药材种植业绿色发展。

附录五

中国的中医药

（2016 年 12 月）中华人民共和国　国务院新闻办公室

　　人类在漫长发展进程中创造了丰富多彩的世界文明，中华文明是世界文明多样性、多元化的重要组成部分。中医药作为中华文明的杰出代表，是中国各族人民在几千年生产生活实践和与疾病作斗争中逐步形成并不断丰富发展的医学科学，不仅为中华民族繁衍昌盛作出了卓越贡献，也对世界文明进步产生了积极影响。

　　中医药在历史发展进程中，兼容并蓄、创新开放，形成了独特的生命观、健康观、疾病观、防治观，实现了自然科学与人文科学的融合和统一，蕴含了中华民族深邃的哲学思想。随着人们健康观念变化和医学模式转变，中医药越来越显示出独特价值。

　　新中国成立以来，中国高度重视和大力支持中医药发展。中医药与西医药优势互补，相互促进，共同维护和增进民众健康，已经成为中国特色医药卫生与健康事业的重要特征和显著优势。

一、中医药的历史发展

（一）中医药历史发展脉络

　　在远古时代，中华民族的祖先发现了一些动植物可以解除病痛，积累了一些用药知识。随着人类的进化,开始有目的地寻找防治疾病的药物和方法,所谓"神农尝百草""药食同源",就是当时的真实写照。夏代(约前2070-前1600)酒和商代(前1600-前1046)汤液的发明,为提高用药效果提供了帮助。进入西周时期(前1046-前771),开始有了食医、疾医、疡医、兽医的分工。春秋战国(前770-前221)时期,扁鹊总结前人经验,提出"望、闻、问、切"四诊合参的方法,奠定了中医临床诊断和治疗的基础。秦汉时期(前221-公元220)的中医典籍《黄帝内经》,系统论述了人的生理、病理、疾病以及"治未病"和疾病治疗的原则及方法,确立了中医学的思维模式,标志着从单纯的临床经验积累发展到了系统理论总结阶段,形成了中医药理论体系框架。东汉时期,张仲景的《伤寒杂病论》,提出了外感热病(包括温疫等传染病)的诊治原则和方法,论述了内伤杂病的病因、病症、诊法、治疗、预防等辨证规律和原则,确立了辨证论治的理论和方法体系。同时期的《神农本草经》,概括论述了君臣佐使、七情合和、四气五味等药物配伍和药性理论,对于合理处方、安全用药、提高疗效具有十分重要的指导作用,为中药学理论体系的形成与发展奠定了基础。东汉末年,华佗创制了麻醉剂"麻沸散",开创了麻醉药用于外科手术的先河。西晋时期(265-317),皇甫谧的《针灸甲乙经》,系统论述了有关脏腑、经络等理论,初步形成了经络、针灸理论。唐代(618-907),孙思邈提出的"大医精诚",体现了中医对医道精微、心怀至诚、言行诚谨的追求,是中华民族高尚的道德情操和卓越的文明智慧在中医药中的集中体现,是中医药文化的核心价值理念。明代(1368-1644),李时珍的《本草纲目》,在世界上首次对药用植物进行了科学分类,创新发展了中药学的理论和实践,是一部药物学和博物学巨著。清代(1644-1911),叶天士的《温热论》,提出了温病和时疫的防治原则及方法,形成了中医药防治瘟疫(传染病)的理论和实践体系。清代中期以来,特别是民国时期,随着西方医学的传入,一些学者开始探索中西医药学汇通、融合。

(二)中医药特点

在数千年的发展过程中,中医药不断吸收和融合各个时期先进的科学技术和人文思想,不断创新发展,理论体系日趋完善,技术方法更加丰富,形成了鲜明的特点。

第一,重视整体。中医认为人与自然、人与社会是一个相互联系、不可分割的统一体,人体内部也是一个有机的整体。重视自然环境和社会环境对健康与疾病的影响,认为精神与形体密不可分,强调生理和心理的协同关系,重视生理与心理在健康与疾病中的相互影响。

第二,注重"平"与"和"。中医强调和谐对健康具有重要作用,认为人的健康在于各脏腑功能和谐协调,情志表达适度中和,并能顺应不同环境的变化,其根本在于阴阳的动态平衡。疾病的发生,其根本是在内、外因素作用下,人的整体功能失去动态平衡。维护健康就是维护人的整体功能动态平衡,治疗疾病就是使失去动态平衡的整体功能恢复到协调与和谐状态。

第三,强调个体化。中医诊疗强调因人、因时、因地制宜,体现为"辨证论治"。"辨证",就是将四诊(望、闻、问、切)所采集的症状、体征等个体信息,通过分析、综合,判断为某种症候。"论治",就是根据辨证结果确定相应治疗方法。中医诊疗着眼于"病的人"而不仅是"人的病",着眼于调整致病因子作用于人体后整体功能失调的状态。

第四,突出"治未病"。中医"治未病"核心体现在"预防为主",重在"未病先防、既病防变、瘥后防复"。中医强调生活方式和健康有着密切关系,主张以养生为要务,认为可通过情志调摄、劳逸适度、膳食合理、起居有常等,也可根据不同体质或状态给予适当干预,以养神健体,培育正气,提高抗邪能力,从而达到保健和防病作用。

第五,使用简便。中医诊断主要由医生自主通过望、闻、问、切等方法收集患者资料,不依赖于各种复杂的仪器设备。中医干预既有药物,也有针灸、推拿、拔罐、刮痧等非药物疗法。许多非药物疗法不需要复杂器具,其所需器具(如小夹板、刮痧板、火罐等)往往可以就地取材,易于推广使用。

(三)中医药的历史贡献

中医药是中华优秀传统文化的重要组成部分和典型代表,强调"道法自然、天人合一""阴阳平衡、调和致中""以人为本、悬壶济世",体现了中华文化的内核。中医药还提倡"三因制宜、辨证论治""固本培元、壮筋续骨""大医精诚、仁心仁术",更丰富了中华文化内涵,为中华民族认识和改造世界提供了有益启迪。

中医药作为中华民族原创的医学科学,从宏观、系统、整体角度揭示人的健康和疾病的发生发展规律,体现了中华民族的认知方式,深深地融入民众的生产生活实践中,形成了独具特色的健康文化和实践,成为人们治病祛疾、强身健体、延年益寿的重要手段,维护着民众健康。从历史上看,中华民族屡经天灾、战乱和瘟疫,却能一次次转危为安,人口不断增加、文明得以传承,中医药作出了重大贡献。

中医药发祥于中华大地,在不断汲取世界文明成果、丰富发展自己的同时,也逐步传播到世界各地。早在秦汉时期,中医药就传播到周边国家,并对这些国家的传统医药产生重大影响。预防天花的种痘技术,在明清时期就传遍世界。《本草纲目》被翻译成多种文字广为流传,达尔文称之为"中国古代的百科全书"。针灸的神奇疗效引发全球持续的"针灸热"。抗疟药物"青蒿素"的发明,拯救了全球特别是发展中国家数百万人的生命。同时,乳香、没药等南药的广泛引进,丰富了中医药的治疗手段。

二、中国发展中医药的政策措施

中国高度重视中医药事业发展。新中国成立初期,把"团结中西医"作为三大卫生工作方针之一,确立了中医药应有的地位和作用。1978 年,中共中央转发卫生部《关于认真贯彻党的中医政策,解决中医队伍后继乏人问题的报告》,并在人、财、物等方面给予大力支持,有力地推动了中医药事业发展。中华人民共和国宪法指出,发展现代医药和中国传统医药,保护人民健康。1986 年,国务院成立相对独立的中医药管理部门。各省、自治区、直辖市也相继成立中医药管理机构,为中医药发展提供了组织保障。第七届全国人民代表大会第四次会议将"中西医并重"列为新时期中国卫生工作五大方针之一。2003 年,国务院颁布实施《中华人民共和国中医药条例》;2009年,国务院颁布实施《关于扶持和促进中医药事业发展的若干意见》,逐步形成了相对完善的中医药政策体系。

中国共产党第十八次全国代表大会以来,党和政府把发展中医药摆上更加重要的位置,作出一系列重大决策部署。在全国卫生与健康大会上,习近平总书记强调,要"着力推动中医药振兴发展"。中国共产党第十八次全国代表大会和十八届五中全会提出"坚持中西医并重""扶持中医药和民族医药事业发展"。2015 年,国务院常务会议通过《中医药法(草案)》,并提请全国人大常委会审议,为中医药事业发展提供良好的政策环境和法制保障。2016 年,中共中央、国务院印发《"健康中国2030"规划纲要》,作为今后 15 年推进健康中国建设的行动纲领,提出了一系列振兴中医药发展、服务健康中国建设的任务和举措。国务院印发《中医药发展战略规划纲要(2016-2030 年)》,把中医药发展上升为国家战略,对新时期推进中医药事业发展作出系统部署。这些决策部署,描绘了全面振兴中医药、加快医药卫生体制改革、构建中国特色医药卫生体系、推进健康中国建设的宏伟蓝图,中医药事业进入新的历史发展时期。

中国发展中医药的基本原则和主要措施:

坚持以人为本,实现中医药成果人民共享。中医药有很深的群众基础,文化理念易于为人民群众所接受。中医药工作以满足人民群众健康需求为出发点和落脚点,不断扩大中医医疗服务供给,提高基层中医药健康管理水平,推进中医药与社区服务、养老、旅游等融合发展,普及中医药健康知识,倡导健康的生产生活方式,增进人民群众健康福祉,保证人民群众享有安全、有效、方便的中医药服务。

坚持中西医并重,把中医药与西医药摆在同等重要的位置。坚持中医药与西医药在思想认识、法律地位、学术发展和实践应用上的平等地位，健全管理体制，加大财政投入，制定体现中医药自身特点的政策和法规体系，促进中、西医药协调发展，共同为维护和增进人民群众健康服务。

坚持中医与西医相互取长补短、发挥各自优势。坚持中西医相互学习，组织西医学习中医，在中医药高等院校开设现代医学课程，加强高层次中西医结合人才培养。中医医院在完善基本功能基础上，突出特色专科专病建设，推动综合医院、基层医疗卫生机构设置中医药科室，实施基本公共卫生服务中医药项目，促进中医药在基本医疗卫生服务中发挥重要作用。建立健全中医药参与突发公共事件医疗救治和重大传染病防治的机制，发挥中医药独特优势。

坚持继承与创新的辩证统一，既保持特色优势又积极利用现代科学技术。建立名老中医药专家学术思想和临床诊疗经验传承制度，系统挖掘整理中医古典医籍与民间医药知识和技术。建设符合中医药特点的科技创新体系，开展中医药基础理论、诊疗技术、疗效评价等系统研究，组织重大疑难疾病、重大传染病防治的联合攻关和对常见病、多发病、慢性病的中医药防治研究，推动中药新药和中医诊疗仪器、设备研制开发。

坚持统筹兼顾，推进中医药全面协调可持续发展。把中医药医疗、保健、科研、教育、产业、文化作为一个有机整体，统筹规划、协调发展。实施基层服务能力提升工程，健全中医医疗服务体系。实施"治未病"健康工程，发展中医药健康服务。开展国家中医临床研究基地建设，构建中医药防治重大疾病协同创新体系。实施中医药传承与创新人才工程，提升中医药人才队伍素质。推动中药全产业链绿色发展，大力发展非药物疗法。推动中医药产业升级，培育战略性新兴产业。开展"中医中药中国行"活动，弘扬中医药核心价值理念。

坚持政府扶持、各方参与，共同促进中医药事业发展。把中医药作为经济社会发展的重要内容，纳入相关规划、给予资金支持。强化中医药监督管理，实施中医执业医师、医疗机构和中成药准入制度，健全中医药服务和质量安全标准体系。制定优惠政策，充分发挥市场在资源配置中的决定性作用，积极营造平等参与、公平竞争的市场环境，不断激发中医药发展的潜力和活力。鼓励社会捐资支持中医药事业，推动社会力量开办中医药服务机构。

三、中医药的传承与发展

基本建立起覆盖城乡的中医医疗服务体系。在城市，形成以中医（民族医、中西医结合）医院、中医类门诊部和诊所以及综合医院中医类临床科室、社区卫生服务机构为主的城市中医医疗服务网络。在农村,形成由县级中医医院、综合医院(专科医院、妇幼保健院)中医临床科室、乡镇卫生院中医科和村卫生室为主的农村中医医疗服务网络,提供基本中医医疗预防保健服务。截至 2015 年年底,全国有中医类医院 3966 所,其中民族医医院 253 所,中西医结合医院 446 所。中医类别执业(助理)医师 45.2 万人(含民族医医师、中西医结合医师)。中医类门诊部、诊所 42528 个,其中民族医门诊部、诊所 550 个,中西医结合门诊部、诊所 7706 个。2015 年,全国中医类医疗卫生机构总诊疗人次达 9.1 亿, 全国中医类医疗卫生机构出院人数 2691.5 万人。中医药除在常见病、多发病、疑难杂症的防治中贡献力量外,在重大疫情防治和突发公共事件医疗救治中也发挥了重要作用。中医、中西医结合治疗传染性非典型肺炎,疗效得到世界卫生组织肯定。中医治疗甲型 H1N1 流感,取得良好效果,成果引起国际社会关注。同时,中医药在防治艾滋病、手足口病、人感染 H7N9 禽流感等传染病,以及四川汶川特大地震、甘肃舟曲特大泥石流等突发公共事件医疗救治中,都发挥了独特作用。

中医预防保健服务加快发展。推进中医预防保健服务体系建设,在二级以上中医医院设立"治未病"科室,在基层医疗卫生机构、妇幼保健机构、疗养院等开展"治未病"服务,社会中医养生保健机构发展迅速。推进中医药健康服务发展,开展中医药健康旅游、医养结合。中医药健康管理项目作为单独一类列入国家基本公共卫生服务项目,中医药在公共卫生服务中的潜力和优势正逐步释放,推动卫生发展模式从重疾病治疗向全面健康管理转变。

中医药在医药卫生体制改革中发挥重要作用。在深化医药卫生体制改革中,充分发挥中医药临床疗效确切、预防保健作用独特、治疗方式灵活、费用相对低廉的特色优势,放大了医改的惠民效果,丰富了中国特色基本医疗卫生制度的内涵。中医药以较低的投入,提供了与资源份额相比较高的服务份额,2009 年至 2015 年,中医类医疗机构诊疗服务量占医疗服务总量由 14.3%上升到 15.7%。2015 年,公立中医类医院比公立医院门诊次均费用低 11.5%,住院人均费用低 24%。

建立起独具特色的中医药人才培养体系。把人才培养作为中医药事业发展的根本,大力发展中医药教育,基本形成院校教育、毕业后教育、继续教育有机衔接,师承教育贯穿始终的中医药人才培养体系,初步建立社区、农村基层中医药实用型人才培养机制,实现从中高职、本科、硕士到博士的中医学、中药学、中西医结合、民族医药等多层次、多学科、多元化教育全覆盖。截至 2015 年年底,全国有高等中医药院校 42 所(其中独立设置的本科中医药院校 25 所),200 余所高等西医药院校或非医药院校设置中医药专业,在校学生总数达 75.2 万人。实施中医药传承与创新人才工程,开展第五批全国名老中医药专家学术经验继承工作,建设了 1016 个全国名老中医药专家传承工作室、200 个全国基层名老中医药专家传承工作室,为 64 个中医学术流派建立传承工作室。开展全国优秀中医临床人才研修、中药特色技术传承骨干人才培训、乡村医生中医药知识技能培训等高层次和基层中医药人才培养项目。124 名中医药传承博士后正在出站考核。探索建立引导优秀人才脱颖而出的褒奖机制,开展了两届国医大师评选,60 位从事中医药、民族医药工作的老专家获得"国医大师"荣誉称号。

中医药科学研究取得积极进展。组织开展 16 个国家级中医临床研究基地建设及中医药防治传染病和慢性非传染性疾病临床科研体系建设,建立了涵盖中医药各学科领域的重点研究室和科研实验室,建设了一批国家工程(技术)研究中心、工程实验室,形成了以独立中医药科研机构、中医药大学、省级以上中医医院为研究主体,综合性大学、综合医院、中药企业等参与的中医药科技创新体系。近年来,有 45 项中医药科研成果获得国家科技奖励,其中科技进步一等奖 5 项。屠呦呦因发现"青蒿素——一种用于治疗疟疾的药物",荣获 2011 年美国拉斯克临床医学奖和 2015 年诺贝尔生理学或医学奖。因将传统中药的砷剂与西药结合治疗急性早幼粒细胞白血病的疗效明显提高,王振义、陈竺获得第七届圣捷尔吉癌症研究创新成就奖。开展中药资源普查试点工作,并初步建成由 1 个中心平台、28 个省级中心、65 个监测站组成的中药资源动态监测信息和技术服务体系,以及 16 个中药材种子种苗繁育基地和 2 个种质资源库。组织开展民族医药文献整理与适宜技术筛选推广工作,涉及 150 部重要民族医药文献、140 项适宜技术。这些科研成果的转化应用,为提高临床疗效、保障中药质量、促进中药产业健康发展提供了支撑。

中药产业快速发展。颁布实施一系列加强野生中药资源保护的法律法规,建立一批国家级或地方性的自然保护区,开展珍稀濒危中药资源保护研究,部分紧缺或濒危资源已实现人工生产或野生抚育。基本建立了以中医药理论为指导、突出中医药特色、强调临床实践基础、鼓励创新的中药注册管理制度。目前,国产中药民族药约有 6 万个药品批准文号。全国有 2088 家通过药品生产质量管理规范(GMP)认证的制药企业生产中成药,中药已从丸、散、膏、丹等传统剂型,发展到现在的滴丸、片剂、膜剂、胶囊等 40 多种剂型,中药产品生产工艺水平有了很大提高,基本建立了以药材生产为基础、工业为主体、商业为纽带的现代中药产业体系。2015 年中药工业总产值 7866 亿元,占医药产业规模的 28.55%,成为新的经济增长点;中药材种植成为农村产业结构调整、生态环境改善、农民增收的重要举措;中药产品贸易额保持较快增长,2015 年中药出口额达 37.2 亿美元,显示出巨大的海外市场发展潜力。中药产业逐渐成为国民经济与社会发展中具有独特优势和广阔市场前景的战略性产业。

中医药文化建设迈出新步伐。中国政府重视和保护中医药的文化价值,积极推进中医药传统文化传承体系建设,已有 130 个中医药类项目列入国家级非物质文化遗产代表性项目名录,"中医针灸"列入联合国教科文组织人类非物质文化遗产代表作名录,《黄帝内经》和《本草纲目》入选世界记忆名录。加强中医药健康知识的宣传普及,持续开展"中医中药中国行"大型科普活动,利用各种媒介和中医药文化宣传教育基地,向公众讲授中医药养生保健、防病治病的基本知识和技能,全社会利用中医药进行自我保健的意识和能力不断增强,促进了公众健康素养提高。

中医药标准化工作取得积极进展。制定实施《中医药标准化中长期发展规划纲要(2011-2020 年)》,中医药标准体系初步形成,标准数量达 649 项,年平均增长率 29%。中医、针灸、中药、中西医结合、中药材种子种苗 5 个全国标准化技术委员会及广东、上海、甘肃等地方中医药标准化技术委员会相继成立。42 家中医药标准研究推广基地建设稳步推进,常见病中医诊疗指南和针灸治疗指南临床应用良好。民族医药标准化工作不断推进,常见病诊疗指南的研制有序开展,14 项维医诊疗指南和疗效评价标准率先发布,首个地方藏医药标准化技术委员会在西藏自治区成立,民族医药机构和人员的标准化工作能力不断提高。

四、中医药国际交流与合作

推动中医药全球发展。中医药已传播到 183 个国家和地区。据世界卫生组织统计,目前 103 个会员国认可使用针灸,其中 29 个设立了传统医学的法律法规,18 个将针灸纳入医疗保险体系。中药逐步进入国际医药体系,已在俄罗斯、古巴、越南、新加坡和阿联酋等国以药品形式注册。有 30 多个国家和地区开办了数百所中医药院校,培养本土化中医药人才。总部设在中国的世界针灸学会联合会有 53 个国家和地区的 194 个会员团体,世界中医药学会联合会有 67 个国家和地区的 251 个会员团体。中医药已成为中国与东盟、欧盟、非洲、中东欧等地区和组织卫生经贸合作的重要内容,成为中国与世界各国开展人文交流、促进东西方文明交流互鉴的重要内容,成为中国与各国共同维护世界和平、增进人类福祉、建设人类命运共同体的重要载体。

支持国际传统医药发展。中国政府致力于推动国际传统医药发展,与世界卫生组织保持密切合作,为全球传统医学发展作出贡献。中国总结和贡献发展中医药的实践经验，为世界卫生组织于 2008 年在中国北京成功举办首届传统医学大会并形成《北京宣言》发挥了重要作用。在中国政府的倡议下，第 62 届、67 届世界卫生大会两次通过《传统医学决议》，并敦促成员国实施《世卫组织传统医学战略（2014–2023年）》。目前，中国政府与相关国家和国际组织签订中医药合作协议 86 个，中国政府已经支持在海外建立了 10 个中医药中心。

促进国际中医药规范管理。为促进中医药在全球范围内的规范发展，保障安全、有效、合理应用，中国推动在国际标准化组织（ISO）成立中医药技术委员会（ISO/TC249），秘书处设在中国上海，目前已发布一批中医药国际标准。在中国推动下，世界卫生组织将以中医药为主体的传统医学纳入新版国际疾病分类（ICD–11）。积极推动传统药监督管理国际交流与合作，保障传统药安全有效。

开展中医药对外援助。中国在致力于自身发展的同时，坚持向发展中国家提供力所能及的援助，承担相应国际义务。目前，中国已向亚洲、非洲、拉丁美洲的 70 多个国家派遣了医疗队，基本上每个医疗队中都有中医药人员，约占医务人员总数的 10%。在非洲国家启动建设中国中医中心，在科威特、阿尔及利亚、突尼斯、摩洛哥、马耳他、纳米比亚等国家还设有专门的中医医疗队(点)。截至目前，中国政府在海外支持建立了 10 个中医药中心。近年来，中国加强在发展中国家特别是非洲国家开展艾滋病、疟疾等疾病防治，先后派出中医技术人员 400 余名，分赴坦桑尼亚、科摩罗、印度尼西亚等 40 多个国家。援外医疗队采用中药、针灸、推拿以及中西医结合方法治疗了不少疑难重症，挽救了许多垂危病人的生命，得到受援国政府和人民的充分肯定。

结束语

当前，中国经济发展进入新的历史时期，中医药在经济社会发展中的地位和作用愈加重要，已成为独特的卫生资源、潜力巨大的经济资源、具有原创优势的科技资源、优秀的文化资源和重要的生态资源。中医药振兴发展迎来了天时、地利、人和的历史性机遇。

中国将学习借鉴各种现代文明成果，坚持古为今用，推进中医药现代化，切实把中医药继承好、发展好、利用好，努力实现中医药健康养生文化的创造性转化、创新性发展，使之与现代健康理念相融相通，服务于人民健康，服务于健康中国建设。到 2020 年，实现人人基本享有中医药服务；到 2030 年，中医药服务领域实现全覆盖。同时，积极推动中医药走向世界，促进中医药等传统医学与现代科学技术的有机结合，探索医疗卫生保健的新模式，服务于世界人民的健康福祉，开创人类社会更加美好的未来，为世界文明发展作出更大贡献。

附录六

中华人民共和国中医药法

（2016年12月25日第十二届全国人民代表大会常务委员会第二十五次会议通过）

一、总　则

第一条　为了继承和弘扬中医药,保障和促进中医药事业发展,保护人民健康,制定本法。

第二条　本法所称中医药,是包括汉族和少数民族医药在内的中国各民族医药的统称,是反映中华民族对生命、健康和疾病的认识,具有悠久历史传统和独特理论及技术方法的医药学体系。

第三条　中医药事业是中国医药卫生事业的重要组成部分。国家大力发展中医药事业,实行中西医并重的方针,建立符合中医药特点的管理制度,充分发挥中医药在中国医药卫生事业中的作用。

发展中医药事业应当遵循中医药发展规律,坚持继承和创新相结合,保持和发挥中医药特色和优势,运用现代科学技术,促进中医药理论和实践的发展。

国家鼓励中医西医相互学习，相互补充，协调发展，发挥各自优势，促进中西医结合。

第四条　县级以上人民政府应当将中医药事业纳入国民经济和社会发展规划，建立健全中医药管理体系，统筹推进中医药事业发展。

第五条　国务院中医药主管部门负责全国的中医药管理工作。国务院其他有关部门在各自职责范围内负责与中医药管理有关的工作。

县级以上地方人民政府中医药主管部门负责本行政区域的中医药管理工作。县级以上地方人民政府其他有关部门在各自职责范围内负责与中医药管理有关的工作。

第六条　国家加强中医药服务体系建设，合理规划和配置中医药服务资源，为公民获得中医药服务提供保障。

国家支持社会力量投资中医药事业，支持组织和个人捐赠、资助中医药事业。

第七条　国家发展中医药教育，建立适应中医药事业发展需要、规模适宜、结构合理、形式多样的中医药教育体系，培养中医药人才。

第八条　国家支持中医药科学研究和技术开发，鼓励中医药科学技术创新，推广应用中医药科学技术成果，保护中医药知识产权，提高中医药科学技术水平。

第九条　国家支持中医药对外交流与合作，促进中医药的国际传播和应用。

第十条　对在中医药事业中做出突出贡献的组织和个人，按照国家有关规定给予表彰、奖励。

二、中医药服务

第十一条　县级以上人民政府应当将中医医疗机构建设纳入医疗机构设置规划，举办规模适宜的中医医疗机构，扶持有中医药特色和优势的医疗机构发展。

合并、撤销政府举办的中医医疗机构或者改变其中医医疗性质，应当征求上一级人民政府中医药主管部门的意见。

第十二条　政府举办的综合医院、妇幼保健机构和有条件的专科医院、社区卫生服务中心、乡镇卫生院，应当设置中医药科室。

县级以上人民政府应当采取措施，增强社区卫生服务站和村卫生室提供中医药服务的能力。

第十三条　国家支持社会力量举办中医医疗机构。

社会力量举办的中医医疗机构在准入、执业、基本医疗保险、科研教学、医务人员职称评定等方面享有与政府举办的中医医疗机构同等的权利。

第十四条　举办中医医疗机构应当按照国家有关医疗机构管理的规定办理审批手续,并遵守医疗机构管理的有关规定。

举办中医诊所的,将诊所的名称、地址、诊疗范围、人员配备情况等报所在地县级人民政府中医药主管部门备案后即可开展执业活动。中医诊所应当将本诊所的诊疗范围、中医医师的姓名及其执业范围在诊所的明显位置公示,不得超出备案范围开展医疗活动。具体办法由国务院中医药主管部门拟订,报国务院卫生行政部门审核、发布。

第十五条　从事中医医疗活动的人员应当依照《中华人民共和国执业医师法》的规定,通过中医医师资格考试取得中医医师资格,并进行执业注册。中医医师资格考试的内容应当体现中医药特点。

以师承方式学习中医或者经多年实践,医术确有专长的人员,由至少两名中医医师推荐,经省、自治区、直辖市人民政府中医药主管部门组织实践技能和效果考核合格后,即可取得中医医师资格;按照考核内容进行执业注册后,即可在注册的执业范围内,以个人开业的方式或者在医疗机构内从事中医医疗活动。国务院中医药主管部门应当根据中医药技术方法的安全风险拟订本款规定人员的分类考核办法,报国务院卫生行政部门审核、发布。

第十六条　中医医疗机构配备医务人员应当以中医药专业技术人员为主,主要提供中医药服务;经考试取得医师资格的中医医师按照国家有关规定,经培训、考核合格后,可以在执业活动中采用与其专业相关的现代科学技术方法。在医疗活动中采用现代科学技术方法的,应当有利于保持和发挥中医药特色和优势。

社区卫生服务中心、乡镇卫生院、社区卫生服务站以及有条件的村卫生室应当合理配备中医药专业技术人员,并运用和推广适宜的中医药技术方法。

第十七条　开展中医药服务,应当以中医药理论为指导,运用中医药技术方法,并符合国务院中医药主管部门制定的中医药服务基本要求。

第十八条　县级以上人民政府应当发展中医药预防、保健服务,并按照国家有关规定将其纳入基本公共卫生服务项目统筹实施。

县级以上人民政府应当发挥中医药在突发公共卫生事件应急工作中的作用,加强中医药应急物资、设备、设施、技术与人才资源储备。

医疗卫生机构应当在疾病预防与控制中积极运用中医药理论和技术方法。

第十九条　医疗机构发布中医医疗广告,应当经所在地省、自治区、直辖市人民政府中医药主管部门审查批准;未经审查批准,不得发布。发布的中医医疗广告内容应当与经审查批准的内容相符合,并符合《中华人民共和国广告法》的有关规定。

第二十条 县级以上人民政府中医药主管部门应当加强对中医药服务的监督检查,并将下列事项作为监督检查的重点:

(一)中医医疗机构、中医医师是否超出规定的范围开展医疗活动;

(二)开展中医药服务是否符合国务院中医药主管部门制定的中医药服务基本要求;

(三)中医医疗广告发布行为是否符合本法的规定。

中医药主管部门依法开展监督检查,有关单位和个人应当予以配合,不得拒绝或者阻挠。

三、中药保护与发展

第二十一条 国家制定中药材种植养殖、采集、贮存和初加工的技术规范、标准,加强对中药材生产流通全过程的质量监督管理,保障中药材质量安全。

第二十二条 国家鼓励发展中药材规范化种植养殖,严格管理农药、肥料等农业投入品的使用,禁止在中药材种植过程中使用剧毒、高毒农药,支持中药材良种繁育,提高中药材质量。

第二十三条 国家建立道地中药材评价体系,支持道地中药材品种选育,扶持道地中药材生产基地建设,加强道地中药材生产基地生态环境保护,鼓励采取地理标志产品保护等措施保护道地中药材。

前款所称道地中药材,是指经过中医临床长期应用优选出来的,产在特定地域,与其他地区所产同种中药材相比,品质和疗效更好,且质量稳定,具有较高知名度的中药材。

第二十四条 国务院药品监督管理部门应当组织并加强对中药材质量的监测,定期向社会公布监测结果。国务院有关部门应当协助做好中药材质量监测有关工作。

采集、贮存中药材以及对中药材进行初加工,应当符合国家有关技术规范、标准和管理规定。

国家鼓励发展中药材现代流通体系,提高中药材包装、仓储等技术水平,建立中药材流通追溯体系。药品生产企业购进中药材应当建立进货查验记录制度。中药材经营者应当建立进货查验和购销记录制度,并标明中药材产地。

第二十五条 国家保护药用野生动植物资源,对药用野生动植物资源实行动态监测和定期普查,建立药用野生动植物资源种质基因库,鼓励发展人工种植养殖,支持依法开展珍贵、濒危药用野生动植物的保护、繁育及其相关研究。

第二十六条　在村医疗机构执业的中医医师、具备中药材知识和识别能力的乡村医生，按照国家有关规定可以自种、自采地产中药材并在其执业活动中使用。

第二十七条　国家保护中药饮片传统炮制技术和工艺，支持应用传统工艺炮制中药饮片，鼓励运用现代科学技术开展中药饮片炮制技术研究。

第二十八条　对市场上没有供应的中药饮片，医疗机构可以根据本医疗机构医师处方的需要，在本医疗机构内炮制、使用。医疗机构应当遵守中药饮片炮制的有关规定，对其炮制的中药饮片的质量负责，保证药品安全。医疗机构炮制中药饮片，应当向所在地设区的市级人民政府药品监督管理部门备案。

根据临床用药需要，医疗机构可以凭本医疗机构医师的处方对中药饮片进行再加工。

第二十九条　国家鼓励和支持中药新药的研制和生产。

国家保护传统中药加工技术和工艺，支持传统剂型中成药的生产，鼓励运用现代科学技术研究开发传统中成药。

第三十条　生产符合国家规定条件的来源于古代经典名方的中药复方制剂，在申请药品批准文号时，可以仅提供非临床安全性研究资料。具体管理办法由国务院药品监督管理部门会同中医药主管部门制定。

前款所称古代经典名方，是指至今仍广泛应用、疗效确切、具有明显特色与优势的古代中医典籍所记载的方剂。具体目录由国务院中医药主管部门会同药品监督管理部门制定。

第三十一条　国家鼓励医疗机构根据本医疗机构临床用药需要配制和使用中药制剂，支持应用传统工艺配制中药制剂，支持以中药制剂为基础研制中药新药。

医疗机构配制中药制剂，应当依照《中华人民共和国药品管理法》的规定取得医疗机构制剂许可证，或者委托取得药品生产许可证的药品生产企业、取得医疗机构制剂许可证的其他医疗机构配制中药制剂。委托配制中药制剂，应当向委托方所在地省、自治区、直辖市人民政府药品监督管理部门备案。

医疗机构对其配制的中药制剂的质量负责；委托配制中药制剂的，委托方和受托方对所配制的中药制剂的质量分别承担相应责任。

第三十二条　医疗机构配制的中药制剂品种，应当依法取得制剂批准文号。但是，仅应用传统工艺配制的中药制剂品种，向医疗机构所在地省、自治区、直辖市人民政府药品监督管理部门备案后即可配制，不需要取得制剂批准文号。

医疗机构应当加强对备案的中药制剂品种的不良反应监测,并按照国家有关规定进行报告。药品监督管理部门应当加强对备案的中药制剂品种配制、使用的监督检查。

四、中医药人才培养

第三十三条　中医药教育应当遵循中医药人才成长规律,以中医药内容为主,体现中医药文化特色,注重中医药经典理论和中医药临床实践、现代教育方式和传统教育方式相结合。

第三十四条　国家完善中医药学校教育体系,支持专门实施中医药教育的高等学校、中等职业学校和其他教育机构的发展。

中医药学校教育的培养目标、修业年限、教学形式、教学内容、教学评价及学术水平评价标准等,应当体现中医药学科特色,符合中医药学科发展规律。

第三十五条　国家发展中医药师承教育,支持有丰富临床经验和技术专长的中医医师、中药专业技术人员在执业、业务活动中带徒授业,传授中医药理论和技术方法,培养中医药专业技术人员。

第三十六条　国家加强对中医医师和城乡基层中医药专业技术人员的培养和培训。

国家发展中西医结合教育,培养高层次的中西医结合人才。

第三十七条　县级以上地方人民政府中医药主管部门应当组织开展中医药继续教育,加强对医务人员,特别是城乡基层医务人员中医药基本知识和技能的培训。

中医药专业技术人员应当按照规定参加继续教育,所在机构应当为其接受继续教育创造条件。

五、中医药科学研究

第三十八条　国家鼓励科研机构、高等学校、医疗机构和药品生产企业等,运用现代科学技术和传统中医药研究方法,开展中医药科学研究,加强中西医结合研究,促进中医药理论和技术方法的继承和创新。

第三十九条　国家采取措施支持对中医药古籍文献、著名中医药专家的学术思想和诊疗经验以及民间中医药技术方法的整理、研究和利用。

国家鼓励组织和个人捐献有科学研究和临床应用价值的中医药文献、秘方、验方、诊疗方法和技术。

第四十条　国家建立和完善符合中医药特点的科学技术创新体系、评价体系和管理体制,推动中医药科学技术进步与创新。

第四十一条　国家采取措施,加强对中医药基础理论和辨证论治方法,常见病、多发病、慢性病和重大疑难疾病、重大传染病的中医药防治,以及其他对中医药理论和实践发展有重大促进作用的项目的科学研究。

六、中医药传承与文化传播

第四十二条　对具有重要学术价值的中医药理论和技术方法,省级以上人民政府中医药主管部门应当组织遴选本行政区域内的中医药学术传承项目和传承人,并为传承活动提供必要的条件。传承人应当开展传承活动,培养后继人才,收集整理并妥善保存相关的学术资料。属于非物质文化遗产代表性项目的,依照《中华人民共和国非物质文化遗产法》的有关规定开展传承活动。

第四十三条　国家建立中医药传统知识保护数据库、保护名录和保护制度。

中医药传统知识持有人对其持有的中医药传统知识享有传承使用的权利,对他人获取、利用其持有的中医药传统知识享有知情同意和利益分享等权利。

国家对经依法认定属于国家秘密的传统中药处方组成和生产工艺实行特殊保护。

第四十四条　国家发展中医养生保健服务,支持社会力量举办规范的中医养生保健机构。中医养生保健服务规范、标准由国务院中医药主管部门制定。

第四十五条　县级以上人民政府应当加强中医药文化宣传,普及中医药知识,鼓励组织和个人创作中医药文化和科普作品。

第四十六条　开展中医药文化宣传和知识普及活动,应当遵守国家有关规定。任何组织或者个人不得对中医药作虚假、夸大宣传,不得冒用中医药名义牟取不正当利益。

广播、电视、报刊、互联网等媒体开展中医药知识宣传,应当聘请中医药专业技术人员进行。

七、保障措施

第四十七条　县级以上人民政府应当为中医药事业发展提供政策支持和条件保障,将中医药事业发展经费纳入本级财政预算。

县级以上人民政府及其有关部门制定基本医疗保险支付政策、药物政策等医药卫生政策,应当有中医药主管部门参加,注重发挥中医药的优势,支持提供和利用中医药服务。

第四十八条　县级以上人民政府及其有关部门应当按照法定价格管理权限,合理确定中医医疗服务的收费项目和标准,体现中医医疗服务成本和专业技术价值。

第四十九条　县级以上地方人民政府有关部门应当按照国家规定,将符合条件的中医医疗机构纳入基本医疗保险定点医疗机构范围，将符合条件的中医诊疗项目、中药饮片、中成药和医疗机构中药制剂纳入基本医疗保险基金支付范围。

第五十条　国家加强中医药标准体系建设，根据中医药特点对需要统一的技术要求制定标准并及时修订。

中医药国家标准、行业标准由国务院有关部门依据职责制定或者修订，并在其网站上公布，供公众免费查阅。

国家推动建立中医药国际标准体系。

第五十一条　开展法律、行政法规规定的与中医药有关的评审、评估、鉴定活动，应当成立中医药评审、评估、鉴定的专门组织，或者有中医药专家参加。

第五十二条　国家采取措施，加大对少数民族医药传承创新、应用发展和人才培养的扶持力度，加强少数民族医疗机构和医师队伍建设，促进和规范少数民族医药事业发展。

八、法律责任

第五十三条　县级以上人民政府中医药主管部门及其他有关部门未履行本法规定的职责的，由本级人民政府或者上级人民政府有关部门责令改正；情节严重的，对直接负责的主管人员和其他直接责任人员，依法给予处分。

第五十四条　违反本法规定，中医诊所超出备案范围开展医疗活动的，由所在地县级人民政府中医药主管部门责令改正，没收违法所得，并处一万元以上三万元以下罚款；情节严重的，责令停止执业活动。

中医诊所被责令停止执业活动的，其直接负责的主管人员自处罚决定作出之日起五年内不得在医疗机构内从事管理工作。医疗机构聘用上述不得从事管理工作的人员从事管理工作的，由原发证部门吊销执业许可证或者由原备案部门责令停止执业活动。

第五十五条　违反本法规定，经考核取得医师资格的中医医师超出注册的执业范围从事医疗活动的，由县级以上人民政府中医药主管部门责令暂停六个月以上一年以下执业活动，并处一万元以上三万元以下罚款；情节严重的，吊销执业证书。

第五十六条　违反本法规定，举办中医诊所、炮制中药饮片、委托配制中药制剂应当备案而未备案，或者备案时提供虚假材料的，由中医药主管部门和药品监督管理部门按照各自职责分工责令改正，没收违法所得，并处三万元以下罚款，向社会公告相关信息；拒不改正的，责令停止执业活动或者责令停止炮制中药饮片、委托配制中药制剂活动，其直接责任人员五年内不得从事中医药相关活动。

医疗机构应用传统工艺配制中药制剂未依照本法规定备案,或者未按照备案材料载明的要求配制中药制剂的,按生产假药给予处罚。

第五十七条　违反本法规定,发布的中医医疗广告内容与经审查批准的内容不相符的,由原审查部门撤销该广告的审查批准文件,一年内不受理该医疗机构的广告审查申请。

违反本法规定,发布中医医疗广告有前款规定以外违法行为的,依照《中华人民共和国广告法》的规定给予处罚。

第五十八条　违反本法规定,在中药材种植过程中使用剧毒、高毒农药的,依照有关法律、法规规定给予处罚;情节严重的,可以由公安机关对其直接负责的主管人员和其他直接责任人员处五日以上十五日以下拘留。

第五十九条　违反本法规定,造成人身、财产损害的,依法承担民事责任;构成犯罪的,依法追究刑事责任。

九、附　则

第六十条　中医药的管理,本法未作规定的,适用《中华人民共和国执业医师法》《中华人民共和国药品管理法》等相关法律、行政法规的规定。

军队的中医药管理,由军队卫生主管部门依照本法和军队有关规定组织实施。

第六十一条　民族自治地方可以根据《中华人民共和国民族区域自治法》和本法的有关规定,结合实际,制定促进和规范本地方少数民族医药事业发展的办法。

第六十二条　盲人按照国家有关规定取得盲人医疗按摩人员资格的,可以以个人开业的方式或者在医疗机构内提供医疗按摩服务。

第六十三条　本法自 2017 年 7 月 1 日起施行。

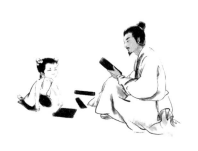

第二篇

肿瘤防治单方验方集

第一章
肺 癌

原发性支气管肺癌又称肺癌,指的是源于支气管黏膜上皮的恶性肿瘤,生长在叶、段支气管开口以上的肿瘤称中央型肺癌;位于段以下支气管的癌肿称周围型肺癌。生长在气管或其分叉处的为气管癌,很少见。根据生物学特性,肺癌可分为非小细胞肺癌和小细胞肺癌两大类,非小细胞肺癌又包括鳞癌、腺癌、大细胞癌和腺鳞癌等。肺癌是当今世界上对人类健康危害最大的肿瘤之一,近年来肺癌的发病率和死亡率有不断上升的趋势。在中国,尤其是北京、上海、广州、南京等大中城市,肺癌的发病和死亡率已居各种肿瘤的首位。上海市 1996 年统计男性肺癌发病率为 74.76/10 万,2000 年其发病率已上升到 83.43/10 万, 据国家卫生部全国肿瘤防治研究办公室提供的资料,自 2000 年至 2005 年间,中国肺癌的发病人数增加 12 万,男性从 2000 年的 26 万增至 2005 年的 33 万,增加 26.9%;女性自 12 万增至 17 万。2016 年 1 月,中国医学科学院肿瘤医院,国家癌症中心赫捷院士统计 2015 年中国有 429.2 万例新发肿瘤病例和 281.4 万例死亡病例, 其中肺癌是发病率最高和死亡率最高的恶性肿瘤。据流行病学专家预测,如果不控制吸烟和空气污染,到 2025 年,中国每年肺癌患者将超过 100 万,成为世界第一肺癌大国。无论是国外还是国内肺癌的发病和死亡率,男性高于女性,但近年来西方发达国家中,女性肺癌发病率有所提高,有人认为这与女性吸烟增多有关。肺癌的发病率随年龄增长而上升,但 30 岁以前很少见,40 岁以后发病逐渐增多,在 65 岁左右死亡率达到最高峰。国内学者也发现,腺癌所占的比例在近 30 年有增高的趋势。非小细胞肺癌占所有病例的 80%~85%,小细胞肺癌占 15%~20%。80% 的肺癌在诊断后的 1 年内死亡,五年生存率 14%。

中医无"肺癌"之病名,可归属"肺萎""肺积""肺痈""虚损"等范畴,但类似肺癌症状散见于历代中医典籍。《素问·玉机真脏论》说:"大骨枯槁,大肉陷下,胸中气满,喘息不便,内痛引肩项,身热……"《灵枢·玉版》说:"咳,脱形身热,脉小以疾……"《难经·五十六难》记载:"肺之积,名曰息贲,在右胁下,覆大如杯,久不已,令人洒淅寒热,喘咳,发肺壅。"《证治准绳·杂病咳嗽》曰:"劳嗽有因……所嗽之痰或浓或淡,或时有血腥臭异常,语声不出者。"《医学衷中参西录》说:"时时咳吐脓血,此肺病已至三期,非常药所能疗矣。"综上所述,历代中医学家在肺病中发现,凡有"大骨枯槁""大肉陷下""覆大如杯""血腥臭异常""语音不出"者,皆属难治、非常药可以治疗者。

第一节　经方验方

一、四君子汤(《太平惠民和剂局方》)合生脉散(《医学启源》)加减

【组成】党参 30g、黄芪 30g、白术 10g、茯苓 12g、炙甘草 6g、麦门冬 10g、生地 12g、五味子 3g、麦芽 12g、神曲 12g。

【用法】水煎剂。

【功效】益气健脾。

【主治】咳嗽少痰,咳声低弱,痰血,气短,动则喘促,神疲乏力,面色苍白,自汗或盗汗,恶风,纳呆,口干不多饮,舌质红,苔薄白,脉细弱。

【方解】党参甘温益气,健脾养胃,加黄芪甘温入脾、肺二经,补气升阳、益卫固表;以苦温之;白术,健脾燥湿,加强益气助运之力;以甘淡茯苓,健脾渗湿,苓术相配,则健脾祛湿之功显著。使以炙甘草,益气和中,调和诸药。四药配伍,共奏益气健脾之功。生脉散之党参、麦门冬合用,则益气养阴之功益彰。五味子酸温,敛肺止汗,生津止渴;麦芽、神曲消食化积。

【加减】若自汗,气短严重,加西洋参 10g,浮小麦 30g,煅龙牡各 15g;若大便涩结,加火麻仁 15g、郁李仁 15g;恶风者,加防风 12g、桂枝 10g、白芍 15g。

【注意事项】咳嗽痰多,呼吸急促,面赤,舌质红,苔黄腻,脉滑数者禁用。

二、沙参麦冬汤(《温病条辨》)加减

【组成】北沙参 15g、麦门冬 10g、玉竹 10g、天花粉 10g、白扁豆 6g、杏仁 10g、枇杷叶 10g、桑叶 10g、川贝 10g、银柴胡 10g、白薇 10g。

【用法】水煎剂。

【功效】益气养阴。

【主治】咳嗽无痰,或痰少而黏,或痰中带血,甚至咯血不止,胸痛气促,心烦失

眠,咽干声嘶,低热盗汗,口渴便秘,舌质红或暗红,舌苔薄白或花剥,脉细数。

【方解】方中沙参、麦门冬清养肺胃,玉竹、花粉生津解渴,生扁豆、生甘草益气培中、甘缓和胃,桑叶、轻宣燥热,川贝母、枇杷叶润肺化痰、止咳,银柴胡、白薇清热散肿、退虚热。诸药合而成方,有益气养阴、生津润燥之功。

【加减】若口干舌燥、咳嗽痰稠,可加玉竹 10g、浮海石 10g、海蛤粉 10g,以清热生津、化痰散结;若痰中血多,加藕节炭 10g、白茅根 15g、白芨 10g,以凉血止血。

【注意事项】咳嗽痰多,色白而黏稠,舌质红苔黄,脉数者禁用。

三、二陈汤(《太平惠民和剂局方》)合三仁汤(《温病条辨》)加减

【组成】陈皮 6g、半夏 10g、茯苓 12g、生薏仁 30g、白蔻仁 10g、杏仁 10g、滑石 10g、竹叶 6g、厚朴 6g、甘草 6g。

【用法】水煎剂。

【功效】健脾祛湿,化痰散结。

【主治】痰多咳嗽,胸闷纳呆,大便溏薄,神疲乏力,面色㿠白,舌质淡胖,苔白腻,脉濡或滑。

【方解】半夏、橘红皆以陈久者良,而无过燥之弊,不仅相辅相成,增强燥湿化痰之力,而且体现治痰先理气,气顺则痰消之意;加以茯苓健脾渗湿,渗湿以助化痰之力,健脾以杜生痰之源。杏仁宣利上焦肺气,气行则湿化。白蔻仁芳香化湿,行气宽中,畅中焦之脾气;薏苡仁甘淡性寒,渗湿利水而健脾,使湿热从下焦而去。滑石、通草、竹叶甘寒淡渗,加强利湿清热之功,厚朴行气化湿,散结除满。

【加减】若气促痰多,加瓜蒌仁 30g、浙贝母 10g、黄芪 20g,以补肺益气,化痰止咳;若厌食溏泻,加木香 10g、砂仁 6g、焦三仙各 12g,以健脾消积和胃。

【注意事项】咳嗽少痰,气短,神疲乏力,面色苍白,自汗或盗汗,舌质红,苔薄白,脉细弱者禁用。

四、血府逐瘀汤(《医林改错》)加减

【组成】柴胡 6g、赤芍 12g、枳壳 12g、当归 15g、生地 15g、桃仁 9g、丹参 20g、红花 3g、生黄芪 15g、青陈皮各 5g、桔梗 3g、白花蛇舌草 30g、干蟾皮 12g、石见穿 15g、甘草 6g。

【用法】水煎剂。

【功效】活血化瘀,理气止痛。

【主治】胸部疼痛,刺痛固定,肌肤甲错,舌质紫黯或有瘀斑、瘀点,脉涩。舌质暗或瘀斑瘀点,苔薄腻或薄黄腻,脉细涩或弦结代。

【方解】方中桃仁破血行滞而润燥,红花活血祛瘀以止痛;赤芍、川芎助君药活血祛瘀;牛膝活血通经,祛瘀止痛,引血下行;黄芪补肺气,气行则血行;生地、当归养血益阴,清热活血;桔梗、枳壳,一升一降,宽胸行气;柴胡疏肝解郁,升达清阳,与桔梗、枳壳、青陈皮同用,尤善理气行滞,使气行则血行;白花蛇舌草、干蟾皮清热解毒,配合石见穿行气散瘀;桔梗并能载药上行,兼有使药之用;甘草调和诸药,亦为使药。合而用之,使血活瘀化气行,则诸症可愈。

【加减】若胸、胁疼痛明显,可加瓜蒌 15g、黄连 6g、半夏 6g,以化痰散结、行气止痛;若伴有心慌、胸闷,心前区闷疼不适,可加丹参 30、川芎 10g、赤芍 15g、降香 10g、檀香 6g,以加强行气活血止痛之功。

五、凉膈散(《太平惠民和剂局方》)加减

【组成】连翘 20g、栀子 15g、黄芩 15g、薄荷 6g、大黄 6g(后下)、芒硝 10g(冲服)、淡竹叶 10g、生甘草 6g。

【用法】水煎剂。

【功效】清上泄下,泻火通便。

【主治】烦躁口渴,胸膈烦热,咳痰黄稠,气促胸闷,大便干结,小便短赤,舌苔黄腻,脉弦滑。

【方解】方中连翘轻清透散,长于清热解毒,清透上焦之热;黄芩清透上焦之热,清透胸膈之热;栀子清利三焦之热,通利小便,引火下行;大黄、栀子泻下通便;薄荷清利头目、利咽;竹叶清上焦之热。

【加减】若痰热重,加胆南星 6g、桑白皮 15g、鱼腥草 15g、浙贝母 15g,以清热解毒、化痰散结;若发热明显,加生石膏 30g、知母 20g、生地 12g、当归 15g,以清热泻火、滋阴。

六、兰州方(裴正学教授经验方)

【组成】党参 15g、太子参 15g、北沙参 15g、人参须 15g、生地 12g、山药 10g、山茱萸 20g、桂枝 10g、白芍 15g、麦门冬 12g、五味子 3g、浮小麦 30g、炙甘草 6g,大枣 4枚。

【用法】水煎剂。

【功效】扶正固本,健脾补肾。

【主治】联合放、化疗,治疗放、化疗后患者的神疲、乏力、白细胞及血小板减少。

【方解】人参须、北沙参、党参、太子参为方中之主药,亦为君药,益气健脾,扶正固本,以补后天之本;生地、山药、山茱萸为六味地黄汤之三味补药,补肾滋养,大补先天之本;麦门冬、五味子益气敛阴;桂枝、白芍、甘草、大枣为桂枝汤,能外调营卫,内安脏腑。甘草、大枣、浮小麦为甘麦大枣汤之组成,具有益气安神、养血补心之功效。

七、肺积丸(薛文翰主任医师经验方)

【组成】北沙参 15g、党参 15g、麦门冬 12g、五味子 3g、桑白皮 15g、百合 10g、白花蛇舌草 15g、白芨 6g、瓜蒌仁 30g、浙贝母 12g、夏枯草 15g。

【用法】水煎剂。

【功效】益气养阴,化痰止咳。

【主治】治疗肺癌患者气阴两虚、痰热内阻,症见咳嗽、咳痰,气短、乏力等。

【方解】方中鱼腥草、桑白皮、浙贝母、瓜蒌清肺化痰,五味子补肾纳气、敛肺止咳;沙参、麦门冬、百部润肺止咳、养阴生津;党参益气健脾和胃;白花蛇舌草、鱼腥草、浙贝母等均有消散痈肿、散结消瘤的作用,是中医肿瘤临床的常用药物;加入并重用甘寒之百合以养阴润肺止咳;全方在清热的同时又能滋养肺阴,既扶正又祛邪。

【加减】若痰热重,加胆南星 6g、桑白皮 15g,以清热解毒、化痰散结;若发热明显,加生石膏 30g、知母 20g、生地 12g、当归 15g,以清热泻火、滋阴。

第二节　常用中成药

一、华蟾素注射液

【功效】解毒,消肿,止痛。

【适应证】用于中、晚期肿瘤,慢性乙型肝炎等症。

【用法】肌内注射,2~4ml(2/5~4/5 支)/次,2 次/日;静脉滴注,1 次/日,10~20ml(2~4 支)/日,用 5% 的葡萄糖注射液 500ml 稀释后缓缓滴注,用药 7d,休息 1~2d,四周为 1 疗程。

二、鸦胆子油乳注射液

【功效】抗癌。

【适应证】用于肺癌、肺癌脑转及消化道肿瘤。

【用法】静脉注射,10~30ml/日,1 月为一个疗程,使用时加生理盐水 250ml,稀释后立即使用。

三、康莱特注射液

【功效】益气养阴、消癥散结。

【适应证】适用于不宜手术的气阴两虚、脾虚湿困型原发性非小细胞肺癌及原发性肝癌。配合放、化疗有一定的增效作用。对中晚期肿瘤患者具有一定的抗恶病质和止痛作用。

【用法】静脉注射,每日一次,每次 200ml,21d 为 1 疗程,间隔 3~5d 后可进行下一疗程。联合放、化疗时,可酌减剂量。

（单金姝 安跟会）

第二章
鼻咽癌

鼻咽癌是中国常见的恶性肿瘤之一,其中华南地区发病率最高。鼻咽癌在中国南方尤其是两广地区是高发肿瘤,广西是仅次于广东的鼻咽癌高发区。据WHO统计,全世界80%以上的鼻咽癌病例发生在中国。鼻咽癌主要的治疗手段是放射治疗,对早期患者的治疗效果显著,5年总体生存率高达80%以上,但是由于鼻咽部较隐蔽,早期鼻咽癌患者症状不明显,大多数(70%以上)鼻咽癌患者就诊时已属中晚期,另一原因是鼻咽癌绝大多数属低分化或未分化鳞状细胞癌,恶性程度高,容易出现远处转移,因此尽管放疗设备和放疗技术不断更新,晚期鼻咽癌平均5年生存率仍然徘徊在40%~50%,治疗失败的主要原因是局部复发(高达24%~42%)和远处转移(高达37%~48%)。而且中国鼻咽癌患病情况、病理类型、经济情况及人种与欧美等鼻咽癌低发地区存在很大的差异,因此针对中国鼻咽癌治疗的特殊性,制定更适合中国鼻咽癌治疗共识,对临床医师更具有指导意义。

根据其临床表现和古代医籍的描述可归属于 "鼻渊""控脑砂""耳鸣证""上石疽""失荣"等范畴。

第一节　经方验方

一、清金化痰汤(《统旨方》)加减

【组成】黄芩 12g、栀子 12g、桔梗 12g、麦门冬 15g、桑白皮 15g、贝母 12g、知母 12g、瓜蒌仁 15g、橘红 3g、茯苓 15g、甘草 6g。

【用法】水煎剂。

【功效】清肺利鼻,除痰散结。

【主治】热痰壅肺,咳嗽,咯痰黄稠,舌质红,苔黄腻,脉濡数。

【方解】方中橘红理气化痰,使气顺则痰降;茯苓健脾利湿,湿去则痰自消;更以瓜蒌仁、贝母、桔梗清热涤痰,宽胸开结;麦门冬、知母养阴清热,润肺止咳;黄芩、栀子、桑白皮清泻肺火,甘草补土而和中。故全方有化痰止咳,清热润肺之功。适用于痰浊不化,蕴而化热之证。

【加减】鼻塞涕多者,可加辛夷花、白芷;涕血者,宜加白茅根、茜草根以凉血止血。

【注意事项】非痰热证者禁用。

二、清气化痰丸(《医方考》)加减

【组成】陈皮 6g、杏仁 12g、枳实 12g、黄芩 15g、瓜蒌仁 15g、茯苓 15g、胆南星 15g、制半夏 15g。

【用法】水煎服。

【功效】调和脾胃,祛痰散结。

【主治】痰热咳嗽,痰稠色黄,咯之不爽,胸膈痞闷,甚则气急呕恶,舌质红,苔黄腻,脉滑数。

【方解】方中胆南星苦凉、瓜蒌仁甘寒,均长于清热化痰,瓜蒌仁尚能导痰热从大便而下,二者共为君药;制半夏虽属辛温之品,但与苦寒之黄芩相配,一化痰散结,一清热降火,既相辅相成,又相制相成,共为臣药;治痰者当须降其火,治火者必须顺其气,故佐以杏仁降利肺气以宣上,陈皮理气化痰以畅中,枳实破气化痰以宽胸,并佐茯苓健脾渗湿以杜生痰之源。

【加减】颈部肿块硬实者,可选加虻虫、土鳖、红花、桃仁、泽兰等以破血逐瘀散结。

三、和荣散坚丸(《医宗金鉴》)加减

【组成】川芎 10g、白芍 15g、当归 10g、茯苓 15g、熟地 15g、陈皮 6g、香附 10g、桔梗 10g、白术 10g、人参 15g、甘草 6g、昆布 15g、贝母 12g、升麻 15g、红花 10g、夏枯草 15g。

【用法】水煎服。

【功效】调和营血,扶正祛邪。

【主治】和荣血,散坚开郁。主失荣证。肿块多生于耳前后或肩项,初起状如痰核,推之不动,坚硬如石,皮色如常,日渐长大。

【方解】方用当归、熟地、人参、白术、茯苓和荣补虚,贝母、昆布、陈皮祛痰散结软坚,川芎、白芍、香附、红花调理气血、活血化瘀,桔梗、升麻载药上行。全方和荣补虚与散结攻坚。

【加减】肾阳亏损,眩晕耳鸣,腰膝痠软,潮热盗汗者,可选加山萸肉、旱莲草、女贞子、枸杞、菟丝子等;肾阳不足,四肢冰冷,眩晕耳鸣,小便清长,夜睡梦多者,可选加熟附片、肉桂、补骨脂、益智仁等。

第二节 常用中成药

一、鼻咽清毒剂
【功效】清热解毒,消肿散结。
【用法】每次 20g,每日 2 次,30d 为 1 疗程。

二、小金丹
【功效】行气活血、化瘀通滞。
【用法】每次 1.5~3g,每日 2 次。

三、犀黄丸
【功效】清热解毒,活血止痛,化痰散结。
【用法】每次 3g,每日 2 次。

四、六味地黄丸
【功效】滋阴补肾。
【用法】每服 6g,每日 3 次。

五、六神丸
【功效】清热解毒,散结止痛。
【用法】成人一次 10~20 粒,每日 1~3 次。

六、消瘰丸
【功效】清热滋阴,化痰散结。
【用法】每服 9g,每日 2~3 次,亦可水煎服,用量按原方比例酌减。

(单金妹　安跟会)

第三章
口腔癌

　　广义的口腔癌包括唇癌、口内癌和口咽癌,狭义的口腔癌指口内癌,其范围以唇内侧黏膜为其前界,后界为咽环,即以硬、软腭的分界线为上缘,沿两侧舌腭弓向下,并以舌的轮廓乳头线为下缘所形成的环形入口,其中包含有颊黏膜、上下颌牙龈、舌活动部、口底以及磨牙后区。本文所指的口腔癌为广义口腔癌。据估计,全球口腔癌年新发病例数约 274000 例,约占全身各部位恶性肿瘤的 2.5%以下,约占头颈部癌的 24%左右。国内口腔癌的发病情况缺乏大规模的发病情况的资料。据估计,口腔癌从未进入前 10 位常见恶性肿瘤,其中男性发病率约为 4/10 万,女性为 2/10 万,为口腔癌发病较低的国家。但是,中国台湾地区是口腔癌的高发地区之一,据 1997 年的资料统计,发病率为 8.56/10 万(男女分别为 14.67/10 万、2.11/10 万)。口腔癌有 90%发生>45 岁,确诊时年龄的中位值在 60 岁左右,可能与人体长期暴露的致癌因素累积作用有关。近年来的资料表明,口腔癌有低龄化的趋势。

　　中医学并无口腔癌的诊断,根据其临床表现,归属于中医"疮疡""口疮""口糜""口疳""猫眼疮""唇风""茧唇"等范畴,口疮最早见于《黄帝内经》。《素问·气交变大论》中曰:"岁金不及,炎火乃行……民病口疮。"《素问·五常政大论》也说:"少阳司天,火气下临,肺气上从……鼻窒口疮。"从运气的角度提出了口疮的病因病机,但没有对口疮做出解释。巢元方的《诸病源候论》中提出了三种口疮:热病口疮、伤寒口疮和时气口疮。说明了口疮的病因病机有脾热上冲、伤寒化热上冲、时邪毒气熏于上焦。《太平圣惠方·第三十六卷》中有一段对口舌生疮的解释:"夫手少阴心之经也,心气通于舌,足太阴脾之经也。脾气通于口,腑有热,乘于心脾,气冲于口与舌,故令口舌生疮也。诊其脉浮,则为阳,阳数者口生疮也。"

第一节　经方验方

一、清胃散(《脾胃论》)加减

【组成】生地黄 6g、当归 6g、牡丹皮 9g、黄连 6g、升麻 9g。

【用法】水煎服。

【功效】清胃降火,通腑泄热。

【主治】溃疡大小不等,圆或椭圆形,可由小米粒到绿豆或黄豆大小,溃疡数目较多,可融合成片,周围可红肿高起,中央凹陷,局部灼热疼痛,心烦失眠,焦虑不安,便干尿赤;舌质舌尖偏红而干,苔黄腻,脉弦细数。

【方解】方用苦寒泻火之黄连为君,直折胃腑之热。臣以甘辛微寒之升麻,一取其清热解毒,以治胃火牙痛;一取其轻清升散透发,可宣达郁遏之伏火,有"火郁发之"之意。黄连得升麻,降中寓升,则泻火而无凉遏之弊;升麻得黄连,则散火而无升陷之虞。胃热盛已侵及血分,进而耗伤阴血,故以生地凉血滋阴;丹皮凉血清热,皆为臣药。当归养血活血,以助消肿止痛,为佐药。升麻兼以引经为使。诸药合用,共奏清胃凉血之效,以使上炎之火得降,血分之热得除,于是循经外发诸症,皆可因热毒内彻而解。

二、导赤散合泻黄散(《小儿药证直诀》)加减

【组成】藿香叶 15g、山栀仁 15g、石膏 20g、生地黄 15g、通草 6g、生甘草梢 6g。

【用法】水煎服。

【功效】清心泻脾,导热下行。

【主治】溃疡大小不等,圆或椭圆形,可由小米粒到绿豆或黄豆大小,溃疡数目较多,可融合成片,周围可红肿高起,中央凹陷。局部灼热疼痛,心烦失眠,焦虑不安,便干尿赤。舌质舌尖偏红而干,苔黄腻,脉弦细数。

【方解】方中生地黄、山栀子清热凉血,生地黄兼能养阴;石膏清热泻火;木通清心降火,利水通淋;生甘草和胃清热,通淋止痛。诸药相合,既能清热凉血,又利水通淋。由于利水与益阴并重,所以利水而不伤阴。

三、甘草泻心汤(《伤寒论》)加减

【组成】生甘草 10g、黄连 10g、黄芩 10g、清半夏 10g、生姜 3 片、土茯苓 15g、白花蛇舌草 20g、苦参 10g、白芷 10g。

【用法】水煎服。

【功效】健脾益气,清化湿热。

【主治】口疮常见于口唇、舌下及咽部,其滋水淋淋,反复发作;口苦咽痛,腹泻肠鸣,乏力,纳呆,胃脘堵闷,知饥不食,食则腹胀。舌质红,舌体胖,舌苔黄腻或白腻。脉濡细。

【方解】方中白花蛇舌草清热解毒、消肿散结;黄芩、黄连清热泻火;土茯苓、苦参清热利湿;白芷消肿排脓;甘草调和诸药,兼以清热解毒。

四、知柏地黄汤(《医宗金鉴》)加减

【组成】熟地黄 24g、山茱萸 12g、干山药 12g、泽泻 9g、茯苓 9g(去皮)、丹皮 9g、知母 24g、黄柏 24g。

【用法】水煎服。

【功效】滋阴清热,降火敛疮。

【主治】溃疡大小不等,多为米粒大小,渗出少,基底平,色淡稍红,周围微红,易反复发作,心烦口渴,不欲多饮,手足心热,盗汗,心悸,失眠,便干;面色潮红,唇红干,舌质偏红,苔薄黄而干,脉沉细。

【方解】方中重用熟地黄滋阴补肾,填精益髓;知母、黄柏滋阴清热为君药。山茱萸补养肝肾,并能涩精,取"肝肾同源"之意;山药补益脾阴,亦能固肾,共为臣药。三药配合,肾肝脾三阴并补,是为"三补",但熟地黄用量是山萸肉与山药之和,故仍以补肾为主。泽泻利湿而泄肾浊,并能减熟地黄之滋腻;茯苓淡渗脾湿,并助山药之健运,与泽泻共泻肾浊,助真阴得复其位;丹皮清泄虚热,并制山萸肉之温涩。

第二节　常用中成药

一、苦参注射液

【功效】清热解毒。

【适应证】用于口腔癌之脾虚湿热证。

【用法】静脉注射,每日 1 次,每次 10~30ml,一个月为 1 疗程,使用时加生理盐水 250ml,稀释后立即使用。

二、康莱特注射液

【功效】益气养阴,消癥散结。

【适应证】用于口腔癌之阴虚火旺。

【用法】缓慢静脉滴注 200ml，每日 1 次，21d 为 1 疗程，间隔 3~5d 后可进行下一疗程。联合放、化疗时，可酌减剂量。

（单金妹　安跟会）

第四章
食管癌

　　食管癌是发生在食管上皮组织的恶性肿瘤,占所有恶性肿瘤的2%。全世界每年约有20万人死于食管癌。发病情况在不同国家相差悬殊,即使在同一国家的不同地方或不同民族之间也可有明显差异。中国是食管癌高发区,在各种恶性肿瘤的死亡率中,以食管癌居首位的有豫(占40.55%)、苏、赣、冀、陕、皖、川、鄂和北京9个省、市,年平均死亡率为15.59/10万,其中以云南省最低(1.05/10万),河南省最高(32.22/10万),两者相差31倍。发病年龄多在40岁以上,男性多于女性。近年来40岁以下发病者有增长趋势。

　　食管癌属中医"噎膈""翻胃""胃反"范畴。《素问·阴阳别论》曰:"三阳结,谓之膈。"三阳者,大肠、小肠、膀胱也。结,谓结热。大肠主津,小肠主液。大肠热结则津涸,小肠热结则液燥。膀胱为州都之官,津液藏焉,膀胱热结则津液竭。然而三阳何以致热结?皆肾之病也。肾水既干,阳火偏胜,熬煎津液,三阳热结,则前后闭涩。下即不通,必反于上,直犯清道,上冲喉咽,所以噎食不下也。隔者,格也。阳格于外,不与阴气相荣,阴阳离绝之候也。《素问·通评虚实论》曰:"膈塞闭绝,上下不通,则暴忧之病也。"《素问·风论》曰:"胃风之状,颈多汗恶风,食饮不下,高塞不通,腹善满,失衣则慎胀,食寒则泄,诊形瘦而腹大。"《伤寒论·辨脉法》曰:"食卒不下,气填于膈上也。"《金匮要略·呕吐哕下利》曰:"诸呕吐,谷不得下者,小半夏汤主之。"《景岳全书·杂证噎膈》曰:"噎膈一证,必以忧愁思虑、积劳积郁或酒色过度而成。"《丹溪心法·翻胃》曰:"翻胃乃噎膈之渐……年高者不治,粪如羊屎者,断不可治,大肠无血故也。"又曰:"膈、噎、胃反之病,得之七情六淫,遂有火热上炎之化,多升少降,津液不布,积而为痰为饮,积成其热,血液衰耗,胃脘干槁,其槁在上,近咽之下,水饮可行,食物难入,入亦不多,名之曰噎膈。"《证治准绳·噎》曰:"噎谓饮食入咽而阻滞不通,梗涩难下,有下者,有不得下者,有吐者,有不得吐者,故别之门……噎病喉中如有肉块,食不下用昆布二两。"《诸病源候论·噎候》曰:"此由肺气冷而不理,津液涩少而不能传行饮食,故饮食入则噎塞不通,故谓之食噎,胸内痛,食不下,是故噎也。"又曰:"营卫俱虚,血气不足,停水积饮,在胃脘即藏冷,藏冷则脾不磨而宿食不化,其气逆而成反胃。王冰曰:食不得入是有火,食入反出是无火。"《医宗金鉴·杂病心法要诀》:【方歌】"三阳结热伤津液,干枯贲出魄不通,贲门不纳为噎膈,出门不放翻胃成,二证留连传导隘,魄门应自涩于行,胸痛便硬如羊粪,吐沫呕血命难生。"

经方验方

一、资生汤(《医学衷中参西录》)加味

【组成】生山药 30g、玄参 15g、白术 15g、生地 15g、鸡内金 10g、牛蒡子 10g、党参 10g、生龙牡 15g、三棱 10g、莪术 10g。

【用法】水煎服。

【功效】养心安神,资生化源。

【主治】饮食减少或吞咽困难,或咽中如有物梗,身热消瘦,气短乏力,心悸健忘,口燥咽干,咳喘吐黏液痰,舌质红,脉虚弱。

【方解】心脾郁,心血不得畅通而伤脾,脾与胃一气贯通,脾伤则不能助胃纳谷消食。故健脾为其核心,脾健则能统血而养心,血统则生化资也。本方中山药为君,以滋胃之阴,胃阴充足自能纳食;而白术、鸡内金健脾之阳,脾土健壮,自能助胃,且鸡内金化积消食,健脾助胃,一举两得,二药为臣,相得益彰。玄参、生地、党参养阴补气,以退上焦之浮热,且可通肾气行相火以归元;三棱、莪术、生龙牡以入阴分而行气活血,祛瘀软坚;牛蒡子体滑气香,引药上行,能润肺利肺,与玄参、山药相伍止咳定喘以安肺脏,为使药。全方健脾滋阴,以资脾胃化源而助脾气,使脾能生血统血,达到养心安神之功。

【加减】气分虚自汗者,加当归 10g、黄芪 30g 以补气建中;妇人月经不调者加丹参 10g、当归 10g 祛瘀生新;喘咳甚者配山药加山萸肉 10g、五味子 10g,以补肾纳气定喘;心悸失眠多梦者加生龙牡至 20g、茯神 10g,以安神定志;若肌肤甲错,面不华色者,加桃仁 10g、红花 10g,以活血行气,助三棱、莪术破瘀血。

【适应证】本方适用于肺结核、肺心病、慢性肾炎、肾结核、胃肠功能紊乱及妇人

癥病等症。主治因阴虚产生的一切慢性消耗性疾病之发热者。

二、八珍汤(《正体类要》)合大黄䗪虫丸(《金匮要略》)加减

【组成】党参 6g、白术 3g、茯苓 6g、甘草 3g、阿胶 6g(烊化)、生地 10g、当归身 6g、赤白芍各 6g、生大黄 10g、黄芪 10g、木香 3g、陈皮 6g、桃仁 10g、杏仁 10g。

【用法】水煎服。

【功效】缓中补虚,活血化瘀。

【主治】吞咽困难或咽喉气阻,饮食不下,大便结如羊粪,呕吐痰涎,两胁胀痛如刺,腹胀腹满,午后潮热,肌肤甲错,面色晦暗或㿠白,小便不利,女子闭经,阴道瘙痒,舌质青紫,脉涩。

【方解】方中四君四物虽是治本之药,但遵补中益气之法,有"轻以取实"之义,且病源虚损,但标证突出,虚不受补,故八珍汤缓中补虚,斡旋中州,益气养血。本方中大黄下瘀血,破积聚而消瘀血,推陈出新,调中化食,畅和气机而和血脉为君药;生地、白芍、甘草、阿胶、杏仁、桃仁等药借八珍汤之力生血益气,缓中补虚,祛瘀生新,以达到治疗目的。黄酒性温,用之有行散通络、活血祛瘀之功效。

【加减】

1.若气短喘息者,肺气伤,而肾命不纳,方中加桔梗 6g、山萸肉 10g,以收敛气分之耗散,山萸肉补少火以培先天之气。

2.若寒热往来,咽干或神昏健忘者,加麦芽 10g、黄芩 6g、干姜 6g、人参 10g,以助脾阳而升胃气,则寒热自清,头脑为之清爽。

3.胁下满胀或兼疼者,加生龙牡 10g、当归 6g、桂枝 10g,治胸中大气下陷,又兼气分郁结,经络瘀阻者,桂枝通络配当归以活血,龙牡重而升中有降,以达调和之义。

4.若胸胁胀满,不能饮食者,加桂枝 6g、白术 6g、厚朴 6g,以培脾舒肝,脾主升清则运津液上达,胃主降浊,运糟粕下行,柴胡、桂枝为舒肝之妙品。

5.身疼,腰困者,加丹参 10g、当归 6g、制乳没各 3g,以活血行气止痛,助方中黄芪补元气以通行气血。《本经》云:白术、甘草可利腰脐间血,以缓急止痛。

【适应证】本方现代研究具有扩张周围血管、调血液微循环、镇静镇痛、抗炎、解除平滑肌痉挛的作用,可治疗循环系统之大动脉炎、血栓性脉管炎、脑血栓形成、心力衰竭、雷诺氏病等。对消化系统之肝硬化腹水、胃痉挛、慢性肝炎及多发性神经根炎、男子前列腺肥大、精索静脉曲张。附睾炎、妇女之慢性盆腔炎、痛经、闭经等病症有较好的疗效。适应于食管、胃癌中晚期、肝癌患者失去手术机会者。

三、生脉散(《医学启源》)合六味地黄汤(《小儿药证直诀》)

【组成】生熟地各 30g、山药 10g、山萸肉 20g、牡丹皮 15g、茯苓 10g、泽泻 10g、人参 15g、西洋参 15g、麦门冬 20g、五味子 10g。

【用法】水煎服。

【功效】益气生津,敛阴固脱,补肾阴,降胃火。

【主治】吞咽困难或咽喉气阻,饮食不下,大便结如羊粪,呕吐痰涎,或呕吐剧烈,双目红痛如肿,口渴不欲饮水,食入即吐,时躁时静,舌无苔而有芒刺,脉数细。

【方解】方中人参、西洋参甘温,即大补脾肺之气,又生津液为君;麦门冬甘寒,养阴清热,润肺生津,与人参相合,气阴双补为臣;五味子为佐,收敛肺气而固脱。方中一补一润一敛,既补气阴之虚,又敛气阴之散,使气复津生,脉气得充,故曰"生脉"。六味地黄汤以益火之源以消阴翳。

四、金匮肾气丸(《金匮要略》)加减

【组成】生熟地各 15g、山药 15g、山萸肉 15g、泽泻 10g、牡丹皮 10g、茯苓 10g、桂枝 6g、炮附片 3g、枸杞 15g、仙灵脾 6g、海藻 10g。

【用法】水煎服。

【功效】补阴助阳,交通心肾。

【主治】四肢逆冷,或神烦气粗,五心烦热,口干咽燥而颧红,心悸气短,疲乏无力,头晕汗出,精神差,女子月经不调,男子遗精早泄,小便不利,或点滴不出,或小便失禁,或尿时眩晕,伴头昏耳鸣,胸闷气短,苔白,脉沉细。

【方解】方中生熟地养血填精为君,配山药、山萸肉滋阴以济阳,辅以少量桂枝、附子温补肾中之阳,意在微微生火,使肾阴得化而令肾气徐徐而生,阴阳互根,所谓"少火生气"。正如张景岳所说:"善补阳者,必于阴中求阳,阳得阴助则生化无穷。"牡丹皮泄炎上之虚火而制温补太过,配生地以荣阴血。泽泻利湿渗浊,与茯苓相合而利水道,且泽泻制地黄之滋腻,而茯苓助山药以健脾。山萸肉补肾敛肝,配牡丹皮使命火寓静。枸杞、仙灵脾养心而引心火下济肾阳。加海藻者本为仲景利小便之法,可妙加于此处。笔者常在甲状腺癌出现小便不利者加之,每每收效,且海藻咸能润下,寒能泻热利水,善使湿热之邪从小便出。全方补中寓泻,补阴助阳,水火并济,补而不腻,以生肾气。

【加减】

1.腰痛甚而下肢浮肿者,加车前子、怀牛膝以引火归元,壮腰健肾,利水消肿。

2.若口渴、心悸、烦躁、有热者,前方减枸杞、仙灵脾,加知母 10g、黄柏 6g,以壮水

之主,以制阳光。

3.若喘息气短,张口抬肩,为肺气不降,金水不生,加麦门冬 15g、五味子 10g,以补肾敛肺而纳气。

4.若四肢浮肿,胸闷气短,头目眩晕者,方中加党参 10g、白术 15g、茯苓 20g、桂枝 15g,为苓桂术甘汤法,以温化痰饮。

（单金姝　安跟会）

第五章
胃 癌

胃癌是发生于胃黏膜上皮细胞的恶性肿瘤,可分为早期胃癌和进展期胃癌。早期胃癌是指癌组织浸润深度限于胃黏膜层内或黏膜下层的胃癌,而不论癌的大小及淋巴结转移;进展期胃癌是指癌组织浸润到黏膜下层以下的胃癌。是世界范围内最常见恶性肿瘤之一,仅次于肺癌、乳腺癌和肠癌之后,位居第4位,为消化系恶性肿瘤之首。国外文献统计胃癌占消化道肿瘤的50%,国内报道占62%。20年来,胃癌男女发病率均呈下降趋势。胃癌约70%发生在40~60岁之间,男性发病率高于女性,男女之比为3.6:1。胃癌是中国最常见的恶性肿瘤之一,2010年卫生统计年鉴显示,2005年胃癌死亡率占中国恶性肿瘤死亡率的第3位。胃癌的发生是多因素长期作用的结果。胃癌的发生主要与幽门螺杆菌感染、环境和饮食因素、遗传因素、癌前病变和癌前状态等因素有关,为多步骤、多因素进行性发展过程。

胃癌作为现代医学中的疾病概念,在祖国传统医学中虽然没有明确记载,但是人们对它的认识却古来有之。根据其临床表现,胃癌可归属于中医"胃脘痛""反胃""噎膈""积聚"等所描述的疾病特征。如《灵枢·邪气脏腑病形》曰:"胃病者,腹月真胀,胃脘当心而痛……膈咽不通,食饮不下。"这与胃癌的表现极其相似。又曰:"心脉……微缓为伏梁,在心下,上下行,时唾血。"张仲景《金匮要略》谓:"朝食暮吐,暮食朝吐,宿谷不化,名曰反胃。脉紧而涩,其病难治。"《丹溪心法·翻胃》曰:"噎膈、反胃,名虽不同,病出一体,多由气血虚弱而成。"提出了"反胃""噎膈"是以进食不畅、或食入即吐为主要表现,与胃癌后期贲门梗阻所表现的症状相同。张锡纯在《医学衷中参西录》胃肠病门的"噎嗝"中首次提到胃癌一词,"至西人则名为胃癌,所谓癌者,如山石之有岩,其形凸也。"这里指出噎嗝即贲门癌。《难经》"心之积日伏梁"指腹部肿块,如梁架于下,令人食少肌瘦,相当于现代的胃体癌。

经方验方

一、香砂六君子汤(《古今名医方论》)加减

【组成】党参 10g、白术 10g、茯苓 12g、甘草 6g、半夏 6g、陈皮 6g、木香 6g、草豆蔻 6g、桂枝 10g、白芍 20g、丹参 10g。

【用法】水煎服。

【功效】健脾益气,温胃止痛。

【主治】胃痛时轻时重,喜暖喜按,得食则减,时有恶心、便溏,舌胖淡,苔薄白,脉沉细滑。

【方解】方中党参甘温扶脾养胃,补益中气,使脾胃健旺,增进运化力,资生气血;白术苦温,能健脾燥湿,扶助运化;茯苓甘淡,助白术健脾利湿;陈皮、半夏,理气健脾,燥湿化痰;桂枝、白芍温中补虚,缓急止痛;炙甘草甘温,补中和胃作为使药。

【加减】若胃脘冷痛、畏寒肢冷等阳虚表现,可加入黄芪、香附、高良姜、肉桂等。

二、叶氏养胃汤加减(裴正学教授经验方)

【组成】北沙参 30g、麦门冬 10g、玉竹 10g、石斛 10g、丹参 10g、木香 6g、草豆蔻 6g、白芍 10g、枳实 10g、元胡 10g、川楝子 20g、白花蛇舌草 20g、半枝莲 20g、石见穿 10g、八月札 10g。

【用法】水煎服。

【功效】养阴益胃。

【主治】口干而不思饮食,全身困乏,骨蒸潮热,五心烦热、多汗、消瘦、衰弱,面目晦暗,舌绛无苔,舌体胖大,脉细数。

【方解】北沙参、麦门冬、玉竹、石斛益气养阴、润燥和胃;丹参、元胡、川楝子活血行气止痛;白芍缓急止痛,枳实、木香、草豆蔻温中和胃理气;白花蛇舌草、半枝莲清热解毒,石见穿、八月札化瘀散结。

【加减】若有面色无华、头晕、目眩等,可加入当归、白芍等以养血补血。

三、二陈汤(《太平惠民和剂局方》)合参苓白术散(《太平惠民和剂局方》)加减

【组成】党参 12g、白术 12g、茯苓 12g、半夏 6g、陈皮 6g、白扁豆 6g、甘草 6g、桔梗 6g、莲子 6g、砂仁 6g、山药 15g、薏苡仁 30g。

【用法】水煎服。

【功效】健脾和胃,燥湿化痰。

【主治】胸脘痞闷,恶心纳呆,呕吐痰涎,身困神倦,四肢乏力,口不渴或呕恶纳呆,便溏,肢重嗜卧,舌淡胖,苔滑腻,脉滑或缓弦滑。

【方解】本方是在四君子汤基础上加山药、莲子、白扁豆、薏苡仁、砂仁、桔梗而成。四君子汤以补气为主,为治脾胃气虚的基础方;山药补脾健脾,白扁豆、薏苡仁健脾渗湿,桔梗行气理肺,并有保肺之效,是治疗脾虚湿盛证及体现"培土生金"治法的常用方剂。

四、金小合剂(裴正学教授经验方)加减

【组成】元胡 10g、川楝子 20g、丹参 10g、木香 10g、草豆蔻 6g、焦三仙各 10g、夏枯草 15g、海藻 10g、昆布 10g、三棱 10g、莪术 10g、制没乳各 3g、白花蛇舌草 20g、半枝莲 20g、石见穿 10g、八月札 10g。

【用法】水煎服。

【功效】行气止痛。

【主治】脘腹闷痛,走窜不定,痛无定处,少腹包块,攻撑作痛,腹胀胁痛,舌淡黯,脉弦。

【方解】方中元胡、川楝子行气止痛,配以丹参活血化瘀,瘀血祛而不伤阴,增强止痛之功效;木香、草豆蔻行气和胃,配合焦三仙健脾消食,增强脾胃运化功能;胃脘疼痛久治不愈者,多有血分瘀滞,积聚成形,以乳香、没药活血化瘀止痛,三棱、莪术行气破血,海藻、昆布软坚散结;石见穿、八月札合用可清热利湿,散结消肿;半枝莲、白花蛇舌草清热解毒,以清胃肠瘀热。

五、失笑散(《太平惠民和剂局方》)合丹参饮(《时方歌括》)加减

【组成】丹参 10g、炒蒲黄(包煎)10g、五灵脂 15g、檀香 15g、砂仁 6g、枳壳 20g、党参 12g、茯苓 12g、甘草 3g。

【用法】水煎服。

【功效】活血化瘀,理气止痛。

【主治】胃脘疼痛,痛如针刺刀割,痛有定处,按之痛甚,食后加剧,入夜尤甚,或见吐血、黑便,舌质紫暗或有瘀斑,脉涩。

【方解】方中丹参、五灵脂、蒲黄活血化瘀止痛,檀香、砂仁行气和胃除胀;党参、茯苓益气健脾;甘草和里缓急,调和诸药。

六、乌梅合剂(裴正学教授经验方)合半夏泻心汤(《伤寒论》)加减

【组成】乌梅 4 枚、川椒 6g、干姜 6g、黄连 6g、郁金 6g、丹皮 6g、丹参 10g、白芍

15g、半夏 6g、厚朴 10g、生薏仁 30g、威灵仙 10g、佛手 10g、黄芩 10g、党参 10g、大枣 4 枚、白花蛇舌草 20g、半枝莲 20g、石见穿 10g、八月札 10g。

【用法】水煎服。

【功效】清热燥湿、行气止痛。

【主治】胃痛呈持续性,阵发性加剧,胃脘胀,有烧灼感,兼有恶心、呕吐、腹泻或大便干结,时有发热。舌质红,苔黄厚腻,脉弦滑数。

【方解】方中乌梅味酸能敛虚火,化津液;黄芩、黄连苦寒,清热泻火、消痞;半夏散结消痞、降逆止呕;川椒、干姜温中散邪;郁金、丹参、丹皮活血化瘀、凉血;白芍养血滋阴,以防燥热之药伤阴;热毒之邪导致脾胃气机不利,以厚朴、佛手行气和胃除胀,薏苡仁健脾利湿;热毒日久,脾胃气滞血瘀,以石见穿、八月札清热利湿,散结消肿;半枝莲、白花蛇舌草清热解毒,以清胃肠瘀热;党参、大枣甘温益气,补脾气;甘草调和诸药。

（单金姝　安跟会）

第六章
胰腺癌

　　胰腺癌是常见的消化道恶性肿瘤之一。近年来,无论发达国家和发展中国家,胰腺癌的发病和死亡均呈上升趋势。胰腺癌发病机制不明,吸烟是最为肯定的因素。高脂肪、高动物蛋白、高胆固醇饮食可增加患胰腺癌的危险,多食蔬菜、柑橘类水果、纤维素和维生素 C 可降低患胰腺癌的风险。据美国近年来流行病学资料,胰腺癌的发病率与病死率几乎是 100%,总体 5 年生存期不到 5%。而胰腺癌的中位发病年龄为71 岁,中位死亡年龄为 73 岁,即胰腺癌的生存期不超过 2 年。中国胰腺癌的年龄标准化病死率由 1991 年开始,以年平均增长速度为 4.57% 的速度增长。胰腺癌的特点为起病隐匿,恶性程度高,进展快,预后差,生存率低等。

　　胰腺癌起病特点为疼痛、腹部积块、黄疸、消瘦等,中医对此无专门论述,此内容散见于 "癥瘕积聚""黄疸""伏梁""腹痛""结胸""脾积""癥积""痞块""积证""心痛"等篇章中。《素问·平人气象论》曰:"寸口脉沉而横,曰胁下有积,腹中有横积痛。"《伤寒论·太阳脉证》曰:"病胁下素有痞,连在脐旁,痛引少腹,入阴筋者,此名藏结,死。"《金匮要略·黄疸病脉证》曰:"黄家,日晡发热,而仅恶寒,此为女劳得之;膀胱急,少腹满,身尽黄,额上黑,足下热,因作黑疸,其腹胀为水状,大便必黑,时溏,此女劳之病,非水也,腹满者难治,硝石矾石散主之。"《诸病源候论·黄疸诸候》曰:"气水饮停滞,结聚成癖,因热气相传,则郁蒸不散,故胁下满痛而身发黄,名曰癖黄。"《外台秘要·卷十二》曰:"心腹积聚,久癥癖,块大如罣椀,黄疸,宿食朝起呕变,支满上气,时时腹胀,心下坚结,上来心,傍攻两胁,彻背连胸,痛有常处,绕脐绞痛,状如虫咬。"并且认为脾脏、肝脏与胰腺关系密切。气机不畅,脾湿郁困,郁久化热,湿热蕴结,日久成毒,身目俱黄,形成脾胃湿热;情志郁怒,肝郁气滞,饮食不节,过食厚味,脾失运化,结胸膈痛,形成肝脾瘀结;素宿热毒,耗阴伤血,阴虚内热,血热妄行,心火上炎,形成心脾实热。本病邪重正虚,克伐过胜,正不抗邪,莫过许久,均见危象,此乃重症难医,与现代医学胰腺癌认识有相符之处。目前临床多称胰腺癌为"淬积"。

经方验方

一、胆胰合症方(裴正学教授经验方)

【组成】柴胡 10g、枳实 10g、白芍 12g、茵陈 15~30g、郁金 10g、黄芩 10g、生大黄 6~10g(后下)、丹参 10g、黄连 3g、茯苓 15g、木香 10g、草豆蔻 10g、元胡 20g、川楝子 20g、木香 10g、栀子 10g。

【用法】水煎服。

【功效】清热祛湿,利胆解毒。

【主治】脘腹胀闷,时或疼痛,口苦纳呆,身目俱黄,大便秘结或溏薄,小便短赤,消瘦,发热,舌质红,舌苔黄腻,脉象滑数或濡滑。

【方解】该方以柴胡疏肝散疏肝解郁、行气止痛;三黄泻心汤配合丹参、木香、草豆蔻清热燥湿、和胃降逆;胁痛久治不愈者,多有血分瘀滞,以乳香、没药活血化瘀,元胡、川楝子行气止痛;病久中虚,肠鸣腹泻,以干姜温中散寒、健脾止泻;蒲公英、败酱草清热利湿,以助三黄燥湿和胃之功。

二、香砂六君子汤(《古今名医方论》)加减

【组成】党参 15g、白术 10g、茯苓 12g、炙甘草 6g、地黄 12g、川芎 10g、白芍 15g、当归 15g、黄芪 30g、砂仁 6g、麦芽 15g。

【用法】水煎服。

【功效】益气健脾和胃。

【主治】乏力,纳差,少气懒言,面色无华,畏冷,恶风,易感冒,舌苔白,脉浮或细。

【方解】方中党参与熟地相配,益气养血,共为君药;白术、茯苓健脾渗湿,助人参益气补脾;当归、白芍养血和营,助熟地滋养心肝,均为臣药;川芎为佐,活血行气,使地、归、芍补而不滞。砂仁、麦芽健脾消食,以助运化。炙甘草为使,益气和中,调和诸药。

三、膈下逐瘀汤(《医林改错》)加减

【组成】当归 10g、川芎 10g、元胡 10g、川楝子 12g、桃仁 10g、莪术 15g、炮山甲 10g、浙贝母 10g、乌药 10g、半枝莲 30g、白花蛇舌草 30g、丹参 30g。

【用法】水煎服。

【功效】行气活血,化瘀软坚。

【主治】腹上区疼痛不已,呈持续性,常累及腰背;胸腹胀满,恶心呕吐或呃逆,食少纳呆,口干口苦,形体消瘦,腹部可扪及包块;舌质淡红、暗红或青紫,有瘀斑,舌苔薄或微腻,脉象弦细涩。

【方解】方中当归、川芎、赤芍养血活血,与逐瘀药同用,可使瘀血祛而不伤阴血;丹皮清热凉血,活血化瘀;桃仁、红花、灵脂破血逐瘀,以消积块;配香附、乌药、枳壳、元胡行气止痛;尤其川芎不仅养血活血,更能行血中之气,增强逐瘀之力;甘草调和诸药。全方以逐瘀活血和行气药物居多,使气帅血行,更好发挥其活血逐瘀,破癥消结之力。

四、兰州方(裴正学教授经验方)

方药证治具体详见"肺癌"篇。

（单金姝　安跟会）

第七章
胆囊癌

  历代医家有关类似胆囊癌的论述见于"胁痛""肝胃气痛""黄疸"门类中。《灵枢·胀论》中记载为"胆胀者,胁下胀痛"、"肝胀者、胁下满而痛引少腹"。中医认为肝在胁下,胆附于肝,肝胆有经脉络属而互为表里,胆是"中精之腑",储存胆汁,通降下行为顺。肝属木,喜条达舒展而主疏泄,恶抑郁。胆汁通过肝的疏泄能下注于肠,以助脾胃的消化。中医认为胆囊癌发病机理为肝郁气滞,情志过激,饮食不节,中焦湿热,而致肝胆疏泄失常,肝胆气滞,胆汁郁结,久郁化火,熏蒸煎熬,形成结石。不通则痛,气血郁滞,热结不散,乃成疾病。

  胆囊癌是来源于胆囊上皮的恶性肿瘤,多为腺癌,少数为鳞癌或腺鳞癌。流行病学研究显示其发病率在整个消化道肿瘤中居第五位,中国胆囊癌发病率约占同期胆道疾病的 0.4%~3.8%,死亡率居全部恶性肿瘤的第 19 位。男女之比为 1:3,发病年龄多数在 40 岁以上,70 岁左右达到高峰;胆囊结石是胆囊癌最主要的危险因素,95%以上的胆囊癌患者合并有胆囊结石,相对危险度是普通人的 8.3 倍。结石大于 3cm 的患者患病的危险度增加十倍以上;胆胰管合流异常;细菌感染,如沙门氏菌、伤寒和 副伤寒杆菌以及螺旋杆菌等,可能与细菌感染诱导胆汁酸降解有关;腺瘤性息肉与胆囊腺肌症可转变为腺癌。年龄大于 50 岁、息肉直径大于 1cm 时易恶变。单发息肉和广基的无蒂息肉也容易恶变。由于胆囊癌发病隐匿,恶性化程度高,发展迅速,在出现腹痛、黄疸或腹部包块等临床症状时,往往已发展至发展期,预后差。研究显示在出现症状后胆囊癌患者的平均生存期仅为 6 个月,1 年生存率为 12%,5 年生存率仅为 4%。

经方验方

一、柴胡疏肝散(《景岳全书》)合四磨饮子(《普济方》)加减

【组成】炒柴胡 10g、枳壳 10g、白芍 15g、陈皮 6g、香附 6g、川芎 6g、沉香 3g、木香 6g。

【用法】水煎服。

【功效】疏肝利胆,调畅气机。

【主治】右上腹胀痛,连及右肩,平素性情急躁,遇怒加重,不能忍耐,语音高亢,独断专行,嗳气频作,胸闷善太息,舌苔薄白,脉弦大。

【方解】肝主疏泄,性喜条达,其经脉布胁肋循少腹。若情志不遂,木失条达,则致肝气郁结,经气不利,故见胁肋疼痛,胸闷,脘腹胀满;肝失疏泄,则情志抑郁易怒,善太息;脉弦为肝郁不舒之症。遵《内经》"木郁达之"之旨,治宜疏肝理气之法。方中以柴胡功善疏肝解郁,用以为君;香附理气疏肝而止痛,川芎活血行气以止痛,二药相合,助柴胡以解肝经之郁滞,并增行气活血止痛之效,共为臣药;陈皮、枳壳理气行滞,芍药、甘草养血柔肝,缓急止痛,均为佐药;甘草调和诸药,为使药。诸药相合,共奏疏肝行气、活血止痛之功。

【加减】气郁甚者,加苏梗、青皮、郁金;大便干燥者,加大黄、槟榔;口苦心烦者加黄芩、山栀;嗳气呕吐者,加代赭石、制半夏;伴有胆结石者,加鸡内金、金钱草、海金沙。

二、四逆散(《伤寒论》)合失笑散(《太平惠民和剂局方》)加减

【组成】炒柴胡 10g、枳壳 10g、白芍 15g、赤芍 15g、甘草 6g、五灵脂 10g、生蒲黄 10g。

【用法】水煎服。

【功效】利胆通络,活血化瘀。

【主治】右上腹刺通,痛有定处而拒按,面色暗晦,口干口苦,或口干漱水不欲下咽,舌质紫暗,边有紫点或瘀斑,脉弦细涩。

【方解】方中取柴胡入肝胆经,升发阳气,疏肝解郁,透邪外出,为君药。白芍敛阴养血柔肝为臣,与柴胡合用,以补养肝血,条达肝气,可使柴胡升散而无耗伤阴血之弊。佐以枳实理气解郁,泄热破结,与白芍相配,又能理气和血,使气血调和。使以甘

草,调和诸药,益脾和中。

【加减】若血瘀较甚者,加制香附、丹参、制乳香、制没药、郁金;口苦、心烦者,加大黄、龙胆草;恶心呕吐者,加制半夏、竹茹。

三、大柴胡汤(《伤寒论》)加减

【组成】柴胡 10g、生大黄 6g、枳壳 10g、黄芩 10g、金钱草 15g、郁金 6g、白芍 15g、茵陈 20g。

【用法】水煎服。

【功效】清热利湿,疏肝利胆。

【主治】右上腹胀满疼痛,阵阵加剧,胸闷纳呆,厌油腻食物,恶心呕吐,口苦心烦,大便黏滞或干结,或见黄疸,或恶寒发热,舌红苔黄腻。

【方解】方中重用柴胡为君药,配臣药黄芩和解清热,以除少阳之邪;轻用大黄配枳实以内泻阳明热结,行气消痞,亦为臣药;芍药柔肝缓急止痛,与大黄相配可治腹中实痛,与枳实相伍可以理气和血,以除心下满痛;半夏和胃降逆,配伍大量生姜,以治呕逆不止,共为佐药;大枣与生姜相配,能和营卫而行津液,并调和脾胃,功兼佐使。

【加减】小便黄赤者,加滑石、车前草、通草;恶寒者,加生姜;热盛者,加蒲公英、连翘、银花。

四、一贯煎(《柳洲医话》)加减

【组成】生地 10g、南北沙参各 15g、麦门冬 10g、当归 10g、枸杞 15g、郁金 6g、金钱草 15g、川楝子 10g。

【用法】水煎服。

【功效】滋阴清热,疏肝利胆。

【主治】右上腹隐隐作痛,劳则加重,或有灼热感,口燥咽干,急躁易怒,胸中烦热,舌红少苔、脉细数。

【方解】方中重用生地黄滋阴养血,补益肝肾为君,内寓滋水涵木之意。当归、枸杞养血滋阴柔肝;北沙参、麦门冬滋养肺胃,养阴生津,意在佐金平木,扶土制木,四药共为臣药。佐以少量川楝子,疏肝泄热,理气止痛,复其条达之性。该药性虽苦寒,但与大量甘寒滋阴养血药相配伍,则无苦燥伤阴之弊。诸药合用,使肝体得养,肝气得舒,则诸症可解。

【加减】若见心烦失眠者,加枣仁、栀子、夜交藤;右上腹及肝区灼痛者,加白芍、甘草;急躁易怒者,加青皮、珍珠母;嗳气者,加佛手、绿萼梅、香橼皮。

五、附子理中汤(《三因极一病证方论》)加减

【组成】附子 6g、炒白术 10g、干姜 6g、党参 10g、炒枳壳 10g、广木香 6g、生姜 6g、大枣 4 枚。

【用法】水煎服。

【功效】温阳益气,调肝利胆。

【主治】右上腹隐隐胀痛,得温痛减,遇寒加重,或呕吐清涎,神疲乏力,舌苔白腻,脉弦细无力,或沉迟。

【方解】党参、白术、茯苓、甘草益气健脾,与温中暖肠胃的熟附子、干姜、吴茱萸配合,运脾土,振奋中阳,中阳振复,升发运转,可使清升浊降,肠胃功能恢复正常;陈皮、砂仁理气健脾开胃;厚朴调气导滞;黄柏炭清化湿热毒邪,又苦以坚阴;甘草、大枣益气和中,调和诸药。上药合用,脾肾两补,温中寓涩,调气导滞,兼能清化湿热毒邪。

【加减】若见脘腹冷痛重者,加吴茱萸、肉桂;有结石者,加金钱草、鸡内金、郁金。

(单金姝 安跟会)

第八章
原发性肝癌

　　原发性肝癌(primary liver cancer, PLC)是来自肝细胞或肝内胆管细胞的恶性肿瘤,不同于来自其他脏器之转移癌。近年来在世界各地,本病之发作均有上升趋势,肝癌全球有78.2万新发病例,74.5万死亡病例。其中,中国的新发病例数及死亡病例数均占了约50%左右。与上次(2008年)公布的数据相比,全球范围内男性肝癌发病率稳定在第5位, 女性由原来的第7位下降至第9位;肝癌死亡率在男性中居第2位,女性中居第6位。在欧洲、北美等一些肝癌低发地区,发病率有增加的趋势;而在高发的中国及日本,发病率有下降趋势。此变化趋势可能由以下的原因导致。①肝癌本身就是男性明显高发的疾病。②亚洲国家慢性乙型肝炎病毒(HBV)感染控制有明显改善,在一些国家及地区新生儿乙肝免疫已成为常规;而且饮水、食物等卫生状态显著改善。③欧美国家慢性丙型肝炎病毒(HCV)感染仍呈上升趋势,虽然有新的治疗药物出现,目前还不能观察药物控制的效果;没有有效的丙肝疫苗来免疫一般人群。④由于其他肝癌易感因素如糖尿病、肥胖、非酒精性脂肪性肝炎等的发生有增加的趋势,而这些因素可能在男性、欧美国家更常见。

　　原发性肝癌,据其发病常见的临床表现,可归属于中医学"肝积""肥气""黄疸""癖黄""臌胀""癥"等范畴。中医文献对此有较多记载,如《灵枢·邪气脏腑病形》曰:"肝脉微急为肥气,在胁下。若覆杯,微缓为水瘕痹。"《济生方·总论》曰:"肥气之状,在左胁下,覆大如杯,肥大而似有头足,是为肝积。"从中医古籍中可以看出肝癌的病位在胁下,可发展为胁下巨大的包块。《素问·大奇论》曰:"肝雍,两胁满,卧则凉,不得小便。"《素问·腹中论》曰:"病胸胁支满者,妨于食,病至则先闻腥臊臭,出清液,先唾血,四支清、目眩,时时前后血……病名血枯……乃肝伤也。"《诸病源候论·积聚候》曰:"诊得肝积,脉弦而细,两胁下痛,邪走心下,足肿寒,胁下痛引小腹……"《金匮要略·黄疸》曰:"黄疸之病,当以十八日为期,治之十日以上瘥,反剧为难治。"《张氏医通·膈症》曰:"瘀血发黄,大便必黑,腹胁有块或胀,脉沉或弦,大便不利,脉稍实而不甚弱者,桃核承气汤不尽黑物而退。"《丹溪心法·鼓胀》曰:"中满鼓胀,内有积块,坚硬如石,令人坐卧不安,大小便涩滞,上气喘促,遍身虚肿。"《医学衷中参西录·论肝病治法》曰:"肝体木硬,肝气郁结,肝中血管闭塞及肝木横恣侮克脾土,其现病或胁下胀痛,或肢体串痛,或饮食减少,呕哕,吞酸,或噫气不除,或呃逆连连,或头痛目胀、眩晕、痉痫种种诸证。"《医林改错·膈下逐瘀汤》曰:"肚大坚硬成块,皆血瘀凝结而成,用膈下逐瘀汤,消化积块。"

第一节 经方验方

一、逍遥散(《太平惠民和剂局方》)或柴胡舒肝散(《景岳全书》)加减

【组成】当归 10g、白芍 15g、柴胡 10g、枳实 10g、川芎 6g、香附 6g、丹参 30g、元胡 10g、川楝子 10g、八月札 10g、石见穿 10g。

【用法】水煎服。

【功效】疏肝健脾。

【主治】胁肋胀满,痛无定处,或腹胀、纳差、舌淡、苔白,脉弦。

【方解】方中以柴胡功善疏肝行气解郁;当归、白芍养血软肝,香附理气疏肝而止痛,川芎、元胡、川楝子行气活血止痛,助柴胡以解肝经之郁滞,并增行气活血止痛之效;陈皮、枳壳理气行滞,芍药、甘草养血柔肝,缓急止痛;八月札、石见穿佐以散结消肿。诸药相合,共奏疏肝行气、活血止痛之功。

【加减】若肝区疼痛明显,可加制乳香 3g、制没药 3g,以活血、化瘀止痛;若出血,加仙鹤草 30g、土大黄 20g,以凉血止血;若纳呆,加焦三仙 6g,以健脾消积。

二、厚朴温中汤(《内外伤辨惑论》)合二陈汤(《太平惠民和剂局方》)加减

【组成】厚朴 15g、茯苓 12g、焦白术 12g、草豆蔻 6g、木香 6g、半夏 6g、陈皮 6g、干姜 6g、炙甘草 6g。

【用法】水煎服。

【功效】温中行气,燥湿化痰。

【主治】胸脘痞闷,纳差或食后腹胀,面色萎黄,便溏或黏滞不畅,舌质淡,舌体胖或齿痕多,苔薄白或腻,脉濡而滑。

【方解】方中厚朴行气消胀,燥湿除满;茯苓渗湿健脾以和中;半夏、陈皮燥湿化痰;草豆蔻、木香温中散寒、行气宽中;干姜、生姜温脾暖胃以散寒;甘草益气健脾,调和诸药,功兼佐使。诸药合用,寒湿得除,气机得畅,脾胃复健,则胀痛自解。

【加减】若胃脘疼痛,可加丹参 10g、檀香 3g、砂仁 6g,以行气活血止痛;若心下痞满、大便秘结,加大黄 10g、黄连 3g、黄芩 10g,以清热泻下除痞。

三、肝癌汤(裴正学教授经验方)加减

【组成】柴胡 10g、枳实 10g、白芍 15g、甘草 6g、鳖甲 15g、龟板 15g、牡蛎 15g、玳瑁 15g、元胡 15g、川楝子 10g、制乳香 3g、制没药 3g、海藻 10g、昆布 10g、三棱 10g、莪术 10g、白花蛇舌草 20g、半枝莲 20g、青陈皮 6g、赤白芍 15g、香附 6g、郁金 6g。

【用法】水煎服。

【功效】行气活血,舒肝止痛。

【主治】急躁易怒,胁部胀痛,舌质红有瘀斑,苔黄腻,脉象弦涩。

【方解】方中用柴胡、枳实加白芍配甘草组成四逆散疏肝行气解郁;龟板、鳖甲、牡蛎、玳瑁消积破癥,三棱、莪术、海藻、昆布软坚散结;元胡、川楝子行气止痛,配合乳香、没药使活血化瘀止痛功效增强;青陈皮、香附燥湿化痰行气;白花蛇舌草、半枝莲清热解毒。

【加减】若胃脘胀满,可加丹参 20g、木香 6g、草豆蔻 6g,以理气和胃,化瘀止痛;若大便溏稀,加白术 10g、干姜 6g、山药 15g,以健脾止泻;若肝区不适,加香附 6g、元胡 10g,以疏肝行气。

四、龙胆泻肝汤(《医方集解》)加减

【组成】龙胆草 10g、山栀子 10g、黄芩 10g、茵陈 10g、大黄 10g、茯苓 12g、泽泻 10g、车前子 15g、黄连 3g、当归 10g、赤白芍 15g、青陈皮 10g、香附 6g、牡蛎 15g、鳖甲 15g、红花 6g。

【用法】水煎服。

【功效】清热利湿、行气止痛。

【主治】皮肤及巩膜黄染,时有低热,肝痛腹胀,小便短赤,大便溏臭。舌质红、苔黄腻厚、脉象弦滑。

【方解】方中龙胆、栀子大苦大寒,既能清利肝胆实火,又能清利肝经湿热;黄芩、茵陈苦寒泻火,燥湿清热;泽泻、车前子渗湿泄热,导热下行;实火所伤,损伤阴血,当归、赤白芍、红花养血滋阴、活血化瘀,邪去而不伤阴血;青陈皮、香附理气疏肝;牡蛎、鳖甲滋补肝肾、软坚散结。

【加减】若黄疸加重,可加茵陈至 20~30g、白花蛇舌草 20g、半枝莲 20g、虎杖 10g、蚤休 10g,以清热解毒、利胆退黄;若高热不退,加柴胡 10g、青蒿 10g、生石膏 30g,以清热泻火。

五、乙癸同源饮(湖北中医药大学潘敏求教授经验方)

【组成】北沙参 15g、麦门冬 15g、玉竹 10g、石斛 10g、当归 15g、生地 12g、枸杞 15、龟板 10g、牡蛎 15g、红花 6g、川楝子 15g、甘草 6g。

【用法】水煎服。

【功效】滋阴利湿。

【主治】热势缠绵,午后热高,身重疲乏,神志昏沉,胸脘痞满,不思饮食,大便黏腻不爽,小便不利或黄赤,或黄疸,舌体多胖,边有齿痕;舌质鲜红,色淡或鲜红;苔较厚腻,或上有灰黄晕色;脉浮取濡,按之则细或滑,或迟缓,或滑数。

【方解】方中北沙参、麦门冬、玉竹、石斛滋养肺胃,养阴生津,意在佐金平木,扶土制木;生地黄滋阴养血、补益肝肾,内寓滋水涵木之意;当归、枸杞养血滋阴柔肝;佐以少量川楝子,疏肝泄热,理气止痛,复其条达之性;牡蛎、红花活血化瘀、软坚散结。诸药合用,使肝体得养,肝气得舒,则诸症可解。

【加减】若腹部胀满不适,可加枳实 20g、大腹皮 20g、茯苓 15g、木瓜 15g,以行气除满,利水消肿;若大便干结不下,可加火麻仁 30g、郁李仁 20g、桃仁 12g,以润肠通便。

六、兰州方(裴正学教授经验方)加减

【组成】党参 15g、太子参 15g、北沙参 15g、人参须 15g、生地 12g、山药 10g、山茱萸 20g、桂枝 10g、白芍 15g、麦门冬 12g、五味子 3g、浮小麦 30g、炙甘草 6g,大枣 4枚。

【用法】水煎剂。

方药证治具体详见"肺癌"篇。

【加减】若纳差、消化不良者,可加焦三仙 15g,以健脾消积;若睡眠欠佳,可加酸枣仁 30g、夏枯草 15g、合欢皮 30g、夜交藤 30g,以养心安神。

第二节　院内制剂

一、胆胰合症方（院内制剂，裴正学教授经验方）

【组成】柴胡 12g、白芍 12g、枳实 15g、甘草 6g、香附 6g、川芎 6g、大黄 6~10g、黄连 6g、黄芩 10g、丹参 12g、木香 10g、草蔻 6g、川椒 6g、干姜 6g、元胡 10g、川楝子 12g、制没乳各 3g、公英 12g、败酱 12g。

【功效】疏肝利胆，清热除湿，行气活血。

【主治】原发性肝癌，特别是有肝区疼痛、黄疸患者较为适宜。

二、肝癌方（院内制剂，薛文翰教授经验方）

【组成】夏枯草 30g、党参 15g、石见穿 15g、八月札 15g、黄芪 30g。

【功效】补气健脾，清热解毒。

【主治】原发性肝癌正虚热毒者。

（单金姝　安跟会）

第九章
结直肠癌

结直肠癌(colorectal cancer,CRC)是常见的发生于结肠部位的消化道恶性肿瘤，好发于直肠与乙状结肠交界处，以 40~50 岁年龄组发病率最高，男女之比为 2~3:1。发病率占胃肠道肿瘤的第 3 位。中国结直肠癌的发病率和死亡率均保持上升趋势。2011 年结直肠癌的发病率和死亡率分别为 23.03/10 万和 11.11/10 万。其中，城市地区远高于农村，且结肠癌的发病率上升显著。多数患者发现时已属于中晚期。

大肠癌的病变范围包括直肠至盲肠整段的常见消化道恶性肿瘤，属于中医学"肠覃""积聚""脏毒""锁肛痔"等范畴。

经方验方

一、清肠饮(《辨证录》)加减

【组成】槐花 10g、地榆 15g、白头翁 15g、败酱草 30g、马齿苋 30g、黄柏 10g、苦参 10g、生薏苡仁 30g、黄芩 10g、赤芍 10g、炙甘草 6g。

【用法】水煎服。

【功效】清热祛湿，解毒散结。

【主治】下腹隐痛，大便滞下，里急后重，下痢赤白，肛门灼热，口干口苦，或伴发热，脘腹胀闷，小便短赤，舌苔白厚或黄腻，脉滑数。

【方解】方中地榆、槐花、赤芍、黄芩凉血止血；白头翁、败酱草、马齿苋、黄柏、苦参、黄芩清热、解毒、燥湿；生薏苡仁健脾渗湿；甘草调和诸药；共奏清热祛湿，解毒散结之效。

【加减】饮食差者,加焦三仙 15g、鸡内金 10g、炒莱菔子 10g;口苦明显加牡蛎 30g、柴胡 12g、龙胆草 6g;腹胀甚者加厚朴 20g。

二、膈下逐瘀汤(《医林改错》)加减

【组成】当归尾 12g、红花 10g、桃仁 10g、赤芍 10g、丹参 30g、生地 15g、白芍 10g、生薏苡仁 30g、半枝莲 30g、败酱草 30g、炮穿山甲 15g。

【用法】水煎服。

【功效】清热散结,化瘀解毒。

【主治】下腹疼痛,痛有定处,或可扣及肿物,大便滞下,便形扁细,或便下紫秽脓血,脘胀纳呆,疲乏短气,日渐消瘦,口干喜饮,舌晦暗或有瘀斑,苔黄,脉弦数。

【方解】方中当归尾、红花、桃仁、赤芍、丹参活血化瘀;生地、白芍凉血养血;生薏苡仁渗湿健脾;半枝莲、败酱草清热解毒;炮穿山甲软坚散结;诸药共奏清热散结、化瘀解毒之功。

【加减】疼痛重者,加乳香 6g、没药 6g;饮食差者,加焦三仙 15g、鸡内金 10g、炒莱菔子 10g;腹胀甚者,加厚朴 20g;便血加地榆 12g、槐花 10g、丹皮炭 10g、大蓟炭 10g、小蓟炭 10g。

三、附子理中汤(《太平惠民和剂局方》)合四神丸(《证治准绳》)加减

【组成】制附子 12g、党参 30g、白术 15g、生薏苡仁 30g、茯苓 10g、补骨脂 10g、诃子 10g、肉豆蔻 10g、吴茱萸 10g、干姜 10g、陈皮 10g、炙甘草 10g、五味子 6g。

【用法】水煎服。

【功效】温补脾肾。

【主治】腹痛下坠,下腹肿物渐增,大便频数,便下脓血腥臭,口淡乏味,纳呆短气,腰膝痠软,形神俱衰,舌淡,苔白,或见舌晦暗,脉沉细。

【方解】方中制附子、党参、白术、干姜、炙甘草为附子理中丸,温中健脾;补骨脂、肉豆蔻、吴茱萸为四神丸,温肾健脾;生薏苡仁、茯苓、诃子、陈皮渗湿健脾。诸药合用,有温肾健脾渗湿止泻之功。

【加减】便血加地榆 12g、槐花 10g、丹皮炭 10g、大蓟炭 10g、小蓟炭 10g;乏力加红参 10g、黄芪 30g;脘腹下坠者,加黄芪 50g、升麻 6g、柴胡 6g;纳差者,加焦三仙 15g、鸡内金 10g、炒莱菔子 10g。

(单金姝 安跟会)

第十章
肾　癌

肾癌是指肾细胞癌。其发病率无单独统计,包括肾盂癌在内的肾肿瘤中,占全身恶性肿瘤的 0.4%~3%,在中国泌尿外科发病率仅次于膀胱肿瘤。肾癌乃属于"尿血""溺血""癥积"等范畴。《疡医大全》曰:"石疽生腰胯之间,肉色不变,坚硬如石,进经月不变……若黑陷不起,麻木不痛,呕哕不食,精神昏乱,脉散或代者死。"《景岳全书》指出血淋和溺血的区别:"涩痛者,为血淋,不痛者,多为溺血。"癥积泛指腹腔内恶性肿块。隋代《诸病源候论》曰:"癥者,由寒温失节,致脏腑之气虚弱,而食饮不消,聚结在内,染渐生长块段,盘牢不移者是癥也。言其形状可征验也。若积引岁月,人皆柴瘦,腹转大,随致死。"提出癥为腹腔内逐渐生长的肿块,坚硬而不活动,久致病人腹大消瘦死亡。中医文献中有"肾岩"一词,并非现代医学之肾癌,而是指阴茎癌,不可混淆。肾脏另一常见恶性肿瘤——肾盂癌,就中医辨证而言,如同肾癌,如中医临床治疗可参照本节相关内容。

现代医学认为肾癌的病因尚不清楚,吸烟是危险因素之一,亦与激素、黄曲霉毒素、放射线、病毒有关。其诊断可以根据临床症状和体征、影像学诊断、实验室检查、肾穿刺活检病理为依据。常见症为:有间歇性无痛性肉眼血尿,腰痛,腰部或上腹部肿块,发热,消瘦,贫血,肝功能异常,高血压,高血钙等;B 超和 CT 检查可见肾脏内实质性占位病灶,尿路造影显示肿瘤压迫导致肾盂肾盏受压、变形、拉长和扭曲;肾穿刺活检可有病理证实,但因易造成肿瘤扩散,通常慎用或禁用。

肾癌须与肾良性肿瘤(肾囊肿、肾腺瘤、肾血管平滑肌脂肪瘤、肾纤维瘤、肾血管瘤等)、肾盂积水、肾结核等相鉴别。

肾癌的治疗可有外科治疗、放疗、化疗、内分泌治疗等。手术切除为基本治疗方法。化疗效果较差。放疗效果不稳定,和手术配合可能提高疗效,减少局部复发。对手术不能根治者,可作姑息性放射治疗,缓解症状。免疫治疗有一定抑制作用,常用有卡介苗、干扰素、白介素–2。联合应用激素治疗,对晚期肾癌可减轻症状,延长生存期,疗效有待进一步观察。

肾癌在诊断明确时有 20%~30%已有转移,包括局部淋巴结转移,侵犯肾周筋膜或邻近脏器,远处转移,其中肺转移最多见。目前对单个转移灶,多争取切除患肾和转移灶,术后辅助化疗和免疫治疗。对多发性转移,亦应切除患肾后,综合治疗。

第一节　经方验方

一、大黄䗪虫丸(《金匮要略》)加减

【组成】大黄 12g、地鳖虫 6g、水蛭 3g、莪术 15g、桃仁 9g、赤芍 12g、生地 30g、白芍 12g、鳖甲 15g、黄芪 30g。

【用法】水煎服。

【功效】活血祛瘀,理气消结。

【主治】腰酸痛,神疲乏力,血尿,或午后低热,舌淡红,苔薄白,脉沉细。

【方解】方中地鳖虫、水蛭、桃仁、赤芍、生地、白芍活血破瘀,莪术、鳖甲、黄芪祛瘀生新,大黄消癥通络。

【加减】血尿多者,加三七、炒蒲黄、阿胶、侧柏叶、仙鹤草;疼痛剧烈者,加乳香、没药、郁金、延胡索;肿瘤巨大且硬者,加穿山甲、三棱;发热者,加炒柴胡、青蒿。

二、八正散(《太平惠民和剂局方》)加减

【组成】萹蓄 30g、瞿麦 15g、滑石 15g(包)、甘草梢 6g、车前子 15g(包)、黄柏 10g、半枝莲 30g、白英 30g、马鞭草 30g、土茯苓 30g、生地 15g。

【用法】水煎服。

【功效】清热利湿。

【主治】腰部或上腹部包块,腰酸痛,血尿,口干苦,渴喜凉饮,纳呆,恶心呕吐,低热,舌暗红,苔白或黄腻,脉弦滑。

【方解】方中木通、瞿麦、扁蓄、车前子、滑石均为清热除湿、利尿通淋药,为主药;配栀子清利三焦湿热,大黄泄热降火,导热下行,增强泻火解毒功,是辅药;灯芯清心利水,甘草梢调和诸药,缓急止痛,为辅佐药。诸药合用,具有清热泻火,利尿通淋之作用。

【加减】湿盛困脾,纳呆食少者,加砂仁、香附、党参、白术、茯苓;下焦有热、血尿不止者,加大小蓟、淡竹叶、地榆炭、炒槐花;腹部肿块胀痛者,加川楝子、延胡索、丹参、青皮、白芍。

三、八珍汤(《太平惠民和剂局方》)加减

【组成】人参 15g、黄芪 30g、白术 12g、山药 30g、茯苓 30g、当归 12g、白芍 9g、熟地黄 15g、川芎 10g、半枝莲 60g、陈皮 9g、大枣 9g、甘草 6g。

【用法】水煎服。

【功效】补气养血。

【主治】腰部肿块疼痛,血尿,消瘦,神疲乏力,面色无华,心悸气短,头晕,纳呆,口干,低热,舌淡红,苔薄白,脉细弱。

【方解】方中人参与熟地相配,益气养血,共为君药;白术、陈皮、茯苓健脾渗湿,黄芪补气,助人参益气补脾,当归、白芍养血和营,助熟地滋养心肝,均为臣药;川芎为佐,活血行气,使地、归、芍补而不滞;半枝莲清热解毒;炙甘草为使,益气和中,调和诸药。

【加减】气血两虚甚者,加太子参、菟丝子、黄精、枸杞;血尿不止者,加白芨、阿胶养血止血;气虚下陷而见腹坠胀者,加升麻、柴胡,配合原方中参、芪、术起到益气升阳作用,亦可用补中益气汤加减。

四、六味地黄汤(《小儿药证直诀》)加减

【组成】生地 30g、山萸肉 15g、山药 30g、茯苓 30g、泽泻 15g、丹皮 12g、枸杞 12g、鳖甲 15g、半枝莲 30g、白英 30g。

【用法】水煎服。

【功效】滋阴补肾。

【主治】腰痠痛,血尿,消瘦,低热,五心烦热,腰膝痠软,口干,头晕耳鸣,舌质红,少苔或苔花剥,脉细数。

【方解】方中重用熟地黄,滋阴补肾,填精益髓,为君药;山萸肉补养肝肾,并能涩精;山药补益脾阴,亦能固精,共为臣药。三药相配,滋养肝脾肾,称为"三补"。但熟地黄的用量是山萸肉与山药两味之和,故以补肾阴为主,补其不足以治本。配伍泽泻利湿泄浊,并防熟地黄之滋腻恋邪;牡丹皮清泄相火,并制山萸肉之温涩;茯苓淡渗脾湿,并助山药之健运。三药为"三泻",渗湿浊,清虚热,平其偏胜以治标,均为佐药。六味合用,三补三泻,其中补药用量重于"泻药",是以补为主;肝脾肾三阴并补,以补肾阴为主,这是本方的配伍特点。

【加减】阴虚阳盛,低热不退者,加银柴胡、地骨皮、青蒿、白薇;腰腿痠痛者,加杜仲、桑寄生、川断、狗脊;肾亏髓海不足,头晕耳鸣者,加制首乌、枸杞、杭菊。

第二节　院内专方

一、肾癌化疗方

【组成】黄芪、太子参、炒麦芽、炒谷芽、神曲、鸡血藤、芦根各 30g,半枝莲 20g,女贞子、茯苓、枸杞各 15g,菟丝子、鸡内金、法半夏、白术、竹茹、陈皮各 10g。

【主治】适用于肾癌化疗后治疗。

【用法】水煎,每日 1 剂,分 2 次服。

【加减】血尿明显者,加小蓟、白茅根各 30g,仙鹤草 20g,茜草根 10g;小便不利兼有灼热者,加猪苓 12g,瞿麦、海金沙各 10g;口干明显者,加石斛 15g,麦门冬 12g。

二、肾癌放疗方

【组成】石韦、鸡血藤、北沙参各 30g,麦门冬、天冬、天花粉、女贞子、黄芪各 15g,黄精、枸杞、炒麦芽、鸡内金各 10g,五味子、全蝎各 6g。

【主治】适用于肾癌放疗后治疗。

【用法】水煎,每日 1 剂,分 2 次服。

【加减】血尿明显者,加大蓟、小蓟、仙鹤草各 30g;湿热较盛者,加萹蓄、瞿麦各 15g。

三、肾癌术后方

【组成】熟地 24g,黄芪、半枝莲、白花蛇舌草各 20g,淮山药、山萸肉各 12g,当归 l0g、泽泻、牡丹皮各 9g。

【用法】水煎服,每日 1 剂,分 2 次服。

【加减】伴血尿者,加血余炭、红鸡冠花炭各 30g,阿胶(烊化)10g,白茅根、瞿麦各 9g,灯芯草 6g,三七粉(冲服)3g;下腹部不适者,加滑石 10g,川楝子、乌药各 9g,木香 6g,琥珀末(冲服)1.5g;小便不畅者,加甘草梢 15g,木通 10g,竹叶、升麻各 6g。

四、生气通淋汤

【组成】生黄芪、半枝莲各 30g,太子参、瞿麦、土茯苓各 20g,海金沙 15g,生地、熟地各 12g,枸杞、补骨脂、白术、茯苓各 10g。

【用法】水煎服,每日 1 剂。

【主治】适用于肾癌手术后脾肾气虚者。

五、肾癌复生汤

【组成】白英、龙葵、蛇莓、半枝莲、土茯苓、大蓟、小蓟、仙鹤草各 30g,瞿麦 20g,黄柏 15g,元胡、竹茹、竹叶各 10g。

【用法】水煎服,每日 1 剂。

【主治】适用于肾癌、肾盂癌中晚期、或术后复发者。

（单金姝　安跟会）

第十一章
肾上腺皮质癌

中医虽无肾上腺皮质癌的记载,但据八纲辨证来分析,本病多属里热湿证。喜、怒、忧、思、悲、恐、惊七种情感活动,在正常情况下,是人体精神活动的外在表现,若外界各种情志刺激程度过重或持续时间过长,造成过度兴奋或抑制时,则可导致人体阴阳失调、气血不和、经脉阻塞,脏腑功能紊乱而发病。

肾上腺皮质癌起源于肾上腺皮质细胞,具有高度侵袭性,临床罕见,人群中的年发病率为 1.0~2.0/100 万人,实际发病率可能略高。占恶性肿瘤的 0.02%,癌症死因的 0.2%。儿童肾上腺皮质癌年发病率为 0.3/100 万,发病年龄呈双峰分布:<5 岁和 50 岁左右两个高峰,平均年龄 45 岁。女性约占 59%,略多于男性。

肾上腺皮质癌恶性程度高,预后差,其预后与发病年龄、肿瘤大小、有无内分泌功能、特异的 TP53 基因的 10 号外显子 R377H 突变、Ki-67 等多种因素相关,大多数肾上腺皮质癌发现时已是晚期,约半数患者以转移症状为其首发的临床表现。手术是目前肾上腺皮质癌治疗最有效的方法,对无法手术或手术不能根治性切除的患者可行药物治疗,包括米托坦、细胞毒性药物和胰岛素样生长因子 I 受体拮抗剂、mTOR 抑制剂等新兴的靶向治疗药物,放疗、射频热消融等疗法应用较局限。

肾上腺皮质癌甚少见,一般为功能性,发现时一般比腺瘤大,重量常超过 100g,呈浸润性生长,正常肾上腺组织破坏或被淹没,向外侵犯周围脂肪组织甚至该侧肾。小的腺癌可有包膜。切面棕黄色,常见出血、坏死及囊性变。镜下分化差者异型性高,瘤细胞大小不等,并可见梭形核及多核,核分裂相多见。常转移到腹主动脉淋巴结或血行转移到肺、肝等处。分化高者镜下像腺瘤,如果癌体小又有包膜,很难与腺瘤区别,有人认为直径超过 3cm 者,应多考虑为高分化腺癌。

由于肾上腺皮质癌罕见,则可能缺乏对其认识,从而易与其他肿瘤混淆,给临床诊断、治疗研究带来了不少困难。

经方验方

一、龙胆泻肝汤(《医方集解》)加减

【组成】龙胆草 9g、黄芩 6g、焦栀子 9g、泽泻 9g、木通 3g、车前子 9g、当归 15g、柴胡 12g、生地黄 9g、旱莲草 9g、女贞子 12g、桑椹 12g。

【用法】水煎服。

【功效】清肝胆实火,除下焦湿热。

【主治】头昏头晕,面部多血,面生痤疮,口苦而干,形体肥胖,水牛背,月经失调,妇女带见且量多色黄,阴蒂增大,外阴瘙痒,目赤,耳鸣,大便干结,舌红苔黄厚腻,脉弦滑有力。

【方解】方中龙胆草大苦大寒,上泻肝胆实火,下清下焦湿热,为本方泻火除湿两擅其功的君药。黄芩、栀子具有苦寒泻火之功,在本方配伍龙胆草,为臣药。泽泻、木通、车前子清热利湿,使湿热从水道排除。肝主藏血,肝经有热,本易耗伤阴血,加用苦寒燥湿,再耗其阴,故用生地、当归滋阴养血,以使标本兼顾。方用柴胡,是为引诸药入肝胆而设,甘草有调和诸药之效。

【加减】疼痛剧烈者,加乳香、没药、郁金、延胡索;肿瘤巨大且硬者,加穿山甲、三棱;发热者,加炒柴胡、青蒿。

二、平胃散(《简要集众方》)加减

【组成】苍术 9g、厚朴 12g、陈皮 9g、甘草 3g、薏苡仁 30g、白蔻仁 9g、滑石 12g、大腹皮 6g、藿香 6g。

【用法】水煎服。

【功效】燥湿健脾。

【主治】恶心呕吐,胸闷腹胀,口淡口甜,女子口角边长须,早期头发多油脂,晚期脱发,消谷善饥,呕吐嘈杂,倦怠嗜卧,四肢困乏无力,头重如裹,昏昏欲睡,男子阳痿,舌淡红,苔白或黄厚腻,脉濡。

【方解】方中苍术燥湿健脾为君药,厚朴除湿散满为臣药,陈皮理气化痰为佐药,甘草、姜、枣调和脾胃为使药。

【加减】纳呆食少者,加砂仁、香附、党参、白术、茯苓;下焦有热、血尿不止者,加

大小蓟、淡竹叶、地榆炭、炒槐花;腹部肿块胀痛者,加川楝子、延胡索、丹参、青皮、白芍。

三、大承气汤(《伤寒论》)加减

【组成】大黄6g(后下)、芒硝9g(冲服)、枳实6g、厚朴6g、生首乌18g、黄精30g、龙胆草12g。

【用法】水煎服。

【功效】荡涤燥结。

【主治】身热不扬,汗出而热不解,大便干结,肢体困重,面色潮红,水牛背,满月脸,皮肤条纹,精神萎靡,多毛症,女子更为明显,嘴边长出小胡子,眉毛、头发及阴毛增多,背及前胸亦多毛,甚则女性男性化,舌苔黄厚,脉沉实或沉涩。

【方解】方中大黄泻热通便,荡涤肠胃,为君药;芒硝助大黄泻热通便,并能软坚润燥,为臣药;二药相须为用,峻下热结之力甚强;积滞内阻,则腑气不通,故以厚朴、枳实行气散结,消痞除满,并助硝、黄推荡积滞以加速热结之排泄,共为佐使。

【加减】若兼气虚者,宜加人参补气,防泻下气脱;兼阴津不足者,加玄参、生地以滋阴润燥。

四、六味地黄汤(《小儿药证直诀》)加减

【组成】生地9g、山萸肉9g、山药9g、茯苓9g、丹皮9g、泽泻6g、黄精30g、地骨皮12g、龟板9g、鳖甲9g。

【用法】水煎服。

【功效】滋补肾阴。

【主治】脸圆如满月,红润多脂,常有粉刺,水牛背,皮肤菲薄,呈大理石花纹,而易发生青紫等出血倾向,五心烦热,食欲亢进,口干舌燥,入夜为甚,月经量少,色鲜红,或闭经,或见崩漏,舌红苔少而干,脉细数。

【方解】方中重用熟地黄,滋阴补肾,填精益髓,为君药。山萸肉补养肝肾,并能涩精;山药补益脾阴,亦能固精,共为臣药。三药相配,滋养肝脾肾,称为"三补"。但熟地黄的用量是山萸肉与山药两味之和,故以补肾阴为主,补其不足以治本。配伍泽泻利湿泄浊,并防熟地黄之滋腻恋邪;牡丹皮清泄相火,并制山萸肉之温涩;茯苓淡渗脾湿,并助山药之健运。三药为"三泻",渗湿浊,清虚热,平其偏胜以治标,均为佐药。六味合用,三补三泻,其中补药用量重于"泻药",是以补为主;肝脾肾三阴并补,以补肾阴为主,这是本方的配伍特点。

【加减】阴虚阳盛,低热不退者,加银柴胡、地骨皮、青蒿、白薇;腰腿疼痛者,加杜

仲、桑寄生、川断、狗脊;肾亏髓海不足,头晕耳鸣者,加制首乌、枸杞、杭菊。

五、补阳还五汤(《医林改错》)加减

【组成】生黄芪 60~120g、当归 9g、赤芍 6g、川芎 6g、红花 3g、桃仁 3g、地龙 9g、党参 9g、白术 9g、穿山甲 9g、水蛭 6g。

【用法】水煎服。

【功效】活血化瘀、补气通络。

【主治】形体消瘦,全身皮肤色素沉着,面色黧黑,甚则肌肤甲错,神疲少气,声音低怯,动则气短,低热,以夜间为甚,舌质紫暗,或见紫斑瘀点,脉细涩无力。

【方解】本方重用生黄芪,补益元气,意在气旺则血行,瘀去络通,为君药。当归尾活血通络而不伤血,用为臣药。赤芍、川芎、桃仁、红花协同当归尾以活血祛瘀;地龙通经活络,力专善走,周行全身,以行药力,亦为佐药。

【加减】肌肤多毛者加防风、荆芥、银花、连翘等解表之剂;有出血倾向者,加血余炭、侧柏叶、粉丹皮、大小蓟;阴虚火旺者,加知母、黄柏、旱莲草、女贞子;消谷善饥者,加白矾、郁金、玉竹、天花粉。

(单金姝 安跟会)

第十二章
膀胱癌

膀胱癌是泌尿系统最常见的肿瘤,膀胱癌的发病率占全身肿瘤的1%,占全部恶性肿瘤的3%。男女之比为3:1。中国膀胱肿瘤发病率男性4.021/10万人口,女性0.929/10万人口。发病年龄多在50~70岁。

祖国医学认为,膀胱癌属于中医学"尿血""淋证""癃闭"等范畴。如《医学精要》云:"溺血者,溺下红赤也。"朱丹溪进一步指出"溺而痛者为血淋,不痛者为溺血"。《金匮要略》则有"淋之为病,小便如粟状,小腹弦急,痛引脐中"的描述。《素问·宣明五气》记载"膀胱不利为癃"。《素问·标本病传论》同时记载"膀胱病,小便闭",说明该病病发于膀胱。《类证治裁·闭癃遗溺》更指出"闭者,小便不通……癃者,小便不利……"并形象地描述"闭者点滴难通","癃为滴沥不爽"。《证治要诀》则补充到"小便滴沥涩痛者,谓之淋"。《丹溪心法》认为"血淋一证,须看血色分冷热。色鲜者,心,小肠实热;色瘀者,肾,膀胱虚冷"。《诸病源候论》则概括该病是"由肾虚而膀胱热之故也",说明本病发病机理是正虚邪实,正虚为本,邪实为标。在治疗方面,除传统的辨证施治外,对于小便不通,《备急千金要方·膀胱腑》曰:"以葱叶除尖头,内阴茎孔中深三寸,微用口吹之,胞胀,津液大通,便愈。"这是最早用导尿术来治该病的记载。

第一节　经方验方

一、八正散(《太平惠民和剂局方》)加减

【组成】车前子10g(包煎)、木通6g、萹蓄10g、滑石15g、瞿麦10g、栀子10g、大黄

6g、甘草 6g、灯芯草 15g。

【用法】水煎服。

【功效】清热利湿。

【主治】尿血、尿急、尿频、排尿时灼热疼痛,腰背痠痛,下肢浮肿,伴心烦口渴,夜寐不安,纳呆食少,舌质红,苔黄腻,脉滑数或弦数。

【方解】方中木通、瞿麦、扁蓄、车前子、滑石均为清热除湿、利尿通淋药,为主药;配栀子清利三焦湿热,大黄泄热降火,导热下行,增强泻火解毒之功,为辅药;灯芯清心利水,甘草梢调和诸药,缓急止痛,为辅佐药。诸药合用,具有清热泻火,利尿通淋之作用。

【加减】热盛心烦口渴重者,加生地黄、麦门冬、天花粉、蒲公英;尿血者,加白茅根、小蓟;纳呆食少者,可加茯苓、焦三仙等。

二、桃红四物汤(《医宗金鉴》)加味

【组成】桃仁 10g、红花 6g、川芎 6g、当归 10g、白芍 10g、熟地 12g。

【用法】水煎服。

【功效】活血化瘀,兼养血。

【主治】血尿,或尿中夹血块,排尿困难或闭塞不通,小腹坠胀疼痛,并可触及肿块;舌暗红有瘀点或瘀斑,脉沉细。

【方解】桃红四物汤以祛瘀为核心,辅以养血、行气。方中以强劲的破血之品桃仁、红花为主,力主活血化瘀;以甘温之熟地、当归滋阴补肝、养血调经;芍药养血和营,以增补血之力;川芎活血行气、调畅气血,以助活血之功。全方配伍得当,使瘀血祛、新血生、气机畅,化瘀生新是该方的显著特点。

【加减】气虚明显者,可加四君子汤;尿混浊者,加萆薢、瞿麦、萹蓄;大便干者,加大黄;腹痛者,可加金铃子散;血尿者,加三七粉、仙鹤草。

三、海金沙散(《圣济总录》)合白茅根汤(《普济方》)加味

【组成】海金沙 15g、灯芯草 15g、白茅根 15g、土茯苓 10g、龙葵 10g、白英 10g、苦参 20g。

【用法】水煎服。

【功效】清热解毒,通淋散结。

【主治】血尿,尿中夹血块、腐肉,尿有恶臭味,排尿困难或闭塞不通,小腹坠胀疼痛,并可触及肿块,舌暗红有瘀点或瘀斑,苔黄或黄腻,脉沉细或沉细数。

【方解】方中海金沙利水通淋,白茅根清热利湿,灯芯草辛苦宣上,苦参渗湿利

中西医结合肿瘤特色医疗
ZHONGXIYI JIEHE ZHONGLIU TESE YILIAO

下,土茯苓解毒祛湿,诸药配伍以清热解毒,通淋散结。

【加减】热重者,加大青叶、蒲公英;尿液混浊者,加瞿麦、萆薢、萹蓄;大便干者,加生大黄、芒硝;疼痛重者,加延胡索、泽兰;伴乏力、消瘦,纳呆者,加黄芪、白术、当归。

四、四君子汤(《太平惠民和剂局方》)合加味肾气丸(《济生方》)加减

【组成】党参 10g、白术 10g、茯苓 12g、炙甘草 6g、熟地黄 12g、山茱萸 6g、山药 10g、牡丹皮 6g、泽泻 6g、制附子 3g、肉桂 3g、川牛膝 15g、车前子 10g(包煎)。

【用法】水煎服。

【功效】温补脾肾。

【主治】间歇性无痛性血尿,腰背疫痛,神疲乏力,畏寒肢冷;伴纳呆食少,腹胀,便溏,双下肢浮肿,舌淡红,苔薄白,脉沉细无力或沉缓。

【方解】方中人参为君,甘温益气,健脾养胃;臣以苦温之白术,健脾燥湿,加强益气助运之力;佐以甘淡茯苓,健脾渗湿,苓术相配,则健脾祛湿之功益著;使以炙甘草,益气和中,调和诸药。四药配伍,共奏益气健脾之功。

【加减】气虚甚者,加人参、黄芪;腰背疫痛明显者,可加杜仲、川续断;尿血者,可加三七粉、仙鹤草、血余炭;便溏者,加补骨脂、炒扁豆。

五、六味地黄丸(《小儿药证直诀》)加减

【组成】熟地黄 12g、山茱萸 6g、山药 10g、茯苓 12g、泽泻 10g、牡丹皮 6g。

【用法】水煎服。

【功效】滋补肝肾。

【主治】无痛性肉眼血尿,口干、口渴,五心烦热,头晕耳鸣,腰膝疫软,消瘦,舌质红,少苔,脉细数。

【方解】方中重用熟地黄,滋阴补肾,填精益髓,为君药。山萸肉补养肝肾,并能涩精;山药补益脾阴,亦能固精,共为臣药。三药相配,滋养肝脾肾,称为"三补"。配伍泽泻利湿泄浊,并防熟地黄之滋腻恋邪;牡丹皮清泄相火,并制山萸肉之温涩;茯苓淡渗脾湿,并助山药之健运。

【加减】阴虚较重者,加女贞子、旱莲草;虚热明显者,加制鳖甲、地骨皮;口干渴明显者,可加麦门冬、沙参;腰膝疫软明显者,可加牛膝、续断、杜仲;尿血者,加白茅根、三七粉。

六、知柏地黄汤(《医宗金鉴》)加减

【组成】知母 20g、黄柏 6g、熟地 12g、山茱萸 6g、山药 10g、茯苓 12g、牡丹皮 6g、泽泻 10g。

| 172 |

【用法】水煎服。

【功效】滋阴降火。

【主治】持续性肉眼血尿,色鲜红量多,口干舌燥,口渴欲饮水,午后潮热,有时高热不退,头晕耳鸣,腰膝酸软,消瘦,大便干,舌质光红,无苔,脉细数。

【方解】方中熟地滋肾填精,为主药;辅以山药补脾固精,山萸肉养肝涩精,称为三补。又用泽泻清泻肾火,并防熟地黄之滋腻;茯苓淡渗脾湿,以助山药之健运,丹皮清泄肝火,并制山萸肉之温,共为经使药,谓之三泻。加入知母、黄柏以滋阴降火。

【加减】口干舌燥、高热不退者,可加芙蓉叶、生石膏、麦门冬、沙参;便秘者,加大黄、玄明粉;尿血者,加大小蓟、生侧柏叶、白茅根、三七粉。

第二节　院内专方

一、膀胱癌化疗后方

【组成】半枝莲、白英、薏苡仁各 30g,茯苓、赤小豆各 20g,绞股蓝 18g,太子参 15g,麦门冬、天冬、石斛、王不留行各 12g,沙参、赤芍、丹皮、黄柏各 10g,大黄、白术各 9g,甘草 4g。

【用法】水煎服,每日 1 剂,分 2 次服。

【功效】益气养阴,活血散结。

【应用】适用于膀胱癌化疗后阴伤虚热者。

二、膀胱癌术后方

【组成】大蓟、小蓟各 30g,白英、薏苡仁、生黄芪、麦芽、谷芽、白花蛇舌草各 20g,太子参、猪苓各 15g,党参、神曲、茯苓、枸杞各 12g,菟丝子、白术、沙参各 10g,甘草 3g。

【用法】水煎服,每日 1 剂,分 2 次服。

【功效】益气健脾,收敛止血。

【应用】适用于膀胱癌各种手术后尿血明显者。

（单金姝　安跟会）

第十三章
前列腺癌

前列腺癌发病率有明显的地理和种族差异,澳大利亚、新西兰、加勒比海及斯堪的纳维亚地区最高,亚洲及北非地区较低。世界范围内,前列腺癌发病率在男性所有恶性肿瘤中位居第二。在美国前列腺癌的发病率已经超过肺癌,成为第一个危害男性健康的肿瘤。据美国癌症协会估计,2010 年美国大约有 217730 例新发前列腺癌,有 32050 例将死于此病。在欧洲,每年得到确诊的新发前列腺癌病例大约有 260 万人,前列腺癌占全部男性癌症的 11%,占全部男性癌症死亡人数的 9%。亚洲前列腺癌的发病率远远低于欧美国家,但近年来呈现上升趋势。2007 年,上海市疾病预防控制中心报道的男性前列腺癌发病率为 11.81/10 万人,居男性恶性肿瘤的第五位。

前列腺癌可归属中医学"肾岩""癥积""淋证""腰痛""尿血"等病范畴。《素问·上古天真论》所述"男子七八,肝气衰,筋不能动,天癸竭,精少,肾脏衰,形体皆极",阐明了老年男性生理上肝肾易亏的特点,为老年男性发病的常见病机。《素问·气厥论》曰:"胞热移于膀胱,则癃溺血。"《灵枢·九针》云:"四十八风之客于经络之中,为瘤病者也。"《灵枢·百病始生》云:"积之所生,得寒乃生,厥乃成积也。"认为除了自身方面的原因,瘤病是由风寒等外邪日久成积而成,而热邪下注则导致癃闭尿血等症。《诸病源候论》认为积聚除"因饮食不节,寒温不调,邪气重沓,牢瘤盘结者也,若久即成症"外,阴阳虚损,正气亏虚是外邪留滞的关键,如"虚劳之人,阴阳伤损,血气凝涩,不能宣通经络,故积聚于内也。"张景岳更明确指出脾肾的关键性"凡脾胃不足及虚弱失调之人多有积聚之病,盖脾虚则中焦不足,肾虚则下焦不化,正气不行则邪滞得以居之"。朱丹溪强调"痰"在肿瘤形成中的作用,认为"痞块在中为痰饮,在右为食积,在左为血块,气不能作块成聚,块乃有形之物也,痰与食积、死血而成也"。在论及小便不利时认为病因有"气虚、血虚、有痰、风闭、实热",并首次提出"提壶揭盖"的治法,"如滴水之器,上窍闭则下窍无以自通,必上窍开而下窍之水出焉"。李中梓在《证治汇补》提出癃闭的病因"有心肾不交,阴阳不通,而内外关格者;有热结下焦,塞胞内,而气道涩滞者;有肺中伏热,不能生水,而气化不施者;有脾经湿热,清气郁滞,而浊气不降者;有痰涎阻结,气道不通者;有久病多汗,津液枯耗者,有肝经忿怒,气闭不通者;有脾虚气弱,通调失宜者"。

经方验方

一、八正散(《太平惠民和剂局方》)加萆薢分清饮(《医学心悟》)加减

【组成】木通 9g、瞿麦 10g、萹蓄 10g、车前子 10g、滑石 10g、栀子 10g、大黄 6g、甘草梢 6g、萆薢 10g、黄柏 6g、石菖蒲 10g、茯苓 12g、丹参 10g、灯芯草 6g、白茅根 15g、白花蛇舌草 15g。

【用法】水煎服。

【功效】清热利湿,解毒通淋。

【主治】尿频、尿急、尿痛,时有尿血,常伴有阴部潮湿、纳呆口腻,舌质红,苔白腻,脉滑数。

【方解】方中木通、滑石、车前子、萹蓄、瞿麦利水通淋,清热利湿;栀子清泻三焦之火,大黄、黄柏泄热降火;萆薢、石菖蒲利湿化浊;灯芯草导热下行;甘草调和诸药而止茎中作痛;白茅根凉血止血,清热利尿;白花蛇舌草清热解毒。诸药合用,共奏清热泻火,利水通淋。

【加减】尿血者加生地、小蓟、藕节、蒲黄以凉血止血;尿道刺痛者加琥珀、海金沙以通淋止血;神疲乏力者加生黄芪、陈皮、五味子健脾益气;前列腺较大,质地硬韧者加穿山甲、皂刺、三棱、露蜂房以软坚散结;纳呆加焦三仙、鸡内金、炒莱菔子。

二、血府逐瘀汤(《医林改错》)合五味消毒饮(《医宗金鉴》)加减

【组成】桃仁 10g、红花 6g、当归 10g、生地 12g、川芎 6g、赤芍 10g、牛膝 15g、桔梗 10g、柴胡 10g、枳壳 10g、甘草 6g 二花 15g、连翘 15g、蒲公英 15g、败酱草 15g、紫花地丁 15g。

【用法】水煎服。

【功效】活血化瘀,行气止痛,清热解毒。

【主治】腰部及会阴部坠胀疼痛,尿痛较明显,尿细如线或点滴而下,尿色淡红,局部肿块能明显扪及,舌质紫暗、脉沉弦。

【方解】方中当归、川芎、桃仁、红花活血化瘀;牛膝祛瘀血,通筋脉,引瘀血下行,桔梗开宣肺气,载药上行,使气行则血行;柴胡疏肝解郁;生地凉血清热;二花、连翘、蒲公英、败酱草、紫花地丁清热解毒。诸药合用则瘀去气行。

【加减】局部肿块者加三棱、莪术、醋炙鳖甲、生牡蛎以活血,软坚散结;疼痛重者,加乌药、元胡、川楝子以行气止痛;尿血者,加生地、小蓟、藕节、蒲黄以凉血止血;伴尿频急痛者,加黄柏、地龙、土茯苓、萆薢、白茅根以清热利尿;伴腰痛乏力者,加肉桂、阿胶、枸杞以滋肾阴。

三、王叶合剂(裴正学教授经验方)加减

【组成】王不留行 10g、橘叶 10g、郁金 6g、丹参 10g、皂角刺 12g、土鳖虫 10g、小茴香 10g、菟丝子 10g、车前子 10g、当归 10g、赤芍 10g、大黄 10g、山慈菇 15g、琥珀屑 3g、橘核 10g、荔核 10g。

【用法】水煎服。

【功效】活血化瘀,利水散结。

【主治】局部肿块明显,阵发性疼痛和严重排尿困难或点滴难下,伴精神萎靡、纳呆、口淡无味,尿色深红或呈絮状,舌质暗红、苔厚腻,脉沉紧。

【方解】方中王不留行活血,利尿通淋;橘叶疏肝行气,化痰散结;当归、赤芍、丹参以活血化瘀;皂角刺、土鳖虫、山慈菇化痰活血,软坚散结;郁金、橘核、荔核理气散结止疼;大黄破瘀通淋;琥珀屑通淋止血。诸药合用加强散结祛瘀之功。

【加减】排尿困难者,加石韦、萹蓄、冬葵子以利尿通淋;食欲不振者,加檀香、肉蔻、砂仁以行气温中;局部肿块者,加三棱、莪术、山慈菇、醋炙鳖甲、生牡蛎以化痰活血,软坚散结;伴血尿者,加仙鹤草、茜草、三七粉以活血止血。

四、知柏地黄丸(《医宗金鉴》)加减

【组成】知母 20g、黄柏 6g、生地 12g、山药 10g、山茱萸 6g、丹皮 6g、茯苓 12g、泽泻 10g、枸杞 10g、牛膝 10g、菟丝子 15g、龟板 15g。

【用法】水煎服。

【功效】滋阴补肾,清热降火。

【主治】排尿余沥不尽,尿细如线,形体消瘦,腰脊隐痛,伴口干心烦、失眠、盗汗,舌红苔少,脉沉细数。

【方解】方中知母清热泻火,生津润燥;黄柏清热燥湿,泻火除蒸;生地、山药、山茱肉三药相配滋养肝脾肾;丹皮、茯苓、泽泻三药渗湿浊,清虚热,共治滋阴补肾;菟

丝子、牛膝益肝肾,强筋骨;龟板滋阴潜阳,壮水制火。诸药合用,滋阴精而降相火,以达培本清源之效。

【加减】腰痠痛者,加杜仲、桑寄生、川续断、骨碎补以补肝肾,强筋骨;疲乏、盗汗者,加五味子、浮小麦、地骨皮以益气生精,清热凉血;排尿不尽者,加萹蓄、瞿麦清利湿热;便秘者,加郁李仁、火麻仁、瓜蒌仁润燥通便;排尿不畅,滴沥明显者,加小茴香、覆盆子、车前子益肾利尿。

五、右归饮(《景岳全书》)加减

【组成】熟地 12g、山药 10g、山茱萸 6g、枸杞 15g、炙甘草 6g、杜仲 10g、肉桂 6g、制附子 6g、菟丝子 15g、当归 10g、鹿角胶 10g、补骨脂 10g。

【用法】水煎服。

【功效】温补肾阳,填精益髓。

【主治】排尿余沥不尽,尿细如线,形体消瘦,面色苍白,伴畏寒怕冷、下肢浮肿,大便稀溏,舌质淡,苔白滑,脉沉细弱。

【方解】方中附子、肉桂、鹿角胶培补肾中之元阳,温里祛寒;山药、山萸肉、枸杞、熟地滋阴益肾,养肝补脾,填精补髓,取"阴中求阳"之义;菟丝子、杜仲补肝肾,健腰膝;当归养血活血,与补肾之品相配,以补养精血。诸药合用,肝脾肾阴兼顾,仍以温肾阳为主,妙在阴中求阳,使元阳得以归原。

【加减】便溏者,加车前子、薏苡仁、泽泻利水渗湿;脾虚者,加山药、黄精、甘草温补脾阳;尿不尽者,加萹蓄、瞿麦清利湿热;伴疼痛者,加乳香、延胡索、蜈蚣活血行气止疼;伴有肿块者,加海藻、昆布、皂角刺以软坚散结。

(单金姝 安跟会)

第十四章
乳腺癌

乳腺癌是女性最常见的恶性肿瘤之一。发病年龄 40~60 岁,绝经期前后的妇女发病率较高,男性患者仅占约 1%~2%。据资料统计,发病率占全身各种恶性肿瘤的 7%~10%,位居女性恶性肿瘤的首位,严重危害妇女的身心健康。目前,通过采用综合治疗手段,乳腺癌已成为疗效最佳的实体肿瘤之一。

乳腺癌属祖国医学"乳岩""痈疽""痰核"的范畴。《医宗金鉴》曰:"乳岩初结核隐疼,肝脾两损气郁凝,核无红热身寒热,速灸养血免患攻。耽延续发如堆栗,坚硬岩形引腋胸,顶透紫光先腐烂,时流污水日增疼,溃后翻花怒出血,即成败证气不灵。"此证由肝、脾两伤,气郁凝结而成。自乳中结核起,初如枣栗,渐如棋子,无红无热,有时隐痛。速宜外用灸法,内服养血之剂,以免内攻。若年深日久,即潮热恶寒,始觉大痛,牵引胸腋,肿如覆碗坚硬,形如堆栗,高凸如岩,定透紫色光亮,肉含血丝,先腐后溃,污水时津,有时涌冒臭血,腐烂深如岩壑,翻花突如泛莲,疼痛连心。若复因急怒,暴流鲜血,根肿愈坚,斯时五脏俱衰,即成败证,百无一救。若患者果能清心涤虑,静养调理,庶可施治。《灵枢·痈疽》曰:"痈疽者,上之皮夭以坚,上如牛领之皮。"隋代巢元方《诸病源候论·疽发乳候》曰:"肿而皮强,上如牛领之皮,谓之疽也。"明代医家陈实功《外科正宗》曰:"初如豆大,渐若棋子,半年,一年,二载,三载,不痛不痒;渐渐而大,始生疼痛,痛则无解,日后肿如堆栗,或如覆碗,紫色气秽,渐渐溃烂,深者如岩穴,凸者如泛莲,疼痛连心,出血则臭。"清代邹岳指出:"乳癖……患经数载不活,宜节饮食,息恼怒,庶免乳岩之变。"认为乳癖若久治不愈,另加饮食失节,情志所伤,可使"乳癖"一病恶变为"乳岩"。这与现代医学中乳腺小叶增生部分恶变极为吻合。

经方验方

一、归芍四君汤(《笔花医镜》)加减

【组成】党参 10g、白术 10g、茯神 15g、甘草 6g、陈皮 10g、当归 10g、白芍 15g、柴胡 10g。

【用法】水煎服。

【功效】疏肝健脾。

【主治】乳房胀痛,乏力纳呆,心烦失眠,舌质红。

【方解】方中当归、白芍为君,养血补肝,配柴胡直走肝经而肝郁;配茯神、白术,以起补中理脾,安心除烦;陈皮理气和胃,甘草益气健脾并调和诸药;全方脾胃并治,气血兼顾,使肝郁得解,血虚得养,脾虚得补,药合病机。

【加减】胀痛明显者,加乳香 6g、香附 10g,以加强理气止痛之效;心烦易怒、情绪失调者,减白术、党参,加生地 15g、百合 20g、牡丹皮 15g、山栀子 10g,以养肝血润百脉而清热除烦;乏力甚者,减陈皮,加木香 6g、砂仁 6g,以宽中理气和胃,胃和脾运则气得已补;大便结燥属"气秘"者,加火麻仁 30g、杏仁 10g,以润肠通便,宣利上焦肺气,上焦开泻则下焦自通。

二、五参当归补血汤(裴正学教授经验方)加减

【组成】人参须 15g、党参 15g、太子参 15g、丹参 15g、当归 20g、黄芪 30g、仙茅 10g、淫羊藿 10g。

【用法】水煎服。

【功效】补气和血,调经养营。

【主治】乳房胀痛,乏力纳呆,面色㿠白,神疲乏力,汗出,胸闷气短,舌淡苔白或黄,脉弦细。

【方解】方中黄芪、当归为君臣,补气养血,尤重于黄芪用量,气为血帅,气行则血行;人之气旺,其血充长,阴阳互根之理。佐五参以补气生血,以资化源,所谓善补气者以生血之义,妇女以血为本,自患癌症,情绪抑郁,气运乖戾,血行失常,经脉受损,全方益气养营,调补冲任。

【加减】面色晦暗,大便干秘者,加生大黄 10g、桃仁 10g、川芎 10g,减淫羊藿,以活血化痰,推陈出新;胸闷甚者,加升麻 6g、柴胡 10g,以升提阳气,升阳举陷;烦躁不宁者,加生大黄 15g、益母草 30g、远志 10g,减仙茅、淫羊藿,以清瘀热,调冲任,养心肺而和营卫;汗出甚者,加生龙牡、甘麦大枣汤,以收摄心肺之阳气,敛阴止汗。

三、补肾二仙汤(《妇产科学》)加味

【组成】熟地 18g、山药 30g、山萸肉 10g、仙茅 20g、仙灵脾 20g、党参 10g、白术 10g、黄芪 30g、陈皮 10g、菟丝子 15g、枸杞 15g、杜仲 10g。

【用法】水煎服。

【功效】温养脾胃,调补冲任。

【主治】头晕目眩,腰膝致冷,四肢肿胀,大便或稀或干,自汗出,舌苔白或青,脉沉细。

【方解】方中熟地、山药、山萸肉为君,臣以党参、白术、黄芪补元气而壮水;二仙汤补肝肾而温通经脉为佐;杜仲引药入下焦为使。全方达补益肝肾,温养冲任之功。

【加减】胸闷气短者,加升麻 6g、柴胡 10g;腰困腹胀且泻后不减者,加干姜 6g、炙甘草 6g;肿胀甚者,加茯苓 10g、桂枝 10g、附片 6g;肌肤甲错,舌质青紫者,加丹参 20g、当归 10g、川芎 10g。

(单金姝 安跟会)

第十五章
宫颈癌

子宫颈癌(Cervical cancer)又名宫颈癌,在中国是发病率最高的妇女恶性肿瘤之一。国内外资料显示,宫颈癌有年轻化和子宫颈腺癌发病率上升的趋势,其原因可能与初次性交年龄小,多个性伴侣,孕产次数多,宫颈糜烂及阴道病毒(特别是人乳头状瘤病毒)感染有关。根据其临床表现和古代医籍的描述可归属于中医的"崩漏""带下""癥瘕"等范畴。中医认为宫颈癌病因病机与冲任失调及瘀毒下注有关。

经方验方

一、逍遥散(《太平惠民和剂局方》)合二仙汤(《妇产科学》)加减

【组成】柴胡 12g、当归 9g、白术 12g、茯苓 12g、香附 9g、赤芍 15g、白芍 15g、仙茅 12g、淫羊藿 12g、胆南星 6g、莪术 9g、仙鹤草 30g、白茅根 30g。

【用法】水煎服。

【功效】疏肝理气,调理冲任。

【主治】胸胁胀满,情绪郁闷或心烦易怒,少腹胀感,口苦咽干,白带稍多,阴道流血伴有瘀块。脉弦,舌质稍暗或正常,薄白苔或微黄。

【方解】方中柴胡、当归、白芍、白术、茯苓、香附疏肝理气,健脾和胃;仙茅、淫羊藿温补肾阳固冲任;赤芍、胆南星、莪术消癥化瘀;仙鹤草、白茅根止血。

【加减】便秘者,加大黄;湿重者,加苍术、厚朴;睡眠差者,加酸枣仁、菖蒲等;出血多者,加地榆、三七、血余炭等;口苦加牡丹皮、栀子等。

二、龙胆泻肝汤(《医方集解》)加减

【组成】龙胆草 9g、黄芩 12g、柴胡 12g、栀子 9g、木通 9g、车前子 12g、当归 12g、泽泻 9g、甘草 6g、黄柏 6g、土茯苓 15g、莪术 9g、胆南星 6g。

【用法】水煎服。

【功效】清热利湿解毒。

【主治】白带多,色如米泔,或黄或粉污,气臭,少腹胀痛,脘闷纳差,尿黄便干,舌质暗红,苔黄腻或白腻,脉滑数或弦滑。

【方解】方中龙胆草、黄芩、柴胡、栀子、木通、车前子、泽泻清泻肝经湿热;当归配柴胡疏肝活血;甘草、黄柏、土茯苓、莪术、胆南星燥湿化痰、消癥散结。

【加减】带稀量多加山药、陈皮、苍术;带赤加白果、黄柏;纳差加焦三仙。

三、知柏地黄汤(《医宗金鉴》)合固经丸(《嵩崖尊生书》)加减

【组成】知母 12g、黄柏 6g、熟地黄 12g、山茱萸 12g、山药 12g、牡丹皮 12g、泽泻 12g、土茯苓 15g、赤芍 12g、白芍 15g、半枝莲 15g、龟板 20g、黄芩 12g。

【用法】水煎服。

【功效】滋阴清热,化瘀解毒。

【主治】头晕耳鸣,目眩口干,腰膝酸痛,手足心热,夜寐不安,便秘尿赤,有时阴道出血,脉弦细,舌质红或正常,苔少或有剥苔。

【方解】方中知母、黄柏、黄芩清相火;龟板、熟地黄、山茱萸、山药、牡丹皮、泽泻、土茯苓滋补肾阴;赤芍、白芍养血活血;半枝莲、土茯苓清热解毒。

【加减】纳差加焦三仙;睡眠差加酸枣仁、茯神、合欢花等;汗多加黄芪、牡蛎、浮小麦。

四、金匮肾气丸(《金匮要略》)合附子理中丸(《太平惠民和剂局方》)加减

【组成】附子 9g、桂枝 12g、生地 12g、山药 15g、山萸肉 15g、茯苓 12g、泽泻 12g、丹皮 9g、白术 15g、甘草 6g、干姜 6g。

【用法】水煎服。

【功效】健脾温肾,补中益气。

【主治】神疲乏力,腰痠膝冷,纳少,小腹坠胀,白带清稀而多,或阴道流血量较多,大便先干后溏,舌质胖,舌苔白润,脉细弱。

【方解】方中金匮肾气丸温肾阳;附子理中丸温脾阳;二方合用,脾肾双补,温阳固脱。

【加减】乏力加人参、黄芪;纳差加焦三仙;便秘加大黄、厚朴等;出血多加仙鹤草、汉三七;带下多加陈皮、山药、薏苡仁、苍术、车前子。

(单金姝 安跟会)

第十六章
子宫内膜癌

　　子宫内膜癌是发生在女性子宫内膜的一种上皮性恶性肿瘤,近年来其发病率和死亡率均呈现出明显的上升趋势。在世界范围内,子宫内膜癌是第六大常见的恶性肿瘤,每年约有 290 000 例新发病例。在北美和欧洲,子宫内膜癌是最常见的女性生殖道恶性肿瘤,位列乳腺癌、肺癌和结直肠癌之后的第 4 个最常见的女性恶性肿瘤。发病率随着预期寿命的延长而增加。2012 年在欧洲估计有 237 000 例女性死于子宫内膜癌,是女性患恶性肿瘤死因的第 8 位。在北美,子宫内膜癌位列最常见的癌症死亡原因的第 7 位,每年新发病例约 55 000 例,约 10 000 例死于该病。2002 年后,随着激素补充疗法中使用了联合雌激素和孕激素的方法,全球子宫内膜癌的发病率正在下降。在高收入国家子宫内膜癌发病率增加的主要原因是肥胖。近年来,中国随着经济快速发展,人们的生活习惯及饮食结构发生了很大改变,随着代谢性疾病的增加,子宫内膜癌也出现了发病率升高和发病年轻化的趋势。2004~2008 年中国肿瘤登记的数据表明, 子宫肿瘤发病率上升了 1.5 倍。北京市肿瘤登记办公室数据显示,2001 年以来子宫内膜癌发病率明显高于宫颈癌,2008 年后已成为发病率最高的女性生殖道恶性肿瘤。

　　本病属于中医"癥瘕""崩漏""五色带下""经断复来"等范畴,在中医古文献中并无子宫内膜癌之病名,但有类似子宫内膜癌的记载。子宫内膜癌患者晚期可出现子宫固定或在宫旁扪及不规则包块,故可参照"癥瘕"疾病。"癥"始见于汉代的《金匮要略方论》,该书"卷下"云:"妇人宿有癥病,经断未及三月,而得漏下不止,胎动在脐上者,为癥痼害。""瘕"始见于《素问·骨空论》云:"任脉为病……女子带下瘕聚。"《医学入门》曰:"凡非时血行,淋漓不断,谓之漏下;忽然暴下,若山崩然,谓之崩中。"《血证论》曰:"崩漏者,非经期下血之谓也。"《医宗金鉴·妇科心法要诀》云:"……更审其带之淋漓沥沥物,或臭或腥秽,乃败血所化,是胞中病也,若是疮脓,则非瘀血所化,是内痈脓也。"《诸病源候论》又称"年老经水复行"。《傅青主女科》中明确认识到"妇人有年五十外或六七十岁忽然行经者,或下紫血块,或如红血淋……有似行经而实非经也。"这些描述都与现代各期子宫内膜癌的临床表现极为相似。

经方验方

一、丹栀逍遥散(《内科摘要》)加减

【组成】仙鹤草 30g、阿胶 10g(烊化)、茯苓 10g、柴胡 10g、赤芍 10g、生地 12g、益母草 15g、丹皮 6g、栀子 10g、白术 12g、薄荷 6g(后下)、三七粉 3g(冲服)

【用法】水煎服。

【功效】疏肝清热,凉血止血。

【主治】阴道突然大出血或出血淋漓,伴胸胁胀满,心烦喜怒,口干口苦,舌质红,苔薄黄,脉弦数。

【方解】方中柴胡、薄荷疏肝解郁,栀子清泻肝热;茯苓、白术健脾益气;赤芍、丹皮、生地、益母草、三七粉、阿胶、仙鹤草活血凉血止血。诸药合用,共奏疏肝清热,凉血止血之功。

【加减】若发热,带下黄白者,加败酱草、半枝莲、金银花;胁痛甚者,加茵陈、延胡索、白芍;少腹痛甚者,加延胡索、乌药、青木香;纳呆加焦三仙、鸡内金、炒莱菔子。

二、四妙丸(《成方便读》)加减

【组成】生苡仁 30g、半枝莲 15g、龙葵 15g、白花蛇舌草 15g、土茯苓 12g、赤芍 10g、怀牛膝 15g、黄柏 10g、车前草 30g、白英 30g、苦参 20g、黄连 6g。

【用法】水煎服。

【功效】清热利湿,解毒散结。

【主治】阴道不规则出血,带下黄赤,臭秽异常,阴户肿痛,脐腹疼痛,胸闷纳呆,腰膝酸软,口黏口苦,小便黄或短赤,大便干燥,舌质红,苔黄腻,脉弦滑或细数。

【方解】方中黄柏、黄连、怀牛膝、生苡仁、车前草、苦参清热利湿;半枝莲、龙葵、白花蛇舌草、土茯苓、白英清热解毒抗癌。共奏清热利湿,解毒散结之功。

【加减】若见带下恶臭,湿毒瘀结者加萆薢、黄柏、薏苡仁、茯苓、丹皮、泽泻;外阴瘙痒者加白鲜皮、地肤子、乌蛇、蝉蜕;伴舌苔黄腻、纳差者加苍术、厚朴、陈皮、茯苓;

口黏口苦者加柴胡、半夏、黄芩。

三、少腹逐瘀汤(《医林改错》)加减

【组成】当归 15g、五灵脂 15g、小茴香 12g、延胡索 10g、香附 6g、川芎 6g、赤芍 10g、蒲黄 10g、肉桂 6g、干姜 6g、没药 6g。

【用法】水煎服。

【功效】行气活血,祛瘀散结。

【主治】阴道不规则出血,时崩时止,淋漓不净,或突然量多,挟有瘀块,少腹疼痛拒按,腹痛如针刺刀割,部位固定,舌紫黯,舌边有瘀点,苔薄,脉沉涩或弦细。

【方解】方中诸多活血药物同用,配合延胡索、香附行气;肉桂、干姜、小茴香温里祛寒;共奏行气活血,祛瘀散结之功。

【加减】若伴有血块者,加丹参、三棱、莪术、鸡血藤;疼痛重者,加乌药、元胡、川楝子以行气止疼;食欲不振者,加檀香、肉蔻、砂仁以行气温中;局部肿块者,加三棱、莪术、山慈菇、醋炙鳖甲、生牡蛎以化瘀活血,软坚散结。

四、右归丸(《景岳全书》)合举元煎(《景岳全书》)加减

【组成】山药 30g、党参 15g、黄芪 15g、杜仲 15g、熟地 15g、阿胶 15g(烊服)、艾叶 10g、白术 15g、鹿角胶 15g、制附子 6g、山萸肉 10g、补骨脂 10g、菟丝子 10g、升麻 6g、肉桂 6g。

【用法】水煎服。

【功效】温肾健脾,固摄止血。

【主治】阴道出血淋漓不尽,色淡质清稀,神疲乏力,气短懒言,纳呆,腰膝痠软,小腹冷痛,浮肿肢冷,小便清长,大便溏。舌质淡,苔白,脉沉细无力。

【方解】方中制附子、肉桂、鹿角胶补肾中元阳,温里祛寒;熟地、山药、山萸肉滋阴益肾,取阴中求阳之义;菟丝子、杜仲补肝肾,健腰膝;黄芪、党参、白术、甘草健脾益气;升麻提升阳气,配合阿胶、艾叶以止血。共奏温肾健脾,固摄止血之功。

【加减】若见面色晦黯、精神萎靡、腹部胀满冷痛、下利清谷、甚或五更泄泻者,可加吴茱萸、山药、白扁豆、肉豆蔻、补骨脂;若面浮肢肿、小便不利等阳虚水泛可加茯苓、猪苓、薏苡仁、白术、泽泻、炮附子;若见小便频数者,可加益智仁、桑螵蛸。

五、左归丸(《景岳全书》)加减

【组成】熟地 12g、山药 10g、山茱萸 6g、枸杞 15g、炙甘草 6g、菟丝子 15g、鹿角胶 10g、龟甲胶 10g、知母 10g、黄柏 9g、牛膝 9g。

【用法】水煎服。

【功效】滋肾养肝,固冲止血。

【主治】阴道不规则出血,量多少不一,色鲜红,形体消瘦,头晕目眩,耳鸣心悸,五心烦热,两颧红赤,腰膝痠软。舌质红,苔少,脉细数。

【方解】方中熟地、山药、山萸肉、枸杞滋肾益精,填补真阴;龟鹿二胶为血肉有情之品,其中龟甲胶偏于补阴,鹿角胶偏于补阳;菟丝子、川牛膝益肝肾,强腰膝;知母、黄柏清热泻火。共奏滋肾养肝,固冲止血之功。

【加减】潮热盗汗、口干者,加鳖甲、女贞子、旱莲草、山萸肉;若腹胀纳呆者,加焦三仙、党参、陈皮;若汗出较多者,可加五味子、山茱萸;若见头目眩晕、视物模糊、腰膝痠软者,可加石决明、菊花、枸杞、杜仲、桑椹。

(单金姝　安跟会)

第十七章
卵巢癌

在妇科恶性肿瘤中,卵巢恶性肿瘤发病率居第三位,其病死率居女性生殖系统肿瘤的首位。由于其早期起病隐匿,缺乏明显临床症状,很难被及时发现和诊断,故60%~70%的患者初诊时已是中晚期,目前国内外对于中晚期卵巢癌的临床处理是行肿瘤细胞减灭术,术后辅铂类联合紫杉类药物的化学治疗,但最终仍有超过70%卵巢癌复发患者死亡。

中医古代文献中没有卵巢癌这一病名,根据其临床表现将其归属为"癥瘕""肠覃""腹痛"等范畴。根据文献记载,中国古代医家对卵巢癌的病因、规律及转归均有一定认识。《灵枢·水胀》载:"肠覃何如……寒气客于肠外,与卫气相搏,气不得荣,因有所系,瘀而内著,恶气乃起,瘜肉乃生。其始生也,大如鸡卵,稍以益大,至其成,如怀子之状,久者离岁,按之则坚,推之则移,月事以时下,此其候也。"东晋·葛洪在《肘后备急方》中指出:"凡癥坚之起,多以渐生,如有卒觉,便牢大,自难治也。腹中癥有结积,便害饮食,转羸瘦。"又说:"治卒暴症,腹中有物如应,痛如刺,昼夜常乎,不治之百日死。"

经方验方

一、膈下逐瘀汤(《医林改错》)加减

【组成】当归12g、桃仁9g、红花6g、赤芍15g、土茯苓12g、乌药9g、制香附12g、夏枯草15g、莪术12g、生牡蛎12g、黄芪15g。

【用法】水煎服。

【功效】行气活血,软坚散结。

【主治】面色晦暗,形体消瘦,肌肤甲错,少腹胀痛,神疲乏力,腹部包块坚硬固定,舌质紫暗或有瘀点,脉细或涩。

【方解】方中当归、桃仁、红花、赤芍、莪术活血化瘀止痛;乌药、香附行气止痛;夏枯草、莪术、生牡蛎软坚散结;黄芪、当归益气养血。

【加减】胁痛加郁金、元胡、川楝子;口苦加龙胆草、柴胡、黄芩;纳差加焦三仙、鸡内金。

二、少腹逐瘀汤(《医林改错》)加减

【组成】小茴香 12g、干姜 6g、延胡索 12g、没药 6g、川芎 6g、当归 12g、莪术 9g、肉桂 3g、赤芍 12g、蒲黄 10g、五灵脂 12g、八月札 12g、土茯苓 12g。

【用法】水煎服。

【功效】温经止痛,活血祛瘀。

【主治】少腹积块,按之痛甚,畏寒冷痛,得温痛减,肢冷色青,妇女月经后期、痛经、经色紫暗夹块,舌紫暗,苔白,脉沉迟而涩。

【方解】方中没药、川芎、当归、莪术、赤芍、蒲黄、五灵脂活血化瘀止痛;小茴香、干姜、延胡索、肉桂温下焦、助血运;八月札、土茯苓清热解毒利湿。

【加减】中焦虚寒加干姜、白术、附子;少腹疼痛加艾叶、乌药、香附子。

三、二陈汤(《太平惠民和剂局方》)加减

【组成】陈皮 9g、法半夏 12g、土茯苓 12g、莪术 12g、胆南星 6g、香附 12g、夏枯草 15g、青皮 6g、山慈菇 12g、三棱 10g、黄芪 30g、女贞子 12g。

【用法】水煎服。

【功效】化痰除湿,行气散结。

【主治】形体肥胖或水肿,身倦乏力,胸闷腹满,月经不调,腹部瘤块,带下量多,舌苔白腻,舌体胖,边有齿痕,脉濡缓或滑。

【方解】方中陈皮、法半夏、土茯苓、胆南星燥湿化痰;莪术、香附、夏枯草、青皮、山慈菇、三棱行气活血散结。

【加减】方中苔厚腻加苍术、厚朴;下肢肿加大腹皮、茯苓、车前子、白茅根等;苔白腻滑者加附子、干姜、白术、厚朴。

四、四妙丸(《成方便读》)加减

【组成】生薏苡仁 15g、半枝莲 15g、白花蛇舌草 15g、白英 6g、车前草 15g、土茯苓 15g、大腹皮 30g、鳖甲 30g(先煎)、莪术 12g、黄柏 6g、怀牛膝 15g。

【用法】水煎服。

【功效】清热化湿,解毒散结。

【主治】身重困倦,腹胀有块,口干口苦不欲饮,大便干,尿黄灼热,或腹泻,肛门灼热,舌红,苔厚腻,脉弦滑或濡数。

【方解】方中生薏苡仁、黄柏、怀牛膝、车前草、土茯苓、大腹皮清热化湿;半枝莲、白花蛇舌草、白英清热解毒;鳖甲、莪术软坚散结。

【加减】口干加天花粉;口苦加柴胡、龙胆草、牡蛎;尿道灼热加白头翁、牛膝等;腹泻加葛根、黄芩、黄连。

五、八珍汤(《正体类要》)加减

【组成】生地黄12g、熟地黄12g、当归15g、白芍15g、白术15g、茯苓12g、川芎6g、生牡蛎30g、山甲珠10g、炒鳖甲20g(先煎)、黄芪20g、鸡血藤20g。

【用法】水煎服。

【功效】益气健脾,滋阴补血。

【主治】腹痛绵绵,少腹有包块,面色少华或无华,精神萎靡,心悸气短,头晕目眩,消瘦纳呆,舌质淡,苔薄白,脉细弱。

【方解】方中生地黄、熟地黄、当归、白芍、黄芪、鸡血藤养血;白术、茯苓健脾生血;生牡蛎、山甲珠、炒鳖甲软坚散结。

【加减】乏力重者,加入人参、黄芪等;面色少华,加黄芪、当归、女贞子、旱莲草等。

六、六味地黄丸(《小儿药证直诀》)加减

【组成】熟地12g、山药15g、山茱萸15g、茯苓12g、丹皮6g、泽泻12g、鳖甲15g(先煎)、巴戟天12g、补骨脂15g、党参15g、黄芪15g、女贞子15g、白花蛇舌草30g、鸡内金12g、三棱9g。

【用法】水煎服。

【功效】益气健脾,滋补肾阴。

【主治】面色萎黄,气短声微,全身疲乏,精神不振,腰膝痠软,头晕目眩,耳鸣,咽燥口干,或渴不多饮,五心烦热,舌质淡,苔少或无苔,脉沉细。

【方解】方中熟地、山药、山茱萸、茯苓、丹皮、泽泻、女贞子滋补肾阴;巴戟天、补骨脂温肾阳,寓阳中求阴意;党参、黄芪益气;白花蛇舌草、鸡内金、三棱解毒散结。

【加减】腰膝痠软者,加杜仲、续断;五心烦热者,加知母、黄柏、牡丹皮;舌红无苔者,加北沙参、麦门冬、玉竹、石斛等。

七、济生肾气丸(《济生方》)加减

【组成】干地黄 12g、生杜仲 15g、补骨脂 15g、桑寄生 15g、炒白术 12g、生黄芪 15g、炮附子 10g、猪苓 15g、莪术 9g、泽泻 12g、龙葵 12g、薏苡仁 15g、白花蛇舌草 15g、地龙 12g、王不留行 15g。

【用法】水煎服。

【功效】温补脾肾,利水渗湿。

【主治】腹大胀满不舒,入暮尤甚,面色苍白或苍黄,胸闷纳呆,神疲懒言,肢冷或下肢浮肿,小便短少不利,大便稀溏,舌质淡黯,或淡紫胖大,有齿痕,苔白水滑,脉沉细无力。

【方解】方中炒白术、生黄芪、猪苓、泽泻、薏苡仁健脾利水渗湿;龙葵、白花蛇舌草清热解毒散结;地龙、王不留行、莪术通络散结;炮附子、生杜仲、补骨脂、白术、黄芪温阳健脾利水;干地黄、桑寄生补肾阴,寓阴中求阳意。

【加减】若出现湿热者,可加用黄芩、黄连、陈皮、厚朴、枳实等;腹水者,加天葵子、猪苓、泽泻;大便稀溏者,加苍术、泽泻;腹胀重者,加木香、槟榔、厚朴、枳实、大腹皮、乌药等理气消胀;胃脘不适、疼痛者,加砂仁、香橼、佛手、白芍、甘草、草蔻等理气止痛;腹部肿块坚硬者,加鳖虫、山甲、莪术、水蛭、虻虫、蒲黄、灵脂;阴虚者,加女贞子、旱莲草、龟板、山萸肉、生地、沙参、麦门冬、石斛,花粉等;毒热盛者,加苦参、公英、败酱草;疼痛剧烈者,加用补骨脂、骨碎补、透骨草、元胡。

(单金姝　安跟会)

第十八章
甲状腺癌

甲状腺癌(thyroid carcinoma)是最常见甲状腺恶性肿瘤。好发年龄 25~65 岁,是近 20 年发病率增长最快的实体恶性肿瘤,年均增长 6.2%。男女发病 1:4,高发年龄女性为 40 岁,男性为 60 岁。目前在恶性肿瘤发病率中排第 14 位,占全身恶性肿瘤的 1%~1.3%,占头颈部恶性肿瘤的 10%~15%,女性发病更为常见,已是占女性恶性肿瘤第 5 位的常见肿瘤。

甲状腺癌属祖国医学"瘿瘤"的范畴。早在《尔雅》中就有"瘿"的提法。《说文解字》明确提出:"瘿,颈瘤也。"可见古人所称的"瘿"包括西医学的甲状腺肿瘤。中医学根据不同的病因、病机及临床表现,分为各种不同的瘿瘤,多有"五瘿"之分。《圣济总录》曰:"石瘿、泥瘿、劳瘿、忧瘿、气瘿,是为五瘿。"其他医籍中五瘿大多为"石瘿、肉瘿、筋瘿、血瘿、气瘿",还有"喝水瘿""土瘿"等提法。宋代陈无择《三因极一病证方论》曰:"坚硬不可移者,名曰石瘿;皮色不变,即名肉瘿;筋脉露结者,名筋瘿;赤脉交络者,名血瘿;随忧愁消长者,名气瘿。"其中,坚硬不可移的石瘿更是与西医学所说的甲状腺癌相近。对于瘿病的治疗,历代也积累了比较丰富的经验,如金代张从正在《儒门事亲》中提出用海带、海藻、昆布防治瘿病;明代李时珍在《本草纲目》中载有用黄药子酒治疗瘿病,至今这几味中药仍是治疗甲状腺肿瘤的要药。

经方验方

一、逍遥散(《太平惠民和剂局方》)合异功散(《小儿药证直诀》)加减

【组成】柴胡 10~20g、白芍 15g、当归 10g、党参 10g、白术 10g、茯苓 12g、生甘草

6g、陈皮 10g、薄荷 10g、香附 15g、砂仁 10g。

【用法】水煎服。

【功效】疏肝健脾,调中解郁。

【主治】颈部肿块,头项强痛,往来寒热,目痛而干,口苦心烦,心悸怔忡,两胁胀满,大便干,妇人月经延期或带下,肢节痠楚或战栗,气坠少腹,胀痛不舒,舌质红,脉弦数。

【方解】本方为足少阳,足厥阴二经药也。肝虚则血病,当归、白芍养血而敛阴为君;木盛则土衰,异功散和中而补土(补土生金,亦以平木)为臣;柴胡、薄荷辛而微凉,升阳散火热,合白芍以平肝,使木得条达,木喜通达,故以为补(疏通之义),引经为使药;陈皮、茯苓健脾利湿,助党参、白术、甘草以益土,能令心定神安以通心肾,生姜暖胃祛痰,调中解郁为佐。由于方中薄荷功可搜肝泻肺,理气消风,疏逆和中,所以有"逍遥"之名。

【加减】心烦失眠,心悸盗汗者,去香附、砂仁,加黄连、浮小麦、大枣,以清心泻火,定惊安神;若目赤肿痛,发热躁动者,减去异功散,加牡丹皮、栀子以清肝利胆之火而明目;胸闷苦满,带下多者,加黄芩、姜半夏和解少阳而散火,调胃健脾而化痰;若伴见胸膈不快,心下痞硬者,加黄连、姜半夏、全瓜蒌,以清热、涤痰、开结;呕而渴,大便干秘者,减异功散,加枳实、竹茹、黄连取温胆汤义而解郁祛痰。

二、四逆散(《伤寒论》)合身痛逐瘀汤(《医林改错》)加减

【组成】柴胡 10g、赤白芍各 15g、枳实 10g、炙甘草 6g、当归尾 10g、桃仁 10g、红花 10g、丹参 20g、黄芪 30g、白术 10g、茯神 15g、山药 10g、人参须 10g、黄药子 15g、海藻 10g、白芥子 10g。

【用法】水煎服。

【功效】温经助阳,祛瘀通脉。

【主治】颈部肿块质硬,咽部异物感,短气不足以吸,头痛目痛,胸胁胀痛,遍身疼痛,午后潮热,肌肤甲错,心惊肉惕,舌质青紫,脉弦。妇人则经闭,少腹痛,善怒无常,面色晦黯,心中不了了,大小便失常。

【方解】四逆散用柴胡疏肝利胆,透达阳郁为君,枳实导滞降胃逆,行气散结为臣,二者一升一降,运转枢机,透走阳气。芍药平肝养营为佐,甘草补中益气。本证阳遏久郁,壮火食气,阳气衰少而加人参、黄芪佐以茯苓、白术、山药加强补气之功,树立行血统血之权。赤芍、红花、桃仁、丹参活血化瘀并能疏肝以利气机之舒畅,清凉活络,通利心脉。全方平调,相得益彰。加黄药子、白芥子、海藻者祛痰为务,以达阳通郁,引

气活血止痛。

【加减】心悸怔忡,梦多者,加生龙牡,安神定惊以散结软坚;妇人闭经,头晕目眩者,加天麻、钩藤,以镇肝祛痰而熄风;男子阳痿,女子性欲低下者,加桂枝,温经散结,开泄阳郁,斡旋枢机,使阳气伸,火气达;四肢痛烦,小便不利者,加怀牛膝、薏苡仁,以引药下行,宣散气血,使筋脉得养,膀胱气机得化,小便自利。

三、薯蓣丸(《金匮要略》)加减

【组成】生山药30g、生地黄10g、当归15g、生白芍10g、桂枝15g、生甘草15g、炙甘草10g、党参10g、白术10g、茯苓10g、神曲15g、麦门冬10g、桔梗10g、杏仁10g、白蔹15g、防风10g、干姜6g、大枣15g、柴胡10g、扁豆10g、阿胶10g、僵蚕6g。

【用法】水煎服。

【功效】调中补虚,内外兼治。

【主治】甲状腺癌术后或复发转移,头昏目眩,喑风眼黑,形毁肉消,偏正头痛,口干鼻塞,耳鸣耳聋,咽干不利,或目赤肿痛,口疮舌痹,上气痰嗽,心胁郁痞或胃肠燥涩,皮肤瘙痒,手足麻痹,或筋脉拘急,肢体倦怠,燥热烦渴,舌质红,脉大虚无。

【方解】《内经》曰:"补上治上宜以缓。"《金匮要略》又云:"虚劳诸不足,风气百疾,薯蓣丸主之。"本方君药薯蓣(怀山药)专理脾胃,取乎中而调上下。《神农本草经》曰:"薯蓣甘温,大补虚羸。"以四君、扁豆、干姜、神曲益气调中,以四物、麦门冬、阿胶养血滋阴,柴胡、桂枝、防风祛风散邪,杏仁、桔梗、白蔹通宣肺气,加僵蚕而虫类搜风祛瘀。全方寓攻于补,宣散于收,不热不寒,不攻不泻,不湿不燥,为平剂之规矩,临证用于护胃气,养津液。以后天为本而调理脾胃,气血双补,内外兼治。

【加减】心悸怔忡,肢冷者,配肾气丸以补肾气;目赤肿痛,烦渴者,配六味地黄丸以补肾气;发热,肢体倦怠头晕者,配补中益气丸以益气补中而升;肌肤甲错,小便利者,加大黄䗪虫丸以活血化瘀生新;心下逆满,胁胀者,加小柴胡丸以和解少阳。

(单金姝　安跟会)

第十九章
急性白血病

　　白血病是起源于造血干、祖细胞的造血系统恶性肿瘤。具有增殖和生存优势的白血病细胞在体内无控性增生和积聚,逐渐取代了正常造血,并侵袭其他器官和系统,使患者出现贫血、出血、感染和浸润征象。急性白血病(acute leukemia,AL)起病急,进展快,一般自然病程仅数周或数月。AL分为急性髓系白血病(acute myelocytic leukemia,AML)和急性淋巴细胞白血病(acute lymphoblastic leukemia,ALL)两大类。1982年IARC根据14个国家的白血病类型颁布了白血病各亚型的年发病率:ALL0.6~1.9/10万,AML0.7~3.1/10万;美国东部和西部白血病小组统计,ALL0.7~1.4/10万,AML1.4~4.2/10万;日本2001年全国白血病研究中心报告,ALL0.5~1.5/10万,AML1.2~2.9/10万;中国AML发病率约为1.62/10万,ALL发病率约为0.69/10万。成人以AML多见,儿童以ALL多见。

　　中医学虽无急性白血病名称,但急性白血病发生发展过程中所出现的兼证或并发病症,与中医学"虚劳""热劳""血证""癥积""瘰疬""痰核"等颇为相似。其中,"虚劳"相当于急性白血病所致的贫血;"热劳"相当于急性白血病所致的高热;"血证"相当于急性白血病所致的出血症状;"癥积"相当于急性白血病所致的肝脾肿大;"瘰疬""痰核"相当于急性白血病所致的浅表淋巴结肿大。

　　《圣济总录·虚劳门》曰:"急劳之病,其证与热劳相似,而得之差暴也。缘禀受不足,忧思气结,荣卫具虚,心肺壅热,金火相刑,脏气受克,或感外邪,故烦躁体热,颊赤心忪,头痛盗汗,咳嗽咽干,骨节酸痛,久则肌肤消烁,咳涎吐血,皆其候也。"又曰:"心神烦躁,面赤头痛,身热壮热,烦渴不止,口舌生疮,食饮无味,肢节酸痛,多卧少起,或时盗汗,日渐羸瘦者也。"鉴于"急劳"病名不仅可较为全面地反映急性白血病之病状特点,又能体现其病情进展凶猛之病势,还可揭示其恶劣之预后,故笔者认为急性白血病冠之以"急劳"中医病名较为妥当。

第一节 经方验方

一、回生汤Ⅰ号方（夏小军教授经验方）

【组成】基本方：天蓝苜蓿 15~30g，墓头回 15~30g，龙葵 10~20g，紫河车粉 3~6g（装空心胶囊冲服）。

加半枝莲、白花蛇舌草各 20~40g，夏枯草、仙鹤草、白茅根各 15~30g，虎杖、山豆根、赤芍、炙鳖甲(先煎)各 10~20g，青黛 3~6g(冲服)。

【用法】水煎服。

【功效】以祛邪为主。用清热败毒，活血化瘀，化痰散结之法。

【主治】起病多急，壮热烦渴，头痛，唇焦，鼻衄或尿血、便血，皮肤瘀点瘀斑，尿赤，便秘，瘰疬痰核，胁下痞块坚硬胀满，胸闷骨痛，甚则神昏谵语，或口舌生疮，咽喉肿痛，牙龈肿胀，咳嗽黄痰，或肛门肿痛，舌质红绛或有瘀斑，苔黄腻，脉数或涩。

【方解】方中半枝莲、白花蛇舌草、虎杖、山豆根、青黛清热败毒；仙鹤草、白茅根凉血止血；赤芍凉血活血；夏枯草、炙鳖甲化痰软坚散结。

【加减】若高热不退兼表证者，加金银花、连翘、板蓝根各 15~30g，柴胡 10~15g 以清热解毒；或加服中成药银翘解毒丸 1~2 丸，每日 1~2 次；内热炽盛者，加水牛角 30~60g（先煎），生石膏 20~40g（先煎），知母 10~20g，黄芩 6~10g 以清热泻火、凉血解毒；津伤明显者，加知母、天花粉各 10~20g，生地黄、玄参、麦门冬 10~15g 以养阴生津。也可选用柴胡注射液 2~4ml 肌注，每日 2~3 次；或以清开灵注射液 30~60ml，加入 5%葡萄糖溶液 250ml 中静脉滴注，每日 1~2 次。

出血较甚者，加紫草、茜草、大小蓟各 15~30g 以凉血止血；颅内出血者，口服或鼻饲中成药安宫牛黄丸每次 1 丸，每日 1~2 次。

胁下癥瘕积聚明显者，加丹参 20~40g，三棱、莪术、红花各 10~15g 以活血消癥；颈项、腋下及胯腹瘰疬痰核明显者，加炙半夏、胆南星、浙贝母各 10~15g 以化痰软坚散结。也可在辨证论治的基础上以丹参注射液 20~40ml，加入 5%葡萄糖溶液 500ml 中静脉滴注，每日 1~2 次。

胸骨及全身骨骼疼痛明显者，加薤白、牛膝、鸡血藤各 10~20g 以活血化瘀，行气止痛。

二、回生汤Ⅱ号方（夏小军教授经验方）

【组成】基本方加太子参、黄芪、女贞子、旱莲草、生地黄、半枝莲、白花蛇舌草各15~30g，茯苓、白术各10~20g。

【用法】水煎服。

【功效】扶正祛邪，标本同治。用解毒化瘀、健脾和胃之法。

【主治】低热不退，午后潮热，五心烦热，头晕耳鸣，汗出乏力，纳呆痞满，或恶心呕吐，腰膝痠软，皮下瘀点瘀斑，鼻齿衄血，口咽干燥，身痛骨痛，胁下痞块缩小或消失，舌质红或淡红，苔少，脉细数或虚数。

【方解】方中黄芪补气生血；太子参益气养阴；女贞子、旱莲草、生地黄滋补肝肾之阴；半枝莲、白花蛇舌草清热解毒；茯苓、白术健脾益气和胃。

【加减】若虚热内盛者，加青蒿、地骨皮、银柴胡各10~20g以清虚热；气虚明显者，可以生脉注射液20~40ml，加入5%葡萄糖溶液250ml中静脉滴注，每日1~2次；也可用参芪扶正注射液100ml静脉滴注，每日1~2次。伴恶心呕吐明显者，加陈皮、半夏各10~15g，竹茹5~10g以和胃止呕。

合并口疮者，加黄连、栀子各10~15g，肉桂3~6g以清热泻火、引火归元；或外用六神丸、锡类散、西瓜霜含片；并用复方银菊合剂（院内制剂）含漱，每日10~20次。

合并肛痈（肛周脓肿）者，用消毒止痛膏（院内制剂）局部清洁换药，每日1~2次。

合并脉痹（静脉炎）者，用复方紫草合剂（院内制剂）擦涂患处，每日5~10次。

三、回生汤Ⅲ号方（夏小军教授经验方）

【组成】基本方加黄芪20~40g，党参、当归、熟地黄各15~30g，补骨脂、鸡血藤、菟丝子、土茯苓各10~20g，阿胶10~15g(烊化)。

【用法】水煎服。

【功效】以扶正为主。补气养血，益肾填髓，扶正化毒。

【主治】面色萎黄或苍白无华，倦怠乏力，心悸气短，动则尤甚，汗出，四肢不温，唇甲色淡，纳呆或虚烦，或有瘀点瘀斑，舌质淡，舌体胖大或有齿痕，苔薄白，脉虚大或见濡细。

【方解】方中黄芪、党参补气生血；当归、阿胶滋补阴血；熟地黄、山茱萸填精补髓；补骨脂、菟丝子补肾益髓；鸡血藤补血活血；土茯苓解毒利湿。

【加减】若血虚明显者，加龟板胶10~15g(烊化兑服)，何首乌、龙眼肉、白芍各10~20g，大枣5~10枚以滋补阴血；阳气虚弱者，加制附子、肉桂各5~10g以温补元阳；阳气暴脱着，可以参附注射液20~40ml，加入5%葡萄糖溶液250ml中静脉滴注，每日 1~2 次,以回阳固脱。

邪伤元神(中枢神经系统白血病)者,用基本方加丹参 20~40g,黄芪、菊花、金银花、连翘各 15~30g,天麻、地龙、赤芍、牡丹皮、川芎各 10~15g 以清热涤痰、活血通络、平肝熄风。病情严重者,口服或鼻饲安宫牛黄丸,每次 1 丸,每日 2~3 次;亦可用清开灵注射液 40~80ml,或醒脑静注射液 30~60ml,加入 5%葡萄糖溶液 250ml 中静脉滴注,每日 1~2 次,以醒脑开窍。

第二节　院内制剂及中成药

一、回生胶囊(甘肃省调剂使用专科制剂、夏小军教授经验方)

【功效】清热解毒,活血化瘀,化痰散结。每次 3 粒,温水送服,每日 2 次。适用于各类急性白血病的治疗。

二、摄血丸(甘肃省调剂使用专科制剂、夏小军教授经验方)

【功效】清热凉血,益气摄血。每次 2 丸,温水送服,每日 2 次。适用于合并气阴不足之衄血、紫癜、咳血等,或血小板减少者。

三、生血丸(甘肃省调剂使用专科制剂、夏小军教授经验方)

【功效】健脾益气,益肾填髓。每次 2 丸,温水送服,每日 2 次。适用于合并气血亏虚者,或白细胞、血红蛋白减低者。

四、生脉(参麦)注射液、参氏扶正注射液

【功效】益气养阴,复脉固脱。每次 40~60ml,用 5%葡萄糖注射液 250ml 稀释后静脉滴注,每日 1 次;或参芪扶正注射液:每次 100ml 静脉滴注,每日 1~2 次,20d 为 1 疗程。适用于合并气阴、气血两虚者,或血细胞减少者。

五、复方银菊合剂(甘肃省调剂使用专科制剂、段赟副主任医师经验方)

【功效】清热养阴,去腐生肌。每次 10ml,漱口,每日 6 次。适用于化疗后口腔溃疡的防治。

六、复方紫草合剂(甘肃省调剂使用专科制剂、开金龙主任医师经验方)

【功效】清热凉血,活血化瘀。每次适量,血管局部湿敷或涂擦,每日数次。适用于化疗后静脉炎的防治。

七、清开灵注射液

【功效】清热解毒。每次 40~80ml,用 5%葡萄糖注射液 500ml 稀释后静脉滴注,每日 1 次。适用于邪毒炽盛或热扰元神(中枢神经系统白血病)者。

八、丹参注射液

【功效】活血化瘀。丹参注射液 20~40ml,加入 5%葡萄糖溶液 500ml 中静脉滴注,每日 1~2 次。适用于合并瘀血证,如骨痛、痰核、胁下痞块者。

(单金姝 安跟会)

第二十章
慢性髓系白血病

慢性髓系白血病(chronic myelocytic leukemia,CML)是一种源于骨髓多能干细胞的恶性增殖性肿瘤,常以粒细胞过度增生为主,并累及造血干细胞恶性克隆性疾病。90%以上 Ph 染色体阳性,少数为阴性。本病可分为慢性期、加速期与急变期三阶段。慢性髓性白血病(CML)占成人白血病的 15%,全球年发病率为 1.6~2.0/10 万。1986年至 1988 年在中国 22 个省(市/自治区)46 个调查点进行的全国白血病发病情况调查显示 CML 的年发病率为 0.36/10 万。此后国内几个地区的流行病学调查显示 CML的年发病率为 0.39~0.55/10 万。中国 CML 患者较西方更为年轻化,国内几个地区的流行病学调查显示 CML 中位发病年龄为 45~50 岁,而西方国家 CML 的中位发病年龄为 67 岁。

CML 的特点为显著的粒细胞过度增生,以乏力、消瘦、发热、肝脾肿大为其主要临床表现,多属中医"虚劳""积聚""癥瘕""瘰疬"等范畴。2008 年 10 月,中国中西医结合学会血液病专业委员会与中华中医药学会内科分会血液病专业组建议将 CML规范化命名为"慢性白血病"。

第一节　经方验方

一、慢粒解毒活血汤(夏小军教授经验方)

【组成】墓头回 20g、青黛 3g(冲服)、虎杖 10g、土茯苓 10g、半枝莲 15g、白花蛇舌草 15g、黄芪 20g、当归 15g、鸡血藤 10g、莪术 10g、山楂 10g、丹参 20g、甘草 6g。

【用法】水煎服。

【功效】清热解毒,活血化瘀。

【主治】或偶感神疲乏力,或面色欠华,或心悸气短,或胁下癥块小而质软,舌质淡红,或见瘀点瘀斑,苔薄白,脉象有力。

【方解】方中墓头回、青黛、虎杖、土茯苓、半枝莲、白花蛇舌草清热解毒;黄芪、当归补气生血;鸡血藤补血活血;丹参活血祛瘀;莪术破血祛瘀,行气消积;山楂消食化积,活血散瘀;甘草健脾和中。

【加减】若合并颈项、腋下瘰疬痰核者,加夏枯草、浙贝母、生牡蛎以清热化痰,软坚散结;手足心热,心烦失眠者,加地骨皮、麦门冬、酸枣仁以清热养阴,养心安神。

二、慢粒益气养阴散结方(夏小军教授经验方)

【组成】党参15g、黄芪30g、山药15g、当归15g、生地黄10g、山茱萸10g、醋炙鳖甲10g(先煎)、墓头回15g、青黛3g(冲服)、夏枯草15g、川贝母10g、鸡血藤10g、莪术10g、山楂10g、甘草6g。

【用法】水煎服。

【功效】益气养阴,解毒散结。

【主治】面色欠华,头晕目眩,神疲乏力,心悸气短,自汗盗汗,手足心热,纳呆腹胀,胁下癥块逐渐增大,或颈项腋下瘰疬痰核,唇甲无华,或兼见出血,舌淡晦黯,苔薄白或少苔,脉细或细数。

【方解】方中党参、黄芪、山药健脾益气;当归、鸡血藤补血活血;生地黄、山茱萸养阴生津;醋炙鳖甲滋阴清热,软坚散结;墓头回、青黛清热解毒;夏枯草、川贝母化痰软坚;莪术、山楂活血化瘀;甘草解毒和中。

【加减】若气虚甚者,党参易西洋参,加茯苓、白术以健脾益气;阴虚甚者,加女贞子、旱莲草以滋阴益肾;血虚甚者,加阿胶、熟地黄以滋补阴血;胁下癥块肿大明显者,加三棱、丹参以活血消癥;虚热明显者,加地骨皮、青蒿以养阴清热;食少纳呆者,加炒麦芽、白扁豆以健脾消食。

三、慢粒滋阴解毒化瘀方(夏小军教授经验方)

【组成】龟板胶10g(烊化)、阿胶10g(烊化)、醋炙鳖甲10g(先煎)、党参10g、黄芪20g、当归15g、熟地黄15g、山药15g、山茱萸10g、墓头回15g、青黛3g(冲服)、莪术10g、丹参20g、山楂10g、甘草6g。

【用法】水煎服。

【功效】滋养阴精,解毒化瘀。

【主治】形体消瘦、面色晦黯,乏力倦怠,心悸气短,失眠健忘,口舌干燥,潮热盗汗,五心烦热,多梦遗精,纳呆腹胀,胁下癥块肿大坚硬,舌质红,苔黄而少,脉细数。

【方解】方中龟板胶、醋炙鳖甲滋阴清热,软坚散结;阿胶、熟地黄滋阴养血,补精益髓;党参、黄芪补中益气健脾;当归补血活血;山药、山茱萸补肾益阴;墓头回、青黛清热解毒;莪术、丹参活血化瘀,软坚散结;山楂消食化瘀,使补而不滞;甘草解毒和中。

【加减】若虚热症状明显者,加地骨皮、白薇、青蒿以退虚热;纳呆腹胀甚者,加炒麦芽、白扁豆、大腹皮以健胃消食宽中;毒瘀较甚者,亦可酌加地龙、水蛭等以破血逐瘀。

四、慢粒滋阴温阳散结方(夏小军教授经验方)

【组成】龟板胶 10g(烊化)、鹿角胶 10g(烊化)、醋炙鳖甲 10g(先煎)、炙附子 10g(先煎)、肉桂 10g、熟地黄 10g、黄芪 20g、当归 15g、山茱萸 10g、山药 15g、鸡血藤 15g、墓头回 20g、青黛 3g(冲服)、山楂 10g、炙甘草 6g。

【用法】水煎服。

【功效】滋阴温阳,解毒化瘀。

【主治】形体羸瘦,面目虚浮,午后潮热,食欲不振,脘腹胀满,腹大如鼓,胁下癥块肿大明显,质地坚硬,或高热持续不退,或骨骼刺痛,或吐、衄、便血,舌质黯淡,脉象虚极。

【方解】方中龟板胶、熟地黄、山茱萸、山药滋补肾阴;鹿角胶、炙附子、肉桂温补肾阳;黄芪、当归补气生血;鸡血藤补血活血;墓头回、青黛清热解毒;山楂散瘀消食;醋炙鳖甲滋阴清热,软坚散结;炙甘草补中缓急。

【加减】若兼见高热持续不退者,加生石膏、知母、水牛角、金银花以清热解毒凉血;兼见吐、衄、便血者,去鹿角胶、炮附子、肉桂,加三七粉、仙鹤草、白茅根、牡丹皮以凉血活血止血;有虚脱征象者,加人参、麦门冬、五味子以益气养阴固脱。

第二节　院内制剂

一、回生胶囊(甘肃省调剂使用专科制剂)
具体详见"急性白血病"篇。

二、摄血丸(甘肃省调剂使用专科制剂)
具体详见"急性白血病"篇。

三、生血丸(甘肃省调剂使用专科制剂)

具体详见"急性白血病"篇。

四、复方银菊合剂(甘肃省调剂使用专科制剂)

具体详见"急性白血病"篇。

五、生脉(参麦)注射液

具体详见"急性白血病"篇。

(单金姝)

第二十一章
骨髓增生异常综合征

骨髓增生异常综合征(myelodysplastic syndrome,MDS)是一组异质性后天性克隆性疾病,其基本病变是克隆性造血干、祖细胞发育异常,导致无效造血以及恶性转化危险性增高。其基本临床特征是骨髓造血细胞发育异常的形态学表现和外周血中三系血细胞减少,以及转变为急性髓白血病的危险性增高。MDS 分为原发性和继发性两种。原发性 MDS 约占 80%;继发性 MDS 常发生在长期化疗或放疗之后,即治疗相关性 MDS,约占 20%。MDS 主要发生于老年人群,男性多于女性,美国 1984~1986 年 MDS 发病率为 2.1/10⁵;日本 1991 年全国 2505 家医院联合统计,MDS 的发病率为 2.7/10⁵;中国天津地区 1996~1988 年 MDS 发病率为 0.23/10⁵。

MDS 以贫血、发热、出血为主要临床症状,临证变化多端。根据其发病特点及临床表现,可归属于"虚劳""热劳""血证"等范畴。2008 年,中国中西医结合学会血液病专业委员会与中华中医药学会内科分会血液病专业组讨论建议创新命名为"髓毒劳",其含义为:"髓"代表病位,"毒"代表病性,"劳"代表病状。

第一节 经方验方

一、虚劳补血解毒汤(夏小军教授经验方)

【组成】黄芪 30g、党参 15g、当归 15g、熟地黄 15g、白芍 10g、川芎 10g、茯苓 10g、炒白术 10g、阿胶 10g(烊化)、鸡血藤 10g、大青叶 15g、墓头回 15g、白花蛇舌草 15g、龙葵 10g、炙甘草 10g。

【用法】水煎服。

【功效】补气养血,清热解毒。

【主治】以气虚为主者,多见神疲乏力,呼吸气短,语言低微,少气懒言,纳谷少馨,或见面色㿠白,头晕目眩,心悸自汗,舌质淡,边有齿痕,脉虚细无力。以血虚为主者,多见面色无华或萎黄,口唇爪甲色淡,头晕目眩,心悸,失眠,手足发麻,女子月经量少,延期,甚则经闭,舌质淡,脉沉细无力。兼见以上两种症状者,则为气血两虚。

【方解】方中黄芪补气以生血;当归、熟地黄、白芍、阿胶滋补阴血;鸡血藤、川芎补血活血,生新防瘀;党参、茯苓、炒白术健脾益气;大青叶、墓头回、白花蛇舌草、龙葵清热解毒,凉血止血;炙甘草健脾和中,使补而不滞。诸药合用,祛邪不伤正,扶正不碍邪,补血不留瘀。

【加减】若瘀血征象明显时,则以赤芍易白芍,并可选用当归尾以补血活血,酌加丹参、莪术以加强活血化瘀;兼见出血明显者,去川芎,加仙鹤草、旱莲草、紫草以凉血止血;兼发热咳嗽者,加金银花、连翘、生石膏、竹沥以清热解毒,清泄肺热。

二、虚劳滋阴解毒汤(夏小军教授经验方)

【组成】生晒参 15g(另煎)、山茱萸 30g、当归 10g、熟地黄 15g、醋炙鳖甲 10g(先煎)、枸杞 10g、女贞子 10g、旱莲草 10g、阿胶 10g(烊化)、炒白术 10g、大青叶 20g、墓头回 20g、白花蛇舌草 20g、龙葵 15g、炙甘草 10g。

【用法】水煎服。

【功效】滋补肝肾,清热解毒。

【主治】面色萎黄或㿠白,唇甲色淡,头晕目眩,心悸气短,倦怠乏力,腰膝痠软,少寐多梦,颧红咽干,五心烦热,低热盗汗,或腹部癥块,或颈旁瘰疬,或伴肌衄、齿衄、鼻衄,舌尖红,苔少,脉细数。

【方解】方中生晒参益气养阴;山茱萸、枸杞、女贞子、旱莲草补益肝肾之阴以养血;醋炙鳖甲滋阴潜阳,软坚散结;熟地黄降相火,益精血;当归、阿胶滋补阴血;大青叶、墓头回、白花蛇舌草、龙葵清热解毒,凉血止血;炒白术、炙甘草健脾益气和中。诸药合用,滋阴而不滋腻,寒凉不伤脾胃。

【加减】若发热甚者,加生石膏、知母、栀子、黄芩以加强清热解毒;出血明显者,加仙鹤草、牡丹皮、赤芍以凉血止血;腹部癥块及颈旁瘰疬明显者,加生牡蛎、莪术、夏枯草以化痰活血,软坚散结。

三、虚劳温阳解毒汤(夏小军教授经验方)

【组成】红参 10g(另煎)、鸡血藤 30g、当归 10g、熟地黄 15g、鹿角胶 10g(烊化)、炙附子 10g(先煎)、肉桂 10g、菟丝子 15g、肉苁蓉 15g、山茱萸 10g、大青叶 20g、墓头回 20g、白花蛇舌草 20g、龙葵 10g、炙甘草 10g。

【用法】水煎服。

【功效】温肾健脾,清热解毒。

【主治】面色㿠白无华,形寒肢冷,心悸气短,头晕乏力,腰膝酸软,小便清长,大便溏薄,男子遗精、阳痿,女子月经量少或不调,舌质淡,舌体胖大,边有齿痕,苔薄白,脉沉细无力。

【方解】方中红参大补元气,复脉固脱,益气摄血;鸡血藤补血活血;鹿角胶、肉苁蓉温补肾阳,补益精血;炙附子、肉桂补火回阳,引火归元;菟丝子补阳益阴;当归、熟地黄、山茱萸养血滋阴,以阴中求阳;大青叶、墓头回、白花蛇舌草、龙葵清热解毒,凉血止血;炙甘草益气和中。诸药合用,补阳而不燥,苦寒不伤中。

【加减】若邪毒较盛者,加莪术、半枝莲、虎杖、金银花以加强清热解毒;兼见出血者,加仙鹤草、旱莲草、紫草、茜草以凉血止血;胁下痞块者,加醋炙鳖甲、生牡蛎、夏枯草以化痰活血,软坚散结。

四、虚劳败毒清热汤(夏小军教授经验方)

【组成】水牛角 30g(先煎)、生石膏 30g(先煎)、知母 20g、生地黄 20g、牡丹皮 10g、赤芍 10g、连翘 15g、栀子 10g、黄芩 10g、紫草 15g、大青叶 20g、墓头回 20g、白花蛇舌草 20g、龙葵 10g、甘草 10g。

【用法】水煎服。

【功效】清热败毒,凉血养阴。

【主治】壮热,烦渴,喜冷饮,热不为汗解,头痛头晕,形体憔悴,气短懒言,或兼口舌生疮,咽痛音哑,肛周疼痛,便秘溲赤,脘腹胀满,或有衄血、尿血、便血,甚者神昏谵语,舌质偏红或红绛,苔黄厚腻或无苔,脉虚大或弦滑而数。

【方解】方中水牛角、生地黄、牡丹皮、赤芍、紫草清营凉血;生石膏、知母清热养阴;连翘、栀子、黄芩泻火解毒;大青叶、墓头回、白花蛇舌草、龙葵清热败毒,凉血止血;甘草解毒和中。

【加减】若出血甚者,另吞服三七粉或中成药云南白药以加强止血;神昏谵语者,可选择应用中成药"凉开三宝",以开窍醒神。

五、虚劳败毒消癥汤(夏小军教授经验方)

【组成】醋炙鳖甲 15g(先煎)、生牡蛎 20g(先煎)、丹参 20g、黄芪 20g、当归尾 15g、桃仁 10g、红花 10g、莪术 10g、夏枯草 15g、鸡血藤 10g、大青叶 20g、白花蛇舌草 20g、墓头回 20g、龙葵 15g、甘草 10g。

【用法】水煎服。

【功效】清热败毒,化痰活血。

【主治】面色萎黄,头晕眼花,心悸失眠,乏力气短,消瘦纳差,或颈旁、腋下、胯腹等处瘰疬痰核,或胁下痞块坚硬胀满,或胸闷骨痛如针刺,或伴鼻衄、肌衄,舌质暗淡,或有瘀点瘀斑,苔厚腻,脉细涩。

【方解】方中醋炙鳖甲软坚散结;生牡蛎、夏枯草化痰软坚;黄芪益气生血;丹参、当归尾、鸡血藤活血养血;桃仁、红花、莪术活血化瘀;大青叶、墓头回、白花蛇舌草、龙葵清热败毒,凉血止血;甘草解毒和中。

【加减】若出血症状明显时,加仙鹤草、旱莲草、紫草以凉血止血;伴发热者,加生石膏、知母、水牛角以养阴清热凉血;亦可加服中成药鳖甲煎丸(《金匮要略》方)。

六、虚劳败毒摄血汤(夏小军教授经验方)

【组成】黄芪 30g、当归 20g、党参 20g、阿胶 10g(烊化)、山茱萸 10g、三七粉 3g(冲服)、仙鹤草 20g、生地黄 15g、鸡血藤 10g、大青叶 20g、墓头回 20g、白花蛇舌草 20g、龙葵 10g、炙甘草 10g。

【用法】水煎服。

【功效】益气养血,凉血止血。

【主治】面色萎黄,头晕眼花,心悸失眠,乏力气短,消瘦纳差,或颈旁、腋下、胯腹等处瘰疬痰核,或胁下痞块坚硬胀满,或胸闷骨痛如针刺,或伴鼻衄、肌衄,舌质暗淡,或有瘀点瘀斑,苔厚腻,脉细涩。

【方解】方中黄芪、党参益气补血;当归、阿胶补血止血;仙鹤草、山茱萸收敛止血;生地黄凉血止血;三七粉活血止血;鸡血藤养血活血止血;大青叶、白花蛇舌草、龙葵清热败毒;墓头回清热解毒,凉血止血;炙甘草益气和中。

【加减】若出血伴发热者,加水牛角、牡丹皮、生石膏以清热泻火,凉血止血;有阴虚火旺见证者,加紫草、旱莲草、龟板胶以滋阴降火止血;瘀血征象明显者,加茜草、赤芍、牡丹皮以化瘀止血。

第二节　院内制剂及中成药

一、生血丸(甘肃省调剂使用专科制剂)

具体详见"急性白血病"篇。

二、回生胶囊(甘肃省调剂使用专科制剂)

具体详见"急性白血病"篇。

三、摄血丸(甘肃省调剂使用专科制剂)

具体详见"急性白血病"篇。

四、复方银菊合剂(甘肃省调剂使用专科制剂)

具体详见"急性白血病"篇。

五、生脉(参麦)注射液

具体详见"急性白血病"篇。

六、云南白药

【功效】化瘀止血。口服,每次 0.5g,每日 4 次。适用于合并出血证者。

（单金姝）

第二十二章
骨　癌

　　骨癌是发生于骨骼或起源于骨各附属组织的原发与继发性肿瘤。原发性骨肿瘤占人类全部肿瘤的0.2%。其中，恶性骨肿瘤占全部恶性肿瘤的1%左右。相对于恶性骨肿瘤来说，原发性良性骨肿瘤较多见。继发性骨肿瘤是指肿瘤骨转移，据研究报道，晚期肿瘤患者发生骨转移的概率为20%~95%。

　　骨肉瘤是源于间叶组织的恶性肿瘤，以能产生骨样组织的梭形基质细胞为特征，骨肉瘤多为原发性，但亦可继发性其他骨肿瘤或瘤样病变，骨肉瘤的发病率不高，据一些统计资料，每年发病率约为一万人，但因其最常发生于青壮年人群，因此是严重影响青壮年身心健康的疾病。本病多发生于骨骼生长发育的旺盛期。发病部位以股骨最常见，其次为胫骨，尤以股骨的下端，胫骨或胖骨的上端，即膝关节的上下方最多见，占骨肉瘤的半数以上。

　　祖国医学对骨肉瘤并没有明确的命名，但从其临床表现及病变演变过程来看，骨肉瘤属于中医"石疽""骨疽""骨瘤""肉瘤"等范畴。如《灵枢·刺节真邪》曰："有所结，气归之，津液留之，邪气中之，凝结日以易甚，连以聚居，为昔瘤，以手按之坚。有所结，深中骨，气固于骨，骨与气并，日以益大，则为骨疽。"《洞天奥旨》卷十一，称骨瘤为石瘤；骨瘤者肿瘤之发于骨者也。多因肾气不足，寒湿挟痰侵袭骨骼，造成气血凝聚于骨所致。好发于长管骨的干骺端。隋朝巢元方《诸病源候论·石痈》曰："石痈者，亦是寒气客于肌肉，折于血气，结聚而成。其肿结确实，至牢有根，皮核相亲，不甚热，微痛，热时自歇，此寒多热少，卵如石，故谓之石痈也。"唐代孙思邈将肿瘤分为八大类，即瘿瘤、骨瘤、脂瘤、石瘤、肉瘤、胞瘤、血瘤和息肉。其中的骨瘤、石瘤就包括现在临床上的良性骨肿瘤和恶性骨肿瘤，其分类方法对后世影响很大。又如《圣济总录·卷第一百二十八》"石痈论曰：人之气血，得热则淖泽，得寒则凝结，石痈者，寒气凝结，致热气不得散，故其肿毒硬实,如石之状,而谓之石痈,治宜温调营卫,散其寒邪……"《外科正宗·瘿瘤论第二十三》云:"夫人生瘿瘤之症,非阴阳正气结肿,乃五脏瘀血、浊气、痰滞而成。瘤者阳也,色红而高突,或蒂小而下垂;瘤者阴也,色白而漫肿,亦无痒痛,人所不觉……肾主骨,患欲伤肾,肾火郁遏,骨无荣养而为肿曰骨瘤……骨瘤者,形色紫黑,坚硬如石,疙瘩高起,推之不移,昂昂坚贴于骨,治当补肾气,养血行瘀,散肿破坚,利窍调元,肾气丸是也。"《仙传外科集验方》亦云:"所为骨疽,皆起于肾毒,亦以其根于此也……肾实则骨有生气,疽不附骨矣。"《外科枢要·论瘤赘》云:"若劳伤肾水,不能荣骨而为肿瘤……名为骨瘤……夫瘤者,留也。随气凝滞,皆因脏腑受伤,气血和违。"《六因条辨》曰:"至虚之处,便是容邪之处。"指出肾虚为骨癌发生的主要原因。《素问·六节藏象论》云:"肾者,主蛰,封藏之本,精之处也,其华在发,其充在骨。"《内经》有云:"有胃气则生,无胃气则死。"《灵枢·绝气》亦曰:"谷人气满,淖泽注于骨,骨属屈伸,泄泽,补益脑髓。"更进一步指出,脾胃亦是能使骨癌生灭的主要影响脏器,因为脾胃乃气血生化之源,为后天之本。这些记载都形象地描述了骨肉瘤的症状及病程演变特点。

经方验方

一、黄芪桂枝五物汤(《金匮要略》)合麻黄附子细辛汤(《伤寒论》)加味

【组成】党参 10g、黄芪 15g、桂枝 15g、甘草 6g、羌活 10g、防风 10g、白芍 15g、麻黄 10g(去节先煎)、细辛 6g、附子 15g(另煎取汁)、鹿角胶 10g、白芥子 6g。

【用法】水煎服。

【功效】温振阳气,散寒止痛。

【主治】骨骼肿块或脏腑癥瘕积聚,肿块坚硬,痛有定处,神疲欲寐,形寒肢冷,面色不华,舌有瘀斑,脉弦涩。

【方解】方中麻黄辛温,发汗解表,为君药。附子辛热,温肾助阳,为臣药。麻黄行表以开泄皮毛,逐邪于外;附子、鹿角胶温里以振奋阳气,鼓邪达外。方药配合,相辅相成,为助阳解表的常用组合。细辛归肺、肾二经,芳香气浓,性善走窜,通彻表里,既能祛风散寒,助麻黄解表,又可鼓动肾中真阳之气,协附子温里,为佐药。三药并用,补散兼施,使外感风寒之邪得以表散,在里之阳气得以维护,则阳虚外感可愈。桂枝、羌活、防风,更配大补元气之人参、黄芪,敛阴和营之白芍,故助阳解表之中,兼有益气健脾、调和营卫之功,宜于阳虚气弱,骨癌初期者。

【加减】骨疼痛明显者,方中加牛膝、天花粉以加强方中止痛之效;心烦易怒,情绪失调者,方中减鹿角胶、羌活,加生地、百合、牡丹皮、栀子以养肝血润百脉而清热除烦;乏力甚者,加木香、砂仁以宽中理气和胃,胃和脾运则气得已补;腰痛者,加徐长卿 30g、杜仲 10g 以壮腰健肾。

二、人参白虎汤(《伤寒论》)加减

【组成】党参 15g、石膏 20~60g(包煎)、知母 10~20g、桂枝 15g、甘草(炙)6g、粳米 30g、天花粉 15g、葛根 15g、白芥子 10g、皂角刺 10g、生牡蛎 15g。

【用法】水煎服。

【功效】清热泻火,益气生津。

【主治】骨骼肿块或肿瘤的发生与外伤有关,或体表肿瘤破溃,灼热疼痛,脓血腥臭,发热,口渴,尿赤便秘,心烦,舌红苔黄、脉数大。

【方解】方中白虎汤是“辛寒清气,达热出表”之名方,是中医“清法”在临床实践应用中最具代表的方剂之一。人参配石膏化解内热、益气生津。粳米不仅可以护胃、养胃,还有促进石膏吸收利用的作用,是白虎汤中不可缺少的一味。知母、桂枝为臣,切中病机,制其生化为笔者心得,所谓“在卫汗之可也,到气方可清气,入营犹可透热转气”。天花粉、葛根为佐清热生津,皂角刺性辛温,善贯穿经络,散结消肿止痛;白芥子性辛温,善除“皮里膜外”之痰,起到化痰,利气通络的作用,生牡蛎性咸微寒,软坚散结,清热消痰亦为臣药。

【加减】咳嗽、咳痰、胸痛、气促者,加芦根、桔梗、贝母、杏仁等祛痰止咳的药物。恶心呕吐、头项强痛、神昏者,以清气泄热,透表解毒等作为治则,可以酌加金银花、连翘、板蓝根、大青叶等清热解毒的药物。烦躁不宁者,加生大黄、黄连、淡竹叶,减白芥子、皂角刺、牡蛎,以清瘀热,推陈出新;汗出甚者,加生龙骨、甘麦大枣汤以收摄心肺之阳气,敛阴止汗。

三、济生肾气汤(《济生方》)加减

【组成】人参 15g、熟地 18g、山药 30g、山萸肉 10g、党参 10g、白术 10g、黄芪 30g、陈皮 10g、杜仲 10g、桑寄生 15g、川续断 15g、怀牛膝 20g、补骨脂 10g、当归 20g、细辛 6g、制乳香 6g、制没药 6g、三七粉 3g(冲服)。

【用法】水煎服。

【功效】温养脾胃,调补冲任。

【主治】骨骼肿块迅速增大,坚硬高突,面色苍白,动则气短,身体瘦弱,头晕目

眩,舌淡,脉沉细无力;或腰膝痠软、肢软无力、步履艰难、舌红少苔、脉细数。

【方解】方中人参、熟地、山药、山萸肉为君;臣以党参、白术、黄芪,补元气而壮水。牛膝、杜仲引药入下焦为使。本方怀牛膝甘苦,活血祛瘀以通利筋脉肢节;川续断苦辛微温,善入肾经血分,补益肝肾,强筋健骨,疗伤续折,善行于经络筋骨之间而强筋健骨;桑寄生甘苦,益气血兼祛风湿,同川续断、怀牛膝强筋健骨,三药共为臣药。全方达补益脾肾,强筋健骨之功。

【加减】腰痛甚而下肢浮肿者,减细辛、制乳香、制没药、三七粉,加车前子、肉桂,以引火归元,壮腰健肾,利水消肿;若口渴,心悸,烦躁,有热者,减细辛、制乳香、制没药、三七粉,加知母、黄柏,以壮水之主,以制阳光。若喘息气短,张口抬肩,为肺气不降,金水不生,加麦门冬、五味子,以补肾敛肺而纳气;若四肢浮肿,胸闷气短,头目眩晕者,加白术、茯苓、桂枝,为苓桂术甘汤,以温化痰饮;肿胀甚者,加茯苓、桂枝、附片,以温命门之火而养脾土,水中补火,所谓益火之源,以消阴翳;腰困腹胀且泻后不减者,加干姜、炙甘草,方名"理中",使中焦得辛热而寒湿去,清阳升而浊阴降,运化得健;肌肤甲错,舌质青紫者,加丹参、土元、川芎,以活血化瘀,行气止痛。

(单金姝 安跟会)

第二十三章
多发性骨髓瘤

多发性骨髓瘤（multiple myeloma，MM）也称为浆细胞骨髓瘤（plasma cell myeloma）。是指以累及骨髓为主的多灶性的浆细胞肿瘤，常伴有多发性骨破坏、骨髓造血功能损伤以及血浆和(或)尿中 M 蛋白增多。这些具有免疫球蛋白分泌功能的浆细胞发生恶性转化后形成一类肿瘤，其共同特征为可分泌异常的单克隆免疫球蛋白，被称为 M-蛋白。美国 MM 的发病率为 5.8/10 万，中国的发病率无确切报道。高峰发病年龄为 65~70 岁，90% 以上的患者在 50 岁以上，发病率随着年龄的增加而增加。男性略多于女性，一级亲属中患有多发性骨髓瘤的个体，发生多发性骨髓瘤的风险是普通人群的 3.7 倍。

MM 主要以骨痛、病理性骨折、贫血、发热、出血为主要临床症状，临证变化多端。根据其发病特点及临床表现，可归属于 "骨痹""骨蚀""骨瘤""虚劳""血证""癥瘕"等范畴。如《灵枢·刺节真邪》所云："虚邪之中也，栖淅动形，起毫毛而腠理，其入深，内搏于骨，则为骨痹。"亦如《外科枢要》曰："若劳伤肾水，不能荣骨而为肿瘤……名为骨瘤……夫瘤者，留也。随气凝滞，皆因脏腑受伤，气血和违。"MM 临床起病隐袭，多以骨痛、腰痛、溶骨损害为首发症状，为脏腑虚损，气血不足，痰瘀痹阻，邪毒内蕴所致。气血不足，肌肉筋骨失其濡养，痰瘀毒邪乘虚流注于骨，搏结于内，胶结不散，形成骨痛、骨蚀，病位在骨髓。根据其起源于髓，流注于骨，痰瘀邪毒搏结于内的病机特点，国家中医药管理局全国中医血液病重点专科协作组将其命名为 "骨髓瘤"。

第一节　经方验方

一、骨痹滋补肝肾汤（夏小军教授经验方）

【组成】熟地黄 15g、山茱萸 15g、女贞子 15g、旱莲草 15g、枸杞 15g、山药 15g、麦门冬 15g、怀牛膝 12g、杜仲 12g、鸡血藤 15g、虎杖 20g、大青叶 15g、黄柏 10g、甘草 6g。

【用法】水煎服。

【功效】滋补肝肾，活络止痛。

【主治】骨骼疼痛，腰膝痠痛不止，肢体屈伸不利，头晕耳鸣，低热盗汗，骨蒸潮热，五心烦热，口渴咽干，舌质黯红或有瘀斑，苔少，脉弦细数。

【方解】方中熟地黄、山茱萸、女贞子、旱莲草、枸杞滋补肝肾之阴；杜仲补益肝肾，强壮筋骨；麦门冬养阴生津；怀牛膝活血散瘀止痛，兼能清热解毒；鸡血藤养血活血，舒筋止痛；虎杖清热解毒，散瘀定痛；大青叶清热解毒凉血；黄柏清热泻火解毒；山药补肾生津，补脾益胃，以防他药伤中。

【加减】若阴虚症状较甚者，加生晒参以益气养阴；阴虚火旺症状明显者，加龟板胶、知母、生地黄以滋阴清热；伴血虚者，加当归、白芍、龙眼肉以滋补阴血；瘀血征象明显者，加丹参、莪术、红花以活血祛瘀；疼痛症状明显者，加木瓜、川续断、桑寄生以强筋壮骨止痛。

二、骨痹益气养血汤（夏小军教授经验方）

【组成】黄芪 30g、人参 15g（另煎）、当归 15g、阿胶 10g（烊化）、熟地黄 15g、山茱萸 15g、山药 15g、炒白术 10g、鸡血藤 15g、虎杖 15g、怀牛膝 12g、大青叶 20g、炙甘草 10g。

【用法】水煎服。

【功效】益气养血，兼清毒瘀。

【主治】筋骨疼痛，绵绵不止，遇劳加剧，面色苍白，头晕目眩，神倦乏力，心悸气短，自汗，或皮下瘀点瘀斑，舌质胖，苔薄白或少苔，脉沉细无力。

【方解】方中人参大补元气；黄芪补气生血；当归、阿胶、熟地黄、山茱萸滋补阴血，益肾填精；山药、炒白术健脾益气；鸡血藤养血活血，舒筋止痛；怀牛膝补肝肾，强筋骨，活血止痛；虎杖清热解毒，活血通络；大青叶清热解毒，凉血消斑；炙甘草益气和中。

【加减】若兼阴虚者,人参易生晒参,加女贞子、旱莲草以益气养阴,补益肝肾;兼阳虚者,人参易红力参,加炙附子、桂枝、仙灵脾以温肾壮阳;瘀血征象明显者,加丹参、莪术、郁金以活血化瘀,行气止痛;疼痛症状明显者,加木瓜、川续断、桑寄生以强筋壮骨止痛;伴出血者,加仙鹤草、墓头回、茜草以凉血活血止血。

三、骨痹清热败毒汤(夏小军教授经验方)

【组成】水牛角 30g(先煎)、生石膏 30g(先煎)、知母 20g、生地黄 15g、牡丹皮 15g、黄芩 10g、连翘 15g、大青叶 20g、玄参 15g、虎杖 20g、鸡血藤 15g、怀牛膝 10g、甘草 10g。

【用法】水煎服。

【功效】清热败毒,凉血散瘀。

【主治】骨痛剧烈不止,烦躁不安,高热神昏,心悸气促,胸胁疼痛,或咳吐黄痰,口渴引冷,或齿鼻衄血,肌肤发斑,舌质深红或绛,苔黄厚腻或无苔,脉虚大而数。

【方解】方中水牛角、生地黄、牡丹皮、大青叶清热解毒,凉血止血;生石膏、知母、玄参清热养阴;黄芩、连翘清热解毒泻火;虎杖清热解毒活血;鸡血藤养血活血,舒筋止痛;怀牛膝补肾健骨,活血止痛;甘草解毒和中。

【加减】若神昏谵语者,可选择应用中成药"凉开三宝",或用中成药清开灵注射液静脉滴注,以开窍醒神;出血症状明显者,加仙鹤草、三七、墓头回、赤芍以凉血活血止血,或加服中成药云南白药以止血化瘀;骨痛剧烈难忍者,加乳香、没药、延胡索以活血化瘀止痛;阴伤口渴明显者,加麦门冬、天花粉以养阴生津止渴;咳吐黄痰明显者,加鱼腥草、竹沥以清肺止咳化痰。

四、骨痹涤痰化瘀汤(夏小军教授经验方)

【组成】生牡蛎 30g(先煎)、丹参 20g、炙半夏 15g、浙贝母 15g、玄参 15g、莪术 15g、枳壳 10g、夏枯草 15g、鸡血藤 15g、虎杖 15g、大青叶 15g、延胡索 12g、山楂 10g、桂枝 6g。

【用法】水煎服。

【功效】涤痰散结,化瘀解毒。

【主治】腰背四肢剧痛,固定不移,拒按,或兼头痛,胸胁疼痛,痛处有大小不等的肿块,或胁下癥块,面色苍黄而黯,倦怠乏力,脘腹胀满疼痛,纳食不佳,舌质淡紫或有瘀点瘀斑,苔腻,脉弦滑或沉细涩。

【方解】方中生牡蛎、浙贝母、玄参清润化痰,软坚散结;炙半夏燥湿化痰;夏枯草清热解毒,化痰软坚;丹参、鸡血藤活血补血;莪术活血化瘀,软坚散结;枳壳、延胡索行气活血止痛;虎杖清热解毒,通络消癥;大青叶清热解毒,凉血止血;桂枝温阳化血活血;山楂活血消食和中。

【加减】若痰瘀互结,伤及气阴者,加黄芪、党参、沙参、麦门冬以益气养阴;血虚症状明显者,加熟地黄、阿胶以滋补阴血;纳差者,加神曲、炒麦芽以健胃消食;瘰疬痰核明显者,加昆布、海藻、胆南星以化痰消肿,软坚散结;胁下癥块肿大明显者,可加服中成药鳖甲煎丸(《金匮要略》)以活血消癥,消补兼施。

五、骨痹温补脾肾汤(夏小军教授经验方)

【组成】炙附子 10g、桂枝 6g、黄芪 20g、党参 15g、当归 15g、炒白术 10g、菟丝子 15g、仙灵脾 15g、山茱萸 15g、枸杞 15g、鸡血藤 15g、怀牛膝 10g、大青叶 15g、炙甘草 10g。

【用法】水煎服。

【功效】温补脾肾,益气养血。

【主治】腰膝痿软疼痛,骨痛或有包块,面色苍白无华,形寒肢冷,神疲乏力,小便清长,大便溏泻,四肢浮肿,或心悸气短,气喘不能平卧,舌质淡体胖,苔薄或白滑,脉沉细。

【方解】方中炙附子补火助阳,散寒止痛;桂枝温阳化血,活血利水;黄芪、党参、炒白术健脾益气行水;菟丝子、仙灵脾温补肾阳;山茱萸、枸杞滋补肾阴,以阴中求阳;当归补血和血;鸡血藤养血活血;怀牛膝补肾活血,强筋健骨;大青叶清热解毒凉血;炙甘草健脾和中。

【加减】若骨痛症状明显者,加乳香、没药、延胡索以行气活血,舒筋止痛;浮肿明显者,加茯苓、猪苓、泽泻以利水消肿;大便溏稀者,加砂仁、肉豆蔻以温脾止泻;畏寒肢冷明显者,去桂枝,加肉桂、干姜以温阳散寒;兼恶心呕吐者,加大黄、陈皮、竹茹以化浊降逆止呕;气喘不能平卧者,加五味子、蛤蚧、补骨脂以补肾纳气,降逆平喘。

第二节　院内制剂及中成药

一、回生胶囊

具体详见"急性白血病"篇。

二、复方苦参注射液

【功效】解毒化瘀，软坚散结。每次 10~20ml，用生理盐水 200ml 稀释后静脉滴注，每日 1 次，20d 为 1 疗程。适用于合并湿热蕴结者。

三、桂参止痛合剂

【功效】温肾补脾，散寒止痛。每次 50ml，口服(用前加热，摇匀，趁热饮下)。每隔 8h 一次，适用于骨髓瘤疼痛属脾肾阳虚或兼气虚血瘀证者。

四、生血丸

具体详见"急性白血病"篇。

五、摄血丸

具体详见"急性白血病"篇。

六、生脉(参麦)注射液

【功效】益气养阴。每次 40~60ml，用 5% 葡萄糖注射液 250ml 稀释后静脉滴注，每日 1 次，20d 为 1 疗程。适用于合并气阴、气血两虚证，或血细胞减少者。

（单金姝　安跟会）

第二十四章
恶性黑色素瘤

恶性黑色素瘤(Malignant melanoma, MM)是一种恶性程度较高的具有黑色素细胞分化的恶性肿瘤,占所有恶性肿瘤的1%~2%,大部分发生于皮肤、眼、外阴,其次为直肠、肛门、生殖道、消化道、鼻窦、喉、肺,也可发生于脉络膜及软脑膜等处。皮肤恶性黑色素瘤占皮肤恶性肿瘤的7%~20%,近年来其发生率呈增高趋势。

恶性黑色素瘤(简称恶黑)亦称黑色素癌,是起源于表皮黑色素细胞或色素痣的恶性肿瘤。世界各地的发病率每年均低于1~2/10万,但澳大利亚的昆士兰邦年发病率达16/10万。黑种人和亚洲人很少患此病。中国上海地区有资料统计为0.41/10万。过去认为本病是恶性程度高、转移快的肿瘤,近年来发现其恶性程度并不像过去所认为的那么高,雀斑样痣黑色素瘤5年存活率高达80%~90%。结节型黑色素瘤在转移前接受过治疗的患者,5年存活率50%~60%。好发年龄以50~59岁为高峰,60~69岁次之。好发部位为下肢,其次为上肢、头颈部、躯干等。下肢中以足底、足跟和足趾多见。亦可见于接近于皮肤的黏膜,还可发生于眼脉络膜和软脑膜处。本章着重对原发皮肤恶性黑色素瘤加以阐述。

恶性黑色素瘤现在还并无明确的中医对应病名,但从古代文献中不难看出,中医所述的"黑疔""厉痈""黑子""脱痈""翻花""恶疮"等极其类似。《灵枢·痈疽》曰:"发于足傍,名曰厉痈。其状不大,初如小指发。急治之,去其黑者。不消辄益,不治,百日死。发于足趾,名曰脱痈,其状赤黑,死不治;不赤黑,不死。不衰,急斩之,不则死矣。"明代陈实功《外科正宗》曰:"发者难生,多发于足,发生筋骨,初生如粟,色似枣形,渐开渐大,筋骨伶仃,乌乌黑黑,痛割伤心,残残败败,污气吞人,延至踝骨,性命将倾……古人有法,截割可生。"又曰:"其症初起,状如痰核、日渐长大……形气渐衰,肌肉瘦削,愈溃愈硬,色现紫魔,腐烂浸淫,渗流血水,疮口开大,裔肉高突，形状翻花瘤症。"《诸病源候论》曰："翻花疮者，初生如饭粒，其头破则出血，便生恶肉，渐大有根，浓汁出，肉反散如花状……凡诸恶疮，久不瘥者，亦恶肉反出，如反花形。"由此可看出，古文所载之"厉痈""脱痈"无论是发病之状，还是预后、治疗，都与现代的恶性黑色素瘤在很大程度上符合。《灵枢·痈疽》曰："营卫稽留于经脉之中，则血泣而不行，不行则卫气从之而不通，壅遏而不得行，故热。大热不止，热胜则肉腐，肉腐则脓。"说明其病因为营卫之气运行受阻，壅而化热生毒，热毒壅盛而腐肉成脓。现代研究表明，恶性黑色素瘤多由黑痣病变而来。而此黑痣则是古人所说之"黑子""黑痣"。《外科正宗·黑子》曰："黑子，痣名也。此肾中浊气混浊于阳，阳气收束，结成黑子，坚而不散。"《诸病源候论·黑痣候》中提到"有黑痣者，风邪搏于血气，变化生也。夫人血气充盛，则皮肤润悦，不生疵瘢。若虚损则黑痣变生"。 以上论述表明恶性黑色素瘤形成的机理以虚损为前提，阳气束结或外邪搏于血气而致气滞血瘀成乌黑肿块，瘀久化热，溃烂流脓。《医宗金鉴·外科心法要诀》曰："七情六欲者，盗人元气之贼也……诸病诸疮，尽皆出于此等之情欲也……"还谈到七情内伤、饮食不节、外感六淫、五脏六腑功能失调等都是恶性黑色素瘤产生的病因。

经方验方

一、香砂六君子汤加味(《古今名医方论》)

【组成】党参 10g、黄芪 15g、桂枝 15g、甘草 6g、羌活 10g、防风 10g、白术 10g、茯苓 12g、甘草 6g、陈皮 10g、半夏 10g、砂仁 6g、香附 10g、丹参 10g。

【用法】水煎服。

【功效】健脾温阳，散寒止痛。

【主治】硬黑肿块，或疼痛或破溃，肿块坚硬，痒有定处，或黑肿处的发生与外伤有关。舌有瘀斑，脉弦涩。

【方解】方中黄芪、党参、白术、茯苓、甘草健脾益气；陈皮、半夏燥湿化痰，理气和胃止痛；砂仁、香附、丹参理气和血，羌活、防风、桂枝散寒止痛，诸药合用，共奏健脾益气、理气和血、散寒止痛之功。

【加减】瘀血明显，疼痛较甚者，加延胡索，五灵脂，蒲黄活血止痛；脘腹疼痛、嘈杂、泛酸、灼热者，加海螵蛸、浙贝母、吴茱萸、黄连制酸止痛，清解郁热；脘腹疼痛牵连胸背痛,大便干者,加瓜蒌、薤白、桂枝、柴胡,胸胃同治,又可以通便;腹胀者,加枳壳、槟榔、大腹皮行气除满;胁肋胀者,加香附、郁金、佛手、延胡索以疏肝止痛;口干、舌红、苔少或剥脱者,加百合、石斛、天花粉养胃益阴;呕吐者加法半夏、生姜、吴茱萸以降逆止呕;腹泻者,加白扁豆、薏苡仁、炒山药以健脾止泻;纳差、食欲不振者,加焦三仙、鸡内金消食和胃。

二、黄芪建中汤(《金匮要略》)加减

【组成】黄芪 10g、桂枝 15g、白芍 30g、炙甘草 10g、生姜 10g、饴糖 30g、党参 10g、茯苓 10g、姜半夏 10g、当归 6g、桃仁 10g。

【用法】水煎服。

【功效】缓急补虚,温养气血。

【主治】硬黑肿块逐渐增大,纳呆乏力或体表肿瘤破溃,疼痛不移,或脓血腥臭,不明发热,口渴但不欲饮,二便无力,舌淡苔白或黄,脉细弱。

【方解】方中饴糖甘平温中补虚,缓脾之急,建立中气为君;白芍养血和血与胶饴相同,以生化气血,桂枝温阳助脾胃以气化,配芍药温达后天脾胃生化气血之功而为臣;黄芪补脾胃而守中气之立,配桂枝汤以补阴阳气血之不足;炙甘草则配芍药酸甘化阴,缓急止痛,得桂枝则辛甘化阳,温中补虚;姜半夏、茯苓健脾化湿;桃仁、当归活血化瘀;生姜、大枣调和营卫,达表而助卫,入脾而益营阴为使药。全方温阳建中,化生气血,灌溉四旁则胃瘫得动,升降得调。

【加减】腹满者,加枳实、厚朴,行气除痞;气短胸满者,减芍药,生姜加量,更加党参、升麻以补中益气;余加减法遵补中益气汤之加减。

三、六味地黄汤(《小儿药证直诀》)加味

【组成】生熟地各 30g、山药 10g、山萸肉 20g、牡丹皮 15g、茯苓 10g、泽泻 10g。

【用法】水煎服。

【功效】补肾阴,降胃火。

【主治】肿块迅速增大,坚硬高突,面色苍白,动则气短,身体瘦弱,头晕目眩,舌淡,脉沉细无力;或腰膝酸软,肢软无力,步履艰难,舌红少苔,脉细数。

【方解】方中重用生熟地黄,滋阴补肾,填精益髓,为君药;山萸肉补养肝肾,并能涩精;山药补益脾阴,亦能固精,共为臣药;三药相配,滋养肝脾肾,称为"三补"。配伍泽泻利湿泄浊,并防熟地黄之滋腻恋邪;牡丹皮清泄相火,并制山萸肉之温涩;茯苓淡渗脾湿,并助山药之健运。三药为"三泻",渗湿浊,清虚热,平其偏胜以治标,均为佐药。六味合用,三补三泻,其中补药用量重于"泻药",是以补为主;肝脾肾三阴并补,以补肾阴为主,这是本方的配伍特点。

【加减】渴欲微饮者,加附子、肉桂,引火归元;口渴甚而咽干者,加麦门冬、天花粉以养阴润燥;大吐而咳者,加麦门冬、五味子、人参须以生脉养阴,敛肺降火;大便秘结者,加生大黄、芒硝、甘草、附片,以急救其阴,调胃承气;胃中火旺,吐且见血者,加知母、黄柏以壮水之主,以制阳光。

(单金姝 安跟会)

第二十五章
恶性淋巴瘤

  恶性淋巴瘤(malignant lymphoma, ML)是一类淋巴造血系统恶性肿瘤的总称,分为霍奇金（Hodgkin lymphoma, HL）和非霍奇金淋巴瘤（non-Hodgkin lymphoma, NHL）。两类疾病中,HL 治疗后的预后相对较好,而 NHL 的各个类型在临床表现、自然病程、治疗效果和预后等方面差别很大。总体而言,药物治疗在淋巴瘤的综合治疗中起着至关重要的作用。化疗和靶向治疗可以治愈部分淋巴瘤。ML 可发生于任何年龄,男女之比为 1~2:1。ML 在发达国家的发病率高于发展中国家,北美和欧洲发病率>10/10 万人,中国和日本约为 5/10 万。城市人群的发病率高于农村。中国 HL 只占 ML 的 10%~15%,而欧美则占 40%~45%;40 岁左右是中国 HL 仅有的一个发病年龄高峰,欧美国家则有两个发病高峰,分别在 30 岁左右和 50 岁左右。

  淋巴瘤属于中医学的"石疽""恶核""失荣""痰核""疵痈"等范畴,其病因古人多有记载,如《诸病源候论》曰:"恶核者,肉里忽有核,累累如梅李,小如豆粒……此风邪挟毒而成。""恶核者,是风热毒气,与血气相搏结而成核,生颈边,又遇风寒所折,遂不消不溃。"《外科正宗》说:"失荣者……其患多生肩之以上。初起微肿,皮色不变,日久渐大,坚硬如核,推之不移,按之不动;半载一年,方生阴痛,气血渐衰,形容瘦削,破烂紫斑,渗流血液或肿泛如莲,秽气熏蒸……"中医学认为恶性淋巴瘤与外邪侵袭、七情内伤、正气内虚有关。

第一节　经方验方

一、化痰消核汤（夏小军教授经验方）

【组成】猫爪草 15g、夏枯草 15g、生牡蛎 15g（先煎）、瓦楞子 15 g（先煎）、昆布 10g、海藻 10g、白僵蚕 10g、浙贝母 10g、白芥子 10g、炙半夏 10g、陈皮 10g、玄参 12g、莪术 10g、山楂 10g。

【用法】水煎服。

【功效】散寒解毒，化痰散结。

【主治】颈项、耳旁、缺盆、腋下、鼠蹊等处肿核，不痛不痒，皮色如常，坚硬如石，兼见面白少华，形寒肢冷，神疲乏力，舌质淡，苔白或腻，脉沉或细。

【方解】方中猫爪草化痰散结，解毒消肿；夏枯草解毒散结；生牡蛎、瓦楞子、昆布、海藻消痰化瘀，软坚散结；白僵蚕解毒散结，化痰软坚；浙贝母化痰散结；白芥子温肺祛痰，理气散结；炙半夏、陈皮燥湿化痰，理气调中；玄参解毒散结，并防它药辛温助火；莪术破血祛瘀，行气止痛；山楂活血散瘀，助运脾胃。

【加减】若神疲乏力明显者，加黄芪、当归以补气养血；形寒肢冷明显者，加炙附子、肉桂以温阳散寒；伴关节酸痛重者，加羌活、独活以祛风胜湿；肿核硬肿疼痛难消者，可加蜈蚣 1 条，研末冲服，以解毒散结，通络止痛；伴肋下癥块明显者，加炙鳖甲、丹参以软坚消癥。

二、解郁消核汤（夏小军教授经验方）

【组成】猫爪草 15g、夏枯草 15g、生牡蛎 15g（先煎）、白僵蚕 10g、柴胡 15g、香附 15g、枳壳 10g、青皮 10g、郁金 15g、炙半夏 10g、陈皮 10g、茯苓 10g、白术 10g、玄参 10g。

【用法】水煎服。

【功效】舒肝解郁，化痰散结。

【主治】颈项、耳旁、缺盆、腋下、鼠蹊等处肿核，或胁下痞块，不痛不痒，皮色如常，坚硬如石，兼见烦躁易怒，胸腹满闷，两胁胀满，食欲不振，大便不调，舌质红，苔白腻或黄腻，脉弦或弦数。

【方解】方中猫爪草、夏枯草、生牡蛎、白僵蚕解毒散结，化痰软坚；柴胡、香附、枳壳舒肝行气解郁；青皮疏肝破气，散结消滞；郁金活血散瘀；炙半夏、陈皮燥湿化痰，理气和中;茯苓、白术健脾益气,扶土抑木;玄参解毒散结,养阴清热,并防祛痰之剂伤阴助火。

【加减】若两胁胀痛明显者,加延胡索、川楝子以行气活血止痛;伴口苦呕逆者,加黄芩、龙胆草以清泻肝火;伴食滞腹胀者,加山楂、鸡内金以消食导滞;伴大便秘结者,加大黄、厚朴以通腑泻热;伴心烦不寐者,加酸枣仁、栀子以清热除烦,养心安神。

三、滋阴消核汤(夏小军教授经验方)

【组成】猫爪草 15g、夏枯草 15g、生牡蛎 15g(先煎)、白僵蚕 10g、熟地黄 12g、山茱萸 12g、枸杞 12g、炙鳖甲 12g(先煎)、龟板胶 10g(烊化)、玄参 15g、女贞子 10g、旱莲草 10g、怀牛膝 10g、山楂 10g。

【用法】水煎服。

【功效】滋补肝肾,化痰散结。

【主治】颈项、耳旁、缺盆、腋下、鼠蹊等处肿核,或胁下痞块,坚硬如石,皮色如常,或伴瘙痒,兼见形体消瘦,消谷善饥,潮热汗出,五心烦热,口干咽燥,腰膝酸软,头晕耳鸣,遗精或崩漏;舌质红少津,或红绛,脉细数。

【方解】方中猫爪草、夏枯草、生牡蛎、白僵蚕解毒散结,化痰软坚;熟地黄、山茱萸、枸杞滋补肝肾,养阴补血;炙鳖甲、龟板胶滋阴潜阳,软坚散结;玄参养阴清热,解毒散结;女贞子、旱莲草补益肝肾,兼清虚热;怀牛膝补益肝肾,活血祛瘀;山楂活血散瘀,助运脾胃。

【加减】若神疲乏力明显者,加黄芪、当归以补气养血;眩晕、耳鸣明显者,加桑椹、阿胶以滋阴补血;伴大便秘结者,加当归、火麻仁以润肠通便;潮热盗汗明显者,加地骨皮、银柴胡以凉血退蒸;皮肤瘙痒甚者,加赤芍、地肤子以凉血清热,利湿止痒。

四、逐瘀消核汤(夏小军教授经验方)

【组成】猫爪草 15g、夏枯草 15g、生牡蛎 15g(先煎)、白僵蚕 10g、丹参 20g、鸡血藤 15g、红花 10g、莪术 10g、赤芍 12g、郁金 15g、川楝子 10g、炙鳖甲 10g(先煎)、玄参 15g、山楂 10g。

【用法】水煎服。

【功效】逐瘀解毒,化痰散结。

【主治】颈项、耳旁、缺盆、腋下、鼠蹊等处肿核,或胁下痞块,时而疼痛,兼见面色晦暗,形体消瘦,壮热烦渴;或午后潮热,口舌生疮,咽喉肿痛;或腹大如鼓,腹部癥块,皮肤瘀斑,溲赤便结;或有黑便,舌质暗或红绛;或有瘀斑,苔黄腻,脉涩或数。

【方解】方中猫爪草、夏枯草、生牡蛎、白僵蚕解毒散结，化痰软坚，丹参、鸡血藤养血活血；红花、莪术破血祛瘀，行气止痛；赤芍凉血散瘀；郁金、川楝子行气活血；炙鳖甲滋阴潜阳，软坚消癥；玄参凉血养阴，解毒散结；山楂活血散瘀，助运脾胃。

【加减】若伴神疲乏力者，加黄芪、当归以补气养血；核肿疼痛明显者，加延胡索、蜈蚣以活血通络，行气止痛；皮肤瘀点瘀斑明显者，加紫草、茜草以凉血散瘀消斑；伴高热不退者，加生石膏、知母以滋阴清热；口舌生疮者，加栀子、淡竹叶以清胃泻火；咽喉肿痛甚者，加薄荷、牛蒡子以解毒利咽；溲赤便结者，加大黄、白茅根以解毒凉血，通腑泄热；伴见黑便者，加地榆、蒲黄以祛瘀止血。

五、扶正消核汤（夏小军教授经验方）

【组成】猫爪草 12g、夏枯草 12g、生牡蛎 10g（先煎）、白僵蚕 6g、黄芪 30g、当归 15g、党参 15g、茯苓 10g、白术 10g、熟地黄 15g、鸡血藤 15g、白芍 10g、川芎 10g、炙甘草 6g。

【用法】水煎服。

【功效】扶正托毒，调和营卫。

【主治】多处肿核已消，或消及大半，质硬不甚，皮色如常，不痛或痒，兼见面色无华，消瘦脱形，语音低微，乏力倦怠，心悸气短，头晕目眩，恶风，自汗或盗汗，虚烦不眠，舌质淡或黯，苔少或滑，脉弱或细。

【方解】方中猫爪草、夏枯草、生牡蛎、白僵蚕解毒散结，化痰软坚；黄芪、当归补益气血，扶正托毒；党参、茯苓、白术健脾益气，以杜绝生痰之源；熟地黄、白芍养血滋阴，补益精髓；鸡血藤补血活血；川芎活血行气，通达气血；炙甘草补中缓急。

【加减】若阳虚寒盛者，加淫羊藿、炙附子以温肾壮阳；阴虚有热者，加玄参、知母以养阴清热；伴高热不退者，加生石膏、知母以滋阴清热；胁下癥块明显者，加炙鳖甲、莪术以软坚消癥；伴食欲不振者，加山楂、山药以助运脾胃；皮肤瘙痒者，加地肤子、蛇床子以利湿止痒；虚烦不寐者，加酸枣仁、栀子以清热除烦，养心安神。

第二节　院内制剂及中成药

一、艾迪注射液

【功效】清热解毒,消瘀散结。每次 50~100ml,用 5%葡萄糖注射液 450ml 稀释后静脉滴注,每日 1 次,20d 为 1 疗程。适用于合并痰瘀互结证者。

二、复方苦参注射液

【功效】清热利湿,凉血解毒,散结止痛。每次 10~20ml,用生理盐水 200ml 稀释后静脉滴注,每日 1 次,20d 为 1 疗程。适用于合并湿热蕴结者。

（单金姝　安跟会）

第二十六章
脑　瘤

　　颅内肿瘤是中枢神经系统最常见的疾病,分为起源于颅内各种组织(脑组织、脑膜、脑神经、垂体、血管及残余胚胎组织等)的原发性肿瘤和由身体其他部位的恶性肿瘤转移或侵入颅内的继发性肿瘤。颅内肿瘤流行病学统计资料在国内外报道较多,且各家统计的结果有较大差异。一般认为颅内肿瘤的发生率在 4~10/10 万,其中半数为恶性肿瘤,约占全身恶性肿瘤的 1.5%,居全身恶性肿瘤的第 11 位,其中胶质细胞瘤(Malignant glioma),占颅内肿瘤的 45%,居脑瘤之首;垂体腺瘤,最新报道发病率为 15%~20%,多数位于垂体前叶;脑膜瘤,占脑瘤的 15% 左右;先天性肿瘤,大约占颅内肿瘤的 10%;神经鞘瘤,占颅内肿瘤的 10%;颅内转移瘤,占颅内肿瘤的 12% 左右,男女发病率相等,儿童发病率较高。近年来,颅内肿瘤的发病率趋势不断上升。本篇重点讨论脑胶质细胞瘤(Malignant glioma)。

　　中国古代医籍中对"脑瘤"无明确记载,但在头痛、真头痛、头风、癫痫、中风等疾病中有脑瘤类似症状的描述, 其临床表现及预后与脑瘤极为相似。《素问·奇病论》云:"帝曰:人有病头痛以数岁不已,此安得之,名为何病? 岐伯曰:当有所犯大寒,内至骨髓,髓者以脑为主,脑逆故令头痛,齿亦痛,病名曰厥逆。"《灵枢·大惑论》云:"故邪中于项,因逢其身虚,其深入,则随眼系入于脑,入脑则脑转、脑转则引目系急,目系急则目弦以转矣。"《灵枢·厥病篇》云:"真头痛,头痛甚,脑尽痛,手足寒至节,死不至。" 朱丹溪曰:"痰之为物,随气升降,无处不到,可致多种病证。""百病中多有兼痰者。"《诸病源候论》云:"隔痰者,谓痰水在于胸隔之上,又犯大寒,使阳气不行,令痰水结聚不散,而阴气逆上,上与风痰相结,上冲于头,即令头痛,或数岁不已,久连脑痛,故云隔痰风厥头痛。" 提出痰浊犯脑,此为痰厥头痛的最早记载。成无己《伤寒明理论》云:"头痛谓邪气外在经络,上攻于头所致。"阐明了头痛与经络之间的关系。王清任曰"无气则不能动""气亏则半身不遂"。提出脑支配人体思维、感官、运动神经,脑气与脏腑气不接而致癫狂,元气一时不能上转入脑髓而致痫证。综上所述,历代中医学家对脑瘤的症状描述细微之至,病机有一定阐发。

经方验方

一、三甲二地方(裴正学教授经验方)加减

【组成】生龙骨 15g(先煎)、生牡蛎 15g(先煎)、生鳖甲 15g(先煎)、生地 12g、熟地 12g、麦门冬 10g、麻黄 10g、怀牛膝 15g、补骨脂 15g、苦参 20g、砂仁 6g、海藻 10g、昆布 10g、石菖蒲 10g、夏枯草 15g、半夏 6g、三棱 10g、莪术 10g、白花蛇舌草 15g。

【用法】水煎服。

【功效】化痰软坚散结。

【主治】头痛昏蒙,恶心呕吐痰涎,喉中痰鸣,身重肢倦麻木,纳呆食少,舌淡胖,苔白腻,脉滑或弦滑。

【方解】方中生地、熟地、补骨脂滋肾填精,生龙骨、生牡蛎、生鳖甲滋阴潜阳,三棱、莪术、海藻、昆布软坚散结,半夏、砂仁化痰和胃,白花蛇舌草、苦参、夏枯草抑制癌毒。

【加减】舌质有瘀斑者,加赤芍、川芎、红花;口苦干渴有热象者,加黄芩、地骨皮;呕吐者,加生姜、旋覆花、代赭石;头痛明显者,加蜈蚣、全蝎、地龙等。

二、通窍活血汤(《医林改错》)加减

【组成】赤芍 10g、川芎 10g、桃仁 9g、红枣 10g、红花 9g、老葱 3 根(切碎)、鲜姜 6g、麝香 0.15g(冲服)、三棱 10g、莪术 10g。

【用法】水煎服。

【功效】活血化瘀散结。

【主治】面色晦黯,肢体偏瘫,大便干,舌质紫黯或有瘀点、瘀斑,苔薄白,脉细涩而沉。

【方解】方中赤芍、川芎、桃仁、红花活血化瘀,老葱、鲜姜、麝香温通脉络,三棱、莪术化瘀散结。

【加减】呕吐者,加旋覆花、代赭石;视力不清者,加决明子、枸杞;夜寐不安者,加夜交藤、茯神、酸枣仁;头痛甚者,可加虫类搜逐之品,如蜈蚣、全蝎、地龙、地鳖虫等;

若头痛如雷鸣,头面起核,俗称雷头风,多为湿热夹痰上冲,可用清震汤加味。

三、天麻钩藤饮(《杂病证治新义》)加减

【组成】龙胆草 10g、黄芩 10g、天麻 10g、钩藤 10g、生石决明 15g(先煎)、栀子 9g、川牛膝 15g、杜仲 10g、益母草 10g、桑寄生 10g、夜交藤 10g、白花蛇舌草 15g、半边莲 15g、薏苡仁 20g、生甘草 6g、青黛 6g(冲服)。

【用法】水煎服。

【功效】清热解毒,散结止痛。

【主治】头痛头涨,如锥如刺,烦躁易怒,呕吐频作,或呈喷射状,面红耳赤或口苦尿黄,大便干结,舌质红,苔黄或白而干,脉弦数。

【方解】方中龙胆草、黄芩、栀子清肝火;天麻、钩藤、生石决明平肝潜阳;川牛膝、杜仲、桑寄生补肝肾;夜交藤养心安神;白花蛇舌草、半边莲抑制癌毒,清热解毒。

【加减】呕吐甚者,加旋覆花、代赭石、竹沥、天竺黄;食欲差者,加砂仁、佛手、鸡内金、焦三仙,大便干者,加大黄、元参、火麻仁;口干明显者,加麦门冬、玉竹、天花粉等。

四、杞菊地黄丸(《医级》)或大补元煎(《景岳全书》)加减

【组成】枸杞 15g、菊花 10g、熟地 12g、山药 10g、山茱萸 6g、丹皮 6g、茯苓 12g、泽泻 10g、川芎 10g、白花蛇舌草 15 g、半边莲 15 g、龙葵 10g。

【用法】水煎服。

【功效】滋补肝肾。

【主治】头痛隐隐,时作时止,耳鸣眩晕,视物不清,倦怠乏力,潮热汗出,便干溲赤,舌红少苔,脉细数或虚细。

【方解】熟地、山药、山茱萸、枸杞滋补肝肾之阴;人参、当归气血双补,白花蛇舌草、半边莲、龙葵抑制癌毒,清热解毒。

【加减】头痛甚者,加全蝎、蜈蚣;视物不清或复视者,另吞石斛夜光丸;大便干结者,加大黄、厚朴、元参、火麻仁。

五、四物汤(《太平惠民和剂局方》)合大定风珠(《温病条辨》)加减

【组成】龟板 15g(先煎)、牡蛎 15g(先煎)、熟地 12g、阿胶 10g(烊化)、白芍 15g、麦门冬 10g、鳖甲 15g(先煎)、五味子 6g、川芎 10g、红藤 15g、当归 10g。

【用法】水煎服。

【功效】平肝熄风,通络清脑。

【主治】抽搐震颤,语言不利,头痛头胀,耳鸣目眩,少寐多梦,肢体麻木,舌质红,

脉弦细数。

【方解】方中当归、川芎、熟地、白芍补血调血,充养百脉;大定风珠平肝熄风,养阴止痉;红藤抑制癌毒。

【加减】虚热之象著者,加青蒿、白薇;夜寐不安者,加夜交藤、茯神、酸枣仁;大便干者,加大黄、火麻仁、肉苁蓉等。

(单金姝 安跟会)

第二十七章
胸腺瘤

胸腺瘤是前纵隔最常见的原发性肿瘤,是一种惰性生长、具有潜在恶性的胸腺上皮源性肿瘤。该疾病较为少见,发病率约 0.17/10 万,亚裔人种稍高于白种人,0.3~0.4/10 万。胸腺肿瘤在所有恶性疾病中占 0.2%~1.5%,是成人较常见的前纵隔肿瘤之一,约占 50%,其中恶性胸腺瘤约占纵隔肿瘤的 8%~10%;男女发病率无明显差别,多发于中老年,患者年龄大多在 40~60 岁之间,20 岁以下者罕见。其中 95% 的胸腺瘤发生在前纵隔,少数在纵隔以外的部位,如颈部、肺门和肺实质内或纵隔内心隔角处。良性胸腺瘤占 40%~70%,非浸润型的良性胸腺瘤具有潜在恶性。浸润性生长的胸腺瘤即恶性胸腺瘤。在中国,胸腺瘤的发病率是次于畸胎类肿瘤及神经源性肿瘤,占到 21.5%。胸腺瘤是一种潜在的恶性肿瘤,常合并有副肿瘤综合征,其中以重症肌无力最为常见,发生率为 30%~40%。

中医学并没有胸腺瘤这一病名,纵隔肿瘤的临床常见症主要有咳嗽、气喘、胸痛、胸闷、发绀、面部及颈部肿胀、乏力等,分属中医的"胸痹""结胸""咳嗽"等范畴。《医学三字经·咳嗽》指出:"肺为脏腑之华盖,呼之则虚,吸之则满,只受得本然之正气,受不得外来之客气,客气干之则呛而咳矣;亦只受得脏腑之清气,受不得脏腑之病气,病气干之呛而咳矣。"阐明了不论何种原因导致的咳嗽均累及肺脏而发生。纵隔与肺、气管、支气管关系密切,其发病首先累及肺脏而致咳嗽、气喘、胸闷、咯痰等症。

经方验方

一、海藻玉壶汤(《外科正宗》)加减

【组成】煅牡蛎 30g(先煎)、蚤休 30g、海藻 10g、昆布 10g、夏枯草 15g、香附 10g、浙贝母 10g、丹参 10g、半夏 9g、桔梗 15g、陈皮 10g、川芎 10g、丹参 10g、蜈蚣 1 条。

【用法】水煎服。

【功效】化痰软坚,理气散结。

【主治】胸膺疼痛,服闷不舒,咳嗽,痰多不畅,食纳减少,苔薄腻或黄腻,脉弦或弦细。

【方解】方中半夏、陈皮、桔梗、蜈蚣化痰通络;牡蛎、海藻、昆布、夏枯草、浙贝母软坚散结;蚤休清热解毒燥湿;香附、川芎理气活血。诸药合用,共奏化痰软坚,理气散结之功。

【加减】大便溏薄者,加淮山药、炒白术、炒扁豆;发热者,加石膏、蒲公英、黄芩;神疲乏力者,加生黄芪、陈皮、五味子健脾益气;纳呆者,加焦三仙、鸡内金、炒莱菔子。

二、清气化痰汤(《医方考》)加减

【组成】蚤休 30g、白花蛇舌草 30g、桑白皮 20g、瓜蒌仁 20g、黄芩 15g、山慈菇 15g、茯苓 12g、胆南星 10g、法半夏 10g、陈皮 10g、杏仁 10g、枳实 10g、贝母 10g。

【用法】水煎服。

【功效】清肺化痰,降逆平喘。

【主治】胸痛不适,咳嗽喘息气粗,痰多,质黏厚或稠黄,咯吐不爽,口渴欲饮,面赤身热,溲黄便干,舌质红,苔黄或黄腻,脉数。

【方解】方中桑白皮、黄芩清泻肺热;瓜蒌仁、杏仁、贝母润肺化痰;茯苓、胆南星、法半夏燥湿化痰;蚤休、白花蛇舌草、山慈菇清热解毒抗癌。

【加减】便秘者,加大黄、麻子仁、肉苁蓉;痰有腥味者,加鱼腥草、冬瓜子、芦根、薏苡仁。

三、血府逐瘀汤(《医林改错》)加减

【组成】白花蛇舌草 30g、夏枯草 15g、蒲公英 15g、赤芍 10g、丹参 10g、瓜蒌 10g、茯苓 12g、当归 10g、生地 12g、桃仁 10g、地龙 10g、川芎 10g、郁金 6g、枳壳 10g、红花

6g、生甘草 5g。

【用法】水煎服。

【功效】活血化瘀,宽胸理气。

【主治】胸闷、胸痛,胁肋胀痛或刺痛,咳嗽、咳痰不爽,舌质紫暗,苔薄黄,脉弦。

【方解】方中赤芍、丹参、当归、桃仁、地龙、川芎、红花活血化瘀通络;郁金、枳壳理气宽胸;白花蛇舌草、蒲公英清热解毒;夏枯草、瓜蒌软坚散结;生地、甘草养阴生津。

【加减】发热者,加黄芩、知母;胸痛甚者,加延胡索、三七粉;食纳差者,加炒麦芽、炒谷芽、炒莱菔子、砂仁。

四、沙参麦冬汤(《温病条辨》)加减

【组成】蚤休 30g、半枝莲 30g、沙参 15g、麦门冬 15g、天花粉 15g、地骨皮 15g、桑白皮 15g、玉竹 10g、百合 10g、桑叶 10g、扁豆 10g、川贝母 10g、甘草 6g。

【用法】水煎服。

【功效】滋阴润肺,止咳化痰。

【主治】胸部隐痛,干咳,咳声短促,痰少黏白,口干咽燥,或午后潮热,夜寐盗汗,其病缓慢,日渐消瘦,舌质红,苔少,脉细数。

【方解】方中沙参、麦门冬、天花粉、玉竹、百合滋阴生津养肺;地骨皮、桑白皮、桑叶清泻肺热;川贝母、杏仁止咳化痰;蚤休、半枝莲解毒抗癌;扁豆健脾祛湿,甘草调和诸药。

【加减】略吐黄痰者,加知母、黄芩;痰中带血者,加仙鹤草、生蒲黄、白芨;食纳少者,加焦三仙、炒莱菔子、生大黄;便秘者,加生地、玄参、麦门冬、瓜蒌仁、火麻仁。

五、瓜蒌薤白白酒汤(《金匮要略》)加减

【组成】瓜蒌皮 15g、茯苓 15g、丹参 15g、赤芍 15g、桂枝 10g、附子 10g、薤白 10g、枳实 10g、元胡 10g、檀香 10g、杏仁 10g、炙甘草 6g。

【用法】水煎服。

【功效】温通胸阳,散寒止痛。

【主治】胸痛彻背,感寒痛甚,伴有胸闷、气短、心悸,动则喘息,不能平卧,面色苍白,四肢厥冷,舌质紫暗苔白,脉沉紧。

【方解】方中桂枝,附子温阳散寒;瓜蒌皮、薤白、枳实、檀香理气宽胸;丹参、赤芍、元胡活血通络;茯苓祛湿健脾;杏仁降气祛痰;甘草调和诸药。

【加减】便溏者,加车前子、薏苡仁、泽泻利水渗湿;脾虚者,加山药、黄精、甘草温补脾阳。

(单金姝 安跟会)

参考文献

［1］司勇锋，陶仲强．鼻咽癌的综合治疗研究［J］．中国耳鼻咽喉头颈外科，2014，21（5）：238~240．

［2］Carvalho AL,Nishimoto IN,Califano JA,et al.Trends in incidence and prognosis for head and neck cancer in the United States:a site-specific analysis of the SEER database［J］.Int J Cancer,2005,114:806~816.

［3］Lin YS,Jen YM,wang BB,et al.Epidemiology of oral cavity cancer in Taiwan with emphasis on the role of betel nut chewing［J］.ORL J Otorhinolayyngol Relat Spec,2005,67:230~236.

［4］Shiboski CH,Schmidt BL,Jordan RC.tongue and tonsil carcinoma:increasing treads in the U.S. population ages 20~44 years［J］.Cancer,2005,103:1843~1849.

［5］Silverman SJR.Demographics and occurrence of oral and pharyngeal cancers.The outcomes,the trends,the challenge［J］.J Am Dent Assoc,2001,132:S7~S11.

［6］赵玉沛.中国胰腺癌诊治标准化［J］.生命科学,2012,24（7）:599~601.

［7］张频,周际昌.实用肿瘤内科学［M］.第2版.北京:人民卫生出版社,2003:345~350.

［8］全球癌症统计［J］.中华结直肠疾病电子,2015 ,4（3）:345.

［9］樊嘉,史颖弘.从最新癌症统计数据看肝癌的发病死亡变化趋势［N］.中国医学论坛报,2015-2-19.

［10］韩苏军,张思维,陈万青.中国膀胱癌发病现状及流行趋势分析［J］.癌症进展,2013,11（1）:89~95.

［11］魏丽惠.重视子宫内膜癌的筛查［J］.中华妇产科,2013,48（12）:881~883

［12］杨整冰,崔晚萍.《傅青主女科》月经病探析［J］.四川中医,2006,24（9）:24~25.

［13］胡柏梅,王艳芳.我国骨肿瘤的研究进展及护理［J］.护理研究,2007,21(1):202~203.

［14］Dorfman HD,Czerniak B, Kotz R.WHO lassification of tumours of bone.In:Fletcher CDM,Unni KK,Mertens F.World health organizationclassification of tumours. Pathology and genetics of tumours of soft tissue and bone ［M］.Lyon:IARC Press,2002:227~232.

［15］孙树椿,孙之镐.临床骨伤科学［M］.北京:人民卫生出版社,2006:1072~1083.

［16］谢强.中医骨病学［M］.北京:人民卫生出版社,2005:151.

［17］沈宇辉,张伟滨,万荣,等.骨转移性肿瘤的发生机制研究进展［J］.实用肿瘤,2008,23(4):304~306.

［18］谢明,刘铁牛.肛管直肠恶性黑色素瘤12例临床病理分析［J］.诊断病理学,2001,8(2):104.

［19］刘芩,孙建国.鼻腔原发性恶性黑色素瘤25例临床病理分析［J］.实用癌症,2007,4(2):135~137.

［20］陈忠年,沈铭昌,郭慕依.实用外科病理学［M］.上海医科大学出版社,1997:49~50.

［21］纪小龙,徐薪.黏膜黑色素瘤的常见临床病理特点［J］.诊断病理学,2002,9(2):108~110.

［22］汤钊猷,朱世能,曹世龙,等.现代肿瘤学［M］.上海:上海医科大学出版社,1997:1075.

［23］李振,许德顺,王化洲,等.恶性肿瘤的化学治疗与免疫治疗［M］.北京:人民卫生出版社,1993.414~417.

［24］郭军主译.黑色素瘤的预防、诊断和治疗［M］.第2版.北京:北京大学医学出版社,2008:51~55,226.

［25］夏小军.血病论［M］.兰州:甘肃科学技术出版社,2016:485~508.

常用方剂

一　画

[1]一贯煎(《柳州医话》)

　北沙参　麦门冬　当归　生地黄　枸杞　川楝子

二　画

[2]二陈汤(《太平惠民和剂局方》)

　半夏　陈皮　茯苓　炙甘草

[3]二仙汤(《中医方剂临床手册》)

　仙茅　仙灵脾　巴戟天　当归　黄柏　知母

[4]八珍汤(《正体类要》)

　人参　白术　茯苓　甘草　当归　白芍　川芎　熟地黄　生姜　大枣

[5]八正散(《太平惠民和剂局方》)

　车前子　木通　萹蓄　滑石　瞿麦　栀子　大黄　甘草　灯芯草

[6]人参白虎汤(《伤寒论》)

　知母　石膏　甘草　粳米　人参

三　画

[7]三仁汤(《温病条辨》)

　杏仁　半夏　飞滑石　生薏苡仁　白通草　白蔻仁　竹叶　厚朴

[8]三子养亲汤(《韩氏医通》)

　　　紫苏子　　白芥子　　莱菔子

[9]千金苇茎汤(《千金方》)

　　　苇茎　　冬瓜仁　　薏苡仁　　桃仁

[10]大黄䗪虫丸(《金匮要略》)

　　　䗪虫　　干漆　　干地黄　　甘草　　水蛭　　芍药　　杏仁　　黄芩　　桃仁　　虻虫
　　　大黄　　蛴螬

[11]大柴胡汤(《伤寒论》)

　　　柴胡　　黄芩　　大黄　　枳实　　半夏　　白芍　　大枣　　生姜

[12]大承气汤(《伤寒论》)

　　　大黄　　枳实　　厚朴　　芒硝

[13]大补元煎(《景岳全书》)

　　　人参　　炒山药　　熟地黄　　杜仲　　枸杞　　当归　　山茱萸　　炙甘草

[14]大定风珠(《温病条辨》)

　　　白芍药　　阿胶　　生龟板　　生地黄　　火麻仁　　五味子　　生牡蛎　　麦门冬
　　　炙甘草　　鸡子黄　　生鳖甲

四　画

[15]六味地黄丸(《小儿药证直诀》)

　　　熟地黄　　山茱萸　　山药　　泽泻　　牡丹皮　　茯苓

[16]丹参饮(《时方歌括》)

　　　丹参　　檀香　　砂仁

[17]丹栀逍遥散(《内科摘要》)

　　　当归　　白芍　　茯苓　　白术　　柴胡　　牡丹皮　　山栀　　甘草

[18]少腹逐瘀汤(《医林改错》)

　　　小茴香　　干姜　　元胡　　没药　　当归　　川芎　　官桂　　赤芍　　蒲黄　　五灵脂

[19]天麻钩藤饮(《杂病证治新义》)

　　　天麻　　钩藤　　生石决明　　川牛膝　　桑寄生　　杜仲　　山栀子　　黄芩
　　　益母草　　朱茯神　　夜交藤

[20]五味消毒饮(《医宗金鉴》)

　　　金银花　　野菊花　　蒲公英　　紫花地丁　　紫背天葵子

五　画

[21] 四君子汤(《太平惠民和剂局方》)

　　人参　白术　茯苓　甘草

[22] 四磨饮子(《普济方》)

　　沉香　乌药　木香　枳壳

[23] 四逆散(《伤寒论》)

　　柴胡　芍药　枳实　甘草

[24] 四妙散(《成方便读》)

　　黄柏　苍术　牛膝　薏苡仁

[25] 甘草泻心汤(《伤寒论》)

　　甘草(炙)　黄芩　干姜　半夏　大枣　黄连

[26] 瓜蒌薤白白酒汤 (《金匮要略》)

　　瓜蒌实　薤白　白酒

[27] 失笑散(《太平惠民和剂局方》)

　　炒蒲黄　五灵脂

[28] 龙胆泻肝汤(《医方集解》)

　　龙胆草　黄芩　山栀子　泽泻　木通　车前子　当归　生地黄　柴胡
生甘草

[29] 平胃散(《简要济众方》)

　　苍术　厚朴　陈皮　甘草

[30] 白茅根汤(《普济方》)

　　白茅根　丹参　柴胡　薏苡仁　杏仁　郁金　赤芍　炒枳壳　大黄炭
车前草

[31] 右归饮(《景岳全书》)

　　熟地　山药　山茱萸　枸杞　炙甘草　杜仲　肉桂　制附子　菟丝子
当归

[32] 左归丸(《景岳全书》)

　　熟地　山药　山茱萸　枸杞　菟丝子　鹿角胶　龟板　牛膝

[33] 归芍四君汤(《笔花医镜》)

　　当归　白芍　人参　白术　茯苓　甘草

[34] 生脉散(《医学启源》)

人参　麦门冬　五味子

六　画

[35] 血府逐瘀汤(《医林改错》)

桃仁　红花　当归　生地黄　牛膝　川芎　桔梗　赤芍　枳壳　甘草
柴胡

[36] 百合固金汤(《医方集解》)

百合　麦门冬　生地　熟地　元参　芍药　当归　贝母　桔梗　甘草

[37] 导赤散(《小儿药证直诀》)

生地黄　木通　生甘草　竹叶

[38] 异功散(《小儿药证直诀》)

人参　茯苓　白术　陈皮　甘草　生姜　大枣

七　画

[39] 补阳还五汤(《医林改错》)

黄芪　当归　赤芍　地龙　川芎　红花　桃仁

[40] 沙参麦冬汤(《温病条辨》)

北沙参　玉竹　麦门冬　天花粉　扁豆　桑叶　生甘草

[41] 附子理中汤(《三因极一病证方论》)

人参　白术　干姜　附子

[42] 身痛逐瘀汤(《医林改错》)

秦艽　川芎　桃仁　红花　甘草　羌活　没药　当归　灵脂(炒)　香附
牛膝　地龙

[43] 杞菊地黄丸(《医级》)

枸杞　菊花　熟地黄　山茱萸　山药　泽泻　丹皮　茯苓

八　画

[44]固经丸(《嵩崖尊生书》)

　　黄柏　白芍　条芩　龟板(炒珠)　樗白皮　香附　阿胶　地榆　黄芪

[45]和荣散坚丸(《医宗金鉴》)

　　川芎　白芍(酒炒)　当归　茯苓　熟地　陈皮　桔梗　香附　白术(土炒)　人参　甘草(炙)　海粉　昆布　贝母(去心)　升麻　红花　夏枯草

[46]泻黄散(《小儿药证直诀》)

　　藿香叶　山栀子　石膏　甘草　防风

[47]肾气丸(《金匮要略》)

　　桂枝　附子　熟地黄　山萸肉　山药　茯苓　丹皮　泽泻

[48]薯蓣丸(《金匮要略》)

　　薯蓣　当归　桂枝　干地黄　豆黄卷　甘草　人参　川芎　芍药　白术　麦门冬　杏仁　柴胡　桔梗　茯苓　阿胶　干姜　白蔹　防风　大枣

[49 沙参麦冬汤 (《温病条辨》)

　　北沙参　玉竹　麦门冬　天花粉　扁豆　桑叶　生甘草

[50]参苓白术散(《太平惠民和剂局方》)

　　人参　茯苓　白术　桔梗　山药　甘草　白扁豆　莲子肉　砂仁　薏苡仁

[51]知柏地黄汤(《医宗金鉴》)

　　知母　黄柏　生地　山茱萸　山药　茯苓　牡丹皮　泽泻

九　画

[52]香砂六君子汤(《古今名医方论》)

　　党参　白术　茯苓　甘草　半夏　陈皮　木香　砂仁

[53]厚朴温中汤(《内外伤辨惑论》)

　　厚朴　陈皮　茯苓　干姜　草豆　蔻仁　木香　甘草

[54]济生肾气丸(《严氏济生方》)

　　熟地黄　山茱萸(制)　牡丹皮　山药　茯苓　泽泻　肉桂　附子(制)　牛膝　车前子

十 画

[55]凉膈散(《太平惠民和剂局方》)

　　大黄　芒硝　连翘　栀子　黄芩　薄荷　淡竹叶　甘草

[56]资生汤(《医学衷中参西录》)

　　生山药　玄参　白术　生鸡内金　牛蒡子

[57]柴胡疏肝散(《景岳全书》)

　　陈皮　柴胡　川芎　香附　枳壳　芍药　甘草

[58]海藻玉壶汤 (《外科正宗》)

　　海藻　贝母　陈皮　昆布　青皮　川芎　当归　连翘　半夏　甘草
　　独活　海带

[59]逍遥散(《太平惠民和剂局方》)

　　柴胡　芍药　白术　当归　茯苓　炙甘草

[60]桃红四物汤(《医宗金鉴》)

　　桃仁　红花　川芎　当归　白芍　熟地

[61]海金沙散(《医学发明》)

　　海金沙　滑石

[62]通窍活血汤(《医林改错》)

　　赤芍　川芎　桃仁　红枣　红花　老葱　鲜姜　麝香

十一画

[63]清气化痰汤(《医方考》)

　　黄芩　胆南星　陈皮　制半夏　杏仁　枳实　瓜蒌仁　茯苓

[64]清金化痰汤(《统旨方》)

　　黄芩　山栀子　桔梗　甘草　贝母　知母　麦门冬　桑白皮　瓜蒌仁
　　橘红　茯苓

[65]清胃散(《脾胃论》)

　　生地黄　当归　牡丹皮　黄连　升麻

[66]清肠饮(《辨证录》)

　　金银花　当归　地榆　麦门冬　元参　生甘草　薏仁　黄芩

[67]萆薢分清饮(《医学心悟》)

　　萆薢　黄柏　石菖蒲　茯苓　白术　莲子　丹参　车前子

[68]黄芪建中汤(《金匮要略》)

　　黄芪　白芍　桂枝　炙甘草　生姜　大枣　饴糖

[69]麻黄附子细辛汤(《伤寒论》)

　　麻黄　附子　细辛

十二画以上

[70]膈下逐瘀汤(《医林改错》)

　　五灵脂　当归　川芎　桃仁　丹皮　赤芍药　乌药　延胡索　甘草　香附
　　红花　枳壳

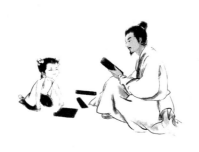

第三篇

肿瘤化疗不良反应的
中西医结合治疗

第一章
概　述

　　恶性肿瘤是威胁人类生命健康的疾病之一，肿瘤的治疗目前有三种肯定的方法，即手术切除、放射治疗（放疗）和药物治疗（化疗）。化疗作为目前治疗肿瘤的主要手段之一，它是运用化学药物进行肿瘤治疗，抗癌药物进入体内后很快分布到全身，既可杀灭局部的肿瘤也可杀灭远处转移的肿瘤，因此化疗是一种全身治疗。化疗的优势在于可以治疗手术和放疗无能为力的造血系统肿瘤、全身扩散的转移性肿瘤、手术及放疗难以彻底消灭的亚临床肿瘤。对于手术和放疗后的患者，辅助以化疗，可以提高其治愈率。但由于用于化疗的药物缺乏特异性选择作用，在抑制和杀伤肿瘤细胞的同时也将正常细胞和免疫细胞一同杀灭，从而产生了如骨髓抑制、免疫抑制、消化障碍、全身反应、脱发等一系列毒副作用，而这些毒副作用严重影响化疗患者的生活质量和长期治疗计划的实施。因此减少化疗药物的毒副作用的研究是众多医疗工作者的重要研究方向之一。

第一节　现代医学对恶性肿瘤化疗的认识

一、化疗方式

（一）临床应用分类

1.晚期或播散性肿瘤的全身化疗

　　晚期或播散性肿瘤患者通常缺乏其他有效的治疗方法，常常一开始就采用化学治疗，近期的目的是取得缓解，通常将这种化疗称为诱导化疗。如开始采用的化疗方案失败，改用其他方案化疗时，称为解救治疗。

2.辅助化疗

是指局部治疗(手术或放疗)后,针对可能存在的微小转移病灶,防止其复发转移而进行的化疗。例如骨肉瘤、睾丸肿瘤和高危的乳腺癌病人术后辅助化疗可明显提高疗效,提高生存率或无病生存时间。

3.新辅助化疗

针对临床上相对较为局限性的肿瘤, 但手术切除或放射治疗有一定难度的,可在手术或放射治疗前先使用化疗。其目的是希望化疗后肿瘤缩小,从而减少切除的范围,缩小手术造成的伤残;化疗可抑制或消灭可能存在的微小转移,提高患者的生存率。现已证明新辅助化疗对膀胱癌、乳腺癌、喉癌、骨肉瘤及软组织肉瘤、非小细胞肺癌、食管癌及头颈部癌可以减小手术范围,或把不能手术切除的肿瘤经化疗后变成可切除的肿瘤。

4.特殊途径化疗

(1)腔内治疗:主要用于癌性胸腔、腹腔及心包腔内积液。通常将化疗药物(如丝裂霉素、顺铂、5-氟尿嘧啶、博来霉素)用适量的媒体溶解或稀释后,经引流的导管注入各种病变的体腔内,从而达到控制恶性体腔积液的目的。

(2)椎管内化疗:白血病及许多实体瘤可以侵犯中枢神经系统,尤其是脑膜,最容易受侵。治疗方法是,通常采用腰椎穿刺鞘内给药,以便脑脊液内有较高的药物浓度,从而达到治疗目的。椎管内常用的药物有甲氨喋呤及阿糖胞苷。

(3)动脉插管化疗:如颈外动脉分支插管治疗头颈癌,肝动脉插管治疗原发性肝癌或肝转移癌。

(二)化疗药物分类

1.传统分类方法

根据药物的来源和化学结构,分为以下几类。

(1)烷化剂:尼莫司汀、卡莫司汀、洛莫司汀、环磷酰胺、异环磷酰胺、甘磷酰芥等。

(2)抗代谢药:去氧氟尿苷、多西氟尿啶、5-氟尿嘧啶、巯嘌呤、硫鸟嘌呤、阿糖胞苷、氟尿苷、替加氟、吉西他滨、卡莫氟、羟基脲、甲氨蝶呤、优福定等。

(3)抗癌抗生素:放线菌素、多柔比星、柔红霉素、表柔比星、丝裂霉素、培洛霉素、平阳霉素、吡柔比星等。

(4)抗肿瘤动植物成分药:伊立替康、高三尖杉酯碱、羟基树碱、长春瑞滨、紫杉醇、泰索帝、拓扑替康、长春新碱、长春地辛、长春酰胺、长春新碱、替尼泊苷、依托泊苷等。

（5）抗肿瘤激素类：阿他美坦、氨鲁米特、来曲唑、福美坦、甲羟孕酮、他莫昔芬等。

（6）其他：门冬酰胺酶、卡铂、顺铂、达卡巴嗪、奥沙利铂、米托蒽醌、丙卡巴肼等。

2.根据药物对细胞增殖动力学的影响

分为细胞周期特异性药物和细胞周期非特异性药物。

3.根据疗效机理

分为直接作用于肿瘤细胞本身的药物和通过增强机体的免疫功能或内分泌系统等间接起效，如扶正中药、免疫增强剂、激素等。

二、肿瘤化疗药物常见的毒副反应

目前临床使用的抗肿瘤化疗药物均有不同程度的毒副作用，有些严重的毒副反应是限制药物剂量或使用的直接原因。它们在杀伤肿瘤细胞的同时，又杀伤正常组织的细胞，尤其是杀伤人体中生长发育旺盛的血液、淋巴组织细胞等。

（一）不良反应的分类

1.近期反应和远期反应

抗癌药物不良反应的分类方式很多，临床最常用的是根据不良反应发生的时间分为四类（表3-1-1），或简化为近期反应和远期反应两类。近期反应主要发生于给药后4周以内，而远期反应则指在用药4周后发生，有时可长达数十年。常见毒性反应的发生时间如表3-1-2所示。

表 3-1-1　抗癌药物的不良反应分类

即刻反应	早期反应	中期反应	后期反应
过敏性休克	恶心、呕吐	骨髓抑制	皮肤色素沉着
心律不齐	发热	口炎	重要器官损伤
注射部位疼痛	过敏反应	腹泻	重要系统损伤
	流感样综合征	脱发	生殖系统毒性
	膀胱炎	周围神经炎	内分泌改变
			致畸胎作用
			反射消失
			肠麻痹
			肾毒性
			免疫抑制

表 3-1-2 抗肿瘤药物毒性的发生时间

发生时间	毒性种类
用药当日	过敏反应、血压下降、心动过速、心律失常、发热、血管疼痛、恶心、呕吐
2~3 日	急性
7~14 日	倦怠感、食欲不振、恶心、呕吐(迟发性)
14~28 日	口炎、腹泻、食欲不振、血液毒性
2~6 月	脏器损害、膀胱炎、皮肤角化、色素沉着、脱发、神经损害、免疫异常

2.按发生时间,世界卫生组织(WHO)分类

(1)急性和亚急性毒性:指用药后 3 个月以内发生的毒性。

(2)慢性和后期毒性:发生在用药后 3 个月至数年。

3.按毒性转归分类

(1)可逆性毒性:在停药一段时间后毒性消失,机体可恢复正常,如恶心、呕吐、骨髓抑制等。

(2)不可逆性毒性:毒性发作后持续存在,机体不能恢复到正常状态,如耳聋、重度脱发等。

4.按毒性所致后果分类

(1)致死性毒性:主要发生在重要脏器受损的情况,发生率低,如阿霉素所致急性充血性心力衰竭。

(2)非致死性毒性:包括绝大多数不良反应,如恶心、呕吐、脱发等。

5.按毒性发生系统分类

根据细胞毒抗癌药物对机体不同系统、器官的损害,可作如下分类,表 3-1-3。

表 3-1-3 抗癌药物对机体不同系统的主要不良反应

类别	表现
血液毒性	白细胞减少、中性粒细胞减少、贫血、血小板减少
消化道毒性	恶心、呕吐、食欲下降、腹泻、便秘
黏膜损害	口炎、口腔黏膜溃疡、食管炎、出血性膀胱炎
肺毒性	间质性肺炎、肺纤维化
心脏毒性	心肌损害、心电图异常、心律失常、心功能异常
肝毒性	肝功能异常、肝细胞坏死
肾毒性	肾功能异常
神经毒性	末梢神经毒性、中枢神经毒性
皮肤毒性	皮肤角化、色素沉着、皮疹、荨麻疹、脱发
过敏症状	呼吸困难、血压下降、血管性浮肿、荨麻疹、颜面潮红
其他	性功能障碍、继发性肿瘤、抗癌药物血管外渗漏

(二)不良反应分级标准:WHO 分级标准,如表 3-1-4 所示。

表 3-1-4　抗癌药物常见毒副反应分级标准(WHO)

毒副反应指标	分度				
	0	I	II	III	IV
血液系统					
血红蛋白(g/L)	≥110	95~109	80~94	65~79	<65
白细胞(×10⁹/L)	≥4.0	3.0~3.9	2.0~2.9	1.0~1.9	<1.0
粒细胞(×10⁹/L)	≥2.0	1.5~1.9	1.0~1.4	0.5~0.9	<0.5
血小板(×10⁹/L)	≥100	75~99	50~74	25~49	<25
出血	无	瘀点	轻度失血	明显失血	严重失血
胃肠道					
胆红素	≤1.25×N	1.26~2.50×N	2.6~5.0×N	5.1~10.0×N	>10×N
谷丙转氨酶	≤1.25×N	1.26~2.50×N	2.6~5.0×N	5.1~10.0×N	>10×N
碱性磷酸酶	≤1.25×N	1.26~2.50×N	2.6~5.0×N	5.1~10.0×N	>10×N
口腔	无异常	红斑、疼痛	红斑、溃疡,可进食	溃疡,只能进流食	不能进食
恶心呕吐	无	恶心	暂时性呕吐	呕吐,需治疗	难控制的呕吐
腹泻	无	短暂(<2d)	能忍受(>2d)	不能忍受,需治疗	血性腹泻
肾、膀胱					
尿素氮血尿酸	≤1.25×N	1.26~2.50×N	2.6~5.0×N	5.1~10.0×N	>10×N
肌酐	≤1.25×N	1.26~2.50×N	2.6~5.0×N	5.1~10.0×N	>10×N
蛋白尿	无	+,<0.3g/L	++~+++,3~10g/L	++++,>10g/L	肾病综合征
血尿	无	镜下血尿	严重血尿	严重血尿,带血块	泌尿道梗阻
肺	无症状	症状轻微	活动后呼吸困难	休息时呼吸困难	需完全卧床
发热(药物性)	无	<38℃	38℃~40℃	>40℃	发热伴低压
过敏	无	水肿	支气管痉挛,不需治疗	支气管痉挛,需治疗	过敏反应
皮肤	无	红斑	干性脱皮,水疱,瘙痒	湿性皮炎,溃疡	剥脱性皮炎、坏死,需手术
脱发	无	轻度脱发	中度,斑状脱发	完全脱发,可再生	完全脱发,不能再生
感染(特殊部位)	无	轻度感染	中度感染	重度感染	重度感染伴低血压
心脏					
节率	正常	窦性心动过速,休息心率>100 次/分	单灶 PVC,房性心律失常	多灶性 PVC	室性心律不齐

续表 3-1-4

毒副反应指标	分度				
	0	I	II	III	IV
心脏					
心功能	正常	无症状,但有异常心脏体征	短暂的心功能不全,但不需治疗	有症状,心功能不全,治疗有效	有症状,心功能不全,治疗无效
心包炎	无	有心包积液,无症状	有症状,但不需抽积液	心包填塞,需抽积液	心包填塞,需手术治疗
神经系统					
神志	清醒	短暂时间嗜睡	嗜睡时间不及清醒的50%	嗜睡时间超过清醒的50%	昏迷
周围神经	正常	感觉异常或腱反射减退	严重感觉异常或轻度无力	不能忍受的感觉异常或显著运动障碍	瘫痪
便秘	无	轻度	中度	重度、腹胀	腹胀,呕吐
疼痛(非肿瘤引起)	无	轻度	中度	严重	难控制

注:N,正常值上限;便秘不包括麻醉剂引起者。

第二节　祖国医学对恶性肿瘤及化疗的认识

一、病因

纵观历代医家对肿瘤病因的认识和论述,认为肿瘤是外感六淫、内伤七情、饮食不节、脏腑功能失调等多种病因综合而致机体阴阳失调,经络运行障碍,引起局部气滞血瘀、痰凝湿聚、毒邪交结而成。

(一)外邪因素

《灵枢·九针论》云:"四时八风客于经脉之中,为瘤病者也。"《灵枢·百病始生》云:"积之始生,得寒乃生,厥乃成积也。"《诸病源候论》云:"恶核者,内里忽有核累累如梅李,小如豆粒……此风邪夹毒所成。"《医宗金鉴》指出唇癌(茧唇)的成因是"积火积聚而成"。上述古文献的论述说明了风邪、寒邪、虚邪、风邪夹毒、火邪等外邪是发生癌瘤的外在病因。

(二)正气亏虚

《黄帝内经》云:"正气存内,邪不可干""邪之所凑,其气必虚。"《诸病源候论》云:"积聚由阴阳不和,脏腑虚弱,受于风邪,搏于脏腑之气所为也。"张元素《活法机要》

250

云："壮人无积,虚人则有之,脾胃虚弱,气血两衰,四时有感,皆能成积。"明代张景岳云:
"脾肾不足及虚弱失调之人,皆有积聚之病。"明代李中梓《医宗必读》谓:"积之成者,
正气不足,而后邪气踞之。"以上论述说明人体正气亏虚是肿瘤发病的内在因素,也是
其他各种致病因素导致肿瘤发生的基础。

(三)情志失调

《素问·举痛论》云:"百病生于气也,怒则气上,喜则气缓,悲则气消,恐则气下……
惊则气乱……思则气结矣。"《素问·玉机真脏论》云:"忧、恐、悲、喜、怒,令人不得其
次,故令人有大病矣。"朱丹溪《丹溪心法》指出:"气血冲和,百病不生,一有怫郁,诸病
生焉。故人身诸病多生于郁。"《格致余论》云:"忧怒抑郁,朝夕积累,脾气消阻。肝气
积滞,遂成隐核……又名乳岩。"更明确提到没有丈夫或失志于丈夫的女子发病多,
曰:"憔不得于夫者有之,妇以夫为天,失于所天,乃生乳岩。"《外科正宗》云:"失荣者,
或因六欲不遂,损伤中气,郁火相凝,隧痰失道,停结而成。"由于长期的精神刺激或突
然受到剧烈的精神创伤,超出了生理活动所能调节的正常范围,造成人体阴阳气血、
脏腑经络的功能失调,特别是内心悲伤,肝气不舒,气滞血瘀,日久渐积成癌。

(四)饮食失调

《素问·生气通天论》云:"因而饱食,筋脉横解,肠澼为痔。"过食肥甘厚味之品,易
于郁阻气血,产生痈疽疮毒等症。"高粱之变,足生大丁"。《金匮要略》指出:"秽饭、馁
肉、臭鱼,食之皆伤人……六畜自死,皆疫死,则有毒,不可食之。"《医门法律》云:"过饮
滚酒,多成膈证。"《疮疡经验全书》云:"脏毒者……或饮酷决之酒,或食五辛炙煿等
味,蓄毒在内,流积为痈。"《外科正宗》云"茧唇乃阳明胃经症也",与"食煎炒、过食炙
煿有关"。以上这些古医籍都说明了长期过度饮酒,嗜食生冷、炙煿膏粱之品则损伤脾
胃,蓄毒体内,郁热伤津,气机不利,脉络不通,毒邪与痰瘀搏结,引发肿瘤。

二、病机

肿瘤的病因作用于人体,正气必然奋起抗邪,引起正邪相争,破坏了机体相对的阴
阳平衡,使脏腑功能低下,经络阻塞,气血运行失常,出现局部气滞血瘀、痰湿停聚,毒邪
蕴结,互相交错,日久形成肿瘤。概括为"痰"、"瘀"、"毒"、"虚"四字。

(一)痰凝湿聚

痰湿是机体失其正常运化而停积于体内的病理产物。由于外感六淫、内伤七情、
饮食劳倦等导致肺、脾、肾等脏腑气化功能失常,水液代谢障碍,致使津液停滞而成痰
饮水湿。清·叶天士说:"夫痰乃饮食所化,有因外感六气之邪,则脾肺胃升降之机失常,
致饮食输化不清而生者;有因郁则气火不舒而蒸变者;有因多食腻肥茶酒而生者;有因

本质脾胃阳虚,湿浊凝滞而生者,又有肾虚水泛为痰者;更有阴虚劳证相火上炎灼肺,以致痰饮者。"对痰病的病因病机作出深刻的论述。痰既是病理产物,又是致病因素。痰随气流行,外而经络筋骨,内而五脏六腑,全身上下内外,无处不至,病变百端,故云"百病皆生于痰","怪病多由痰作祟"。中医学中的痰,不但包括了咯吐可见的"有形之痰",还包括了痈疽、痰核和停滞在脏腑经络组织中的"无形之痰。"朱丹溪在《丹溪心法》中首先提出了肿瘤与痰的关系:"凡人上中下有块者多是痰。"如由于情志所伤,肝郁化火,火热煎灼津液为痰,而致痰火交结,痰凝于经络筋骨而致瘰病、痰核或阴疽流注。中医学对痰凝肌肤,结于身体各处大小不等的颗粒肿块(如痰核瘰病等)多有记述。如《金匮要略·血痹虚劳病篇》云:"天年五六十……马刀侠瘿者,皆为劳得之。"指出人年事已高,肾精亏虚,阴虚阳浮,虚火上炎,与痰相搏成瘰病。《外科正宗·失荣症》说:"失荣者……损伤中气,郁火相凝,隧痰失道停结而成。"说明失荣为痰毒深瘤所为。总之,痰湿凝聚,易留着于脏腑经络,结于体表则为瘰瘤,结于内脏则为癥瘕积聚等。

(二)气滞血瘀

气血是构成人体和维持人体生命活动的基本物质,气无形而动为阳,血有形而静为阴。《难经·二十二难》云:"气主煦之,血主濡之。"简要概括了气血在功能上的差别。气血的关系为"气为血帅,血为气母",气赖血载,血赖气行,气行则血行,气滞则血瘀。气滞多由情志不舒致气机运行不畅所致,痰、湿、食积、瘀血等有形之邪也可阻碍气机。历代医家认为实体性癌肿,是由气滞不畅,血瘀不行,凝滞不散,日久而成瘤块。如《灵枢·水胀》云:"石瘕生于胞中……气不得通,恶血当泻不泻,血不以留止,日以益大,状如杯子。"《灵枢·百病始生》云:"若内伤于忧怒则气上逆,气上逆则六输不通,温气不行,凝血蕴裹而不散,津液涩渗,着而不去,而积皆成矣。"积聚是由气郁痰浊凝结,久则气血瘀滞更甚,如《景岳全书》说:"或以血气结聚,不可解散,其毒如蛊。"《古今医统》描述噎膈证时称"凡食下有碍,觉屈曲而下,微作痛,此必有死血"。说明古代医家从临床观察及诊治体验中已认识到食管癌的发病机理与"死血"有关。明·皇甫中《明医指掌》指出:"若人之气循环周流,脉络清顺流通,焉有瘤之患也……"清·徐灵胎《医学十二种》说:"噎膈之症,必有癖也。"清·邹岳《外科真诊》云:"(石疽)乃肝经郁结,气血凝而成。"腹腔有形的包块肿物,也多由血癖所致。《医林改错》谓:"肚腹结块者,必有形之血。"清·唐容川对于气滞血瘀结聚成肿瘤论述尤为深刻,其在《本草问答》中说:"盖止有气,则积为痰水,不能结硬,凡结硬者,皆杂有血,然但有血而无气以凑之,亦为死血,而不结硬。惟气附血而凝,血合气而聚,然后凝为坚积。"这些均说明,气滞血瘀是肿瘤发生的基本病机之一。

（三）毒邪内蕴

毒，包括了外来之毒及内生毒邪。外来之毒包括了病毒感染、烟草、油烟的污染毒素，职业环境中的化学毒素，生活环境中的空气、水、土壤污染毒素，饮食中的各种毒素等；内生毒邪是各种病因在人体内所形成的病理产物总称，按照其阴阳属性可分为属于阳性的火热毒邪及属于阴性的阴寒之毒。内生毒邪为肿瘤的病机之一。东汉·华佗《中藏经》指出："夫痈疽疮毒之所作也，皆五脏六腑蓄毒不流则生矣，非独荣卫郁塞而发者也。"已提出肿瘤由内在"脏腑蓄毒"所生。宋·杨士瀛在《仁斋直指方·卷二十二发癌方论》也认为"癌者，上高下深，岩穴之状，颗颗累垂，毒根深藏，穿孔透里"。强调指出癌是"毒"邪为患。热毒内蕴可形成肿瘤，盖因血遇热则凝，津液遇火则炼液为痰，瘀血痰浊郁塞脏腑经络，结聚而成肿瘤，如《杂病源流犀烛·口齿唇舌病源流》云："舌生芒刺，皆由热结之故，或因心劳火盛，而生疮菌。"《医宗金鉴·外科心法要诀》论舌疮云："此证皆由心脾火毒所致，其证最急……舌本属心，舌苔属脾，因心绪烦扰而生火，思虑伤脾则气郁，郁甚而成斯疾。"将舌疮的病理归于心脾毒火所为。《外科真诊》云："耳痔、耳覃、耳涎三证……具由肝经怒火，肾经相火，胃经积火，凝结而成。""牙疗、耳菌二症，具由阳明胃火所致。"清·高秉钧《疡科心得集》认为肾岩由"其人肝肾素亏，或又郁虑忧思，相火内灼……阴精消涸，火邪郁结，遂凝痰于肝肾"。精辟地论述了内生火邪、毒热结肿的病理。清·易方坞《喉科肿瘤》曰："喉疮此由肾液久亏，相火炎上，消砾肺金，熏燎咽喉。"因此，热毒之邪是癌瘤发生的重要原因之一。现代药理研究表明，大多数清热解毒药具有较好的抗癌活性，如半枝莲、白花蛇舌草等。

阴寒之毒在癌的发病中具有重要地位。脏腑功能赖于阳气温煦，阴血运行赖于阳气推动，阳气不足则阴寒内生，脏腑功能衰弱，津液精血停滞，阳气虚复又易遭受寒邪侵犯，日久形成有形之积。《内经》、《难经》论积皆从寒立论。如《灵枢·百病始生》云："积之始生，得寒乃生"；"肠胃之络伤血溢于肠外，肠外有寒，汁沫与血相搏，则并合凝聚不得散，而积成矣。"《难经·五十五难》云："积者，阴气也。"认为有形之物乃阴凝而成，亦如《素问·阴阳应象大论》所谓"阳化气，阴成形"。清·王洪绪《外科证治全生集》对阴毒论治颇有特色，云："诸疽白陷者，乃气血虚寒凝滞所致，其初起毒陷阴分。"其发病部位为"毒发五脏"。近现代医家鉴于癌瘤的治疗非一般化痰逐瘀所能奏效，多倾向于另一种"癌毒"，癌毒的产生与局部气滞血瘀痰凝有关。肿瘤发生后癌毒又进一步加重了气滞血瘀痰凝等症候，形成恶性循环。癌毒与气滞血瘀诸邪均为内生之邪，它既是病理产物，又是致病因素，其间互为因果，造成恶性循环。到了中晚期,癌毒深重,重阴必阳,可化热化火,更伤正气,其害人之速,病势之凶险,非其他毒邪所能比拟。

（四）正气亏虚

正气虚弱而引起癌瘤发病的机制是由于人体的正气亏虚,病邪亢盛,机体抗邪无力,不能制止邪气的致癌作用,机体不断受到病理性的损害,癌肿就发生、发展。同时,人体正气虚弱,脏腑生理功能就失调紊乱,痰湿、瘀血等病理产物就因此而产生,造成了肿瘤发病的病理基础。《外科医案汇编》云:"正虚则为岩。"《妇人大全良方》亦指出:"肝脾郁怒,气血亏损,名曰乳岩。"明·李中梓《医宗必读》谓:"积之成者,正气不足,而后邪气踞之。"古代不少医家对肿瘤发病机制有这样一种观点,即肿瘤的发生与脏腑功能失调有关,并以脾肾虚损为主。因脾为后天之本,肾为先天之本,脾肾虚损则正气虚弱,易致邪侵。隋·巢元方《诸病源候论》云:"积聚者由于阴阳不和,脏腑虚弱,受之于风邪,搏于脏腑之气所谓也。"金·张元素《活法机要》:"壮人无积,虚人则有之,脾胃虚弱,气血两衰,四时有感,皆能成积"。明·张景岳曰:"脾肾不足及虚弱失调之人,皆有积聚之病。"以上均说明脾肾不足可引起肿瘤。大量的研究结果和临床实践也证实,大多癌瘤患者的机体免疫功能均较正常人低下,而通过中药扶正培本可以提高机体的免疫力,增强抗癌能力,提高生活质量,延长生存期,甚至可以使肿瘤缩小,病人康复。因此,采用扶正祛邪的治则是中医药治疗癌症的有效方法之一,也是中医药治癌的特色所在。

上述的痰凝湿聚、气滞血瘀、毒邪内蕴、正气虚弱是肿瘤发生、发展过程中最常见的病理机制。需要注意的是,肿瘤是一个全身性疾病,癌瘤是全身性疾病的局部表现。肿瘤为病,全身属虚,局部属实,常因虚致实,因实致虚;病机错综复杂,往往数型兼见,虚实夹杂,寒热交织。因此必须根据病人的临床病理特点,分析病机主次审证求因,审因论治,才能提高疗效。

三、中医药治疗肿瘤化疗毒副反应的研究进展

由于中医和西医理论上的截然不同,致使几十年来对于中医药的研究始终没有重大的突破,但中药疗效的神奇性和不确定性,使一批又一批的医学工作者去探索中药复杂奥妙的作用机理。随着医学及各相关学科的发展,中药治疗肿瘤的机理在逐渐深入,直接杀伤肿瘤细胞、抑制肿瘤细胞的增殖、反突变、诱导癌细胞凋亡以及免疫调节作用都成为研究的热点。而对于中药参与肿瘤综合疗法,减轻化疗毒性,增强疗效的研究则多集中在增强免疫功能,减轻骨髓抑制和改善消化道症状上面。后两项工作没有多大变化,对免疫功能方面的研究则随着免疫学的进展而日新月异。免疫学的研究由整体水平向细胞、分子、基因水平迅速扩延,对免疫功能的评价也从抗体检测发展到淋巴细胞转化率,又到现在流行的淋巴细胞亚群的检测。化疗易损伤人体的免疫功能,而补虚中药能够增强人体的免疫功能已是公认的事实。接受化疗的病人多出现食少、睡眠差、少气乏力、口舌干燥、便秘或腹泻等症状,与中医认为的气血不足、脾肾亏虚相似,而大多数补气养血、健脾益肾的中药都具有增强或调节免疫功能的作用。如人参、党参、黄芪、白术、刺五加、地黄、当归、枸杞等能促进单核吞噬细胞系统的功能,促进 T 淋巴细胞活化;黄芪、冬虫夏草、淫羊藿、白芍等有浓度依赖性和功能依赖性双向调节作用;枸杞、人参、白芍等不仅对免疫系统有显著的促进和改善作用,而且对下丘脑-垂体-肾上腺轴亦有明显的调节作用。目前文献报道中能够增强免疫功能、减轻化疗毒性的也多为此类方药。补虚中药主要是通过免疫调节作用,甚至神经-内分泌-免疫网络的调节作用,来使人体的各部分系统和器官的功能恢复正常,改善临床各种症状。当然,真正阐明中药的作用机理还需要更广度和更深入的研究。

中医理论认为,肿瘤的发生是全身机能状况失衡的局部反应,而证是以临床功能改变为主的整体反应形式,故治疗上强调辨证论治,相应的也是运用中药的偏性以调整机体的偏盛偏衰从而调动内在的抗病能力而达到整体调控作用。中医药是历史悠久的宝贵财富,注重"整体治疗"和"辨证施治",其独特的辨证与辨病理论成效显著。配合现代先进科学的应用,使得中医在治疗肿瘤方面获得了较大进步。中医药对癌症患者的治疗,可以提高生存质量和延长生存期。在杀死癌细胞的同时,提高机体免疫力,减轻毒副作用,并能使患者保持相对稳定的生存状态。中医推崇"带瘤生存"为特色,治疗后瘤体缩小不明显或缓慢,但自觉临床症状改善明显,生活质量较高,总的生存期延长,虽然近期有效率低,远期稳定率却高。总而言之,中医在肿瘤治疗中占据着不可或缺的位置。

化疗药物多具有刺激性,对人体的五脏六腑可能造成损伤,尤其是肝、肾、脾、胃。中医认为"肾为先天之本","主骨生髓",化疗药物损及肾脏,髓生无根,可出现骨髓抑制。"脾胃为后天之本,气血生化之源",损及脾胃,可出现乏力、头晕等血虚症状。脾胃亦为气机升降之枢,脾胃受损,气机升降失司,胃气上逆,可出现恶心、呕吐等胃肠道不良反应。化疗药物作为攻邪药物,在癌症细胞攻伐的同时,对人体的正气也造成损伤,导致机体免疫功能下降。化疗药物常损伤人体五脏六腑、形体诸窍,多呈现出正气亏损、脾肾功能失常、骨髓空虚、水湿不化、瘀毒闭阻经络等临床表现。中医药在配合化学治疗、增效减毒方面有独到的一面,大量的研究表明,中医疗法同西医化疗相结合具有显著的减毒增效作用。

近年来,中医药治疗和针灸治疗在改善化疗毒副作用等方面发挥了积极作用,取得了很好的进展。在化疗中加服中医药治疗可明显地减轻化疗的毒副反应。同时在中西医结合治疗,患者的全身、消化道和血象反应都较单纯化疗为轻。患者的体质得到加强,生存质量明显提高。近20年开展大量的实验研究充分证明,某些中药具有提高机体免疫功能,保护骨骼造血功能,减少白细胞、血小板下降的作用。中医药对化疗产生的局部反应,骨髓抑制,心脏、周围神经毒性都能起到明显防治作用,对消化、泌尿、呼吸系统副反应的防治也有明显疗效。

化学药物治疗是目前恶性肿瘤治疗的最常用方法之一。其能作为全身和局部治疗,弥补手术、放疗外的一些肿瘤残余细胞的杀灭,既可单独使用,也能综合治疗,只是化疗缺乏选择性,在杀癌的同时也给机体带来损伤。中药可减轻其毒副作用,保护和防止机体正常组织细胞和脏器的损伤,并能增进疗效,是提高肿瘤治愈率的重要措施。中医认为化疗对机体的损伤主要是气血亏损、脾胃失和、肝肾亏虚、热毒壅盛等,主要治疗原则可以是益气养血、健脾和胃、滋补肝肾、清热解毒。

化疗期间最常见的症状主要是全身性乏力,恶心呕吐、纳差,以及血象下降;还可引起心、肝、肾功能的影响和免疫功能的影响;局部损伤如脱发、月经不调等;远期伤害,通过中药的内服、外用,以及针刺等方法,对于减轻症状,增加耐受性,均有明显的治疗价值。当然如呕吐严重者宜暂停中药口服,改用其他方法对症处理。

化疗间歇期间,中药主要是扶益正气,改善患者体质,为接受下一次的化疗作准备。化疗后的长期中药应用,主要目的也是为了提高远期疗效,减少转移和复发。

对于中药对化疗的增效作用,可能是由于提高机体的免疫功能或增加了机体的耐受性所致,值得进一步深入研究。总之,中医药与化疗相结合的综合治疗,把化疗作为祛邪手段,中医药则多宜扶正培本。

(冯永笑 万强)

第二章
常见化疗不良反应的中西医治疗

化疗不良反应是在严格药物应用途径、方法、剂量等情况下发生的,不包括误用、超量等人为因素。化疗药物的不良反应具体表现为一系列临床病理综合征,涉及多个系统。明确化疗药物的不良反应有助于临床医师对其不良反应进行及时、准确的预防、诊断和治疗,力求在治疗肿瘤的同时将不良反应降到最低,以达到更好的治疗效果和生活质量。化疗药物不良反应的发生机制尚需进一步研究证实,其对症处理的措施亦需不断完善。近年来开展的大量实验研究充分证明某些中医药及中医疗法有提高机体免疫功能,保护骨髓造血功能,减少白细胞、血小板下降作用。中医药对化疗产生的局部反应,如骨髓抑制,心脏、周围神经毒性都能起到明显防治作用,对消化、泌尿、呼吸系统不良反应的防治也有明显疗效。中西医结合治疗在改善化疗毒副作用等方面发挥了积极作用,取得了很好的进展。在化疗中加入中医药及相关中医疗法治疗可明显地减轻放疗、化疗的毒副反应,使得患者的体质得到加强,生存质量明显提高。对肿瘤患者实施中西医结合的治疗方法,两种疗法优势互补,可以减轻化疗引起的毒副反应,促进整体康复。为恶性肿瘤的进一步治疗方案的实施创造更好的条件,值得临床推广应用。

第一节　骨髓抑制

一、发生机制及临床表现

由于化疗药物的半衰期不同,作用与人体后最初常表现为白细胞尤其是粒细胞的减少,其次是血小板减少,严重时血红蛋白也降低。骨髓中主要为粒细胞受抑制,单核巨噬细胞减少,稍晚淋巴细胞也受抑制。亚硝脲类、白消安、卡铂、丝裂霉素和吉西他滨易引起血小板减少。仅有少数抗肿瘤药物没有或少有骨髓抑制,包括皮质激素、博莱霉素、门冬酰胺酶和长春新碱。皮质激素还有某种程度的骨髓保护作用。化疗药物引起骨髓抑制的程度与患者个体骨髓储备能力关系密切。用药前存在肝脏疾病、脾功能亢进、接受过核素内照射或既往曾行放、化疗的患者更易出现骨髓抑制。患者的骨髓抑制情况一般在停药后 2~3 周恢复。临床需警惕某些化疗药物的延迟性骨髓抑制效应,这类药物包括亚硝脲类、塞替哌、苯丙酸氮芥和丝裂霉素,延迟性骨髓抑制的恢复时期较长,一般大于 6 周。

二、西医治疗

(一)贫血的治疗原则

1.监测血红蛋白、红细胞、红细胞比容。

2.必要时输注红细胞成分血。

3.必要时吸氧。

4.促红细胞生长素(EPO)的应用。

(二)白细胞/粒细胞减少的治疗原则

1.监测白细胞总数和粒细胞计数。

2.必要时给予粒细胞集落刺激因子(G–CSF)。

3.减少化疗剂量或停药。

4.预防感染,必要时给予抗生素。

(三)血小板减少的治疗原则

1.监测血小板计数。

2.注意出血倾向。

3.避免使用有抗凝作用的药物。

4.防止出血。

5.血小板生长因子、白介素–11 等药物有升高血小板的作用,血小板下降纠正困难时考虑输注机采血小板。

6.给予止血药防止出血。

三、中医治疗

骨髓抑制主要指白细胞下降、血小板减少及贫血等症,临床主要表现为面色萎黄或苍白,唇甲色淡,疲乏无力,头晕眼花,心悸失眠,手足麻木等,在中医学属于血虚证的范畴。

中医学认为,血是构成人体和维持人体生命活动的基本物质之一,主要由营气和津液所组成,能营养和滋润全身的生理功能。血的生成,是人体摄入的饮食物质经脾胃消化吸收的水谷精微物质所化生。《灵枢·决气》言:"中焦受气取汁,变化而赤,是为血。"说明了脾胃在血的化生中的地位和作用,故有"脾胃为气血生化之源"的说法。气在血的生成过程中起着重要作用,表现为营气为血液的重要组成部分,在机体将摄入饮食物质转化成水谷精气,进而化成营气和津液,最后转化成血的复杂过程中均离不开气的运动变化。

血和津液的生成都来源于水谷精气所化生,故有"精血同源"之说。津液渗注于脉中,即成为血液的组成部分。《灵枢·痈疽》曰:"中焦出气如雾,上注溪谷,而渗孙脉,津液和调,变化而赤为血。"精和血之间亦存在着相互资生和相互转化的关系,精藏于肾,血藏于肝,肝肾之间关系极为密切,有肝肾同源之说。血的化生有赖于肾中精气的气化,肾中精气的充盈,亦有赖于血液的滋养,所以说精能生血,血能生精,称之为"精血同源"。

在病理情况下,血虚多由于脾胃亏虚、水谷精微不足以生血、气虚而生血不足、精气不足以滋血、津液不足以养血等所致。此外,血瘀亦为血虚的重要原因,瘀血形成以后,不仅失去正常血液的濡养功能,而且会阻碍新血的生成而致血虚。

化疗药物进入机体后,在杀伤癌细胞的同时,亦会损害正常组织,伤及脾胃,致脾胃运化功能失司,生化不足而致血虚,化疗药物致胃肠功能失司,胃失和降而引起呕吐,大肠传导功能失司而致腹泻,吐泻伤津,津不生血而致血虚。化疗药物致脾胃运化失司,水谷精微不足,致精气亏虚,精不化血而致血虚,化疗药物进入机体后,致脾胃气虚,气虚运血无力,血行不畅,血瘀内结,新血生成障碍而致血虚。

在治疗上,本病以血虚症候为主,治疗以补血为要。同时针对脾胃亏虚,予以健脾和胃为法,针对精、气、津的不足给予填精、补气、生津为治,针对血瘀内停,新血不生,予以活血化瘀以生血。

在临床上,针对骨髓抑制可采用如下法则:健脾养胃补血、益气养血、补肾填精生血、生津补血、活血化瘀养血等。

(一)脾虚血亏

【主症】面色萎黄,精神倦怠,短气懒言,心悸,不思饮食,食后脘腹痞满,嗳气不舒,或时有吐清水痰涎,肠鸣便溏,肌肉瘦削,舌淡胖,舌边有齿痕,苔薄白,脉缓弱。

【治法】健脾养胃,补血。

【方药】四君子汤加减。

党参、白术、茯苓、甘草、薏苡仁、陈皮、鸡血藤等。

【方解】脾胃为后天之本,气血生化之源,脾胃气虚,受纳与健运乏力,则饮食减少;湿浊内生,脾胃运化不利,故大便溏薄;脾主肌肉,脾胃气虚,四肢肌肉无所禀受,故四肢乏力;气血生化不足,不能荣于面,故见面色萎黄;脾为肺之母,脾胃一虚,肺气先绝,故见气短,语声低微;舌淡苔白,脉虚弱均为气虚之象。正如《医方考》所言:"夫面色萎黄,则望之而知其气虚矣;言语轻微,则闻之而知其气虚矣;四肢无力,则问之而知其气虚矣;脉来虚弱,则切之而知其气虚矣。"方中人参为君,甘温益气,健脾养胃,臣以苦温之白术,健脾燥湿,加强益气助运之力;佐以甘淡茯苓,健脾渗湿,苓术相配,则健脾祛湿之功益著。使以炙甘草,益气和中,调和诸药。四药配伍,共奏益气健脾之功。

(二)气血双亏

【主症】面色少华,头晕目眩,倦怠乏力,口淡乏味,胃纳不佳,舌淡,脉虚大或细。

【治法】益气养血。

【方药】八珍汤加减。

党参、白术、生地、当归、白芍、黄芪、炙甘草等。

【方解】人参与熟地相配,益气养血,共为君药;白术、茯苓健脾渗湿,助人参益气补脾,当归、白芍养血和营,助熟地滋养心肝,均为臣药;川芎为佐,活血行气,使地、归、芍补而不滞;炙甘草为使,益气和中,调和诸药。

(三)精亏血少

【主症】形体虚弱,眩晕,耳鸣,眼花,精神萎靡,腰膝痠软,发落齿摇,手足麻木,舌嫩红,少苔或无苔,脉细。

【治法】补肾填精生血。

【方药】河车大造丸加减。

紫河车、生地、人参、龟甲、杜仲、牛膝、麦门冬、黄柏等。

【方解】方中紫河车(胎盘),大补精血;熟地、当归,滋阴补血;牛膝、杜仲、枸杞,补肝益肾,强健腰膝;锁阳、肉苁蓉,补肾填精,温肾火;天冬、五味子,补肺润肺、敛肺;生地、黄柏,滋阴降虚火。

(四)津枯血亏

【主症】口燥咽干,肌肤干燥,尿少,大便秘结,舌红干,苔少或无苔,脉细。

【治法】生津润燥。

【方药】生脉散加减,

党参、麦门冬、五味子、黄精、生地、石斛等。

【方解】方中人参甘温,益元气,补肺气,生津液,故为君药;麦门冬甘寒养阴清热,润肺生津,故为臣药,人参、麦门冬合用,则益气养阴之功益彰,五味子酸温,敛肺止汗,生津止渴,为佐药。三药合用,一补一润一敛,益气养阴,生津止渴,敛阴止汗,使气复津生,汗止阴存,气充脉复。

(五)瘀阻血亏

【主症】面色晦暗,疼痛如刺,痛处不移,入夜更甚,爪甲有瘀点或瘀斑,舌质紫暗,脉涩。

【治法】活血生血。

【方药】桃红四物汤加减。

桃仁、红花、当归、生地、赤芍、川芎等。

【方解】方中桃仁、红花活血化瘀;以甘温之熟地、当归滋阴补肝、养血调经;芍药养血和营,以增补血之力;川芎活血行气,调畅气血,以助活血之功。全方使瘀血祛、新血生、气机畅,化瘀生新是该方的显著特点。

第二节　消化道反应

一、发生机制及临床表现

许多患者在接受化疗的过程中都表述过恶心和呕吐的症状,程度或轻或重。该不良反应严重地影响了患者的生活质量,不少患者因为恐惧该不良反应,甚至放弃了积极的治疗。化疗药物引起恶心、呕吐的途径主要有两个:化疗药物损伤消化道黏膜,引起肠嗜铬细胞释放 5-羟色胺(5-HT)等化学物质,5-HT 随后与肠壁的 5-HT3 受体结合并产生相关神经信号,进一步将呕吐神经冲动传至位于延髓的呕吐中枢,导致呕吐的发生;化疗药物尚可直接刺激呕吐中枢导致呕吐的发生。多种因素参与影响恶心和呕吐的程度,但影响恶心和呕吐程度的主要因素还是化疗药物种类。

二、西医治疗

临床上可将化疗药物导致的呕吐分为三类,急性、迟发性以及预期性。急性呕吐是指化疗后 24h 内出现的呕吐;迟发性呕吐发生于给药 24h 后,多在 24~72h 内出现,也可晚至化疗后 4~5d 才出现;预期性呕吐的性质类似条件反射,是患者前次的化疗引起明显急性呕吐之后,在以后受到与化疗相关事件的刺激时产生的条件反射性呕吐,可发生于化疗前或化疗中。

化疗止吐药物的使用原则是高效、经济和低毒副反应。大量研究显示肯定了5-HT3 受体拮抗剂和皮质类固醇激素的止吐效果。吩噻嗪类、多巴胺拮抗剂等也有一定的止吐效果。临床上 5-HT3 受体拮抗剂因止吐效果确切而得到广泛应用。

对于预防急性呕吐,尚可考虑将 5-HT3 受体拮抗剂与糖皮质激素联用。对于中低度致吐性化疗药物,皮质激素单独应用便可获得满意的镇吐效果。

对于高度致吐性化疗药物,皮质激素与 5-HT3 受体拮抗剂可联合应用以获得呕吐的缓解。多巴胺受体拮抗剂以甲氧氯普胺为代表,目前对高度致吐性药物所致的急性呕吐,不推荐该类止吐药物作为首选,仅在患者对于 5-HT3 受体拮抗剂不能耐受或抗拒时才考虑用该类止吐药物。安定和抗组织胺药物是有效的止吐辅助用药,有较强抗焦虑作用,止吐作用弱,不宜单独使用。

止吐药物的发展方向应围绕怎样积极地控制呕吐,不仅仅是针对化疗药物导致的急性呕吐,还应包括化疗药物使用之后的相关迟发性呕吐。神经激肽受体拮抗剂在呕吐症状的相关神经传导方面扮演着重要角色。一方面涉及胃肠道的传入神经,另一方面涉及呕吐中枢。NK-1 体拮抗剂如阿瑞吡坦及其前体药物福沙吡坦的问世,使临床急性和迟发性呕吐的完全缓解率提高。

三、中医治疗

祖国医学认为呕吐乃胃气不降、气逆于上所致。不外乎与情志失调、痰浊、瘀血、脾胃虚弱有关,治疗多以疏肝理气、温化痰饮、健脾和胃、养阴润燥为主。

(一)肝气犯胃

【主症】呕吐吞酸,嗳气频作,胸胁满闷,烦闷不舒,每遇情志刺激则呕吐吞酸更甚,舌边红,苔白腻,脉弦。

【治法】疏肝理气,和胃降逆。

【方药】半夏厚朴汤加减。

苏叶、半夏、茯苓、厚朴、生姜等。

【方解】方中半夏辛温入肺胃,化痰散结,降逆和胃,为君药;厚朴苦辛性温,下气除满,助半夏散结降逆,为臣药;茯苓甘淡渗湿健脾,以助半夏化痰,生姜辛温散结,和胃止呕,且制半夏之毒,苏叶芳香行气,理肺疏肝,助厚朴行气宽胸,宣通郁结之气,共为佐药。

(二)痰饮内阻

【主症】呕吐清水痰涎,胸脘痞闷,不思饮食,头眩心悸,或呕而肠鸣有声,苔白腻,脉滑。

【治法】温化痰饮,降逆止呕。

【方药】二陈汤合苓桂术甘汤加减。

半夏、陈皮、白术、茯苓、桂枝、甘草等。

【方解】方中半夏辛温性燥,善能燥湿化痰,且又和胃降逆,为君药;橘红为臣,既可理气行滞,又能燥湿化痰,君臣相配,寓意有二:一为等量合用,不仅相辅相成,增强燥湿化痰之力,而且体现治痰先理气,气顺则痰消之意;二为半夏、橘红皆以陈久者良,而无过燥之弊,故方名"二陈"。佐以茯苓健脾渗湿,渗湿以助化痰之力,健脾以杜生痰之源。加生姜,既能制半夏之毒,又能协助半夏化痰降逆、和胃止呕;复用少许乌梅,收敛肺气,与半夏、橘红相伍,散中兼收,防其燥散伤正之虞,均为佐药。以甘草为佐使,健脾和中,调和诸药。

(三)脾胃虚弱

【主症】饮食稍多即欲呕吐,时作时止,胃纳不佳,食入难化,胸脘痞闷,面色少华,倦怠乏力,大便清,舌质淡,苔薄白,脉细弱。

【治法】健脾和胃降逆。

【方药】六君子汤加减。

党参、白术、茯苓、甘草、木香、砂仁等。

【方解】四君子汤加木香、砂仁以理气散逆,调理脾胃,健脾补气,和中化痰。

(四)胃阴不足

【主症】呕吐反复发作而量不多,或时作干呕,恶心,口干咽燥,饥不思食,胃脘部有嘈杂感,舌红,苔少或无苔,脉细。

【治法】养阴润燥,降逆止呕。

【方药】麦门冬汤加减。

麦门冬、人参、甘草、大枣、玉竹、天花粉等。

【方解】方中重用麦门冬为君,甘寒清润,既养肺胃之阴,又清肺胃虚热;人参益气生津为臣,佐以甘草、粳米、大枣益气养胃,合人参益胃生津,胃津充足,自能上归于肺,此正"培土生金"之法。肺胃阴虚,虚火上炎,不仅气机逆上,而且进一步灼津为涎,故又佐以半夏降逆下气,化其痰涎,虽属温燥之品,但用量很轻,与大剂麦门冬配伍,则其燥性减而降逆之用存,且能开胃行津以润肺,又使麦门冬滋而不腻,相反相成。甘草并能润肺利咽,调和诸药,兼作使药。

第三节　心脏毒性

一、发生机制及临床表现

引起心血管系统不良反应的化疗药物主要包括蒽环类、紫杉醇、氟尿嘧啶类等。蒽环类引起心脏毒性的机制与氧自由基有关。氧自由基导致心脏内多种亚细胞结构变化，包括心肌细胞骨架结构完整性丧失；降低抗氧化剂浓度；干扰心肌纤维细胞膜钠-钾泵作用，最终导致细胞内钙蓄积。蒽环类药物诱导心脏毒性按照出现的时间可分为急性、亚急性和迟发性。

急性毒性包括心肌病、室上性心动过速、室性异位心律、心肌炎、有明显心电图改变和罕见的猝死。其中心肌病发生率较高，常在给药后几小时到几天内发生，表现为心内传导功能障碍和心律失常。少数病例会发生心包炎和急性左心室衰竭。亚急性心脏损害是在治疗结束 1 年内发生，通常在最后一次用药后 3 个月出现症状高峰，但也有 8 个月左右出现症状高峰的。迟发性心脏毒性是指在治疗结束后发生，通常在 5 年后出现。主要表现为隐匿性心室功能障碍、充血性心力衰竭及心律失常。

紫杉醇可引起无症状的心电图异常、血压改变、心律失常、心肌炎、心包炎、心包填塞、急性心肌梗死、心力衰竭、慢性心肌病等。心律失常发生率为 2.7%，主要表现为无症状可逆性心动过缓，多发生于用药期间。紫杉醇的心脏毒性可能与影响心脏的自主节律与传导有关。

氟尿嘧啶类最常见心血管不良反应为心肌缺血综合征，表现为胸痛、心绞痛，可能机制为药物导致冠状动脉痉挛。其中 5-氟尿嘧啶引起心肌缺血现象最为常见，冠脉血栓、动脉炎症以及血管痉挛亦有报道，具体机制尚不明确。有学者提出直接的心脏毒性、对凝血系统的影响、自身免疫反应等机制来解释 5-氟尿嘧啶引起的心脏毒性，还有学者认为 5-氟尿嘧啶和其代谢产物累积可导致二氢嘧啶脱氢酶缺陷，从而增加其相关心脏毒性可能。

二、西医治疗

对于容易发生心脏毒性化疗药物治疗的患者，需密切心电监测，及时调整治疗策略。应常规进行血压和心功能监测。值得一提的是超声心动图或放射性核素心室造影的检查方式，可用于判断和评估左室收缩功能，舒张期功能监测早期心脏毒性是一种敏感的方法，LVEF 基线评估以及治疗期间动态监测有重要意义。另外一些生物学标志物也有助于监测心脏毒性,如肌球蛋白、脑钠肽、肌钙蛋白等。此外,B 型钠尿肽(BNP)水平升高与左室功能受损明显相关。心律失常、心肌缺血的不良事件监测可运用 24h 动态心电图、运动激发试验、肌钙蛋白水平检测等方式。

当化疗药物引起心脏损害甚至心力衰竭时,应将药物减量或停用。其次需治疗患者基础疾病、改善身体基础状况、稳定心功能状态,利尿剂、正性肌力药物、抗心律失常药物、扩血管药物、重组人脑利钠肽等对症应用。左卡尼汀、右丙亚胺等对缓解心脏毒性也有一定作用。地塞米松已被证实具有明显防护心脏毒性的作用,不影响蒽环类药物的抗癌作用及患者生存率。

三、中医治疗

中医学属于"心悸""怔忡"的范畴,多属于心虚胆怯、心血亏虚、心气不足、肝肾阴虚、痰饮内停、血脉瘀阻所致,治疗以益气养心、滋养肝肾、理气化痰为主。

(一)心虚胆怯

【主症】心悸,善惊易恐,坐卧不安,多梦易醒,食少纳呆,舌淡,苔薄白,脉细。

【治法】益气养心,镇静安神。

【方药】琥珀养心汤加减。

琥珀、石菖蒲、远志、甘草、酸枣仁、茯神、人参、当归、生地、朱砂、黄连、柏子仁等。

【方解】体质素弱,或思虑过度,营阴暗耗,心血亏虚,以致心体失养,心神不安,故而发生惊悸,不眠。治宜养心安神。方用当归、生地、熟地、麦门冬滋阴补血;更用人参、酸枣仁、柏子仁、五味子、茯神养心安神;甘草和中护胃,调和诸药。各药相合,共奏养心安神功效。

(二)心血亏虚

【主症】心悸易惊,面色少华,舌淡,少苔,脉结代。

【治法】益气养血,滋阴复脉。

【方药】炙甘草汤加减。

炙甘草、人参、大枣、生地、阿胶、麦门冬、麻仁、桂枝、生姜等。

【方解】方中重用生地黄滋阴养血为君,补五脏内伤不足,通血脉,益气力。配伍炙甘草、人参、大枣益心气,补脾气,以资气血生化之源;阿胶、麦门冬、麻仁滋心阴,养心血,充血脉,共为臣药。佐以桂枝、生姜辛行温通,温心阳,通血脉,诸厚味滋腻之品得姜、桂则滋而不腻。用法中加清酒煎服,以清酒辛热,可温通血脉,以行药力,是为使药。

（三）心气不足

【主症】心悸气短，头晕乏力，自汗，动则悸发，静则悸缓，苔薄白，脉细弱。

【治法】补益心气。

【方药】五味子汤加减。

五味子、人参、甘草、黄芪、麦门冬等。

【方解】气阴两伤，肾水不能上承而引起的咳嗽、胸闷、口渴不欲多饮、气少乏力等症，皆可服饮此汤。

（四）肝肾阴虚

【主症】心悸失眠，五心烦热，眩晕耳鸣，急躁易怒，腰痛，遗精，舌红，少苔或无苔，脉细数。

【治法】滋养肝肾，养心安神。

【方药】一贯煎加减。

沙参、麦门冬、当归、生地、枸杞、川楝子等。

【方解】方中重用生地黄滋阴养血、补益肝肾为君，内寓滋水涵木之意。当归、枸杞养血滋阴柔肝；北沙参、麦门冬滋养肺胃，养阴生津，意在佐金平木，扶土制木，四药共为臣药。佐以少量川楝子，疏肝泄热，理气止痛，复其条达之性。该药性虽苦寒，但与大量甘寒滋阴养血药相配伍，则无苦燥伤阴之弊。诸药合用，使肝体得养，肝气得疏，则诸症可解。

（五）痰饮内停

【主症】心悸短气，胸脘满闷，痰多，恶心欲吐，苔白腻，脉滑。

【治法】理气化痰，宁心安神。

【方药】导痰汤加减。

半夏、陈皮、茯苓、甘草、枳实、制南星等。

【方解】本方中南星燥湿化痰、祛风散结，枳实下气行痰，共为主药；橘红下气消痰，半夏燥湿祛痰，合为臣药，辅助主药增强化痰顺气之力；茯苓渗湿，甘草调和，为佐使药。全方共奏燥湿化痰，行气开郁之功。气顺则痰自下降，痞胀得消，晕厥可除。

（六）血脉瘀阻

【主症】心悸怔忡，短气喘息，胸闷不舒，心痛时作，舌有瘀点、瘀斑，脉涩。

【治法】活血化瘀通脉。

【方药】血府逐瘀汤加减。

当归、生地、桃仁、红花、川芎、赤芍、牛膝、枳壳、甘草、柴胡、桔梗等。

【方解】方中桃仁破血行滞而润燥,红花活血祛瘀以止痛,共为君药。赤芍、川芎助君药活血祛瘀;牛膝活血通经,祛瘀止痛,引血下行,共为臣药。生地、当归养血益阴,清热活血;桔梗、枳壳,一升一降,宽胸行气;柴胡疏肝解郁,升达清阳,与桔梗、枳壳同用,尤善理气行滞,使气行则血行,以上均为佐药。桔梗并能载药上行,兼有使药之用;甘草调和诸药,亦为使药。合而用之,使血活瘀化气行,则诸症可愈,为治胸中血瘀证之良方。

第四节　肝功能损害

一、发生机制及临床表现

化疗药物可能通过以下三个途径导致肝脏毒性:对肝细胞的直接损伤、加重肝脏基础疾病(特别是病毒性肝炎)、潜在的肝脏疾病改变了化疗药物的药理动力学,导致药物在体内作用时间延长从而导致化疗毒性增加。化疗药物导致肝损害,若出现黄疸提示预后较差。

化疗药物导致急性暴发性肝衰竭和死亡的案例很少。该急症可见于吉西他滨、多西他赛和脂质体多柔比星的相关报道。肝衰竭的机制包括:药物导致的胆汁瘀积、肝坏死及静脉闭塞性疾病。其中静脉闭塞性疾病与化疗药物的大剂量应用有关。亚硝脲类药物减少肝脏谷胱甘肽储备,从而增加了肝脏氧化损伤风险。除环磷酰胺及异环磷酰胺以外的其他烷化剂罕有肝脏毒性。

二、西医治疗

一般需符合以下条件:患者化疗之前无基础肝脏疾病,化疗药物应用后出现临床肝功受损表现,停药之后肝功能出现改善倾向,再次给药后肝损害变得更加迅速和严重。可根据以下原则判断药物性肝损害,ALT>2~3 倍 ULN 或 ALP>1.25 倍 ULN 或 TBIL>2 倍 ULN 的患者应于 1 周后复查。ALT>3~5 倍 ULN 或 ALP>1.5 倍 ULN 或 TBIL>1.5 倍 ULN 的患者应停药。目前尚无特异性药物逆转化疗药物引起的肝损害,保肝类药物可予以应用。临床试验中已被证实具有抗氧化作用的 N-乙酰半胱氨酸对药物性肝损害有一定疗效。

三、中医治疗

中医学属于"胁痛""黄疸"等范畴,治疗多以疏肝理气、祛瘀通络、清热利湿、养阴柔肝为法。

（一）肝气郁结

【主症】胁痛，走窜不定，每因情志之变动而增减，饮食减少，嗳气，反酸，苔薄，脉弦。

【治法】疏肝理气。

【方药】柴胡疏肝散加减。

柴胡、香附、枳壳、川芎、白芍、甘草等。

【方解】方中以柴胡功善疏肝解郁，用以为君。香附理气疏肝而止痛，川芎活血行气以止痛，二药相合，助柴胡以解肝经之郁滞，并增行气活血止痛之效，共为臣药。陈皮、枳壳理气行滞，芍药、甘草养血柔肝，缓急止痛，均为佐药。甘草调和诸药，为使药。诸药相合，共奏疏肝行气、活血止痛之功。

（二）瘀血停着

【主症】胁痛如刺，痛处不移，入夜更甚，舌质紫暗，有瘀点或瘀斑，脉沉涩。

【治法】祛瘀通络。

【方药】复元活血汤加减。

大黄、桃仁、红花、山甲、当归、柴胡等。

【方解】方中重用酒制大黄，荡涤凝瘀败血，导瘀下行，推陈致新；柴胡疏肝行气，并可引诸药入肝经。两药合用，一升一降，以攻散胁下之瘀滞，共为君药。桃仁、红花活血祛瘀，消肿止痛；穿山甲破瘀通络，消肿散结，共为臣药。当归补血活血；瓜蒌根"续绝伤"，"消扑损瘀血"，既能入血分助诸药而消瘀散结，又可清热润燥，共为佐药。甘草缓急止痛，调和诸药，是为使药。大黄、桃仁酒制，及原方加酒煎服，乃增强活血通络之意。

（三）肝胆湿热

【主症】发热，胁痛口苦，胸闷纳呆，恶心呕吐，目赤或目黄身黄，小便黄赤，舌质红，苔黄腻，脉滑数。

【治法】清热利湿。

【方药】龙胆泻肝汤加减。

龙胆草、柴胡、黄芩、栀子、木通、泽泻、车前草等。

【方解】方中龙胆草大苦大寒，既能清利肝胆实火，又能清利肝经湿热，故为君药。黄芩、栀子苦寒泻火，燥湿清热，共为臣药。泽泻、木通、车前子渗湿泄热，导热下行；实火所伤，损伤阴血，当归、生地养血滋阴，邪去而不伤阴血，共为佐药。柴胡舒畅肝经之气，引诸药归肝经；甘草调和诸药，共为佐使药。

（四）肝阴不足

【主症】口干咽燥，心中烦热，胁肋隐痛，其痛绵绵不休，头晕目眩，舌红少苔，脉细。

【治法】养阴柔肝。

【方药】一贯煎加减。

生地、枸杞、沙参、麦门冬、当归、川楝子等。

【方解】方中重用生地黄滋阴养血、补益肝肾为君，内寓滋水涵木之意。当归、枸杞养血滋阴柔肝；北沙参、麦门冬滋养肺胃，养阴生津，意在佐金平木，扶土制木，四药共为臣药。佐以少量川楝子，疏肝泄热，理气止痛，复其条达之性。该药性虽苦寒，但与大量甘寒滋阴养血药相配伍，则无苦燥伤阴之弊。诸药合用，使肝体得养，肝气得疏，则诸症可解。

第五节　肾功能损害

一、发生机制及临床表现

铂类可导致肾小管坏死，尤其是顺铂损伤小管间质，与剂量相关并有蓄积作用，临床表现为急性肾衰、酸中毒和低镁血症。卡铂肾毒性较顺铂低，引起的急性肾衰少见，一般表现为低镁血症。卡铂肾毒性的作用机制也与损伤肾小管有关，但一般表现为可逆性。奥沙利铂肾毒性不常见，肾毒性的机制与急性肾小管坏死有关。奈达铂的肾毒性较低，治疗时不需水化，和卡铂一样也存在剂量限制毒性。环磷酰胺可直接作用于远端肾小管。异环磷酰胺可作用于近端肾小管，其代谢产物异环磷酰氮芥和丙烯醛作用于膀胱黏膜，可引起出血性膀胱炎。单次大剂量异环磷酰胺可导致急性肾小管坏死。由于亚硝脲类药物可能对肾小管细胞及间质产生细胞毒作用，长期应用亚硝脲类药物，可导致不可逆慢性进展性间质性肾炎。甲氨喋呤可在肾小管内沉积，大剂量应用时可导致急性肾功能衰竭。化疗药物导致溶血尿毒综合征很罕见，发生率不到1%。病理改变系药物对内皮细胞的损伤引起，导致肾皮质坏死，进一步发展为急性肾衰竭。顺铂、长春碱类和吉西他滨与该不良反应有关，但其病理机制主要与药物剂量有关。

二、西医治疗

对于已经有肾功能损害的患者，化疗时需注意按照肾小球滤过率（GFR）将化疗药物减量。当合并慢性肾功能衰竭,应进行血液透析,化疗药物一般在透析后给予,并根据 GFR 将药物减量。

鉴于铂类常引起肾毒性,在使用顺铂时,患者需满足 SCr≤2mg/dl 或 GFR>60ml/min 的标准,应用时注意充分水化,必要时加用甘露醇、速尿等。可根据患者肾功能状态,调节卡铂的剂量。

氨磷汀在体内吸收后水解为半胱胺等活性代谢产物,且对肿瘤细胞不起作用,故在使用顺铂前静脉注射氨磷汀,可较好预防顺铂的肾毒性。

美司钠与环磷酰胺或异环磷酰胺合用时对预防出血性膀胱炎有一定疗效。一些学者建议,对肾功能不全的患者应用环磷酰胺需结合患者的 GFR 减量,使用异环磷酰胺时应注意充分的水化,在肾功能不全患者中使用异环磷酰胺更易出现肾毒性,推荐将其减量,患者的 SCr>3.0mg/d 时不推荐使用,2.1~3.0mg/dl 时减量 25%~50%,GFR<10ml/min 时减量 25%。使用甲氨喋呤时,若患者 GFR 为 10~50ml/min,甲氨喋呤应减量 50%,GFR<10ml/min 时则不推荐使用。化疗药物导致溶血尿毒综合征的治疗方案包括停药、严格控制血压,必要时行血透治疗。

三、中医治疗

中医辨证多属于膀胱湿热、肝郁气滞、中气不足、肾阴阳两虚。

(一)膀胱湿热

【主症】小便点滴不通,或量极少,或短赤灼热,小腹胀满,口苦口黏,或口渴欲饮,或大便不爽,舌红,苔黄腻,脉滑数。

【治法】清热利湿。

【方药】八正散加减。

木通、车前草、萹蓄、瞿麦、栀子、滑石、甘草、大黄等。

【方解】方中以滑石、木通为君药。滑石善能滑利窍道,清热渗湿,利水通淋;木通上清心火,下利湿热,使湿热之邪从小便而去;萹蓄、瞿麦、车前子为臣,三者均为清热利水通淋之常用品;佐以山栀子仁清泄三焦,通利水道,以增强君、臣药清热利水通淋之功;大黄荡涤邪热,并能使湿热从大便而去;甘草调和诸药,兼能清热、缓急止痛,是为佐使之用;煎加灯芯草以增利水通淋之力。

(二)肝郁气滞

【主症】情志抑郁,或多烦善怒,小便不通,或通而不畅,胁腹胀满,舌红,苔黄,脉弦。

【治法】疏利气机,通利小便。

【方药】沉香散加减。

沉香、陈皮、王不留行、石韦、冬葵子等。

【方解】诸药以疏利气机,通利小便。

(三)中气下陷

【主症】小腹坠胀,时欲小便而不得出,或量少而不畅,精神疲乏,食欲不振,气短,言语低怯,舌淡,苔薄,脉细弱。

【治法】益气健脾。

【方药】补中益气汤加减。

党参、白术、陈皮、黄芪、升麻、柴胡、当归、生地等。

【方解】方中黄芪味甘微温,入脾肺经,补中益气,升阳固表,故为君药;配伍人参、炙甘草、白术,补气健脾为臣药;当归养血和营,协人参、黄芪补气养血;陈皮理气和胃,使诸药补而不滞,共为佐药;少量升麻、柴胡升阳举陷,协助君药以升提下陷之中气,共为佐使;炙甘草调和诸药为使药。

(四)肾阳不足

【主症】小便不通或点滴不爽,排出无力,面色苍白,畏寒肢冷,腰膝酸软,舌淡,苔白,脉沉弱。

【治法】益气温阳。

【方药】肾气丸加减。

附子、肉桂、地黄、山药、山萸肉、牛膝、车前草等。

【方解】重用干地黄滋阴补肾生精,配伍山茱萸、山药补肝养脾益精,阴生则阳长,同为臣药。方中补阳药少而滋阴药多,可见其立方之旨,并非峻补元阳,乃在于微微生火,鼓舞肾气,即取"少火生气"之义;泽泻、茯苓利水渗湿,配桂枝又善温化痰饮;丹皮活血散瘀,配桂枝则可调血分之滞,此三味寓泻于补,俾邪去而补药得力,并制诸滋阴药碍湿之虞,俱为佐药。诸药合用,助阳之弱以化水,滋阴之虚以生气,使肾阳振奋,气化复常,则诸症自除。

(五)肾阴亏虚

【主症】时欲小便而不得出,咽干,五心烦热,舌质红,少苔或无苔,脉细数。

【治法】滋阴补肾。

【方药】六味地黄丸加减。

熟地、山药、山茱萸、茯苓、泽泻、丹皮等。

【方解】方中重用熟地黄,滋阴补肾,填精益髓,为君药。山茱萸肉补养肝肾,并能涩精；山药补益脾阴，亦能固精，共为臣药。三药相配，滋养肝脾肾，称为"三补"。但熟地黄的用量是山茱萸肉与山药两味之和，故以补肾阴为主，补其不足以治本。配伍泽泻利湿泄浊，并防熟地黄之滋腻恋邪；牡丹皮清泄相火，并制山茱萸肉之温涩；茯苓淡渗脾湿，并助山药之健运。三药为"三泻"，渗湿浊，清虚热，平其偏胜以治标，均为佐药。

第六节　神经毒性

一、发生机制及临床表现

化疗药物引起的神经毒性一方面指药物直接对神经系统的损害，另一方面指药物的代谢产物间接对神经系统产生的毒性作用。常见的引起神经毒性的化疗药物主要包括铂类、长春碱类和紫杉醇类药物。铂类很难穿过血脑屏障，但与周围神经有很高的亲和力，铂类在背根神经节神经元中药物含量最高，从而推测背根神经节神经元是作用靶点，铂类引起神经毒性的临床表现包括周围神经病变、耳毒性及其他神经毒性。耳毒性是由于耳蜗听神经细胞受到损害，临床表现为剂量依赖的高音频率听力下降。近年的研究发现耳毒性与柯蒂氏器的外侧毛细胞的凋亡有关。20%~40%的患者在顺铂治疗后数周或数月可出现莱尔米征，表现为颈部沿脊柱向双下肢传播的电击样麻木伴刺痛，动脉灌注顺铂后偶可引起脑病。常规剂量卡铂导致的神经毒性罕见，大剂量卡铂却可导致严重周围神经病变，偶见其所致的可逆性后部白质脑病综合征。

铂类在外周神经中的累积量、亲水性、疏水性的差异与毒副反应并不一定完全一致。卡铂和顺铂在外周神经聚集，但神经毒性的发生率却不如奥沙利铂高。奥沙利铂的神经毒性反应可呈急性、亚急性，发生于用药后数小时至 7d 左右。急性神经毒性和蓄积神经毒性常见，但耳毒性罕见。奥沙利铂的急性神经毒性是因其代谢产物草酸干扰细胞膜的离子通道，影响二价阳离子的稳定状态，引起周围神经过度兴奋。奥沙利铂迟发的蓄积神经毒性与剂量相关。

长春碱类的中枢神经毒性不常见，外周神经毒性主要表现为振动感低下，由指尖开始向心性发展的麻木感，伴有腱反射等深反射减弱或消失。长春瑞滨由于对有丝分裂的微管更有亲和力，表明对轴突微管活性较其他长春碱类高，因而在同类药物中有较高的神经毒性发生率。关于长春新碱脂质体的临床试验也证实其不良反应主要表现为神经性疼痛和肢端麻木,且神经毒性仍为主要的剂量限制性因素。

分次量、高累积量、糖尿病及以前有基础神经病变是紫杉醇类引发神经毒性的危险因素。最常见神经病变是累及感觉神经纤维的周围神经病变,与剂量呈正比,主要表现为手足麻木疼痛、腱反射消失。紫杉醇引起的运动神经病变多涉及机体近端肌肉。紫杉醇还可引起其他神经毒性反应,如自主神经病变、关节和肌肉疼痛、惊厥和一过性脑病。但在极高剂量的情况下($>600\ mg/m^2$)紫杉醇也可引起严重急性脑病。多西紫杉醇与紫杉醇的神经毒性相似,但手足针刺感及指趾麻木发生率比紫杉醇低,神经毒性与其累积剂量呈正比。脂质体紫杉醇选择了特殊的药物载体,它的全身毒副作用较紫杉醇小,但脂质体紫杉醇一过性感觉神经毒性的副反应发生率较紫杉醇高。

二、西医治疗

不同化疗药物的神经毒性在停药后症状均有不同程度的减轻。临床常用的减轻神经毒性的一些抗氧化剂或细胞保护剂已经过临床的验证,如还原型谷胱甘肽、维生素 E、锂盐等。对于可逆性后部白质脑病综合征的治疗首先需去除致病因素,如积极控制高血压,此后病变是可逆的,数月内影像学也可以恢复正常。临床症状完全缓解后,化疗(包括鞘内注射)还可再次应用,若症状再次出现,则应停药并严格控制血压,而后的治疗需换药。当可逆性后部白质脑病综合征的诊断及治疗未及时,神经系统症状会进一步进展为脑梗死、脑出血和死亡。

三、中医治疗

中医治疗以益气养血、活血化瘀为主。

(一)气虚失运

【主症】手足麻木,犹如虫行,面色苍白,自汗,气短乏力,嗜卧懒言,易感冒,大便稀溏,舌淡,舌体胖大,苔薄白,脉弱。

【治法】益气健脾。

【方药】补中益气汤加减。

人参、白术、黄芪、当归、甘草、升麻、柴胡、生地等。

【方解】方中黄芪味甘微温,入脾肺经,补中益气,升阳固表,故为君药。人参、炙甘草、白术补气健脾为臣药。当归养血和营,协人参、黄芪补气养血;陈皮理气和胃,使诸药补而不滞,共为佐药;少量升麻、柴胡升阳举陷,协助君药以升提下陷之中气,共为佐使。炙甘草调和诸药为使药。

（二）血虚不荣

【主症】手足麻木，面色无华，眩晕，心悸，失眠，爪甲不荣，舌质淡，脉细。

【治法】养血和营。

【方药】四物汤加减。

当归、川芎、生地、赤芍等。

【方解】方中以甘温之熟地、当归滋阴补肝、养血调经；芍药养血和营，以增补血之力；川芎活血行气、调畅气血，以助活血之功。全方配伍得当，使瘀血祛、新血生、气机畅，化瘀生新是该方的显著特点。

（三）痰瘀阻滞

【主症】四肢麻木日久，或固定一处，或全然不知痛痒，舌有瘀点或瘀斑，舌苔腻，脉沉涩。

【治法】化痰活血。

【方药】桃红四物汤合二陈汤加减。

桃仁、红花、当归、川芎、生地、赤芍、半夏、陈皮、茯苓、甘草、生姜等。

【方解】方中以强劲的破血之品桃仁、红花为主，力主活血化瘀；以甘温之熟地、当归滋阴补肝、养血调经；芍药养血和营，以增补血之力；川芎活血行气、调畅气血，以助活血之功。

第七节　脱　发

一、发生机制及临床表现

化疗药物对人体生长较为旺盛、活跃分裂的毛囊细胞造成损害，从而引起毛发脱落。毛发脱落不仅发生在头部，也可以发生在任何部位。严重者可出现阴毛、腋毛、眉毛的脱落。部分患者还伴随有头皮不适、烧灼感、刺痛或瘙痒等症状。毛发脱落的程度受药物种类的影响，蒽环类和紫杉类就常常引起患者毛发脱落。毛发脱落的程度还受药物剂量的影响。例如联合化疗时毛发脱落情况加重。毛发的脱落时间一般发生在首剂化疗后 2~3 周，常先发生在头顶部的头发，逐渐向四周发展。

二、西医治疗

一般在停止化疗后 6~8 周逐渐长出。对于化疗患者的脱发情况，临床可以予以头部戴冰帽，收缩血管，可以降低毛囊对药物的吸收作用，对于脱发有一定的预防作用。脱发常与头皮血管收缩的机制有关。

三、中医治疗

中医治疗以益气健脾、养血生发、滋养肝肾为主。

（一）中气不足

【主症】脱发，面色黄白，倦怠乏力，神疲纳少，大便溏，脉细弱或无力，舌质淡，边有齿痕，苔薄，脉弱。

【治法】益气健脾。

【方药】补中益气汤加减。

人参、白术、黄芪、当归、甘草、升麻、柴胡、生地等。

【方解】方中黄芪味甘微温，入脾肺经，补中益气，升阳固表，故为君药。人参、炙甘草、白术，补气健脾为臣药。当归养血和营，协人参、黄芪补气养血；陈皮理气和胃，使诸药补而不滞，共为佐药。少量升麻、柴胡升阳举陷，协助君药以升提下陷之中气，共为佐使。炙甘草调和诸药，为使药。

（二）血虚不荣

【主症】脱发，手足麻木，形瘦色苍，面唇淡白无华，眩晕，心悸，失眠，爪甲不荣，舌淡，脉细。

【治法】养血生发。

【方药】四物汤加减。

当归、川芎、生地、赤芍等。

【方解】方中以甘温之熟地、当归滋阴补肝、养血调经；芍药养血和营，以增补血之力；川芎活血行气、调畅气血，以助活血之功。全方配伍得当，使瘀血祛、新血生、气机畅，化瘀生新是该方的显著特点。

（三）肝肾阴虚

【主症】脱发，失眠，五心烦热，眩晕耳鸣，急躁易怒，腰痛遗精，舌红，少苔或无苔，脉细数。

【治法】滋养肝肾。

【方药】六味地黄丸加减。

熟地、山药、山茱萸、茯苓、泽泻、丹皮等。

【方解】方中重用熟地黄，滋阴补肾，填精益髓，为君药。山茱萸肉补养肝肾，并能涩精；山药补益脾阴，亦能固精，共为臣药。三药相配，滋养肝脾肾，称为"三补"。但熟地黄的用量是山茱萸肉与山药两味之和，故以补肾阴为主，补其不足以治本。配伍泽泻利湿泄浊,并防熟地黄之滋腻恋邪;牡丹皮清泄肝火,并制山萸茱肉之温涩;茯苓淡渗脾湿,并助山药之健运,三药为"三泻",渗湿浊,清虚热,平其偏胜以治标,均为佐药。

第八节　肺毒性

一、发生机制及临床表现

博来霉素是引起肺不良性反应最常见的药物,因肺组织细胞缺乏博来霉素水解酶,成为其最常见毒性反应的靶器官。常见症状如干咳、呼吸困难、疲乏不适、发热等。病情进展严重者可出现休息时呼吸困难、气促、紫绀等。查体可有呼吸音减弱、吸气末闻及啰音,但也可无明显阳性体征。其发生时间变化较大,可以在首次用药即出现,亦可在治疗结束后数月乃至数年以后才出现。

根据其发生时间分为早发性和迟发性肺损伤综合征。早发性表现为急性间质性肺炎综合征、非心源性肺水肿综合征、急性呼吸窘迫综合征。急性呼吸窘迫综合征(ARDS)临床表现为迅速起病的呼吸困难伴顽固性低氧血症以及弥漫性肺部渗出,死亡率很高。吉西他滨、环磷酰胺、阿糖胞苷、多西他赛和甲氨喋呤均有引起 ARDS 的报道。此外,迟发性肺损伤常在治疗结束 2 个月后出现。

肺损伤中以弥漫性肺泡损伤最为严重,临床表现类似于严重急性间质性肺炎,往往于用药 3 个月内发生,最初表现为干咳、呼吸困难和低热,可逐渐出现呼吸短促、静息时的呼吸困难和低氧血症。弥漫性肺泡损伤的临床表现缺乏特异性,偶可导致气胸和纵隔气肿等并发症,病情严重者可发展为急性呼吸衰竭。由化疗药物直接导致的自发性气胸很罕见,发生率<1%,多与化疗敏感性肿瘤(如生殖细胞肿瘤、淋巴瘤和肉瘤)相关,自发性气胸常在化疗后的第 2~7 d 发生,单侧和双侧均可。由化疗药物导致的自发性气胸的发生机制可能是细胞毒性药物导致肿瘤溶解或坏死,外周带肺泡破裂,与胸膜腔、支气管或两者同时相沟通,并伴随瘘的形成。存在基础肺病或已接受胸部放疗患者,自发性气胸发生率会有所增加。

二、西医治疗

首先停用可疑的化疗药物。在发生急性呼吸窘迫综合征时,需给氧、应用支气管舒张剂、大剂量皮质激素、利尿剂、呼气末正压通气等。激素治疗化疗相关性肺炎应小心缓慢地减量,以防复发。大剂量皮质激素的静脉应用对于间质性肺炎的治疗非常重要。对于个体的特异质反应导致的肺部损伤的治疗,需注意扩容,血管升压、抗组胺药物及大剂量类固醇激素治疗。

化疗药物导致自发性气胸的治疗应选择穿刺抽气或胸腔闭式引流,气胸的持续存在与瘘形成有关,必要时需手术介入。许多化合物对化疗药物引起的肺损伤有保护作用。氨磷汀对于缓解肺纤维化显示出一定作用。己酮可可碱被认为具有抑制炎症细胞聚集、活化及抑制活性物质释放的作用,从而减轻肺泡炎症反应及肺纤维化。吡非尼酮是一种新型抗纤维化药物,能减少肺功能的下降和胶原沉积的标志物羟脯氨酸的积累,作用机制与减轻炎症反应、减少转化生长因子的表达有关。松弛素是一种细胞因子,可在体外抑制转化生长因子诱导的 I 型、III 型胶原表达,抑制小鼠博来霉素诱导的纤维胶原积累和肺透明膜形成。

三、中医治疗

肺毒性的主要症状为胸闷、气短,并发感染可出现咳嗽、咯痰。治疗宜健脾益气、祛痰降逆、养阴润肺、温补脾肾等。

(一)肺脾气虚

【主症】咳嗽,喘促,气短乏力,自汗畏风,食少,大便稀溏,舌淡,苔薄白,脉弱。

【治法】健脾益气,培土生金。

【方药】补中益气汤加减。

党参、黄芪、甘草、升麻、柴胡、白术、陈皮等。

【方解】方中黄芪味甘微温,入脾肺经,补中益气,升阳固表,故为君药;人参、炙甘草、白术,补气健脾为臣药;当归养血和营,协人参、黄芪补气养血;陈皮理气和胃,使诸药补而不滞,共为佐药;少量升麻、柴胡升阳举陷,协助君药以升提下陷之中气,共为佐使。炙甘草调和诸药为使药。

(二)痰湿壅肺

【主症】咳嗽,喘促,痰多而黏,咯吐不利,胸中满闷,恶心欲吐,苔白腻,脉滑。

【治法】祛痰降逆,宣肺平喘。

【方药】三子养亲汤合二陈汤加减。

半夏、陈皮、茯苓、甘草、生姜、白芥子、莱菔子、苏子等。

【方解】方中白芥子温肺化痰,利气散结;苏子降气化痰,止咳平喘;莱菔子消食导滞,下气祛痰。

(三)肺阴虚

【主症】干咳无痰,或痰少,气短,口干咽燥,或咯痰带血,舌红少津,少苔或无苔,脉细数。

【治法】养阴润肺。

【方药】百合固金汤加减。

百合、生地、熟地、玄参、贝母、桔梗、甘草等。

【方解】方中百合甘苦微寒,滋阴清热,润肺止咳;生地、熟地并用,滋肾壮水,其中生地兼能凉血止血。三药相伍,为润肺滋肾、金水并补的常用组合,共为君药。麦门冬甘寒,协百合以滋阴清热,润肺止咳;玄参咸寒,助二地滋阴壮水,以清虚火,兼利咽喉,共为臣药。当归治咳逆上气,伍白芍以养血和血;贝母清热润肺,化痰止咳,俱为佐药;桔梗宣肺利咽,化痰散结,并载药上行;生甘草清热泻火,调和诸药,共为佐使药。

(四)肺肾两虚

【主症】胸满气短,言语低怯,动则气喘,或见面目浮肿,舌淡,苔薄,脉弱。

【治法】补益肺肾,止咳平喘。

【方药】人参蛤蚧散加减。

人参、蛤蚧、茯苓、甘草、贝母、知母、桑白皮等。

【方解】方中蛤蚧在于补肺肾,止咳定喘;人参补肺脾之气;茯苓健脾渗湿;桑白皮降肺热、止咳定喘;川贝、知母清热化痰、润肺;炙甘草补中益气,调和诸药。

(五)脾肾阳虚

【主症】胸闷气短,呼多吸少,动则气喘,面色㿠白,畏寒肢冷,腰膝酸软,小便清长或失禁,舌淡,脉微细。

【治法】温补脾肾。

【方药】金匮肾气丸加减。

附子、桂枝、熟地、山药、山茱萸、茯苓、泽泻、丹皮等。

【方解】重用干地黄滋阴补肾生精为君药。山茱萸、山药补肝养脾益精,阴生则阳长,同为臣药。方中补阳药少而滋阴药多,可见其立方之旨,并非峻补元阳,乃在于微微生火,鼓舞肾气,即取"少火生气"之义。泽泻、茯苓利水渗湿,配桂枝又善温化痰饮;丹皮活血散瘀,伍桂枝则可调血分之滞,此三味寓泻于补,俾邪去而补药得力,并制诸滋阴药碍湿之虞,俱为佐药。诸药合用,助阳之弱以化水,滋阴之虚以生气,使肾阳振奋,气化复常,则诸证自除。

(冯永笑　万强)

参考文献

[1] 中华人民共和国卫生部.全国第三次死因回顾抽样调查报告[M].北京:中国协和医科大学出版社.2008:10.

[2] 张志义，孙燕．恶性肿瘤化学治疗学［M］.上海：上海科学技术出版社，1981,117.

[3]李进，曹军宁，王中华，等.肿瘤内科诊治策略[M].上海:上海科学技术出版社,2010.260~276.

[4] 王海子，许建衡．化疗止吐药物的研究进展［J］.汕头大学医学院学报，2008,21(2):123~125.

[5]Shi Y, Moon M, Dawood S,et al. Mechanisms and management of doxorubicin cardiotoxicity[J]. Herz.2011,36(4):296~305.

[6]金雪梅.铂类药物的毒性及预防作用[J].现代医药卫生,2010,26(21):3294.

常用方剂

[1] 四君子汤(《太平惠民和剂局方》)

　　人参　白术　茯苓　甘草

[2] 八珍汤(《瑞竹堂经验方》)

　　人参　白术　茯苓　当归　川芎　白芍　熟地黄　甘草

[3] 河车大造丸(《内科概要》)

　　生地　熟地　牛膝　杜仲　当归　五味子　锁阳　肉苁蓉　枸杞　天冬
　　黄柏　紫河车

[4] 生脉散(《医学启源》)

　　人参　麦门冬　五味子

[5] 桃红四物汤(《医宗金鉴》)

　　当归　熟地　川芎　白芍　桃仁　红花

[6] 半夏厚朴汤(《金匮要略》)

　　半夏　厚朴　茯苓　生姜　苏叶

[7] 二陈汤(《太平惠民和剂局方》)

　　半夏　橘红　白茯苓　甘草

[8] 苓桂术甘汤(《金匮要略》)

　　茯苓　桂枝　白术　甘草

[9] 六君子汤(《医学正传》)

　　人参　白术　茯苓　甘草　陈皮　半夏

[10] 麦门冬汤(《金匮要略》)

　　麦门冬　半夏　人参　甘草　粳米　大枣

[11] 琥珀养心汤(《痘疹一得》)

　　人参　当归　茯神　酸枣仁　远志　石菖蒲　琥珀　炙甘草　麦门冬　龙眼肉

[12] 炙甘草汤(《伤寒论》)

甘草　生姜　桂枝　人参　生地黄　阿胶　麦门冬　麻仁　大枣

[13] 五味子汤(《外科精要》)

五味子　麦门冬　人参　杏仁　陈皮

[14] 一贯煎(《续名医类案》)

北沙参　麦门冬　当归　生地黄　枸杞　川楝子

[15] 导痰汤(《济生方》)

半夏　橘红　茯苓　枳实　胆南星　甘草

[16] 血府逐瘀汤(《医林改错》)

桃仁　红花　当归　生地黄　牛膝　川芎　桔梗　赤芍　枳壳　甘草　柴胡

[17] 柴胡舒肝散(《景岳全书》)

陈皮　柴胡　川芎　香附　枳壳　芍药　甘草

[18] 复元活血汤(《医学发明》)

柴胡　瓜蒌根　当归　红花　甘草　穿山甲　大黄　桃仁

[19] 龙胆泻肝汤(《正体类要》)

龙胆草　栀子　黄芩　木通　泽泻　车前子　柴胡　甘草　当归　生地

[20] 八正散(《太平惠民和剂局方》)

车前子　瞿麦　萹蓄　滑石　山栀子　甘草　木通　大黄

[21] 沉香散(《太平惠民和剂局方》)

沉香　麦门冬　木香　升麻　麻黄　大黄

[22] 补中益气汤(《内外伤辨惑论》)

黄芪　人参　炙甘草　白术　当归　陈皮　升麻　柴胡　炙甘草

[23] 肾气丸(《金匮要略》)

干地黄　山药　山茱萸　泽泻　茯苓　牡丹皮　桂枝　附子

[24] 六味地黄汤(《小儿药症直诀》)

干地黄　山药　山茱萸　泽泻　茯苓　牡丹皮

[25] 三子养亲汤(《皆效方》)

紫苏子　白芥子　莱菔子

[26] 百合固金汤(《小儿药证直诀》)

熟地　生地　归身　白芍　甘草　桔梗　玄参　贝母　麦门冬　百合

［27］人参蛤蚧散(《卫生宝鉴》)

蛤蚧　杏仁　炙甘草　人参　云苓　川贝母　桑白皮　知母

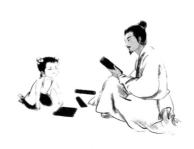

第四篇

肿瘤放疗不良反应的
中西医结合治疗

第一章
概　述

放疗作为一种肿瘤治疗手段,通过放射线杀死肿瘤细胞,约 70%的恶性肿瘤患者在疾病发展的不同阶段需要接受放疗。但射线也不可避免地会对正常组织器官造成一定的损伤,这里介绍一些常见的放疗反应的相关问题。

第一节　放疗不良反应的分类

总体说来,放疗反应分为急性反应(即时反应)和慢性反应(延迟性反应)两类。

一、急性反应

急性反应是指在放疗期间出现的反应,可因人、因放疗部位而异。值得注意的是,放疗合并化疗、热疗等手段时,必须综合考虑二者的副作用,尽量不要让相同副作用的两种治疗手段同时进行,如确实需要,也应考虑剂量问题。比如,头颈部放疗同时合并 5-Fu 为主方案化疗,口腔溃疡将可能会十分严重,有研究显示,放疗同步应用 5-Fu 增敏治疗鼻咽癌,患者的 3 级口腔黏膜反应可由单纯放疗的 0%~5%上升到 30%左右。

二、慢性反应

慢性反应是指放疗后数周甚至数年才出现的反应,也称延迟性反应,包括早发性延迟反应和晚发性延迟反应。早发性延迟反应指在放疗后数周至 3 个月左右出现的反应。如中枢神经系统放疗后 3~4 月内可出现中枢神经症状和体征如头晕、嗜睡、脑脊液中白细胞增多等,还有部分放射性肺炎也是在放疗后 2~3 月出现。晚发性延迟反应指放疗后数月至数年出现的反应。如放射性脊髓炎多在放疗后数月至 1 年内出现,放射性骨炎、骨坏死多在放疗后 2~3 年出现。

第二节　放疗不良反应对机体的影响

放疗是肿瘤治疗的重要手段,不良反应主要在放疗靶区的局部,但是也可能会出现全身反应。全身反应主要是由免疫力下降、功能紊乱与失调引起,表现为疲乏、虚弱、发热、食欲下降、骨髓抑制、厌食、恶心呕吐等。不良反应多为轻度,经对症治疗或放疗结束后逐渐缓解,正确认识放疗的不良反应可以避免不必要的恐慌,配合医生早发现早治疗,保证放疗的顺利进行,以利于病情的控制。

一、恶心呕吐

是放疗常见不良反应之一,大多数是因为放疗导致胃肠功能紊乱引起。

二、发热

放疗过程中引起发热的原因有多方面,肿瘤放疗后坏死吸收会导致发热,血象下降、免疫力下降合并病毒或细菌感染也可引起发热。出现发热应及时向医生反应,积极寻找病因,根据情况对症治疗,低于 38℃,建议多饮温开水,注意休息;体温高于 38℃,引起明显全身不适,使用物理降温和退热药物;38.5℃ 以上应暂停放疗,使用退热药物,必要时使用抗生素。

三、骨髓抑制

造血系统对射线较敏感,部分患者放疗中可出现外周血象下降,尤其是照射较大范围的扁骨、骨髓、脾及大面积放疗、同步化疗或之前有多次化疗史,血象下降更明显,白细胞和血小板下降更快,下降到一定程度会对人体产生危害,如白细胞下降患者感乏力,易引起严重感染,血小板下降引起出血倾向。放疗期间需按要求定期查血,视情况使用升白细胞和升血小板的药物纠正血象下降,严重者需停止放疗,对症支持治疗。

四、头颈部放疗常见的不良反应

1.皮肤:放射性皮损主要表现为瘙痒,色素沉着,干、湿性脱皮和破溃等。

2.腔黏膜:轻度表现为黏膜红肿、充血、斑点状白膜形成、疼痛。严重者融合,白膜、溃疡形成,疼痛明显,影响进食。

3.口干:正常人的唾液由腮腺、颌下腺、舌下腺分泌,保持口腔湿润,帮助消化食物,头颈肿瘤患者放疗时上述腺体难免会在放射野内,故病人会觉得口干,可能会伴随终生,目前没有很好的治疗方法,在放疗中注意多饮水、补充营养减轻症状。

4.放射性脑损伤:因肿瘤的颅内侵犯或者脑组织周围组织结构的侵犯不可避免,照射脑组织时可能会引起放射性脑损伤,临床表现为头晕头痛、癫痫、精神异常等。

五、胸部放疗有何不良反应

1.放射性肺损伤:放射性肺炎多于放疗后 2~3 周出现症状,轻者无症状或有刺激性干咳,严重者出现高热、胸痛和气急。胸部放疗不良反应,放射性纤维化多出现于放疗后数月到数年,主要表现为呼吸困难。主要是对症治疗,给予激素、维生素和抗生素缓解炎症,给予吸氧缓解低氧血症。

2.放射性食管损伤:食管的鳞状上皮对射线比较敏感,食管癌、肺癌、纵隔肿瘤的放疗均可使食管受到不同程度的照射引起放射性食管炎,表现为吞咽疼痛、胸部疼痛、发热、呛咳等,后期因食管纤维化狭窄出现吞咽困难。

六、腹部放射性损伤

1.放射性肝损伤:轻者无症状或轻度肝功能异常,重者会出现精神萎靡、肝区疼痛、黄疸、腹水等,极少数会出现肝衰竭,危及生命。重在预防,应早诊断,早治疗。

2.放射性胃肠炎:一般出现在放疗开始后 1~2 周内,常表现为恶心呕吐、腹泻。治疗以饮食调节和对症处理为主。

3.放射性肾损伤:表现为蛋白尿、血尿、高血压、贫血等,以预防为主,控制照射的剂量和体积,保护肾功能、降压及对症治疗。

七、盆腔放疗的不良反应

1.放射性直肠炎:表现为腹痛腹泻、里急后重、黏液便、血便等。

2.放射性膀胱炎:表现为尿频、尿急、尿痛、血尿等。

(魏世鸿)

第二章
常见放疗不良反应的中西医治疗

放射治疗是一种有效的局部治疗手段,在肿瘤治疗中应用广泛、疗效确切。据统计,约 70 % 的肿瘤病人在病程中需要放疗,部分肿瘤通过放疗可以得到根治,如鼻咽癌、喉癌、部分恶性淋巴瘤、宫颈癌、皮肤癌等;大部分肿瘤通过放疗可提高疗效,减少复发,如食管癌、肺癌、直肠癌、上颌窦癌、乳腺癌、脑瘤等;部分肿瘤可通过放疗减轻痛苦,提高生活质量,如脑、骨、椎体转移瘤等以及肿瘤压迫阻塞等等。放射治疗在杀灭癌细胞的同时,对人体正常的细胞、组织带来了一定的损伤,出现一系列毒副反应,不良反应的严重程度主要与放射的剂量以及正常组织对放疗的耐受剂量有关。局部反应主要表现在放射性皮炎、放射性口腔炎、放射性咽炎、放射性食管炎、放射性肺炎等。全身反应主要表现在周身疲乏、四肢痠软、易疲劳、头晕头痛、嗜睡、反应迟钝、失眠,以及食欲下降、恶心、呕吐、腹痛、腹泻或便秘等消化道反应,白细胞下降、血小板减少、贫血等骨髓抑制。

中医认为放射线是一种"热毒之邪",直接作用于机体导致热毒入里。火为阳邪,易耗气伤津、生风动血。热毒过盛,热极化火,伤津耗液,引起阴虚火旺的症候,阴津不足导致阳气衰微,致使气阴两虚,气虚则阳微,脾阳不振,运化失调,可出现脾胃失调之症候。随着放疗次数的增加,射线剂量的逐渐累积,患者的毒副反应也相应地加重,更符合火热致病的特性。主要表现出津伤阴亏的燥证,阴亏无以载气,则气虚,气虚鼓动乏力则血运不畅造成血虚。因此,临床上放射治疗中多表现为热毒伤津、气阴两虚、脾胃失调、气虚血瘀等症候,治疗则以清热解毒、润燥生津、益气养阴、健脾和胃、益气活血等为主要治则遣方用药。

第一节　放射性肺炎

一、病因病机

(一)西医病因病机

放射性肺炎(Radiation pneumonitis)是由于胸部恶性肿瘤如肺癌、乳腺癌、食管癌、恶性淋巴瘤等经放射治疗后,在放射野区正常肺组织受到损伤而引起的炎症反应。现代医学认为放射性肺炎的发生除放疗剂量、照射体积、照射部位、分割方式等因素影响外,基础肺功能、年龄、其他原因的肺损伤等因素会促进放射性肺炎的发生。

放射性肺炎的发生不是单一因素损伤的结果,而是一个由多种因素相互影响、综合调控的复杂过程。关于其发病机理的研究,产生了多种学说,主要有以下几种:①细胞因子学说:其中,TGF-β 是目前公认与放射性肺纤维化发生和发展关系最密切的介导因子;②肺 II 型上皮细胞损伤学说:肺 II 型上皮细胞对射线较为敏感,它在肺受放射后最早出现形态学变化,通过降低其分泌的前列腺素 E2 水平,从而减少对成纤维细胞的抑制,导致成纤维细胞增生;③血管内皮细胞受损学说;④自由基与放射性肺损伤:吞噬细胞产生过量的自由基,导致肺组织脂质过氧化损伤和刺激成纤维细胞增殖;⑤基因学说:动物研究发现,TGF-β 受体基因的微卫星不稳定性与放射性肺损伤有关。

(二)中医病因病机

中医无放射性肺炎之病名,依症状可归属于中医"咳嗽""肺痿""虚劳"等范畴。中医认为放射属热毒之邪,最易伤阴耗气。肿瘤患者发病之主要病因是正气亏虚,正如《医宗必读积聚》所言:"积聚之成也,正气不足而后邪气居之。"张景岳亦云:"凡脾肾不足及虚弱失调之人,皆有积聚之病。"肿瘤患者经过放射治疗后正气必然亏虚,可见放射性肺炎的根本内因亦是正气之不足。加之放射热毒直中肺脏,耗伤阴液,阴液亏虚则肺络无以濡养,导致肺热叶焦。热毒煎灼阴液,凝聚成痰,伤阴耗气,气虚血瘀,痰瘀相交,阻滞肺络,肺失宣降,气逆而上,故发为咳嗽、气喘等症。临床观察发现,放疗初期,患者正气往往不足,多有情志不舒,以肝郁气滞、痰浊阻络证多见;放疗后期,热毒日久,耗气伤阴,以肺胃阴虚证多见。

二、临床表现

轻者无明显症状，可在放射治疗后立即出现刺激性咳嗽，多数在放射治疗 2~3 个月后出现症状，个别在停止放射治疗半年后出现刺激性干咳，活动后加剧，伴有气急、心悸和胸痛，不发热或低热，偶有高热，体温高达 40℃，随肺纤维化加剧逐渐出现呼吸困难，易发生呼吸道感染而使症状加重，出现发绀。

三、诊断要点

放射性肺炎的诊断主要根据患者相关临床症状及影像学表现等进行综合判断。CT 显示放射性肺损害较 X 片更为敏感。CT 影像学可表现为肺放射野内出现散在、渗出的密度增高影，与周围肺组织界线清楚。在放射野内出现补丁状实变影，密度较高，边缘平直，常见于放疗后 25 d 至 1.3 年。

四、治疗

（一）西医治疗

放射性肺炎的治疗主要包括以下几个方面：①放射性肺炎治疗主要药物是糖皮质激素，急性期可用泼尼松（强的松），待症状消失后逐渐减量。②细胞毒性药物：目前使用较多的有环磷酰胺、甲氨蝶呤、6-硫基嘌呤等。③大环内酯类抗生素：大环内酯类抗生素具有与糖皮质激素相似的非特异性的抗炎和抗免疫作用。

（二）中医治疗

1.热毒互结

【主症】咽喉红热肿痛，或咳嗽咳痰，痰稠色黄，胸膈热燥，大便秘结难下，或口舌生疮，口干口臭，舌红，苔黄腻，脉滑数。

【治法】泻火解毒，清上泄下。

【方药】凉膈散（《太平惠民和剂局方》）加减。

【组成】大黄 8g（后下）、芒硝 10g（冲服）、栀子 12g、连翘 20g、黄芩 15g、甘草 6g、薄荷 12g、竹叶 6g。

【方解】方中连翘清热解毒，清透上焦之热；黄芩、山栀清热解毒，泻火除烦；大黄、芒硝泻下通便，使上焦之热从下焦而出；薄荷清利头目、利咽；竹叶清心利尿除烦。全方清上与泻下并行，以泻带清，清解胸膈郁热。

【加减】若咳痰明显，痰黄黏稠者，加胆南星 6g、桑白皮 15g、鱼腥草 15g、浙贝母 15g，以清热解毒、化痰散结；若发热明显，加生石膏 30g、知母 20g，以清热泻火、滋阴。

2.肺阴亏虚

【主症】干咳，咳声短促，或痰中带血丝，或声音逐渐嘶哑，口干咽燥，或午后潮热,颧红,盗汗,口干,日渐消瘦,神疲,舌质红、少苔,脉细数。

【治法】益气养阴。

【方药】养阴清肺汤(《温病条辨》)加减。

【组成】北沙参 15g、麦门冬 10g、玉竹 10g、天花粉 10g、白扁豆 6g、杏仁 10g、枇杷叶 10g、桑叶 10g、川贝 10g、银柴胡 10g、白薇 10g。

【方解】方中沙参、麦门冬清养肺胃;玉竹、花粉生津解渴;生扁豆、生甘草益气培中、甘缓和胃;桑叶轻宣燥热;川贝、枇杷叶润肺化痰、止咳;银柴胡、白薇清热散肿、退虚烦。诸药合而成方,有益气养阴、生津润燥之功。

【加减】若气虚、乏力明显者,可加党参 15g、黄芪 30g、白术 10g、五味子 3g,以益气健脾;若痰中血多,加血余炭 10g、白茅根 15g、白芨 10g,以凉血止血;若阴虚盗汗明显者,可加知母 20g、黄柏 15g、龟板 15g、鳖甲 15g,以滋阴降火。

3.脾肾双亏

【主症】咳嗽持久难愈,咳声细微,动则喘促,纳呆、便溏、乏力,腰膝痠软、头晕、耳鸣等,舌淡、苔白,脉细弱。

【治法】健脾补肾、扶正固本。

【方药】兰州方(裴正学教授经验方)加减。

【组成】北沙参 15g、太子参 15g、党参 15g、人参须 15g、生地 12g、山药 10g、山萸肉 30g、麦门冬 10g、五味子 3g、桂枝 10g、白芍 12g、浮小麦 30g、甘草 6g、生姜 6g、大枣 4 枚。

【方解】方中人参须、北沙参、党参、太子参益气健脾;生地、山药、山茱萸补肾滋阴;麦门冬、五味子益气敛阴;桂枝、白芍、甘草、大枣调和营卫;甘草、大枣、浮小麦益气安神、养血补心。

【加减】气短、乏力、汗出者,加西洋参 5g、麦门冬 12g、麻黄根 15g、五倍子 15g 以益气滋阴、敛汗;恶风、易感冒者,加黄芪 30g、防风 12g、桂枝 10g、白芍 15g,以益气固表。

4.瘀血内阻

【主症】咳嗽无痰,或咳暗黑色黏痰,胸部疼痛,痛有固定,或肌肤甲错,舌质紫黯或有瘀斑,脉涩或弦结代。

【治法】活血化瘀、止痛。

【方药】血府逐瘀汤(《医林改错》)加减。

【组成】柴胡 6g、赤芍 12g、枳壳 12g、当归 15g、生地 15g、桃仁 9g、丹参 20g、红花

3g、生黄芪 15g、青陈皮 6g、桔梗 15g、白花蛇舌草 30g、半枝莲 30g、石见穿 15g、炙甘草 6g。

【方解】方中桃仁破血行滞而润燥,红花活血祛瘀以止痛;赤芍、川芎助君药活血祛瘀;牛膝活血通经,祛瘀止痛,引血下行;黄芪补肺气,气行则血行;生地、当归养血益阴,清热活血;桔梗、枳壳,一升一降,宽胸行气;柴胡疏肝解郁,升达清阳,与桔梗、枳壳、青陈皮同用,尤善理气行滞,使气行则血行;白花蛇舌草、半枝莲清热解毒,配合石见穿行气散瘀;桔梗并能载药上行,兼有使药之用;甘草调和诸药,亦为使药。合而用之,使血活瘀化气行,则诸症可愈。

【加减】若胸闷、胸痛明显,可加栝蒌 15g、薤白 6g、黄连 6g、半夏 6g,以化痰散结、行气宽胸;若伴有心慌、胸闷,心前区闷疼不适,可加丹参 30g、川芎 12g、赤芍 15g、降香 10g、檀香 6g 加强行气活血止痛之功。

五、中医食疗

(一)百合梨皮汤

【组成】百合 50g、梨皮 50g、蜂蜜 20g、冰糖 20g、花椒 10g。

【用法】以上食材放入 1000ml 水中慢火蒸煮成汤,每次口服 10~30ml,一日多次。

(二)猪蹄汤

【组成】猪蹄 1 只,盐少许。

【用法】砂锅中倒入适量清水,将猪蹄放入煲中火煲 2~3h,加少许盐调味,即可食用。

第二节　放射性食管炎

一、病因病机

(一)西医病因病机

放射性食管炎(radiation esophagitis,RE)是胸部及头颈部恶性肿瘤患者接受放射治疗时出现的剂量限制性反应,是以照射野内正常食管黏膜发生充血、水肿、糜烂或炎性渗出性改变甚至溃疡,在其基础上可合并感染为特征的一种疾病。放射性射线对正常食管组织的损伤是由于放射线使食管组织中的水分子大量分解成自由基所引起的。体内如有过多的氧自由基,可攻击细胞膜的脂肪酸、蛋白质、核酸,引起膜流动性降低、通透性增高、线粒体肿胀、溶酶体破坏和溶酶体酶释放,导致组织损伤,引起和加剧炎症反应。放射线诱导的组织损伤,大约90%是由羟自由基引起的。

(二)中医病因病机

中医学无放射性食管炎病名,根据其临床表现现将其归入"噎膈"、"反胃"等范畴。中医认为,放射线属火毒之邪,最易伤津耗气。火热毒邪直中入里,损伤人体,侵犯脏腑,致毒热炽盛,胃失和降,津伤血燥,以致食管干涩,食物难入。同时因暴受外邪,痰湿内阻,水谷不化,脾胃运化功能失调,以致痰饮上逆。热毒郁久,又可出现瘀血证。其既有邪实的一面,即气结、痰凝、血瘀,又有本虚的一面,即气阴虚损、脾肾亏虚,病理性质为本虚标实。疾病初起以实证为主,病至中期,热毒炽盛,气虚阴亏;病之日久,正虚表现则逐渐明显,表现为气阴、脏腑亏虚,可兼有热毒、痰火、瘀血等。

二、临床表现

放射性食管炎主要表现为吞咽困难、咽下疼痛或胸骨后疼痛。常见于放疗后1周或数周内出现,一般症状较轻。严重者可出现胸部剧痛、发热、呛咳、呼吸困难、呕吐、呕血等,应警惕食管穿孔或食管气管瘘的发生。如患者持续性胸骨后剧痛,伴发热、脉搏加快等,应警惕食管穿孔,需立即进一步检查并作恰当处理。最新的放射性食管炎分级标准为美国国立癌症研究所(NCI)与肿瘤放射治疗协助组(RTOG)共同参与修订的常用毒性标准(CTC2.0版),其根据临床症状轻重分为0~4级:0级为无食管炎症状;1级为轻度吞咽困难,但可进普食;2级为吞咽困难,主要进软食、半流或流食;3级为吞咽困难,需鼻饲管,静脉补液或静脉高营养;4级为完全阻塞(不能咽下唾液),溃疡伴微创伤或擦伤。食管的急性反应出现在放疗开始后的90 d内,而晚期反应出现在90 d后。

三、诊断要点

根据患者放疗病史及症状,诊断并不困难。早期有症状者,食管吞钡检查可见全蠕动波减弱、食管溃疡等,晚期则可见食管狭窄。食管镜检查可窥见不同时期的食管炎表现。

四、治疗

(一)西医治疗

西药治疗放射性食管炎的原则为:收敛、消炎、保护食管黏膜的修复。根据药物作用机制的不同,临床上的治疗方案也不同。国内对于放射性食管炎的治疗一般以西药联合应用为主,临床效果也比较好,但是同样很少经基础实验证实。以庆大霉素、地塞米松、利多卡因等为主方的自制的口服液效果确凿。

（二）中医治疗

1.肝郁气滞

【主症】干咳，或呛咳少痰，伴有咽痒、异物痰黏喉哽之不适感，胸胁胀满，情志不畅易诱发或加剧，舌淡，苔薄白（腻），脉弦。

【治法】疏肝解郁、理气化痰。

【方药】四逆散（《伤寒论》）加减。

【组成】柴胡 10g、枳实 15g、白芍 15g、炙甘草 6g、乌贼骨 15g、郁金 6g、香附 6g、半夏 6g、夏枯草 15g。

【方解】方中柴胡与枳实配伍，疏肝理气解郁；白芍养血柔肝；乌贼骨收敛制酸；郁金、香附理气解郁，活血化瘀；半夏化痰止咳；夏枯草散结消肿；炙甘草调和诸药。

【加减】若气促痰多，加杏仁 10g、浙贝母 10g、黄芪 20g 化痰止咳、益气解表；若咽痒、喉中有异物感，可加桔梗 15g、苏梗 15g、陈皮 6g、茯苓 12g、甘草 6g 以化痰利咽；若厌食溏泻，加木香 10g、砂仁 6g、焦三仙各 15g 以健脾和胃。

2.肺胃阴虚

【主症】咽喉干涩、烧灼不适，口干咽燥，干咳少痰，气短、乏力，舌红少苔，脉细数。

【治法】清养肺胃，生津润燥。

【方药】沙参麦冬汤（《温病条辨》）加减。

【组成】北沙参 15g、玉竹 6g、生甘草 6g、桑叶 12g、麦门冬 12g、生扁豆 12g、天花粉 15g。

【方解】方中北沙参、麦门冬清热养阴；玉竹、花粉生津止渴；生扁豆、生甘草健脾和胃；配以桑叶轻宣燥热，合而成方，有清肺养阴、生津润燥之功。

【加减】若自汗、盗汗、气短严重，加西洋参 10g、浮小麦 30g、黄芪 20g、煅龙骨 15g、煅牡蛎 15g、益气固本、收敛止汗；若大便涩结，加火麻仁 15g、郁李仁 15g、肉苁蓉 20g 以润肠通便。

3.胃气上逆

【主症】吞咽困难，或咽下疼痛，呃逆，嗳气，恶心呕吐，纳呆，腹胀，大便稀溏或便秘，舌苔白腻，脉细滑。

【治法】降逆化痰，健脾和胃。

【方药】旋覆代赭汤（《伤寒论》）加减。

【组成】旋覆花 15g(包煎)、生姜 6g、代赭石 15g、党参 12g、陈皮 6g、茯苓 12g、白术 12g、竹茹 12g、丁香 6g、柿蒂 6g、莱菔子 12g、炒麦芽 12g。

【方解】方中旋覆花性温,下气消痰,降逆止呕,是为君药;代赭石质重而沉降,善镇冲逆,但味苦气寒,故用臣药;生姜和胃降逆以增止呕之效,同时宣散水气以助祛痰之功,防代赭石寒凉之性;半夏辛温,祛痰散结,降逆和胃,并为臣药;人参、炙甘草、大枣益气健脾和胃,补气虚,扶助已伤之中气,为佐使之用;竹茹清热化痰,加丁香、柿蒂温中理气、降逆止呕;莱菔子、炒麦芽健胃消食助运。

【加减】若痰多加茯苓 12g、陈皮 6g 以健脾燥湿化痰;大便秘结加大黄 6g、火麻仁 30g、枳实 15g 以理气泻下通便;舌苔黄腻加黄芩 6g、黄连 6g 以清热泻火;胃脘疼痛加丹参 10g、木香 6g、草蔻 6g 理气活血止痛;呕吐重者,加灶心黄土 60~100g 以温中止呕。

4.脾肾双亏

【主症】进食哽噎隐痛不适,或咳吐痰涎,纳差、乏力,面色微黄,兼见头晕、耳鸣、腰膝酸软无力,夜晚尿频,大便溏泻或干结,舌淡苔薄白,脉沉弱。

【治法】益气健脾补肾。

【方药】兰州方(裴正学教授经验方)加减。

【组成】太子参 15g、党参 15g、北沙参 15g、人参须 15g、生地 12g、山药 10g、山萸肉 30g、麦门冬 10g、五味子 3g、桂枝 12g、白芍 12g、浮小麦 30g、甘草 6g、生姜 6g、大枣 4 枚。

【方解】方中人参须、北沙参、党参、太子参益气健脾;生地、山药、山茱萸取六味地黄汤中之三补以补肾滋阴;麦门冬、五味子益气敛阴;桂枝、白芍、甘草、大枣调和营卫;甘草、大枣、浮小麦益气安神、养血补心。

【加减】若恶心、呕吐,加生赭石 15g、旋覆花 10g、竹茹 10g、生姜 3 片以降逆止呕;大便秘结,加黄芩 6g、黄连 3g、生大黄 3~6g(后下)以清热泻火、通便;疲乏,加黄芪 20g、当归 15g 以益气养血。

五、中医食疗

黄芪猴头乌贼汤:

【组成】鸡胗 2~3 个、猴头菇 100g、乌贼骨 30g、黄芪 30g,葱段、生姜丝、胡椒粉、食盐少许。

【用法】将猴头菇洗净,用温水浸泡 30min,再加入鸡胗 1~2 个、黄芪、乌贼骨一并放入砂锅内文火慢炖 1~2h,即可饮用。

第三节　放射性口腔炎

一、病因病机

(一)西医病因病机

目前对于急性放射性口腔炎的发生机制仍不十分清楚,照射引起的口腔黏膜细胞数的减少可能是急性放射性口腔炎的病理学基础,但这种细胞数的改变并不易被临床发现,临床常见的往往是急性渗出性炎症的组织学改变,这与诸多因素有关,如照射的方式和剂量、自身抵抗力、口腔疾病及卫生状况、放疗导致的唾液分泌减少、口腔自洁作用消失、放疗导致的自身免疫力下降、化疗药物对增生活跃黏膜细胞的损伤和造血系统及免疫功能抑制、使用抗生素造成的口腔菌群失调等。

(二)中医病因病机

中医学认为,放射线属火毒之邪,最易伤津耗气,放射线直接照射口腔所致损伤乃火热毒邪燔灼肌肤,属"口糜"范畴,最基本的病理变化是气阴两虚,常见的症型有热毒炽盛、阴虚火旺、气阴两虚、脾虚湿热、气滞血瘀及气虚血瘀等。所谓"正气存内,邪不可干。"正气不足是所有放射性口腔炎发病的根本原因,而以脾肺肾气虚及肺胃肝肾阴虚为主。"火"贯穿放射性口腔炎始终,无论是实火还是虚火(阴虚火旺),在每例患者身上都或多或少存在,而且以虚火占主导地位,血瘀也是放射性口腔炎的重要发病机制。虚、火、瘀互为因果,常常同时存在,形成恶性循环且贯穿始终。

二、临床表现

在放疗后出现,开始觉得嗓子干、痒、灼热,疼痛逐渐加重。吞咽唾液时咽筛比进食时咽痛明显。全身症状一般较轻,重的可伴有发热、全身不适。炎症累及咽侧索时,可发生剧烈的放射性耳痛及颈部疼痛,以致头颈部活动受限。炎症侵犯喉部可出现声音嘶哑、咳嗽等症状,咽部可有各种不适感觉,如异物感、干燥、灼热、微痛等。部分患者咽中分泌物黏稠,不易咳出,常引起刺激性咳嗽及恶心、呕吐。

三、诊断要点

参照《肿瘤放射治疗学》RTOG 诊断分级标准,主要分为以下五级。0 级: 正常;Ⅰ级: 充血,可有轻度疼痛,毋需镇痛药;Ⅱ级: 片状黏膜炎,或有炎性血清血液分泌物,或有中度疼痛,需镇痛药;Ⅲ级: 融合的纤维素性黏膜炎,可伴重度疼痛,需麻醉药;Ⅳ级: 溃疡、出血、坏死。

四、治疗

（一）西医治疗

目前,西医对放射性口咽炎的预防和治疗无特效药物,多采用庆大霉素、激素以雾化吸入,高蛋白营养和补液对症支持,并同时给予口腔清洁、利多卡因局部麻醉、西瓜霜局部喷涂或维斯克局部喷雾等,但疗效多不令人满意。

（二）中医治疗

1.肺阴亏虚

【主症】口干、咽痒,有灼热感,或身热或不热,口干咽燥,干咳无痰,午后潮热,手足心热,盗汗,便秘,舌红,苔少,脉细数。

【治法】滋阴清热,润肺止咳。

【方药】养阴清肺汤(《重楼玉钥》)合桑杏汤(《温病条辨》)加减。

【组成】北沙参 15g、生地 15g、麦门冬 15g、玄参 15g、贝母 12g、丹皮 6g、白芍 30g、桑叶 12g、山栀子 6g、杏仁 10g、薄荷 3g、生甘草 6g。

【方解】方中重用北沙参、生地滋阴清热;玄参解毒降火、利咽;麦门冬养阴清肺;丹皮清热凉血,散瘀消肿;白芍敛阴和营养血;桑叶清宣燥热,透邪外出;贝母清热润肺,化痰散结;杏仁润燥止咳;少量薄荷辛凉散邪,清热利咽;生甘草清热,解毒利咽,并调和诸药,诸药配伍,共奏滋阴清热、润肺止咳之功。

【加减】若有大便干结,可加大黄 6g(后下)、芒硝 10g 以急下存阴;若咽喉干涩不适,可加桔梗 15g、射干 12g、木蝴蝶 3g 解毒利咽;盗汗者,可加酸枣仁 30g、知母 15g、夏枯草 15g、龙骨 20g、牡蛎 20g。

2.热毒互结

【主症】咽喉红肿疼痛明显,或咳吐浓痰,或见咽喉灼痛、发热,口干喜冷饮,舌红,苔黄,脉数。

【治法】清热泻火,解毒利咽。

【方药】五味消毒饮(《医宗金鉴》)合三黄泻心汤(《温病条辨》)加减。

【组成】金银花 30g、连翘 30g、蒲公英 20g、败酱草 20g、半枝莲 20g、白花蛇舌草 20g、黄芩 12g、黄连 6g、大黄 6g、桑白皮 15g、生甘草 6g。

【方解】方中金银花、野菊花、连翘清热解毒散结,金银花入肺胃,可解中上焦之热毒;蒲公英、败酱草清热解毒消痈排脓;半枝莲、白花蛇舌草清热解毒、消肿止痛、抗癌;大黄清热凉血、解毒;黄芩、黄连、桑白皮清热泄肺;生甘草清热润肺,调和诸药。

【加减】发热、口渴、喜饮者,生石膏 30g、知母 20g 以清热泻火;血热毒盛,加赤芍

15g、丹皮 6g、生地黄 15g 以凉血解毒；咳嗽有痰者，加瓜蒌仁 20g、浙贝母 12g、胆南星 5g 以化痰止呕。

3.气机郁滞

【主症】咽喉如有异物，或如梅核堵塞，吞之不下，吐之不出，情志不畅、善太息、嗳气，胸胁胀满，口苦咽干，舌质淡红，苔白，脉弦。

【方药】半夏厚朴汤(《金匮要略》)合小柴胡汤(《伤寒论》)加减。

【组成】半夏 12g、厚朴 10g、紫苏 12g、茯苓 12g、柴胡 12g、黄芩 12g、党参 12g、生姜 6g、甘草 6g。

【方解】方中半夏、厚朴化痰散结，降逆和胃；黄芩清热泻火；柴胡疏肝解郁；党参、茯苓、炙甘草健脾益气、扶正祛邪；生姜、大枣和胃气，生津。

【加减】若胸闷、气短者，可加瓜蒌 15g、薤白 6g、茯苓 12g、杏仁 12g 以理气宽胸；若大便秘结者，可加大黄 6g、火麻仁 20g、肉苁蓉 20g 以泻下润肠通便。

五、中医食疗与调护

(一)金银花茶

【组成】决明子 60g、金银花 20g。

【用法】以上药物泡茶应用，每日 2 次。

(二)调护

让患者的舌头轻轻舔上腭，意念放松，诱导口腔津液产生。

第四节　放射性直肠炎

一、病因病机

(一)西医病因病机

放射性直肠炎是妇科肿瘤及其他盆腔、腹腔、腹膜后恶性肿瘤接受放射治疗后常见的急性和慢性并发症。放射性直肠炎是指直肠或骨盆内脏器进行放射线治疗时或在放疗后引起的直肠炎，肠黏膜可发生糜烂、溃疡或出血。盆腔放疗开始 1~2 周后，随放疗剂量的逐渐增加，直肠黏膜就会发生充血水肿，血管通透性增加，肠上皮细胞受损坏死及分泌吸收功能紊乱，进而出现以腹痛及黏液血便为主要表现的急性放射性直肠炎，其病理特征表现为间质纤维化和进行性闭塞性血管炎，血管炎和纤维化不断加重，受累肠壁增厚，可出现溃疡坏死，甚至穿孔，给患者生活造成很大的

第二章
常见放疗不良反应的中西医治疗

痛苦与不便,其发生率及损伤程度与照射剂量、照射面积成正比。

(二)中医病因病机

中医认为,放射线为热毒之邪,最易灼伤阴液、损耗气血。热毒之邪直入肠道,则多见便血或脓血便。一方面,热毒之邪灼烧肠道血络,火热炽盛,迫血妄行,血溢脉外,即发为出血。另一方面,热毒之邪余留太久,易耗伤人体气血,导致气血阴液亏虚,无以濡养内在脏腑,其中关键在于脾。中医认为,脾主统血,血之运行通畅,全赖于脾。若脾气不足以统摄血液,血可由下溢出,下出者多为便血。热毒侵犯,脾气亏虚,水湿不化,血瘀痰凝,湿热下注,腐肉败血,可见脓血便。正如《血证论》所言:"出血多由气虚、血热,气虚无摄血,血热迫血妄行。"可见湿热下注、脾不统血是放射性肠炎便血之主要病机类型。

二、临床表现

早期直肠反应在放疗开始后 1~2 周至 4~5 周出现;晚期直肠反应常常在放疗后6~18 个月发生。早期直肠反应表现为肠鸣音增强、腹痛、水泻,有时可有黏液血便。晚期直肠反应表现为腹痛、黏液血便、肛门坠痛、里急后重、排便困难、出血甚至穿孔。

三、诊断要点

有镭照射治疗史,大便带脓血、黏液和脱落的坏死组织。直肠镜下可见肠壁充血、肿胀呈赤褐色,或已浸润、变硬、坏死、溃疡、穿孔,最后形成狭窄。病理检查可见细胞急速分裂,纤维组织肥大,血管、淋巴管扩张,管壁变性。

四、治疗

(一)西医治疗

根据放射性直肠炎的临床表现及发病机制,治疗上应以收敛、解痉、消炎、保护肠黏膜、促进损伤修复和止血为主。对里急后重、疼痛、大便次数增加主要采用局部抗炎及对症处理。便血量不大时可用药物止血治疗,当直肠出血较重造成贫血及危及生命时,仅靠药物及输血治疗难以控制,此时需有效止血治疗。

(二)中医治疗

1.湿热下注

【主症】便血色红,大便不畅或稀溏,或有腹痛,口苦,舌质红,苔黄腻,脉濡数。

【治法】清化湿热,凉血止血。

【方药】葛根芩连汤(《伤寒论》)合槐花散(《普济本事方》)加减。

【组成】葛根 20g、黄芩 12g、黄连 6g、甘草 6g、槐花 15g、侧柏炭 15g、地榆炭 15g、丹皮炭 12g、荆芥穗 12g,枳壳 6g。

【方解】方中葛根解表散热,升阳止泻;黄芩、黄连清热燥湿,泻火解毒;槐花、侧柏炭、地榆炭、丹皮炭清大肠湿热,凉血止血;荆芥穗、枳壳祛风、宽肠利气。

【加减】腑气不通者,加大黄 10g、厚朴 10g、芒硝 10g 以胁下通腑;若热毒较甚者,加二花 15g、连翘 15g、蒲公英 15g、败酱草 15g 以清热解毒;疼痛明显者,加乳香 6g、没药 6g 以活血化瘀。

2.脾不统血

【主症】便血色红或紫黯,食少,体倦,面色萎黄,心悸,少寐,舌质淡,脉细。

【治法】益气摄血。

【方药】四君子汤(《太平惠民和剂局方》)加减。

【组成】党参 12g、焦白术 15g、茯苓 12 g、炙甘草 6g、苦参 20g、黄连 6g、山药 30g、生薏苡仁 20g、半夏 6g。

【方解】方中四君子汤健脾益气摄血,苦参、黄连清热泻火,山药健脾止泻,薏苡仁、半夏健脾除湿。

【加减】若腹痛绵绵者,加白芍 30g、炙甘草 6g 以缓急止痛;便血加重者,加地榆 10g、槐花 10g、仙鹤草 30g 以凉血、化瘀止血;若食欲差者,加焦三仙 15g、鸡内金 10g、炒莱菔子 10g 以健脾消食。

3.脾肾亏虚

【主症】便血反复难愈,血色淡红,纳呆、乏力,大便溏薄,腰膝瘦软,失眠健忘,舌质淡,苔白,脉沉细。

【治法】健脾补肾。

【方药】兰州方(裴正学教授经验方)加减。

【组成】北沙参 15g、太子参 15g、党参 15g、人参须 15g、生地 12g、山药 10g、山萸肉 30g、麦门冬 10g、五味子 3g、桂枝 10g、白芍 12g、浮小麦 30g、甘草 6g、生姜 6g、大枣 4 枚。

【方解】方中人参须、北沙参、党参、太子参益气健脾,扶正固本;生地、山药、山茱萸补肾滋阴;麦门冬、五味子益气敛阴;桂枝、白芍、甘草、大枣外调营卫,内安脏腑;甘草、大枣、浮小麦益气安神、养血补心。

【加减】便血不止者,加三七 3g、茜草 15g、仙鹤草 30g 化瘀止血;便溏泄泻者,加肉蔻 3g、赤石脂 15g 以收敛固涩;心悸失眠者,加酸枣仁 20g、远志 6g、茯神 12g 养心安神。

4.瘀毒互阻

【主症】大便脓血,腥臭难闻,或便中既有脓血,肛门肿疼,或有腹痛,大便干结,舌紫暗,苔薄,脉涩。

【治法】泻下通便、解毒排脓。

【方药】小承气汤(《伤寒论》)合五仁丸(《世医得效方》)加减。

【组成】大黄 6g、枳实 15g、火麻仁 30g、桃仁 12g、郁李仁 12g、柏子仁 12g、当归 20g、莱菔子 15g、何首乌 6g、肉苁蓉 20g、白芍 20g、威灵仙 15g。

【方解】大黄、枳实泻下导滞,配以火麻仁、郁李仁、柏子仁润肠通便,加强通便之力;当归、桃仁既活血化瘀,又有润肠通便之效;何首乌、白芍养血滋阴,与肉苁蓉、威灵仙同用,亦可润肠通便。

【加减】若腹痛明显者,可加丹参 15g、五灵脂 6g、蒲黄炭 6g;肛门红肿者,可加黄连 6g、木香 6g、金银花 20g、败酱草 20g、马齿苋 15g。

5.邪毒内陷

【主症】便下脓血,浓稀色淡,或有瘘道形成,持久不愈,大便溏薄,形寒肢冷,或自汗、乏力,舌淡苔白,脉细弱。

【治法】益气补血、托里透脓。

【方药】托里透脓汤(《医宗金鉴》)加减。

【组成】党参 12g、白术 12g、穿山甲 3g、白芷 6g,升麻 6g、甘草 6g、当归 15g、川芎 12g,黄芪 30g、皂角刺 6g、黄连 6g、木香 6g。

【方解】方中黄芪、党参、白术健脾益气,托毒外出;当归补血活血,与黄芪相用,气血相生;穿山甲、皂角刺散结消肿,逐瘀排脓;川芎理气活血,调畅经气;白芷、升麻升阳举陷,托毒排脓;黄连、木香清热泻火,理气止痛。

【加减】若腹胀者,加大腹皮 30g、厚朴 15g;大便秘结者,加芒硝 10g、枳实 20g、火麻仁 20g、肉苁蓉 20g,若里急后重者,加木香 6g、槟榔 15g、黄连 6g、白头翁 15g。

五、中医食疗

(一)黄芪苡仁粥

【组成】黄芪 20g、薏米 60g、党参 12g、红枣(干)20g。

【用法】将黄芪、党参、红枣、粳米洗净,以冷水泡透 20min,全部用料一齐放入锅内,加清水适量,文火煮成粥,即可食用。

(二)莲子山药粥

【组成】莲子 15g、淮山药 30g、粳米 60g、大枣 10g、生姜 4g。

【用法】将莲子取芯与淮山药、生姜、红枣、粳米一起洗净,全部用料一齐放入锅内,加清水适量,文火煮成粥,调味即可。

(魏世鸿)

参考文献

[1]侯伟,周蕴明.中医药在肿瘤放射治疗中的作用与展望[J].世界科学技术-中医药现代化,2009,11(5):742~745.

[2]张丽,戴安伟.放射性肺炎中医药研究进展[J].江苏中医药,2011,43(5):92~93.

[3]姬光辉,钱彦方,等.放射性肺炎临床防治进展[J].中医临床研究,2104,6(7):5~7.

[4]郭秀娟,沈莉,等.放射性食管炎及其治疗[J].临床荟萃,2007,22(18):1358~1360.

[5]柏茂树,黄杰,等.放射性食管炎中医研究进展[J].中国实验方剂学,2011,17(20):293~295.

[6]张新良,王晓萍.急性放射性口腔黏膜炎的诊断与治疗[J].临床肿瘤学,2006,11(4):312~313.

[7]张代钊.中西结合治疗放化疗毒副反应[M].北京:人民卫生出版社,2000:71.

[8]殷蔚伯,谷铣之,胡逸民等.肿瘤放射治疗学[M].北京:中国协和医科大学出版社,2007:1350.

[9]周映伽,黄杰.放射性口腔炎的治疗进展[J].肿瘤基础与临床,2012,25(2):183~184.

[10]丁霞.放射性直肠炎的预防与治疗[J].国外医学肿瘤学分册,2001,28(5):394~396.

常用方剂

三　画

[1]　小柴胡汤(《伤寒论》)

柴胡　半夏　人参　甘草　黄芩　生姜　大枣

[2]　三黄泻心汤(《金匮要略》)

大黄　黄连　黄芩

五　画

[3]　四君子汤(《太平惠民和剂局方》)

人参　白术　茯苓　甘草

[4]　四逆散(《伤寒论》)

柴胡　芍药　枳实　甘草

[5]　半夏厚朴汤(《金匮要略》)

半夏　厚朴　茯苓　生姜　苏叶

六　画

[6]　血府逐瘀汤(《医林改错》)

桃仁　红花　当归　生地黄　牛膝　川芎　桔梗　赤芍　柴胡　枳壳　甘草

[7]　托里透脓汤(《医宗金鉴》)

人参　白术　穿山甲　白芷　升麻　当归　黄芪　皂角刺　青皮　甘草

七 画

[8] 沙参麦冬汤(《温病条辨》)

　　北沙参　玉竹　麦门冬　天花粉　扁豆　桑叶　生甘草

[9] 桑杏汤(《温病条辨》)

　　桑叶　象贝　沙参　豆豉　栀皮　梨皮　杏仁

九 画

[10] 养阴清肺汤(《温病条辨》)

　　生地　麦门冬　玄参　薄荷　贝母　丹皮　白芍　生甘草

十 画

[11] 凉膈散(《太平惠民和剂局方》)

　　芒硝　大黄　栀子　连翘　黄芩　薄荷　竹叶　甘草

十一画

[12] 旋覆代赭汤(《伤寒论》)

　　旋覆花　半夏　人参　代赭石　甘草　生姜　大枣

十二画

[13] 葛根芩连汤(《伤寒论》)

　　葛根　黄芩　黄连　甘草

十三画

[14] 槐花散(《普济本事方》)

　　槐花　柏叶　荆芥穗　枳壳

附录一

RTOG 急性放射损伤分级标准

器官组织	0	1级	2级	3级	4级
皮肤	无变化	滤泡样暗红色斑/脱发/干性脱皮/出汗减少	触痛性或鲜色红斑,片状湿性脱皮/中度水肿	皮肤皱折以外部位的融合的湿性脱皮,凹陷性水肿	溃疡,出血,坏死
黏膜	无变化	充血/可有轻度疼痛,毋需止痛药	片状黏膜炎,或有炎性血清血液分泌物,或有中度疼痛,需止痛药	融合的纤维性黏膜炎/可伴重度疼痛,需麻醉药	溃疡,出血,坏死
眼	无变化	轻度黏膜炎,有或无巩膜出血/泪液增多	轻度黏膜炎或不伴角膜炎,需激素和(获)抗生素治疗/干眼,需用人工泪液/虹膜炎,畏光	严重角膜炎伴角膜溃疡/视敏度或视野有客观性的减退/急性青光眼/全眼球炎	失明(同侧或对侧)
耳	无变化	轻度外耳炎伴红斑、瘙痒、继发干性脱皮,不需要药疗,听力图与疗前比无变化	中度外耳炎(需外用药物治疗)/浆液性中耳炎/仅测试时出现听觉减退	严重外耳炎,伴溢液或湿性脱皮/有症状的听觉减退,与药物无关	耳聋
唾液腺	无变化	轻度口干/唾液稍稠/可有味觉的轻度变化如金属味/这些变化不会引起进食行为的改变,如进食时需要量的增加	轻度到完全口干/唾液变黏变稠/味觉发生明显改变		急性唾液腺坏死
咽和食管	无变化	轻度吞咽困难或吞咽疼痛/需麻醉性止痛药/需进流食	持续的声嘶但能发声/牵涉性耳痛、咽喉痛、片状纤维性渗出或轻度喉水肿,毋需麻醉剂/咳嗽,需镇咳药	讲话声音低微/牵涉性耳痛、咽喉痛,需麻醉剂/融合的纤维性渗出,明显的喉水肿	明显的呼吸困难、喘鸣、咯血/气管切开或需要插管
上消化道	无变化	厌食伴体重比疗前下降≤5%/恶心,毋需止吐药/腹部不适,毋需抗副交感神经药或止痛药	厌食伴体重比疗前下降≤5%/恶心和(或)呕吐,需要止吐药/腹部不适,需止痛药	厌食伴体重比疗前下降≥5%/需鼻胃管或肠胃外支持。恶心和(或)呕吐需插管或肠胃外支持,/腹痛,用药后仍较重/呕血或黑粪/腹部膨胀,平片示肠管扩张	肠梗阻,亚急性或急性梗阻,胃肠道出血需输血腹痛需置管减压或肠扭转
下消化道包括盆腔	无变化	大便次数增多或大便习惯改变,毋需用药/直肠不适,毋需止痛治疗	腹泻,需要抗副交感神经药(如止吐宁)/黏液分泌增多,毋需卫生垫/直肠或腹部疼痛,需止痛药	腹泻,需肠胃外支持/重度黏液或血性分泌物增多,需卫生垫/腹部膨胀平片示肠管扩张	急性或亚急性肠梗阻,瘘或穿孔;胃肠道出血需输血;腹痛或里急后重,需置管减压,或肠扭转

续:RTOG 急性放射损伤分级标准

器官组织	0	1 级	2 级	3 级	4 级
肺	无变化	轻度干咳或劳累时呼吸困难	持续咳嗽需麻醉性止咳药/稍活动即呼吸困难,但休息时无呼吸困难	重度咳嗽,对麻醉性止咳药无效,或休息时呼吸困难/临床或影像有急性放射性肺炎的证据/间断吸氧或有可能需要类固醇治疗	严重呼吸功能不全/持续吸氧或辅助通气治疗
生殖泌尿道	无变化	排尿频率或夜尿为疗前的 2 倍/排尿困难、尿急,毋需用药	排尿困难或夜尿少于每小时 1 次,排尿困难、尿急、膀胱痉挛,需局部用麻醉剂（如非那吡啶）	尿频伴尿急和夜尿,每小时 1 次或更频/排尿困难,盆腔痛或膀胱痉挛,需定时、频繁地予麻醉剂/肉眼血尿伴或不伴血块	血尿需输血/急性膀胱梗阻,非继发性血块、溃疡或坏死
心脏	无变化	无症状但有客观的心电图变化证据；或心包异常,无其他心脏病证据	有症状,伴心电图改变和影像学上充血性心力衰竭的表现,或心包疾病/毋需特殊治疗	充血性心力衰竭，心绞痛,心包疾病,可能需抗癫痫的药物	充血性心力衰竭,心绞痛，心包疾病,心律失常,对非手术治疗无效
中枢神经系统	无变化	功能完全正常（如能工作）,有轻微的神经体征,毋需用药	出现神经体征,需家庭照顾/可能需护士帮助/包括类固醇的用药/可能需抗癫痫的药物	有神经体征,需住院治疗	严重的神经损害,包括瘫痪、昏迷或癫痫发作,即使用药仍每周>3 次/需住院治疗
血液学白细胞×10^10	≥4.0	<3.0~4.0	<2.0~3.0	<1.0~2.0	<1.0
血小板×10^10	>100	<75~100	<50~75	<25~50	<25 或自发性出血
中性粒细胞×10^10	≥1.9	<1.5~1.9	<1.0~1.5	<0.5~1.0	<0.5 或败血症
血红蛋白 GM%	>11	<11~9.5	<9.5~7.5	<7.5~5.0	—
血沉%	≥32	<28~32	<28	需输浓红细胞	—

附录二

RTOG 晚期放射损伤分级方案

等级	0	1	2	3	4	5
皮肤	无	轻微的萎缩,色素沉着/些许脱发	片状萎缩/中度毛细血管扩张/全部头发脱落	显著的萎缩/显著毛细管扩张	溃疡	直接死于晚期癌症
皮下组织	无	轻微的硬化（纤维化）和皮下脂肪减少	中度纤维化,但无症状/轻度野挛缩;<10%线性减少	重度硬化和皮下脂肪减少/野挛缩>10%线性单位	坏死	
黏膜	无	轻度萎缩和干燥	中度萎缩或毛细管扩张/无黏液	重度萎缩伴随完全干燥/重度毛细管扩张	溃疡	
唾液腺	无	轻度口干/对刺激有反应	中度口干/对刺激反应差	完全口干/对刺激无反应	纤维化	
脊髓	无	轻度L'Hermite's综合征	重度L.Hermite's综合征	在或低于治疗脊髓水平有客观的神经体征	同侧,对侧象限性瘫痪	
大脑	无	轻度头痛/轻度嗜眠	中度头痛/中度嗜眠	重度头痛:严重中枢神经失调(行动能力部分丧失或运动障碍)	癫痫发作或瘫痪/昏迷	
眼	无	无症状的白内障/轻微的角膜溃疡或角膜炎	有症状的白内障/中度角膜溃疡/轻微的视网膜病或青光眼	严重的角膜炎/严重的视网膜病或视网膜剥落	全眼球炎/失明	
喉	无	声音嘶哑/轻度喉水肿	中度喉水肿/软骨炎	重度水肿/重度软骨炎	坏死	
肺	无	无症状或轻微症状（干咳）;轻微影像学表现	中度有症状的纤维化或肺炎(重度咳嗽);低热,影像学片样改变	重度有症状的纤维化或肺炎;影像学致密性改变	严重呼吸功能不全/持续吸氧;辅助吸氧	
心脏	无	无症状或轻微症状一过性T波倒置和ST改变;窦性心动过速>110(静息时)	轻微劳动时心绞痛;轻度心包炎;心脏大小正常;持续不正常T波和ST改变;QRS低	严重心绞痛;心包积液;缩窄性心包炎;中度心力衰竭;心脏扩大;心电图正常	心包填塞/严重心力衰竭/重度缩窄性心包炎	
食管	无	轻度纤维化/轻度吞咽固体食物困难;无吞咽疼痛	不能正常进固体食物/可进半固体食物/可能有扩张指征	重度纤维化/仅能进流食/可有吞咽疼痛/需扩张	坏死/穿孔/瘘	
小肠/大肠	无	轻度腹泻,轻度痉挛,轻度直肠分泌物增多或出血	中度腹泻和肠绞痛,大便>5次/日,多量直肠黏液或间断出血	梗阻或出血,需手术	坏死/穿孔/瘘	
肝	无	轻度无力;恶心,消化不良;轻度肝功能不正常	中度症状;肝功能检测有些不正常;血清白蛋白正常	肝功能不全;肝功能检测不正常;低白蛋白,水肿或腹泻	坏死/肝昏迷或脑病	

续:RTOG 晚期放射损伤分级方案

等级	0	1	2	3	4	5
肾	无	一过性白蛋白尿;无高血压;轻度肾功能损害，尿素 25~35mg%，肌酐 15~2.0mg%，肌酐清除率>75%	持续中度蛋白尿(++);中度高血压;无相关贫血;中度肾功能损害，尿素>36~60mg%，肌酐清除率50%~74%	重度蛋白尿;重度高血压;持续贫血(<10g%)重度肾功能损害，尿素>60mg%，肌酐>4.0mg%，肌酐清除率<50%	恶性高血压;尿毒症昏迷，尿素>100ml	
膀胱	无变化	轻度上皮萎缩;轻度毛细血管扩张（镜下血尿）	中度尿频;广泛毛细血管扩张,间断性肉眼血尿	重度尿频和排尿困难，重度毛细血管扩张（常伴瘀斑），频繁血尿，膀胱容量减少(<150ml)	坏死/膀胱挛缩（容量<100ml),重度出血性膀胱炎	
骨	无症状	无症状,无生长停滞;骨密度降低	中度疼痛或触痛;生长停滞;不规则骨硬化	重度疼痛或触痛;骨生长完全停滞;致密骨硬化	坏死自发性骨折	
关节	无症状	轻度关节强直,轻度运动受限	中度关节强直,间断性或中度关节疼痛,中度运动受限	重度关节强直,疼痛伴严重运动受限	坏死/完全固定	

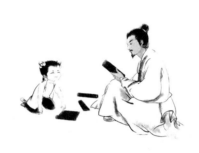

第五篇

肿瘤的针灸治疗

第一章
肿瘤患者疼痛症的针灸治疗

疼痛是癌症患者最常见的症状之一。据 WHO 估计,肿瘤患者中至少有 1/3 存在不同程度的疼痛,晚期癌症患者更高达 60%~90%。疼痛可引起或加重患者焦虑、抑郁、乏力、失眠、食欲减退等症状,严重影响患者的日常活动、自理能力、交往能力及整体生活质量,给患者及其家属带来极大痛苦。临床上对肿瘤患者疼痛问题的应对措施,不应该也不仅仅是单一、笼统应用毒副作用明显的镇痛药物一种方法。针灸疗法治疗疼痛症疗效显著,是实现患者个体化镇痛治疗的优秀传统医学方法,并得到了国内外临床研究的证实。针灸疗法对癌性疼痛和非癌性疼痛都有良好的镇痛效果,能避免或减轻镇痛药物不良反应,调整患者的精神心理状态,提高生存质量,增强康复信心。

第一节 癌性疼痛

癌性疼痛是由癌症本身或与癌症治疗相关的精神、心理和社会等原因所致的疼痛,患者身体、精神上都极度痛苦,是影响癌症患者生活质量的重要因素,以致被认为止痛治疗有时是患者迫在眉睫的唯一治疗要求。1986 年 WHO 提出癌痛三阶梯规范治疗方案,但仍未使所有的癌痛都获得理想的控制,晚期肿瘤患者仍然要遭受剧烈疼痛以及镇痛药物带来的严重不良反应,癌痛仍然是肿瘤治疗中极为棘手的问题。癌痛治疗主要是药物治疗,虽然镇痛药物品类丰富,新药层出不穷,但由于镇痛药物本身无法避免的毒副作用,且镇痛效果越强,使用时间越长则毒副作用越明显,因此,无论药品如何升级换代,药物镇痛治疗的最终结果并不理想,伴随镇痛治疗而来的不良反应也成为危害患者生活质量、影响病情进展的重要因素。治疗癌痛的阿片类药物的主要不良反应有便秘、恶心、呕吐、嗜睡、瘙痒、头晕、尿潴留、谵妄、认知障碍、呼吸抑制等。阿片类药物的不良反应大多是暂时性或可耐受的,但便秘症状伴随整个镇痛治疗全过程,并进一步影响消化功能,患者腹痛,腹胀、无法进食、十分痛苦,是严重而影响深远的不良反应。研究认为应把预防和处理阿片类止痛药不良反应作为止痛治疗计划的重要组成部分。

针灸疗法是中医治疗疼痛的有效手段之一,安全、无不良反应,对各种原因导致的癌痛均有较好疗效,针灸治疗癌性疼痛无阿片类药物的毒副作用,癌痛早期可代替镇痛药的使用;晚期癌痛可减少药物剂量,减轻不良反应,或对其不良反应有直接治疗作用。针灸治疗肿瘤所致胃痛、腹痛以及躯干腰背部疼痛疗效最为明显,对使用阿片类药物镇痛治疗引起的便秘、恶心、呕吐等胃肠道动力障碍症尤其具有良好疗效。

然而,癌性疼痛既是身体上的痛苦,更是精神上的折磨,它的极端复杂性注定并非完全能够依赖医学科学等技术手段就能圆满解决。患者最终的平静解脱也许需要依靠宗教信仰、人文关怀、心理治疗、经济支持、亲情温暖、医学技术等多重的、共同的帮助才能实现。癌性疼痛既是个人与家庭的痛苦,又是必须引起高度重视和给予深切关怀的社会问题。

一、临床表现

针灸治疗癌性疼痛疗效最突出的是消化系统肿瘤和妇科肿瘤发生腹腔转移所致腹痛,以及骨转移瘤所引起的四肢躯干部位的疼痛、肺癌所致胸痛,临床表现以疼痛为主,或轻或重,可伴有饮食不下、焦虑、失眠、乏力、便秘等症状。

二、治疗方法

(一)基本治疗

【治疗原则】消化道肿瘤疼痛疏肝和胃、健脾理气止痛,以下肢足阳明胃经、足太阴脾经、足厥阴肝经、足太阳膀胱经第一侧线背俞穴为主,只针不灸,平补平泻;四肢躯干疼痛通经活络、疏筋止痛,针灸并用,平补平泻,同时加拔火罐。

【基本处方】合谷、足三里、内关、公孙、阿是穴、足三重 、外三关。

【方义分析】合谷有广泛的止痛作用;足三里是胃经的下合穴,"合治内腑"(《灵枢·邪气脏腑病形》),"治腑者,治其合。"(《素问·咳论》)"肚腹三里留"(《针灸大全·四总穴歌》),腹痛无论寒热虚实,均可用之通调腑气,缓急止痛。脾主升清,胃主降浊,笔者临床体验足三里有极为显著的和胃降逆,健胃气助运化的作用,多数患者用足三里排刺法当时即可感觉胃脘舒适,或产生饥饿感和较强食欲;内关为手厥阴心包经络穴,沟通三焦,功擅理气降逆,又为八脉交会穴,通于阴维脉,取之可畅达三焦气机、和胃降逆止痛;公孙为足太阴脾经之络穴,调理脾胃而止痛,也为八脉交会穴,通于冲脉,与内关相配,专治心、胸、胃病症;足三重、外三关有活血化瘀作用,是董氏奇穴治疗肿瘤的重要穴位(《董氏奇穴实用手册》)。阿是穴即"以痛为腧",属于局部取穴治疗。

【随症加减】食道癌、胃癌腹痛加刺中脘、梁门、脾俞、胃俞;脊柱骨转移癌加刺相应部位脊柱旁开 0.5 寸华佗夹脊穴或 1.5 寸膀胱经第一侧线背俞穴。肝癌疼痛加刺太冲、背部肝俞穴、胆俞穴。胰腺癌加刺背部脾俞、胃俞穴。肺癌胸痛加刺公孙、内关。

【操作方法】诸穴均常规操作,破皮迅速力求无痛进针,保持明显得气感,但忌行针时大幅度捻转提插,防止患者肌层机械性针刺伤,以免加重患者心理及身体痛苦。

(二)其他疗法

1.耳穴治疗:取口、食道、胃、脾、肝、心、大肠、小肠、神门、交感、皮质下。每次选用 3~5 穴,用 28 号 0.5 寸毫针针刺,或者选全部穴位用王不留行耳压贴按压,双耳交替进行。

2.穴位注射治疗:消化道肿瘤取维生素 B_{12} 或黄芪注射液、丹参注射液,两侧足三里各注射 0.5ml;宫颈癌腹腔转移疼痛双侧足三里各注射氯胺酮 0.15mg。

3.艾灸治疗:腹痛患者可用艾灸盒温灸中脘、神阙、天枢穴,每次 20~30min。艾灸盒温灸治疗的优点是操作方便、安全、节约人力,缺点是艾条燃烧产生的烟雾及气味造成病房空气及墙壁污染。因此需要在具有良好排烟设施的房间进行。

4.穴位埋线治疗:取 2-0(B20)医用羊肠线剪为大约 1cm 长的线段,用 9 号一次性埋线针埋入双侧足三里、天枢穴。

5.蜡疗:骨转移癌疼痛,可在疼痛部位放置厚度约为 3cm,温度约为 53℃的大蜡块热疗,蜡块覆盖治疗巾及较厚的棉被等延缓散热,保证热力渗透肌肤深层。待蜡块温度降低变硬后结束治疗,去除蜡块后迅速擦去蜡油及汗水,嘱咐患者及时穿好衣服,注意保暖。

6.TDP 治疗仪治疗:针刺留针过程中,患者腹部及四肢部以 TDP 治疗仪照射治疗,局部温热感会使患者感到舒适,但需要注意调整照射距离,防止过热或烫伤。

7.偏振光治疗仪治疗:偏振光治疗仪有较强的组织穿透性,可用于对疼痛范围较小和局限的部位进行照射治疗,根据感受调节照射时间和间隔时间,防止烫伤。

8.中频治疗仪治疗:针刺疗法是最迅速有效的止痛治疗方法,安全,无副作用,但部分患者还是因为惧怕而无法接受,对四肢、背部疼痛并适合放置治疗电极片的患者,可改用中频治疗仪治疗。

9.拔罐治疗:四肢躯干部针刺治疗后,局部适当加拔火罐散寒、化瘀、止痛。

第二节　肿瘤患者非癌性疼痛

在临床接诊多例以疼痛不适为主诉就诊的癌症患者,诉说身体某个部位疼痛难忍,为此吃饭不香,睡眠困难,以致担心疼痛是因为肿瘤病情复发或转移所致,精神极度苦恼。患者经口服镇痛药物效果不佳。而且随着服用镇痛剂剂量的增加和持续时间的延长,逐渐产生了腹痛、腹胀、便秘、恶心、呕吐等一系列不良反应,更加重了患者的身心痛苦。但经过一系列相关检查,并没有明确证据表明患者诉说的疼痛与其所患肿瘤有关。此类患者其实多为普通的急、慢性疼痛性疾病,且多为慢性非癌性疼痛(chronic noncancer pain, CNCP)。经详细问诊患者疼痛特征、发作经过、持续时间等,结合细致的触诊等体格检查,常可以获得比主诉更加准确、具体的疼痛部位、疼痛特点等重要信息,这些信息对判断疼痛原因和性质十分重要。因此触诊等体格检查的方式在针灸科的工作中极为重要,不能过分依赖仪器检查,在仪器检查排除了占位性疾病之后,体格检查更有助于明确非癌性疼痛的正确诊断。

非癌性疼痛(CNCP)是指除外恶性肿瘤所致疼痛以外所有的疼痛。它包括但不仅限于颈源性头痛、血管性头痛、紧张性头痛、三叉神经痛、脊柱源性疼痛、肩周炎、骨关节炎、腰背肌筋膜炎、"岔气"等。有关慢性疼痛,现代医学对此并无明确定义,主要的解释是无明确病理学变化,而病情迁延超过正常病程的一类临床疼痛综合征,认为常规的疼痛治疗方法或药物往往效果不佳,甚至认为这类疼痛很可能无法痊愈。笔者认为此类疼痛是我们每个人都可能遭遇的病痛,而且多数疼痛经过正确针刺治疗都能取得满意的效果,并非不能治愈;非癌性疼痛虽不直接致命,但长期疼痛,导致患者精神恐惧、抑郁和焦虑,对肿瘤患者原发病的治疗和康复产生严重不良影响,需要临床医生给予特别重视。恰当的治疗方式对有效治疗慢性疼痛非常重要,针灸疗法是最易获得良好效果且无任何毒副作用的治疗方法,就慢性疼痛治疗来讲,无论镇痛药物如何更新换代,针灸临床疗效远在药物疗效之上。笔者就临床最容易误诊的颈源性头痛和背痛、"岔气"分别举例说明。

一、临床表现

(一)颈源性头痛

患者诉说头痛,头部昏闷、沉重不清,具体表现为一侧或双侧颞部跳痛,或后头僵痛、头顶闷痛、或者全头涨痛,伴眼花、视物不清、头晕、恶心、肩背疲困不适等症。触诊可见患者颈后上项线区域、头顶或颞部等广泛压痛,甚至痛不可触;头晕多为位置性眩晕,即头部转动或俯仰过程出现的跟头颈位置相关的眩晕症。

(二)背部肌筋膜炎

背部广泛疼痛,可表现为长期的疲困疼痛不适,肌肉僵硬、背部怕冷等。肌筋膜炎的疼痛特点是夜间休息后于第二天起床时症状加重,稍活动后减轻,但白天长久劳累后症状又加重。这是由于长时间静止不活动后血液循环缓慢,局部血供不良,因此长时间休息后症状反而加重。长期被动卧床的患者由于缺乏运动,背部软组织微循环障碍更加严重,局部血运不畅,导致长时间被动"休息"后疼痛症状更为严重,患者也更觉苦恼不安。

(三)岔气

疼痛多为急性发作,由于突然间不经意的不良姿势导致一侧胁肋部剧烈疼痛,俗称岔气,也有并没有明显不良姿势而发生一侧胁肋部疼痛不适者,多为肋间肌急性扭挫伤导致,可有局部触痛,但一般不容易找到具体疼痛位置。患者因此不敢稍用力咳嗽,不敢转侧身体,不能深呼吸。

二、治疗方法

颈源性头痛:取风池、天柱、百会针刺,每日1次;另取上项线部位、颞部、顶部压痛点(触诊有凹陷感),用7号一次性注射针头点刺放血,3d,1次。放血疗法可收到立竿见影的功效,患者可当即感到头目清醒,眼前清亮,视物清楚。

需要特别说明的是,颈源性头痛与软组织型颈椎病相关,因此改善颈椎症状与缓解头痛息息相关。软组织型颈椎病多为生活与工作中不良姿势造成,临床特别多见,因此笔者在诊疗过程中特别强调患者日常生活与工作中的自我保护措施,比如枕头的软硬高低都要适宜,枕头填充应适度饱满,高度与每个人的胖瘦和肩宽有关,不是误传的越低越好。被动长期卧床患者尤其注意枕头要保持适当的硬度和高度,无论侧卧还是仰卧,均应使颈椎凹陷部位有所支撑,力求符合颈椎生理弯曲不变形,无论坐位还是卧位,均不可使颈部扭转或悬空,使颈部软组织在静力状态下受到过度扭转牵拉,导致颈源性头痛、头晕和恶心等症状。

背部肌筋膜炎:取相应部位膀胱经第一侧线经穴针刺治疗,每日1次,每次

30min；针后加拔火罐，拔至皮肤明显充血，并以青紫者疗效最佳。但并非说明青紫越明显疗效就越好，过度瘀血可致拔罐后背部肌肉疼痛明显，虽然无害，但影响患者仰躺睡觉，个别患者拔罐数秒钟即可出现显著青紫，因此拔罐不必特别强调时间长短，应以皮肤适度充血为准。部分患者拔罐后充血不明显者，改为点刺放血再加拔火罐治疗。

岔气：取肩井穴，短针浅刺，针感直达疼痛部位，边行针边嘱患者尝试深呼吸或咳嗽，可一次治愈。

（张　熙）

第二章
肿瘤患者放化疗及术后不良反应的针灸治疗

手术、化疗、放疗作为肿瘤治疗的常规手段,致力于消除肿瘤,延长患者生存期。但患者常因上述治疗的不良反应而使生存质量下降,甚至可由于严重反应导致体能、精神衰退,营养状况恶化,治疗周期无法完成而加速肿瘤复发,病情恶化,未能达到治疗目的。在现代医学科学手段未能明确可彻底治愈肿瘤、遏制肿瘤进展,未能有效应对肿瘤治疗过程中伴随而来的种种不良反应的今天,为了实现延长患者生存期、减轻治疗不良反应、改善生活质量、提高治疗满意度,应积极探索、吸纳传统医学中医药及针灸疗法,形成优势互补。笔者大量临床验证针灸疗法能减轻肿瘤患者放化疗、手术治疗中产生的诸多不良反应,是十分有效的治疗方法。

现代医学快速进步的过程中,传统医学因其独有体系特点,未能充分融合现代科技方法实现数据化、标准化、具体化,一直以来广受反对者误解、否定、歪曲,或被支持者过分夸大,被别有用心者滥用,以致于未能在抗肿瘤治疗中贡献应有力量。中医药及针灸疗法恰恰是能够实现同一患者综合治疗和不同患者个体化治疗的医学方法,争论中医是否科学、是否能够主导治疗是没有意义的,于患者有害无益。在提倡多学科综合治疗、个体化治疗的医学活动中,接纳中医药及针灸疗法,形成一个最佳的多学科治疗方案,是有利于患者的选择,也是中国肿瘤治疗的特色和优势所在。

第一节 脑瘤术后功能障碍

脑瘤又称颅内肿瘤,分为原发性和继发性两大类。脑瘤发生于大脑半球的机会最多,其次为蝶鞍区、小脑、桥小脑角、脑室内、脑干。原发性脑瘤手术切除是最基本的治疗方法,开颅手术死亡率及伤残率高,往往难以全部切除或者仅能姑息性、对症性处置。显微外科技术的发展使得手术适应证有所扩大,手术伤残率有所减少,全切率有所提高,但仍有部分病例由于涉及重要结构或位于特殊部位,无法进行彻底根除;继发性肿瘤的治疗多以姑息放射治疗,因此术后必须综合性治疗以提高疗效。

我们对本院脑瘤术后进行放射治疗、伴有功能障碍的患者辅助以针刺治疗,能改善患者的语言、感觉及运动功能,帮助患者提高康复进程。

中医学没有脑瘤这个名称,其相关症状的描述散见于"头痛""头风""呕吐""瘫痪"等疾病之中。痰湿内阻、气血郁结是脑瘤的重要病机。

一、临床表现

一侧或双侧肢体麻木、肌力下降、语言不清、口角歪斜、头痛呕吐、视物模糊等是其主要表现。脑瘤术后患者除了功能障碍外,患者多有头皮手术疤痕区域紧绷感、麻木不仁或疼痛不适感;很多患者由于术后长期卧床或术后强迫体位,又疏于保护颈椎,最易疏忽的是枕头过低过软,颈椎不能受到适当的支撑和保护,头颈位置不当,局部软组织长期扭转牵拉,引起颈源性头痛,患者常诉说因头痛而影响睡眠。由于肢体长期功能障碍,关节缺乏运动,患者多有患侧肩关节、膝关节疼痛。

(一)痰湿内阻

症见头痛头晕,痰多胸闷,苔腻或薄腻,脉细弦或弦滑。

(二)肝胆实热

症见头痛剧烈,面红目赤,口苦咽干,急躁易怒,舌红苔黄,脉弦。

(三)肝肾阴虚

症见头晕头昏,两目干涩,烦躁易怒,舌红苔少,脉细而弦。

(四)气血郁结

症见头痛头涨,面色晦暗,口干气短,视物模糊,口唇发绀,舌质紫黯,边有瘀斑,脉细涩。

(五)肝风内动

症见抽搐震颤,语言蹇涩,半身不遂,肢体麻木,视物模糊,舌体歪斜,舌薄质红,脉弦或细数。

二、治疗方法

(一)基本治疗

【治疗原则】辨证论治,对症治疗,根据不同症型及症状选取相应治疗方法。

【基本处方】头针对侧感觉区、运动区、足三里、三阴交、木火穴、灵骨、大白、足三重、外三关。

【方义分析】感觉区、运动区治疗脑源性运动障碍;足三里健胃助运化作用极强,卧床患者因运动量不足、情绪不佳、手术以及药物治疗等原因,部分患者食欲差,消化不良,腹胀、舌苔厚腻,经针刺足三里,患者于留针当时即可感到有饥饿感,患者胃气健旺,精力恢复,证明足三里确有补益后天气血的作用。保护胃气对患者治疗过程中的营养支持非常重要,因此我们对重病患者常规针刺足三里,根据病情需要做单针刺或多针排刺,以帮助患者保持良好的消化吸收功能,对患者维持体力、治疗顺利进行和疾病康复都有积极作用;三阴交补脾,调理肝肾之阴;灵骨、大白有温阳补气作用,与木火穴三穴合用,为董氏奇穴治一切下肢感觉及运动障碍的重要腧穴;足三重、外三关有行气滞化瘀结的功效,是董氏奇穴治疗肿瘤的要穴。

【随症加减】上肢不遂加肩髃、曲池、手五里、手三里、合谷;下肢不遂加风市、阴陵泉。痰湿加丰隆化痰;气虚乏力加气海;阴虚风动加太溪滋阴潜阳;口角歪斜加颊车、地仓。手术疤痕区域疼痛不适,于缝合线边缘皮下透刺;颈源性头痛加刺天柱、风池局部痛点。

【操作方法】头皮针沿皮下接力斜刺;木火穴针刺留针 5min 以内或点刺放血;余穴常规针刺。针刺时破皮迅速力求进针无痛,保持明显得气感,但忌行针时大幅度捻转提插,以加重患者心理恐惧及身体痛苦。

(二)其他疗法

1.电针:分别于上肢和下肢针刺部位选取任意两个腧穴,连接华佗牌电针治疗仪,连续波,低频率,强度以患者舒适为度。

2.特定电磁波(TDP):针刺时照射偏瘫肢体,有改善微循环的作用。

3.空气波压力治疗仪:利用多腔气囊反复有序地充、放气,由肢体远端向近端循环挤压,促进静脉及淋巴回流。操作前应排除肢体深静脉血栓形成。

4.刺络拔罐:选取下肢浮现于体表的细小血络或迂曲怒张的静脉血管,细小血络用 7 号一次性注射针头进行快速点刺(仅刺破浅表皮肤,不可深入肌肉)数次,加拔火罐,尽出其血;怒张的血管可直接用注射器抽吸瘀阻不畅的血液,每次 5~10ml,可避免点刺出血不畅瘀滞皮下,导致皮肤肿胀青紫。

5.蜡疗:取厚度约为 3cm,温度约为 53℃的大蜡块包裹患肢肿胀部位,蜡块以治疗巾及较厚的棉被覆盖以延缓散热,保证热力渗透肌肤深层。待蜡块温度降低变硬后结束治疗,去除蜡块后迅速擦去蜡油及汗水,嘱咐患者及时穿好衣服注意保暖。夏季蜡块不宜过大过多,以免发汗过多。

第二节 脊髓肿瘤功能障碍及截瘫

脊髓肿瘤亦称椎管内肿瘤，指发生在脊髓任何节段和马尾神经部位的肿瘤。原发性脊髓肿瘤的发病率约为 3/10 万，发病早期无特异性临床症状，因此许多病人未能及时正确诊断和治疗，严重影响预后。发生于椎管内的肿瘤以胸段最为多见，其次为腰骶段及颈段。椎管内肿瘤不断增长、直接压迫或侵蚀周围骨质，使椎骨部分结构产生吸收、破坏和变形改变，甚至脊髓受压，引起病变损害平面以下截瘫。晚期肿瘤的节段愈高，神经功能的损害范围愈大，预后也愈差。颈段肿瘤可致使肋间肌瘫痪，易发生肺部并发症；腰骶段肿瘤常有膀胱及直肠功能障碍，胸段肿瘤发生上述并发症的机会较少，但严重病例多有截瘫，可合并皮肤营养障碍及肌萎缩，治疗越早，完全性截瘫持续的时间越短，效果越好。

截瘫属于中医学"痿症"的范畴。中医学认为肾经贯脊属肾，督脉贯脊入络脑，肾经与督脉与脑和脊髓关系极为密切，脊髓受损阻遏肾督二脉气血，气血运行不畅，筋骨肌肉失养，致使肢体瘫痪失用。我们以针刺治疗辅助放疗科放射治疗椎管内肿瘤脊髓损伤神经功能障碍及截瘫的患者，经多例病例观察，根据术后神经功能康复评价指标评价，疗效满意，促进了患者的康复进程，增加了患者战胜疾病的信心，使患者的治疗满意度有所提高。

一、临床表现

（一）感觉异常

早期病变相应部位疼痛，背部钝痛或痠痛，椎旁肌肉痉挛；躯体感觉麻木、蚁行感、束带感、针刺感、烧灼感和冰冷感等；脊髓受压乃至发生完全性的功能横断后，损害平面以下感觉完全丧失，运动障碍比感觉障碍出现较晚，表现为肢体无力，上肢不能举高，握物不稳，不能够做精细动作等；下肢僵硬，举步无力，行动易跌倒，可见肌肉萎缩以及肌纤维震颤等。截瘫患者常有尿频、尿急、尿潴留、尿失禁、便秘、出汗异常等植物神经功能紊乱症状。

（二）疼痛型

以疼痛表现为主，可有腰背部痠痛，或下肢走窜疼痛，皮肤蚁行感或麻木，渐见肢体肌肉弛缓、痿软、二便不通、舌紫、脉弦紧。

（三）失禁型

以二便失禁或排便无力、便秘表现兼见双下肢无力为主，肌肉萎缩，拘挛、僵硬，麻木不仁，舌暗，脉沉细。

（四）混合型

以上诸症悉见，甚者双下肢肌力为 0 级，浅感觉丧失，但肢体瘦胀沉重不适感明显，舌暗苔白，脉沉弦。

二、治疗方法

（一）基本治疗

【治疗原则】疏通督脉，健脾益气，补肾填髓，以温补针法为主。

【基本处方】病变椎旁夹脊穴、膀胱经第一侧线经穴、环跳、风市、足三里、木火穴、灵骨、大白、外三关、足三重。

【方义分析】椎管肿瘤截瘫多为督脉受损，夹脊穴和膀胱经第一侧线经穴邻近病变部位，用之以激发受损部位的经气，调和局部气血运行，有助于神经机能恢复；环跳、风市、足三里调理下肢经气，舒筋通络；灵骨、大白为董氏奇穴补气温阳针刺穴组，合用木火穴治疗一切下肢无力症；外三关、足三重活血化瘀，为董氏奇穴治疗肿瘤的有效穴位，也是针灸学上唯一明确指出具有治疗肿瘤作用的腧穴。

【随症加减】上肢瘫痪加肩髃、曲池、合谷，疏通上肢经络气血；小便失禁或不通加肾俞、膀胱俞、关元、中极补肾益气；小便不通加关元、中极、阴陵泉利尿通便。

【操作方法】四肢部腧穴温补针刺法，加用电针治疗仪；疼痛部位以针感舒适，针刺正中痛点为原则。

（二）其他疗法

1.电针：分别于上肢和下肢针刺部位选取任意两个腧穴，连接华佗牌电针治疗仪，连续波，低频率，强度以患者舒适为度。

2.特定电磁波（TDP）：有改善微循环的作用。

3.空气波压力治疗仪：利用多腔气囊反复有序地充、放气，由肢体远端向近端循环挤压，促进静脉及淋巴回流，帮助肌肉运动，防治关节挛缩、肌肉萎缩和深静脉血栓的发生。操作前应排除肢体深静脉血栓形成。

4.刺络拔罐：放血疗法有极强的活血化瘀，改善下肢血液循环的作用。长久卧床的患者下肢血运不畅，不利于肌力恢复，可选取下肢浮现于体表的细小血络或迂曲怒张的静脉血管，细小血络用 7 号一次性注射针头进行快速点刺（仅刺破浅表皮肤，不可深入肌肉）数次，加拔火罐，尽出其血；怒张的血管可直接用注射器抽吸瘀阻不畅的血液,每次 5~10ml,可避免点刺出血不畅、瘀滞皮下,导致皮肤肿胀青紫。

5.蜡疗:取厚度约为 3cm,温度约为 53℃的大蜡块包裹患肢肿胀部位,蜡块以治疗巾及较厚的棉被覆盖以延缓散热,保证热力渗透肌肤深层。待蜡块温度降低变硬后结束治疗,去除蜡块后迅速擦去蜡油及汗水,嘱咐患者及时穿好衣服,注意保暖。蜡疗有改善微循环的作用,夏季蜡块不宜过大过多,以免发汗过多。

第三节 化疗相关性恶心、呕吐

肿瘤患者无论采取何种治疗方法、无论在治疗的哪个阶段,也无论其年龄、性别、肿瘤类别,治疗的共同之处一为顾护胃气,二是通调肠腑,这两个方面关乎患者的生活质量,也影响着治疗能否顺利进行、患者的康复进程以及疾病的转归,其重要性在肿瘤康复过程中自始至终皆不容忽视,是肿瘤治疗最基础最根本最重要的内容。这也是针灸治疗的优势所在。

肿瘤化疗相关的消化道反应是最常见的不良反应之一,了解并掌握常见的化疗相关的消化道不良反应及应对方案,一方面可以提高患者的生活质量和治疗依从性,另一方面可直接影响化疗效果和转归。常见的消化道症状有恶心、呕吐、腹泻、便秘、肝功能损伤以及口腔黏膜炎等,其中,恶心、呕吐是最早出现和最常见的反应,部分患者由于频繁、严重的恶心、呕吐,食欲低下,不能进食进水,导致营养状况恶化,身体消瘦,精神萎靡,患者为此极度痛苦;另外,患者不得不延长住院日期,推迟化疗、化疗剂量减量甚至中止化疗等。部分患者即使化疗结束,仍长时间不能恢复正常食欲,不能正常进食,既影响了正常治疗方案的实施,又影响了患者营养状况的改善和化疗后身体机能的有效恢复,生活质量低下,因此,采取恰当的消化道防护措施对化疗患者极为重要。目前,临床常用的止吐药有格拉司琼、昂丹司琼等,虽具有良好的止吐作用,但存在头痛、口干、皮疹、便秘、腹泻和暂时无症状的转氨酶升高等不良反应。部分患者即使与化疗同步给予止吐治疗,还是不能避免呕吐反应。

针刺疗法防治肿瘤化疗后不良反应是国际医学界研究的热点,国内研究也有大量报道,早在 2001 年,复旦大学附属肿瘤医院就开展针灸在肿瘤治疗中的作用的临床研究。但由于针灸科在综合性医院和肿瘤专科医院并不是主流科室,针灸人才相对缺乏,缺少有技术有思想会工作的针灸专业医师;另一方面,作为主流科室的临床医生对针灸了解不多,不清楚针灸具体有哪些作用,或者对针灸疗法有所轻视和怀疑，因此针灸疗法这一优秀的医疗技术并未在肿瘤康复治疗中充分发挥应有的作用。我们用针灸疗法治疗化疗后消化道恶心呕吐症状，在即时止吐，尤其是后期恢复并维持消化道生理功能两方面均获得满意效果。

一、临床表现

肿瘤化疗当天或化疗结束后一周出现明显恶心呕吐、不思饮食、食入即吐、严重疲乏等症，严重者即使使用止吐药也难以控制。部分患者化疗后一周以上仍然不能恢复正常食欲及消化功能。

(一)脾胃虚寒

素体脾胃虚弱，饮食稍有不慎即发呕吐，呕吐无力，面色无华，乏力，喜热恶寒，舌质淡，苔薄，脉弱。

(二)湿热困脾

吐物酸苦，口苦口渴，喜寒恶热，舌苔黄腻，脉数。

(三)胃阴不足

呕吐反复发作，呕吐量不多，或时作干呕，饥而不欲食，咽干口燥，舌红少津或舌面有裂纹，脉细数。

(四)痰饮内停

呕吐清水痰涎，腹胀，口内多涎唾，舌苔白滑或白腻，脉滑。

二、治疗方法

(一)基本治疗

【治疗原则】和胃降逆，理气止吐。

【基本处方】中脘、内关、足三里。

【方义分析】胃者五脏之本，水谷之海，"人以水谷为本，故人绝水谷则死，脉无胃气亦死"(《素问·平人气象论》)。人之死生，决定于胃气的有无，所谓"有胃气则生，无胃气则死"。胃主受纳水谷，以为气血生化之源，人之五脏六腑、四肢百骸皆赖水谷清气荣养。因此保护胃气对患者治疗过程中的营养支持和体力恢复、病情转归都有十分重要的作用。化疗患者由于频繁严重呕吐，致使胃气受损，治疗当取胃之募穴中脘顾护胃气；内关为手厥阴心包经络穴，沟通三焦，功擅理气降逆，又为八脉交会穴，通于阴维脉，取之可畅达三焦气机、和胃降逆止呕；足三里是胃经的下合穴，是遵循"合治内腑"的原则取穴，笔者经验足三里多针排刺或连刺有很强的健胃助运化的作用。按照中医思维，针灸治疗化疗恶心呕吐，其作用不仅仅等同于止吐药物单纯的止吐作用，而是起到多方面综合调理脾胃的生理功能从而顾护胃气的作用。作者在临床治疗中,每天通过询问患者的感受以及结合观察舌脉来判断病情进展,多数患者诉留针当时即可感觉胃脘舒适,二诊起舌脉逐渐转为正常,患者精神渐旺,证明足三里确有养胃健胃、顾护胃气、补益后天气血的作用。

【随症加减】脾胃虚弱加脾俞、胃俞、公孙健脾益胃;湿热困脾加合谷、曲池清热化湿;痰饮内停加丰隆、公孙化痰消饮;胃阴不足加脾俞、三阴交滋养胃阴。

【操作方法】诸穴常规操作,保持明显得气感,但切忌大幅度粗暴操作加重患者恐惧感和针刺疼痛感。

(二)其他疗法

1.耳穴治疗:取口、食道、胃、脾、肝、神门,用王不留耳压贴贴压,每日数次按压治疗。可于化疗前预防性贴压,并与体针配合使用。

2.穴位埋线治疗:取双侧足三里,将长0.5~1cm的可吸收羊肠线用一次性埋线针埋入穴位,外敷一次性输液贴保护针眼。于化疗前一天埋入,一般7d埋线一次,并与体针配合使用。

3.艾灸治疗:取中脘、双侧足三里,用艾灸盒温灸治疗,每次20~30min,以皮肤温热舒适为度,操作时谨防皮肤烫伤。

4.穴位注射治疗:取双侧足三里,每穴缓慢注射胃复安各1ml,每日1次。

第四节　肿瘤相关性便秘

前文述及肿瘤治疗、康复过程中一个最重要的内容是通调肠腑,也就是对便秘的积极防治。因为肿瘤便秘可由多种因素引起,成因复杂而症状持久,便秘情况顽固且伴发症状多,持续整个病程,治疗较普通人之习惯性便秘困难,便秘症状和消化系统功能互相影响,互为损害,可引起严重并发症,应于肿瘤治疗全程积极防治。对肿瘤患者便秘进行有效防治,随着便秘症状的好转,患者消化功能也显著改善,有利于改善患者营养状况和放、化疗的顺利进行,对肿瘤康复治疗有积极意义。针刺疗法治疗便秘与药物治疗便秘有所不同,针刺不同于药物一过性的刺激肠蠕动促使排便,而是通过针刺经络腧穴激发胃肠生理蠕动波功能恢复,便秘症状的缓解是通过针刺治疗加强了人体自我调节和自愈能力的结果。针刺疗法治疗肿瘤便秘疗效好、安全无副作用,近、远期疗效均好,在针灸界早有共识。

晚期肿瘤患者由于疾病消耗,以及神经毒性化疗药的应用,患者气血津液亏虚,多处于消耗虚衰状态,消化系统动力紊乱,胃肠蠕动缓慢易致便秘;阿片类止痛药引起的便秘则自始至终持续于整个镇痛治疗过程,甚至早期应用即可导致麻痹性肠梗阻;止吐药的广泛应用抑制胃肠蠕动,也容易引起便秘的发生;报道认为,16%的化疗药也可引起便秘;有的患者本身患有习惯性便秘,长期卧床活动不便加之治疗因素更加重了便秘症状。

一、临床表现

每周大便次数少于3次并伴有疼痛或排便吃力,可诊断为病理性便秘,止痛药、止吐药和化疗药都可引起便秘,16%化疗患者可发生化疗相关性便秘(CIC),便秘的症状包括:头痛、腹痛、腹胀、乏力、恶心、呕吐、厌食和痔疮等。

肿瘤相关性便秘属于病理性便秘,便秘情况较习惯性便秘表现更为严重,患者排便困难,可长达7d以上一次,粪质干燥坚硬,经外用开塞露、口服液体石蜡仍然排出困难,患者甚至连续多日毫无便意,多伴有嗳气、胃胀、腹胀、食欲差、恶心、胃潴留等一系列胃肠动力紊乱症状,间隔时间更长,伴随症状也更多。

(一)热秘

大便干结,腹胀腹痛,面红身热,口干口臭,小便短赤,舌红,苔黄燥,脉数。

(二)冷秘

大便秘结,腹部冷痛,手足不温,形寒畏冷,舌苔白腻,脉沉迟。

(三)气秘

大便秘结,嗳气,腹气不通或通而不畅,攻撑作痛,连及两胁及胃脘,舌苔薄白,脉弦。

(四)虚秘

大便不干,但排便无力,或排便不畅,乏力气短,面色无华,舌质淡,脉细弱。

二、治疗方法

(一)基本治疗

【治疗原则】促进胃肠蠕动,通腑调气,润肠通便。

【基本处方】天枢、大肠俞、足三里、上巨虚、下巨虚、其门、其角、其正。

【方义分析】习惯性便秘病情较单纯,病位在肠,而晚期肿瘤便秘患者病情复杂,引起便秘的因素复杂多样,多为疾病本身及治疗因素导致患者胃肠蠕动缓慢,肠胃气滞,大便排出不畅。天枢与大肠俞乃俞募配穴,足三里、上巨虚、下巨虚三穴既是"合治内腑"之意,三穴同用又有排刺法增强疗效的作用,临床经验三穴同刺有很强的促进肠胃蠕动、通腑降气的作用,对改善患者的腹胀、腹痛等症效果十分明显。其门、其角、其正是董氏奇穴治疗顽固性便秘的特效穴。

【随症加减】舌苔黄厚腻有热者加刺合谷、曲池清热通便；气秘腹胀痛、排气不畅者加中脘、太冲疏调气机；冷秘加灸神阙温阳散寒，舌苔白厚腻者加刺阴陵泉健脾祛湿；虚秘加刺脾俞、气海健运脾气。

【操作方法】其门、其角、其正三穴针刺时针尖与皮肤成15°角刺入皮下，针尖沿皮下与皮肤平行刺入2~5分，其余穴位常规直刺1~1.5寸，得气后留针30min，视针感情况每10min行针一次。

（二）其他疗法

1.耳针：取口、食管、胃、脾、小肠、大肠穴，耳压贴贴压治疗，每日数次按压。

2.穴位埋线：腹壁无转移瘤者，中脘、双侧天枢、足三里、上巨虚埋入可吸收羊肠线。可同时结合针刺治疗进行。

第五节　化疗相关性腹泻

化疗相关性腹泻（Chemotherapy induced diarrhea，CID）和便秘（Chem-otherapy induced constipation，CIC）是肿瘤化疗胃肠毒性反应表现。肿瘤化疗引起黏膜炎，累及肠道引起溃疡和疼痛，便秘和腹泻是两大主要症状。除了肿瘤药物直接损伤肠黏膜细胞而引起腹泻之外，炎症反应、感染因素、使用抗生素、肿瘤本身、手术因素、胃肠道功能障碍、患者情绪紧张等都可引起或加重腹泻的发生。黏膜炎发生的频率和严重程度与肿瘤类型、化疗方案、患者年龄密切相关。CID尚无满意的治疗方案，主要以对症处理为主。药物治疗方法为使用阿片类、抗胆碱能类及生长抑素奥曲肽等。化疗相关性腹泻每天超过5次或出现血性腹泻时，化疗被迫停止，在给予适当处理后患者肠黏膜修复，腹泻停止。但部分患者止泻治疗后容易发生腹胀、腹痛，甚至麻痹性肠梗阻，结合针灸治疗则可很好避免上述不良反应的发生。

腹泻病位在肠，无论是肠腑本身的原因还是由于其他脏腑的病变影响到肠腑，均可导致大肠的传导功能和小肠泌别清浊功能的失常而发生腹泻。中医认为"大肠、小肠皆属于胃"（《灵枢·本输》），因此，泄泻的病机主要在于脾胃失调，脾虚湿盛是其关键。针灸治疗也以调理脾胃功能为主。

一、临床表现

CID的典型临床表现为：化疗期间出现无痛性腹泻，或伴轻度腹痛，喷射性水样便,1 日数次或数十次,一般持续 5~7d;可出现在化疗当天或化疗后;严重者长达 2~3 个月。迟发型 CID 一般发生于化疗后 6~11d。

（一）寒湿困脾

大便清稀如水样,腹痛肠鸣,感寒加重,得热则舒,恶寒食少,舌苔白滑,脉濡缓。

（二）肠腑湿热

腹痛即泄,大便黄褐臭秽,肛门灼热,发热,腹痛拒按,舌质红,苔黄厚腻,脉濡数。

（三）脾气虚弱

大便夹有不消化食物残渣,饮食不慎即泄,腹痛隐隐喜按,神疲乏力,舌质淡,苔薄白,脉细。

二、治疗方法

（一）基本治疗

【治疗原则】寒湿困脾、脾气虚弱,健脾渗湿,涩肠止泻;肠腑湿热行气化滞,通调腑气。

【基本处方】神阙、上巨虚、三阴交、阴陵泉。

【方义分析】神阙穴居肚脐中央,内连肠腑,无论急慢性腹泻,均可运用,以大艾柱灸法为宜;阴陵泉为脾经合穴,合用三阴交健脾渗湿止泻。"若灸溏泄,脐中第一,三阴交等穴乃其次也"(《针灸资生经》);"飧泄,补三阴之上,补阴陵泉,皆久留之,热行乃止。"(《灵枢·四时气》)当化疗引起腹泻每日超过 5 次时,在停止化疗,用止泻药,减低胃肠蠕动,补充足够营养,维持水及电解质平衡等措施的基础上,选取上述腧穴治疗有利于止泻,并可减轻用止泻剂引起的副作用比如腹胀、肠麻痹等。

【随症加减】对快速止泻引起的腹胀、腹痛症可加刺足三里、上巨虚理气止痛;寒湿困脾和脾气虚弱加脾俞;肠腑湿热加合谷。

【操作方法】神阙、三阴交、阴陵泉三穴用艾灸盒温灸每穴每次 30min,起到大艾柱重灸治疗的作用。

（二）其他治疗

1.耳穴治疗:取大肠、小肠、脾、胃、神门。耳压贴贴压治疗,每日按压数次。

2.穴位注射:取双侧天枢,注射维生素 B_{12} 各 0.5ml。

第六节　肿瘤相关功能性消化不良

根据罗马 III 标准,功能性消化不良(Functional Dyspepsia,FD)是指存在一种或多种起源于胃或十二指肠区域的消化不良症状,包括餐后饱胀不适、早饱感、上腹痛或上腹部烧灼感等症状,并且缺乏能够解释这些症状的任何器质性、系统性和代谢性疾病。但是目前对这一疾病的认识并不明确,这一标准不能完全适用于临床诊断和解释。近年兴起的多学科交叉胃动力学研究更能解释这一临床综合征,即功能性消化不良为各种原因导致的胃动力异常,胃的正常生理协调运动被扰乱,胃平滑肌收缩能力低下,张力降低,正常节律性传导能力下降。肿瘤相关功能性消化不良可见于肿瘤术后或肿瘤放、化疗治疗的任何阶段;有的患者术后胃肠动力没有很好恢复,或者术后过分追求饮食进补,损伤脾胃功能,迁延难愈,导致营养不良,体质下降,免疫力低下,使得治疗难以为继,甚至影响治疗效果。临床可用的胃动力药虽然不少,常用的有西沙必利、莫沙必利、吗丁啉等,但实际应用效果一般,远不如针刺疗法起效快捷。肿瘤患者治疗期间或间歇期常常伴发功能性消化不良症状,任何部位和类型的肿瘤治疗后都可以发生,并不局限于消化道肿瘤患者。功能性消化不良患者不思饮食,恶心、呕吐,严重影响营养和体质状况。笔者对针刺足三里为主治疗胃肠系统疾病的良好疗效有非常丰富的体验,用针刺足三里为主的方法治疗功能性消化不良每获良效,且有立竿见影的效果,许多患者于针刺治疗当时即可感觉胃脘舒适,或产生饥饿感和较强食欲,见效之快堪称神奇。关于针刺足三里可以保护胃动力的研究报道也非常之多,其机理研究认为针刺足三里穴对胃黏膜具有保护作用,可改善胃黏膜微循环,促进胃黏膜上皮细胞的修复。

一、临床表现

食欲低下,上腹饱胀感,可伴有腹痛、腹胀、恶心、呕吐,不能进食进水,排气不畅,便秘等症,久病患者可见肤色萎黄,严重者手掌脚掌角质增厚,干燥苍黄,舌苔剥脱,舌质光红,表现为一派胃气大伤,气血津液俱虚的征象。

(一)脾胃虚寒

饮食生冷或受凉后加重,舌质淡、苔白,脉虚弱。

(二)胃阴不足

胃脘灼痛,饥而不欲饮食,口干咽燥,大便干结,舌质红少津,脉细数。

二、治疗方法

（一）基本治疗

【治疗原则】肿瘤相关功能性消化不良多为久病中阳不振,脾胃虚弱,不能承受水谷,水谷津微不能化生气血,治疗以温中健脾、理气和胃为主。

【基本处方】足三里、上巨虚、下巨虚。

【方义分析】上述腧穴分别为胃、大肠和小肠的下合穴,具有治疗本经脉和本脏腑疾病的作用,三穴排刺有极为显著的疏调胃肠气机和通腑降气的作用,治疗胃肠动力障碍有立竿见影之功效。

【随症加减】脾胃虚寒加神阙闪罐;胃阴不足加刺三阴交、太溪滋养胃阴;脾胃湿热加刺合谷、阴陵泉清热健脾祛湿;肝气犯胃加刺太冲疏肝理气。

【操作方法】常规针刺,手法轻柔而针感明显,切忌粗暴针刺。

（二）其他疗法

1.穴位埋线:双侧足三里、上巨虚埋入可吸收羊肠线,5d,一次,可与针刺治疗同步进行。

2.耳穴贴压:胃、大肠、小肠,耳压贴贴压,每日数次按压。

3.拔罐治疗:腹部无新鲜手术疤痕者,以中脘、神阙为中心闪罐法治疗,至局部温热舒适为度。

第七节　术后肠麻痹

术后肠麻痹(postoperative enteroparalysis)多发生于腹部手术后,也可以在其他部位的手术后发生。一般认为肠麻痹是由于毒性作用或创伤引起的肠运动功能障碍。一般来说,大的手术切口、广泛的操作致肠道或腹腔内有血液或脓液刺激时,更有可能导致术后肠麻痹。肠麻痹的特点是肠活动缺乏协调性,肠蠕动明显减少。临床表现多样,有些病人无明显症状,有些病人可有腹痛、腹胀、恶心伴胆汁性呕吐、厌食、肠鸣音弱,肠道排气不畅。

一、临床表现

肠麻痹的临床表现多样,有些病人无任何症状,有些表现为腹痛、腹胀、恶心和胆汁性呕吐、厌食,肠道排气不畅。体格检查时,叩诊表现为鼓音,患者腹胀,腹部无压痛及反跳痛,腹肌无紧张,听诊肠鸣音缺乏。

二、治疗方法

（一）基本治疗

【治疗原则】通调肠胃,理气消胀。

【基本处方】足三里、上巨虚、下巨虚。

【随症加减】舌苔黄厚腻加合谷、曲池;舌苔白厚腻加阴陵泉、三阴交。

【方义分析】三穴连用起排刺法加强针感,有通经导气的作用。治疗术后肠麻痹有立竿见影的功效。

（二）其他疗法

1.耳穴:选取胃、大肠、小肠,用耳压贴贴压治疗,每日数次按压。

2.穴位埋线治疗:原则上体针部位皆可埋线治疗,但为了不影响患者活动,可选择双侧体针穴位各一个或两个埋入羊肠线,起到24h温和刺激穴位的治疗作用。

3.单方验方:萝卜籽60g,胡椒15g,煮水喝。

第八节　肿瘤化疗后功能性胃潴留

胃潴留或称胃轻瘫、胃无力、胃麻痹、胃排空延迟等,多由于胃张力缺乏所致,与胃动力紊乱有关,是指胃内容物积潴而未及时排空。凡呕吐出4~6h以前以前摄入的食物,或空腹8h以上,胃内残留量>200ml者,表示有胃潴留存在。临床上多为继发性胃潴留,常见于腹部手术、创伤、糖尿病、代谢异常、药物服用影响胃动力所致,胃潴留分为器质性与功能性两种,器质性胃潴留如消化性溃疡所致的幽门梗阻,胃窦部及其邻近器官原发或继发的癌瘤压迫、阻塞所致的幽门梗阻等。肿瘤患者化疗后胃黏膜损伤,恶心呕吐反应明显,患者常并发胃潴留现象。笔者查阅文献,发现胃潴留与术后胃瘫概念混用,有作者把术后胃瘫也称为术后胃潴留。实际上术后胃瘫较功能性胃潴留病情严重,与手术损伤脾胃,导致胃动力异常有关。

胃潴留属于中医学"反胃"或"胃反"范畴,《金贵要略·呕吐哕下利病》称为"胃反",《圣惠方·治反胃呕哕诸方》则称之为"反胃"。症为食入之后,停留胃中,中医学描述为"朝食暮吐,暮食朝吐"。胃潴留患者吐出物为未经消化的食物。中医认为本病为饮食不当,或嗜食生冷,损及脾阳,或忧愁思虑,有伤脾胃,以至中焦虚寒,不能消化食物,饮食停留,终至呕吐而出。肿瘤治疗后功能性胃潴留为手术等治疗因素或久病损伤脾阳,运化无力,致使饮食停留胃中。如反胃日久,可致肾阳亦虚,所谓下焦火衰,釜底无薪,不能腐熟水谷。针灸治疗本病仍然以针刺足三里为主,临床疗效十分显著,基本经 1~3 次治疗即可产生明显效果。

一、临床症状

恶心、呕吐、上腹饱胀、早饱、腹痛、体重减轻、食欲低下、不思饮食,其中呕吐为本病的主要表现,严重者水饮食物俱吐,可吐出隔夜食物,甚至随喝随吐,食入即吐,胃脘胀满,腑气不通,大便秘结,患者多以为病情复发或加重而情绪低落、心情抑郁。

二、治疗方法

(一)基本治疗

【治疗原则】理气健脾,和胃降逆,通调肠腑。

【基本处方】足三里、上巨虚、下巨虚、内关、中脘。

【方义分析】胃主降浊,以通为用,中医理论认为大肠、小肠皆属于胃,胃潴留属水饮内停肠胃,治疗取足阳明胃经下合穴足三里,手阳明大肠经下合穴上巨虚,手太阳小肠经下合穴下巨虚,是谓"合治内腑"之意,三穴合用,起到排刺法加强针感的作用,有显著促进胃肠蠕动的作用。中脘为胃之募穴,邻近胃脘,募穴的治疗特点是驱邪泻实,有通调脏腑、行气止痛之功;内关为手厥阴心包经络穴,沟通三焦,功擅理气降逆,又为八脉交会穴,通于阴维脉,取之可畅达三焦气机、和胃降逆止呕。作者体会上述组穴治疗胃动力紊乱相关病症,中医辨证无论寒热虚实,用之皆有良效。

【随症加减】舌质淡白,舌苔白厚腻者,加脾俞、阴陵泉;舌质红、少苔或舌苔剥脱者,加刺三阴交、太溪。

【操作方法】诸穴常规针刺,保持明显得气感,平补平泻。症状严重者加刺足三里与上巨虚、上巨虚与下巨虚之间的等分点,起到加强针感,快速促进肠胃蠕动的作用。

(二)其他疗法

1.电针疗法:选取双侧足三里、足三里下(足三里与上巨虚的中点)、上巨虚三穴常规针刺,得气后在同侧肢体任意两穴上连接华佗牌电针治疗仪,选用连续波,调节频率,强度以患者能够耐受且感觉舒适为度。

2.耳穴治疗:取口、食道、胃、脾、肝、大肠、小肠、神门、交感。每次选用 3~5 穴,用 28 号 0.5 寸毫针针刺,或者取全部穴位用王不留行耳压贴贴压,双耳交替进行。

3.放血疗法:在下肢足阳明胃经线上寻找明显压痛点、或下肢内外侧浅表血络,细小或粗大血络均可,用 7 号一次性注射针头快速刺破皮肤或血络,压痛点适当出血,浅表血络尽出其血,治疗肠胃病疗效显著。

4.穴位埋线治疗:取 2-0(B20)医用羊肠线,剪为长约 1cm 的线段,用 9 号一次性埋线针埋入双侧足三里穴。

5.艾灸疗法:中脘穴用艾灸盒温灸,每次 20~30min,感觉温热舒适为度。可与体针针刺同时使用。

第九节　腹部肿瘤术后胃瘫综合征

术后胃瘫综合征(postsurgical gastroparesis syndrome,PGS)是指在手术后出现的以胃排空障碍为主要表现的一组临床综合征,以胃大部切除、胰十二指肠切除、胆囊切除等手术后多见。急性胃瘫发生在术后开始进食的 1~2d 内或饮食由流质向半流质过渡时;慢性胃瘫的临床表现类似于急性胃瘫,可发生在术后数周、数月甚至数年。胃镜和 X 线检查主要表现为胃液潴留、胃无蠕动或蠕动较弱,吻合口水肿、或慢性炎症,造影剂在胃内潴留但部分造影剂或胃镜仍能通过吻合口,无消化道机械性梗阻现象。文献报道胃癌手术后胃瘫综合征的发生率约为 0.4% ~5%。

术后胃瘫的诊断目前没有统一标准,国际标准认为胃瘫为除外机械性梗阻,术后第 7d 仍不能拔除且胃管引流量大于 500ml/d,或拔除胃管进食后出现恶心、呕吐、腹胀,需重置胃管引流者。复旦大学附属中山医院提出的诊断标准则为:①经一项或多项检查提示无胃流出道机械性梗阻, 但有胃潴留;②胃引流量每天>800ml,且持续>10d;③无明显水电解质和酸碱平衡紊乱;④无引起胃瘫的基础疾病,如糖尿病、甲状腺功能减退等;⑤无应用影响平滑肌收缩的药物史,如吗啡、阿托品等。

现代药理学研究认为红霉素有促进胃动力的作用,而高渗盐水经胃管注入可减轻吻合口水肿,促进胃肠功能恢复,临床因此广泛运用红霉素和高渗盐水治疗胃瘫,但是经过上述治疗的胃瘫患者实际并无明显的改善迹象。红霉素即使经静脉应用也会发生明显的恶心、呕吐等胃肠道反应;经胃管注入高渗盐水的部分患者也因不耐刺激而发生大量呕吐。从中医的观点看,津能载气,气随液脱,大量呕吐导致津液的丢失,也必然导致气的耗损,就是所谓"吐下之余,定无完气"(《金匮要略心典》),形成气随液脱的危候。中医学"气"的概念有两层含义,一是指构成人体和维持人体生命活动的精微物质,如水谷之气、呼吸之气;二是指脏腑组织的生理功能,如脏腑之气、经脉之气。前者是后者的物质基础,后者是前者的功能表现。以中医学的观点看,频繁呕吐反而加重了患者胃气的损伤,脾胃功能进一步受损,不利于胃瘫恢复。

胃瘫患者小肠和结直肠功能不受影响,由于患者无法进食,需通过空肠营养管进行肠内营养供给,并予肠外营养支持,营养制剂配方脂肪剂量过高可发生腹胀、腹泻等并发症,反而延缓胃瘫的恢复。肠内营养本身也有误吸、反流、腹泻、腹胀、消化道出血、吸入性肺炎等不良反应,研究认为针刺足三里穴对上述不良反应具有防治作用。

胃瘫与胃潴留相似,以水饮停胃为患,但在病情程度上较胃潴留为重。笔者配合肠内肠外营养支持针刺治疗术后胃瘫效果较满意,但术后胃瘫较其他胃动力紊乱性疾病的疗程相对要长,具体因人而异。

一、临床表现

患者多表现为餐后上腹疼痛、饱胀恶心呕吐、食欲下降和体重减轻。①呕吐、腹胀明显,胃肠蠕动减弱或消失;②明显的胃排空延迟,胃肠减压引流量> 600~800 ml/d,且持续时间>10d;③一项或多项检查提示无胃流出道机械性梗阻;④排除糖尿病、结缔组织疾病等引起的胃瘫;⑤应用影响胃肠平滑肌收缩的药物;⑥无明显水电解质及酸碱失衡。

二、治疗方法

(一)基本治疗

【治疗原则】健运脾胃,通腑消胀。

【处方组成】合谷、足三里、上巨虚、下巨虚、太冲。

【方义分析】六腑病以实证为多,治疗以通为用,以降为顺。下合穴是手足六阳经之经气内通六腑之所,故临证用下合穴治疗急腹症,以通降腑气,多获良效。足三里治疗胃部疾病,上巨虚、下巨虚治疗肠道疾病;肠胃同属消化系统,生理功能上相互为用,病理结果上彼此影响,临床上胃瘫患者多同时具有肠腑不通或通而不畅或者腹泻的现象,因此治疗胃瘫应肠胃兼顾。因胃瘫属于较为严重的功能性胃病,治疗以三部脏腑的下合穴分别三针排刺,形成多针连刺的效果,有加强针感促进疗效的作用。

【随症加减】上腹部无手术或术后疤痕已完全愈合者,加刺上、中、下脘三穴,双侧天枢穴,呕吐明显,加刺内关穴。

【操作方法】诸穴常规针刺,温通针法,保持明显得气。电针治疗在上述体针针刺的同时,下肢足三里加用电针治疗;消化道肿瘤术后并发胃瘫的患者,上腹部伤口尚未完全愈合,引流管未拔除,或手术瘢痕形成明显的患者,腹部腧穴酌情选取或放弃;上腹部创口愈合良好但疤痕增生明显者,上脘、中脘、下脘可用华佗牌电极片贴敷治疗,选连续波,适当频率,以患者能够耐受且舒适进行治疗。

（二）其他治疗

1.电针疗法:选取双侧足三里、足三里下(足三里与上巨虚的中点)、上巨虚三穴常规针刺,得气后在同侧肢体任意两穴上连接华佗牌电针治疗仪,选用连续波,调节频率,强度以患者能够耐受且感觉舒适为度。

2.耳穴治疗:取口、食道、胃、脾、肝、大肠、小肠、神门、交感。每次选用3~5穴,用28号0.5寸毫针针刺,或者取全部穴位用王不留行耳压贴贴压,双耳交替进行。

3.穴位埋线治疗:取2-0(B20)医用羊肠线,剪为长约1cm的线段,用9号一次性埋线针埋入双侧足三里穴。

4.艾灸疗法:中脘穴用艾灸盒温灸,每次20~30min,感觉温热舒适为度。可与体针针刺同时使用。

第十节　肿瘤相关动力障碍性肠梗阻

虽然肠梗阻是常见病、多发病,但肠梗阻的处理,仍然是临床最棘手的难题之一,医师的临床经验被认为是最重要的。针刺治疗各种类型肠梗阻均有较好疗效,尤以动力障碍性梗阻疗效最为突出,如术后早期炎症性肠梗阻、麻痹性肠梗阻、血运性肠梗阻。

"术后早期炎症性肠梗阻"(early postoperative inflammator intestinal obstruction)由著名的胃肠外科专家黎介寿院士于1998年首次提出, 是指于腹部手术后2周左右发生,除外因肠麻痹以及内疝、肠扭转、吻合口狭窄等机械性因素造成的一类肠梗阻。因手术操作范围广、创伤重,或腹腔已有炎症,特别是既往手术史后腹腔内有广泛粘连,剥离后肠浆膜层有炎性渗出,肠袢相互粘着,有些可能还有成角的现象,这类肠梗阻既有机械性因素,又有肠动力障碍性因素,但无绞窄的情况,为突出其特征,称之为"术后早期炎症性肠梗阻"。最早由于对这一独特的疾病症候群的病因、病史、症状、体征、病理生理机制、诊断和治疗方法缺乏认识,早期手术治疗致使患者发生了复杂的肠外瘘。黎院士在充分认识和总结经验教训的基础上,提出该症候群的治疗以保守治疗为主,包括胃肠减压,维护水电解质与酸碱平衡,肠外营养支持,应用生长抑素,给予肾上腺皮质激素,多数病人在治疗后2~4周症状逐渐消退。2009年,黎院士再次肯定这一研究成果,指出治疗这类肠梗阻病人时,应严密观察、耐心等待。黎院士在倡导保守治疗时并没有提到针灸疗法,也许是因为他不熟悉针灸疗法的优势所在, 其实这类肠梗阻针灸治疗的优势十分明显, 多数病例经针刺治疗1周内即可好转,不用2~4周的漫长等待。

肠梗阻属于中医症候"气滞""肠结""积聚"范畴,为脏腑气机运行不畅、瘀血阻滞、肠道壅塞不通所致。临床上中医中药治疗主要方法是调理脏腑气机,泻热通下,活血化瘀,软坚散结。

一、临床表现

初期临床表现恶心、呕吐、腹胀、腹痛、停止排便、排气;影像学征象: X 线腹部立位平片均见不同程度肠腔胀气、扩张、多个液气平面。

二、治疗方法

(一)基本治疗

【治疗原则】通调肠腑,理气消胀。

【基本处方】中脘、天枢、足三里、上巨虚、下巨虚、合谷、太冲。

【方义分析】中脘为胃经募穴、腑之会穴,用之可通调腑气;天枢为大肠经募穴,配中脘增强通降腑气的作用,足三里、上巨虚、下巨虚分别为胃、大肠与小肠的下合穴,是治疗肠胃疾病的首选腧穴;合谷为大肠经原穴,太冲为肝经原穴,原穴与三焦密切相关,三焦为元气之别使,关系着整个机体的气化功能,特别对五脏六腑的生理活动有很大意义。原穴主治本脏腑本经脉及其连属的组织器官的病症,合谷、太冲为"四关穴",四穴合用加强通调腑气的作用。

【随症加减】舌苔黄厚腻,加曲池清热通腑,舌苔白厚腻,加阴陵泉健脾祛湿。

【操作方法】常规针刺,保持明显得气感但不大幅度在不同肌层间提插,以免造成肌肉组织机械性刺激疼痛,加重患者痛苦。

(二)其他疗法

1.埋线治疗:取 2-0(B20)医用羊肠线,剪为长约 0.5~1cm 的线段,用 9 号一次性埋线针埋入双侧足三里、上巨虚、下巨虚穴。

2.温针灸:足三里、上巨虚、下巨虚针刺后,将清艾条剪为长约 2cm 的艾柱,插在针柄上,从近针体端点燃,可连灸 2~3 壮。温针灸的目的是借助温热感推动经络气血运行,缺点是艾烟及其气味造成病房空气污染,同时温针灸的热力是通过针柄直达肌肉深层的,皮肤热感可不明显,因此需谨防深层肌肉烫伤。

第十一节　肿瘤化疗后骨髓抑制反应

骨髓抑制（Bone Marrow Suppression）是化疗最常见的限制性毒性反应，与之相关的简要病理生理及一般处理原则见图 5-2-1。

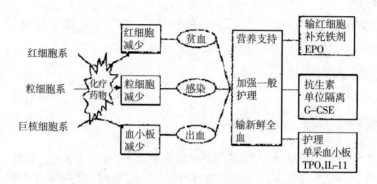

图 5-2-1　骨髓抑制的病理生理及一般处理原则

所有化疗药物都具有骨髓抑制作用，差别仅在于程度轻重不同。中–高剂量放射线也对骨髓具有高度毒性。化疗引起造血祖细胞的耗竭，进一步发生急性骨髓抑制反应，一些急性骨髓抑制的患者甚至发展成为潜在的骨髓损伤。贫血可致患者组织缺氧，全身一般状况差，还可能降低放疗或化疗效果。对粒细胞系抑制而言，中性粒细胞绝对值比白细胞总数更为重要，当中性粒细胞绝对值低于 $1 \times 10^9/L$，血小板计数低于 $50 \times 10^9/L$ 时，分别意味着 3 度粒细胞减少和血小板减少达到临界点，是可能出现并发症的信号，也是需要进行干预的指征。

根据临床表现，骨髓抑制归属于中医的"虚劳""虚损""血虚""内伤发热"等范畴，是中医中药及针灸疗法的优势病种，临床运用和机理研究都十分活跃。中药制剂方面，甘肃省肿瘤医院裴正学教授创立的"兰州方"和"裴氏升血颗粒"疗效显著，得到了患者的一致认可。

一、临床表现

患者多伴有头晕、乏力、食欲减退、面色无华、恶心呕吐、心悸耳鸣等非特异性症状。骨髓抑制出现的早晚和持续时间不完全相同，主要表现为骨髓造血功能下降，外周血常规下降。

二、治疗方法

（一）基本治疗

【治疗原则】补益心脾肾，调养气血，针灸并用，补法。

【基本处方】气海、血海、膈俞、心俞、脾俞、肾俞、足三里、悬钟。

【方义分析】骨髓抑制治疗以补虚为主，气海、血海气血双补；膈俞为血之会穴，悬钟乃髓会，用以补血养髓；心俞、脾俞、肾俞滋养心、脾、肾；足三里调理脾胃，强壮后天之本，以助气血生化之源。

【随症加减】头晕加百会补脑止晕；心悸加内关宁心定悸；食欲不振加中脘健胃；潮热盗汗加劳宫清热除烦，太溪益肾滋阴。

【操作方法】所有穴位常规针刺。

（二）其他疗法

1.耳穴疗法：取心、脾、肝、肾、膈、内分泌、肾上腺、皮质下。每次选用3~5穴，用28号0.5寸毫针针刺，或者取全部穴位用王不留行耳压贴贴压，双耳交替进行。

2.埋线疗法：体针针刺点均可埋入，可吸收羊肠线治疗，每7d埋线一次。

3.艾灸治疗：取气海、足三里、心俞、脾俞、肝俞、肾俞、大椎穴，艾灸盒温灸治疗，每穴每次灸5~10min。缺点是艾条燃烧时有烟雾及气味，也比较耗时费力。

4.辨证选药：可结合十全大补丸或八珍丸、补中益气丸、归脾丸辨证口服，中成药的优点是口感好，服用方便，价格便宜，有利于长期坚持，缺点是不能随症加减。

第十二节　头颈部恶性肿瘤放、化疗后口腔干燥症

口干症（xeorsotmia）是头颈部恶性肿瘤放、化疗患者常见的副反应，影响患者的吞咽、咀嚼和语言表达，现代医学常规治疗方法无法缓解这一症状，国外的学者对此投入了极大的关注。上海复旦大学联合休斯敦德克萨斯大学 MD 安德森癌症中心团队，观察针灸对鼻咽癌放疗后病人口干症状的治疗作用，通过针刺承浆、列缺、照海和耳穴神门、唾液腺、喉等穴位，观察 6 个月后，得出结论认为针刺能明显改善口干症状。作者在临床工作中，接诊鼻咽癌放射治疗中因呃逆而来求治的患者，见其呃逆、便秘、口干咽燥，舌质红，无苔，舌面光剥，当时患者只求治疗呃逆症状，并未述及其他。因作者认为肿瘤患者呃逆症状并非单纯的膈肌痉挛所致，而是胃气大伤致胃肠动力障碍的表现之一，因此治疗多从调理脾胃顾护胃气入手。经针刺足三里、上巨

虚、下巨虚、三阴交、太溪治疗后,患者当即感觉口舌干燥似有所减轻,疑为心理作用,第二天感觉口腔干燥现象确有所缓解,察其舌质变润,舌苔有所敷布,不再光剥干红。因口腔干燥症的病变部位虽在口腔,但根本原因在脾胃的升清降浊功能失常。脾开窍于口,在液为涎,涎为口津,乃唾液中较为清稀的部分,具有保护黏膜,润泽口腔的作用,涎为脾气所化生,生理情况下,口津充盈,口润不干而涎不外溢,若脾胃阴虚,津生无源,则口干咽燥;肾在液为唾,为唾液中较稠厚的部分,唾生于舌下,有滋润口舌的作用,唾为肾精所化,肾中精气的充盈也关乎唾液的化生,因此治疗口腔干燥症从健脾胃滋肾精论治,效果显著,后依此法治疗口腔干燥症无不效验。

一、临床表现

轻者表现为唾液黏稠感,较重者唾液少,自觉口干,口腔疼痛,甚至口腔溃疡,咀嚼及吞咽困难,味觉和嗅觉变浅,语言表达不便。

(一)实热蕴盛

肠胃热盛,咽干口渴,口气热臭,大便秘结,舌红苔黄腻,脉数。治宜清热泻火,生津止渴。药用三黄汤或黄连上清丸。

(二)阴虚火旺

肺胃津伤,口干咽燥,夜间尤甚,五心烦热或午后潮热,舌干少苔或无苔,脉细数。治宜养阴清热,生津止渴。药用养阴清肺汤。

二、治疗方法

(一)基本治疗

【治疗原则】清热养阴,生津止渴

【基本处方】足三里、上巨虚、下巨虚、地仓、承浆、三阴交、太溪、指肾穴。

【方义分析】足三里、上巨虚、下巨虚用治脾胃失和,屡用屡效,无论寒热虚实,无不效验。地仓、承浆为足阳明胃经在面部的穴位,分布在唾液腺与腮腺附近,属于局部选穴的治疗原则,用之疏通局部经络气血,促进唾液分泌;三阴交、太溪、指肾穴有补肾水的作用,为董氏奇穴治疗口干的重要穴位。

【随症加减】肠胃蕴热,便秘者加合谷、曲池清热通腑;口腔溃疡、舌红无苔加刺劳宫穴;肾虚口干加刺董氏奇穴通肾穴、通胃穴、通背穴,针之可立生口水。

【操作方法】指肾穴位于无名指第一节之外侧,28 号 0.5 寸针快速直刺;其他腧穴常规针刺,保持明显得气感。

(二)其他疗法

1.耳穴疗法:取口、心、脾、肾、内分泌,用 28 号 0.5 寸毫针针刺,或者王不留行耳压贴贴压,双耳交替进行,每日按压数次。

2.中药治疗:大神口炎清颗粒口服治疗或用石斛 15g、生地 10g、麦门冬 10g、生地 10g、玉竹 10g、金银花 10g,泡水漱口,慢慢含咽。

3.放血疗法:火热蕴盛,发热疼痛,舌腮红肿,小便赤,大便干结者,可于耳尖、十二井穴、委中、曲池穴刺治邪热。

第十三节　乳腺癌治疗后潮热

潮热是一种血管舒缩功能失调的症状,发作时皮肤血管收缩,头面、胸背等部皮肤突然烘热难耐、大量汗出,伴有心悸心慌、烦躁不安、易怒焦虑等症。随着皮肤血管的舒张,热势减退,汗出停止,皮肤发凉。潮热发作一般持续时间不长,多为几秒钟至数分钟,发作频率可一日数次或数月一次,以夜间发作严重和频繁。西安交通大学医学院附属医院和北京协和医院张巧利等认为,乳腺癌妇女由于手术、放疗、化疗以及辅助治疗,绝经或卵巢早衰较正常妇女提前出现,潮热也较频繁和严重,常伴有易激惹、抑郁、健忘、乏力、疲倦等,认为这些症状与潮热的严重程度有关,但与年龄无关。乳腺癌治疗后潮热也是接受激素如他莫昔芬治疗的乳腺癌患者的主要副反应。潮热的药物治疗不良反应多,不宜长期使用,如文拉法辛的副作用为恶心、口干、头痛、失眠、眩晕、复视、血压上升、便秘、疲劳、焦虑、神情恍惚和夜间肢体痉挛等。中医中药对潮热的治疗疗效明显,针灸也能改善包括潮热在内的血管收缩综合征引起的各种症状,同时针刺治疗可明显减少药物治疗的不良反应。

一、临床表现

阵发性潮热,汗出,时冷时热。伴有心悸、烦躁、不安、胸闷、气短、眩晕或短暂的血压升高或降低等症。

二、治疗方法

(一)基本治疗

【治疗原则】益肾宁心,育阴潜阳,疏肝健脾。针刺为主,平补平泻或补泻兼施。

【基本处方】百会、关元、肾俞、太溪、三阴交。

【方义分析】百会位于巅顶,属于督脉,具有升清降浊、平肝潜阳、清利头目的作用;关元属任脉,可补益元气,调理冲任;肾俞为肾之背俞穴,太溪为肾经原穴,二穴合用可补肾气、养肾阴;三阴交属于脾经,通于任脉和三阴经,健脾、疏肝、益肾,理气开郁,调理冲任。

【随症加减】心肾不交,心火内扰加心俞、神门、劳宫、内关清心火、养心神;肝肾阴虚加太冲疏肝理气。

【操作方法】本病虚实夹杂,以虚为本。劳宫、太冲泻法针刺,穴外其他腧穴均补法针刺。

(二)其他疗法

1.耳穴疗法:取心、脾、肝、肾、神、门、交感、内分泌、内生殖器、肾上腺,用28号0.5寸毫针针刺,或者王不留行耳压贴贴压,双耳交替进行,每日按压数次。

2.穴位埋线治疗:取2-0(B20)医用羊肠线,剪为长0.5~1cm的线段,用9号一次性埋线针埋入双侧心俞、肝俞、肾俞、三阴交穴,7d埋线一次。背俞穴注意针刺,深度不可过深,以防刺伤脏器。

第十四节　乳腺癌术后上肢淋巴水肿

国内研究报道,乳腺癌发病率在世界范围普遍增高,中国女性乳腺癌年龄标化发病率为21.6/10万,居女性癌症发病的第1位。

乳腺癌术后上肢淋巴水肿是乳腺癌患者较为严重的术后并发症,术后数月甚至30年均可出现。术后放疗、腋窝淋巴结清扫范围过大、术后愈合并发症如延迟愈合、感染、积液等,以及高龄、肥胖等因素均可增大术后上肢淋巴水肿的风险。术后放疗的目的是为了降低乳腺癌局部复发率,但放疗可造成放射野内静脉闭塞、淋巴管破坏,局部肌肉纤维化压迫静脉和淋巴管,影响上肢淋巴回流,产生上肢淋巴水肿。国外报道乳腺癌根治术或改良根治术后加用放疗,上肢水肿的发生率处于大幅度上升趋势。

术后康复训练被认为有一定预防效果,但并不能预防放疗等继发性淋巴水肿的发生。利尿剂造成体内电解质及体液平衡失调,可能加重水肿肢体的炎症反应和纤维化程度而逐渐被淘汰。苯吡啶和香豆素因胃肠道反应也难以长期应用。因此,以针灸理疗为主的物理疗法受到国际医学界的重视。我们用针刺结合放血、空气波压力治疗、蜡疗等物理疗法治疗乳腺癌术后上肢淋巴水肿,取得了不错的效果。但淋巴水肿一旦形成,治疗难度很大,与患者期望短期速愈的心理愿望并不一致,加之患者可能同时要进行肿瘤的直接治疗,同时多项治疗会给患者造成顾此失彼的心理负担,需给予患者充分体谅,合理安排治疗时间及内容,并鼓励患者乐观面对,积极治疗。

一、临床表现

肢体肿胀、增粗,皮肤变薄,肿胀严重时皮肤发紫,甚至并发感染,患者自觉肿胀的肢体沉重、僵硬、困痛,多数患者伴有同侧肩关节周围疼痛。

二、治疗方法

(一)基本治疗

【治疗原则】疏经通络,利水消肿,活血化瘀。

【基本处方】手五里、曲池、手三里、太渊、经渠、尺泽。

【方义分析】机体的水液代谢是一个十分复杂的生理过程,中医认为,与水液代谢密切相关的主要有肺、脾、肾三脏,其中肺主通调水道,主行水,为水之上源,对水液的输布和排泄有疏通和调节作用;脾主运化水液,具有吸收、输布水液、防止水液在体内停滞的作用;肾为水脏,主水液代谢,具有主持和调节体内水液代谢的功能。因此凡是水液代谢障碍的疾病,皆可从肺脾肾三脏论治;同时,乳腺癌术后上肢淋巴水肿为局部性病变,结合经络辨证,上肢水肿除局部取穴外,主要取肺经上的腧穴治疗,既是局部治疗,又体现经络辨证的治疗原则。

【随症加减】根据水肿部位在前臂或者后臂、属阳经或者阴经,灵活增减局部腧穴。

【操作方法】常规针刺。由于水肿部位容易感染,因此治疗前后应注意严格消毒,避免感染。

(二)其他疗法

1.空气波压力治疗仪:利用多腔气囊反复有序地充、放气,由肢体远端向近端循环挤压,促进淋巴回流。操作前应排除肢体深静脉血栓形成。

2.刺络拔罐:针刺及空气波压力治疗仪治疗结束后,选取肿胀最明显的部位,用7号一次性注射针头进行快速点刺(仅刺破浅表皮肤,不可深入肌肉)数次,加拔火罐,尽出其血。每天可根据肿胀情况选取2~3个部位放血治疗。感染灶外围以一次性针头快速点此放血,可促进感染快速愈合。

3.蜡疗:根据肢体肿胀范围,取厚度约为3cm,温度约为53℃的大蜡块包裹患肢肿胀部位,蜡块覆盖治疗巾及较厚的棉被等延缓散热,保证热力渗透肌肤深层。待蜡块温度降低变硬后结束治疗,去除蜡块后迅速擦去蜡油及汗水,嘱咐患者及时穿好衣服,注意保暖。

第十五节　妇科肿瘤术后及放疗后下肢淋巴水肿

　　下肢淋巴水肿(lower-limb lymph edema,LLL)是卵巢癌、子宫内膜癌和宫颈癌、外阴癌等妇科根治手术和放射治疗后的常见并发症。关于妇科肿瘤治疗后下肢淋巴水肿的发生率,国内外报道差异很大,并无实际参考意义。但在盆腔淋巴结清扫数目多、辅助放疗等为下肢淋巴水肿的高危因素的认识上则是普遍一致的。中国医学科学院、北京协和医院妇产科冯凤芝等认为盆腔淋巴结切除术中保留旋髂淋巴结、术中不关闭后腹膜、严格掌握术后辅助放疗的指证等措施,能明显减少术后下肢淋巴水肿的发生。下肢淋巴水肿缺乏满意的治疗方法,除术中注意采取预防措施外,患者适当减轻体重、避免长时间站立、适量运动也有利于预防形成下肢淋巴水肿。治疗以综合物理疗法为主,早期抬高患肢、向心端手法按摩肢体,帮助淋巴回流,可有助于减轻水肿;早期也可采取多层绷带包扎等措施,患侧肢体下垫棉垫,以多层低伸缩性弹力绷带由远端向近心端持续包扎,层数逐渐减少,有防止组织间液体过多生成和淋巴液逆流,并有增强肌泵的作用。但这些措施仅可起到有限的保护作用,治疗作用并不明显。下肢淋巴水肿属于中医学"脚气""大脚风"等范畴,有效的治疗方法是针刺治疗,针刺能有效持续促进下肢血液循环,帮助建立侧枝淋巴循环,加强静脉以及淋巴回流,从而减轻水肿的作用。临床针刺结合空气波加压为主治疗下肢淋巴水肿,治疗效果较满意。但必须认识到下肢淋巴水肿一旦形成,多将长期伴随,治疗有一定难度,应鼓励患者坚持治疗,平时注意皮肤护理,避免引起感染。

一、临床表现

　　患肢胀痛、疼痛、沉重不适,水肿多出现于大腿,初期多为凹陷性水肿,随着病情进展,肢体逐渐周径增粗,皮肤粗糙、质地变硬,形成象皮肿,肿胀严重者可致下肢关节活动受限,患者行走不便。主要辅助检查包括超声、CT、MIR、淋巴管造影、核素扫描等,其中最常用和简便的是超声检查,其主要征象为表皮、真皮层低回声,皮下组织增厚,纤维组织断裂等。辅助检查既有助于诊断,同时也有助于排除下肢深静脉栓塞等情况。

二、治疗方法

（一）基本治疗

【治疗原则】疏经通络，利水消肿，活血化瘀。

【基本处方】驷马穴、阴陵泉、三阴交、足三里、照海。

【方义分析】水肿相关病症治疗主要从肺脾肾三脏论治。驷马穴为董氏奇穴治疗肺经有关疾病的一组穴位组合，为补气要穴，补气助水液运化；风市治疗水肿之皮肤瘙痒、麻木、脚气；阴陵泉治水肿，三阴交、足三里、照海治疗水肿。《千金翼方》载"水肿不得卧，灸阴陵泉百壮"；《百症赋》"阴陵、水分，去水肿之脐盈"；《类经图翼》"三阴交主混身浮肿"；《灵光赋》"阴阳两跷和三里，诸穴一般治脚气"。

【随症加减】丹毒形成，加刺血海。

（二）其他疗法

1.空气波压力治疗仪：利用多腔气囊反复有序地充、放气，由肢体远端向近端循环挤压，促进淋巴回流。操作前应排除肢体深静脉血栓形成。

2.放血疗法：针刺及空气波压力治疗仪治疗结束后，选取肿胀最明显的部位，用7号一次性注射针头进行快速点刺（仅刺破浅表皮肤，不可深入肌肉）数次，加拔火罐，尽出其血。每天可根据肿胀情况选取2~3个部位放血治疗。感染灶外围以一次性针头快速点此放血，可促进感染快速愈合。

3.蜡疗：根据肢体肿胀范围，取厚度约为3cm，温度约为53℃的大蜡块包裹患肢肿胀部位，蜡块覆盖治疗巾及较厚的棉被等延缓散热，保证热力渗透肌肤深层。待蜡块温度降低变硬后结束治疗，去除蜡块后迅速擦去蜡油及汗水，嘱咐患者及时穿好衣服注意保暖。

第十六节　盆腔肿瘤术后尿潴留

关于尿潴留（postoperative urinary retention）的认识，据文献报道，在过去近30年里没有太大变化，普遍认为尿潴留为术后经1~2周，经常规导尿仍不能自行排尿或虽能自行排尿但残余尿>100ml；而国外文献中则认为尿潴留为患者不能自行有效排空膀胱而残余尿量>100ml，或者手术后8 h内不能排尿，且膀胱尿量>600ml。

有关盆腔术后尿潴留的发生率以及发生机制，各家看法不一致，但都认为尿潴留为多因素造成。留置尿管合并尿路感染、高龄、术前并发症如神经系统疾病或损害神经相关疾病、围手术期使用干扰膀胱功能的药物、手术时间过长、麻醉剂与镇痛药的使用、手术致膀胱形态及位置改变、大范围手术致副交感神经损伤等都有关。但复旦大学附属中山医院妇产科的研究则认为,随着现代外科手术技术的提高,盆丛根段及分支神经束切断所致的长期性排尿功能障碍较少见,不是术后尿潴留的主要原因,倾向于认同手术中的神经牵拉和压迫、膀胱血供受影响等因素,引起支配膀胱的体神经和自主神经发生节段性脱髓鞘病变,从而导致会阴神经终端运动电位潜时延长等改变,继而发生尿潴留的观点,认为这是术后尿潴留的主要发生机制。

一、临床表现

下腹胀痛或不适感,小便不通或尿少不畅,可被麻醉效果所掩饰,超声诊断残余尿量>100ml,叩诊浊音界增高,若平脐浊音,估计尿量最少可达500ml。膀胱过度膨胀引起的腹胀腹痛等可继发引起恶心、呕吐、血压变化、心动过缓甚至心脏停搏等严重后果。

二、治疗方法

(一)基本治疗

【治疗原则】调理膀胱、行气通闭。

【基本处方】曲骨、中极、三阴交。

【方义分析】曲骨、中极穴主治小便不利,位置近膀胱,亦有局部近治作用;三阴交调理肝脾肾,助膀胱气化利小便。

【随症加减】小腹胀满,气化不利加尺泽;湿热蕴滞加至阴、阴陵泉、委阳。

(二)其他疗法

1.电针:曲骨、中极针刺得气后,连接电针治疗仪,选疏密波,留针30min。

2.耳穴:膀胱、肾、三焦、尿道,针刺或耳穴贴压治疗。

第十七节　颈淋巴结清扫术后肩关节功能障碍

颈淋巴结清扫术是治疗头颈原发癌及颈部转移癌的常用手术方式,能提高头颈部恶性肿瘤患者的生存率和临床治愈率,是头颈癌综合治疗的重要手段。颈淋巴结清扫有多种术式,但无论何种术式,都可能造成患者术后出现肩关节功能受损。表现为翼状肩、耸肩无力、上肢外展障碍及肩部下垂、肩关节及手臂活动受限、肩周麻木、疼痛等失能状态。全颈淋巴结清扫术由于切除了副神经等重要组织,术后可能引起的肩周综合征更加严重。

一、临床表现

颈清扫术后肩关节综合征主要因为斜方肌失去神经支配,产生肩下垂、肩胛骨凸现、肩关节外展和耸肩活动受限以及肩部疼痛,颈部、耳垂皮肤感觉减退等症状。患者手术同侧肩关节无力,痠困疼痛、僵硬、麻木,疼痛严重时不能外展及上举,患者无法用患侧手臂完成梳头、穿脱衣袖、解系裤带等动作,患者甚至不敢朝向患侧侧睡,不小心碰触患侧肩部可能造成患者肩关节剧烈疼痛。

二、治疗方法

(一)基本治疗

【治疗原则】疏经通络,活血止痛。

【基本处方】肾关(下肢内侧阴陵泉穴下1寸)、肩井、肩髃、喙突点、阿是穴。

【方义分析】肾关穴是董氏奇穴治疗肩关节不举的要穴,有下针数分钟肩关节即可上举的功效;肩井疏通局部气血;肩髃可改善上肢血供;喙突点是肱二头、三头肌肌腱的附着点,由于活动牵拉频繁,极易产生劳损性疼痛,临床经验证明肩关节周围炎的患者此处是最常见的疼痛点,属于局部治疗原则;阿是穴属于手术局部创伤痛点取穴。

【随症加减】患侧颈椎痛者加风池、颈夹脊痛点疏风散寒止痛。

【操作方法】常规针刺,选取疼痛最明显针刺点任意两个腧穴,连接华佗牌电针治疗仪,选疏密波、低频率适宜强度刺激,保持舒适针感;局部TDP治疗仪照射30min.

(二)其他疗法

1.火罐治疗:针刺治疗结束后,以大火大罐加拔疼痛局部,皮肤青紫为度;如拔罐后患处皮肤颜色浅淡或接近正常,则于疼痛局部使用一次性7号针头快速刺破皮肤浅层数次,其上加拔火罐使适当出血。放血疗法有极强的改善循环、消除炎症的作用,可迅速缓解疼痛症状。

2.蜡疗:针刺及拔罐治疗结束后,在患侧肩部放置长、宽、厚约10cm×8cm×3cm,温度约为53℃的大蜡块,蜡块覆盖治疗巾及较厚的棉被等延缓散热,保证热力渗透肌肤深层。待蜡块温度降低变硬后结束治疗,去除蜡块后迅速擦去蜡油及汗水,嘱咐患者及时穿好衣服。

第十八节　乳腺癌术后肩关节功能障碍

乳腺癌发病率在世界范围内普遍较高,是全球女性最常见的癌症之一,大多数国家在过去 20 年中发病持续增长, 中国女性乳腺癌年龄标化发病率为 21.6/10 万,居女性癌症发病的第 1 位 。

据报道,近 20 年,乳腺癌的治疗模式发生了改变,综合治疗成为乳腺癌治疗的主流。扩大根治术渐趋淘汰,传统根治术的使用降到 20% 以下,保乳手术渐趋开展但尚未广泛普及,富于挑战性的前哨淋巴结活检代替腋窝清扫的术式尚处于探索积累阶段。因此,不同形式改良根治术逐渐被医生和患者接受。相应的康复训练手段不断出现以帮助乳腺癌患者避免术后出现术侧肩关节功能障碍等。

虽然现代康复医学提出了先进的康复理念和锻炼方式,但是乳腺癌术后患者由于局部疼痛、僵硬,畏惧忍痛锻炼;术后医护未必能正确对患者进行康复训练指导,加之部分患者术后需要放疗,术侧肩关节局部组织将再次发生放疗损害,因此患者发生肩关节功能障碍的概率仍然很高。针灸疗法属于中医学的康复治疗手段,早期治疗能帮助患者快速缓解疼痛,避免长期带痛锻炼,能大大缩短患者肩关节功能的康复进程。我们用针刺为主结合拔罐、蜡疗的方法治疗乳腺癌术后肩关节功能障碍获得良好效果。

一、临床表现

术侧肩周疼痛、僵硬,皮肤麻木,肩关节不能上举、后伸、旋转,穿脱衣服不便,不敢朝向术侧侧卧等。

二、治疗方法

(一)基本治疗

【治疗原则】疏经通络,缓急止痛。

【基本处方】肾关、肩井、肩髃、肩髎、天宗、臑会。

【方义分析】肾关穴治疗肩关节不能上举,为董氏奇穴之经验有效穴;其余穴位属于局部取穴治疗原则,有疏通局部经络气血、缓急止痛的功效。

【随症加减】上肢不能上举加中平,不能后伸加足五金、足千金。

【操作方法】常规针刺,操作手法宜轻柔忌粗暴;以针尖到达疼痛明显部位出现舒适感时疗效最佳。

（二）其他疗法

1.蜡疗：取厚度约为3cm，温度约为53℃的大蜡块包裹术侧肩关节，蜡块以治疗巾及较厚的棉被覆盖以延缓散热，保证热力渗透肌肤深层。待蜡块温度降低变硬后结束治疗，去除蜡块后迅速擦去蜡油及汗水，嘱咐患者及时穿好衣服，注意保暖。蜡疗有改善微循环的作用，夏季蜡块不宜过大过多，以免发汗过多。

2.拔火罐：拔火罐活血化瘀，改善微循环，有即刻加速局部致炎致痛的酸性代谢产物排出体外的作用，对病情较轻者仅仅拔火罐就能起到有效治疗作用。

第十九节　肿瘤术后面瘫

颅骨内外、面部、颈部肿瘤或面神经肿瘤手术后，因肿瘤侵犯面神经抑或肿瘤病灶清除手术的需要，或手术过程中意外切除或损伤面神经，以及肿瘤手术时因面部表情肌被切除，造成面部表情活动丧失，都可导致面部表情肌瘫痪。肿瘤相关的面瘫有如下几种：①肿瘤直接侵蚀面神经引发面神经麻痹，如面神经瘤；②肿瘤生长压迫邻近的面神经所致面神经麻痹，如脑听神经瘤、中耳鳞状细胞癌、脑膜瘤、神经鞘瘤或其他恶性肿瘤；③肿瘤手术切除的同时将面神经及面肌切除所致的面瘫，如面颊部恶性肿瘤切除术、外耳肿瘤切除术、乳突根治术、听神经瘤摘除术、腮腺肿瘤摘除术、面部血管瘤切除术、神经纤维瘤切除术；④手术操作意外损伤面神经所致面瘫，如颊部、腮腺、乳突手术等。以腮腺肿瘤为例，手术范围、神经与肿瘤的关系、术区瘢痕等都会影响术后面神经功能。据报道，面部手术尽管采用了术中面神经监护术，面神经损伤发生率并无显著降低，也没有明显降低术后面瘫的发生率。

面神经损伤后，如能及时治疗，将避免面肌发生萎缩、变性、纤维化。面瘫患者由于容貌畸形改变，遭受的心理打击很大，早期、及时改善患者面部不适及瘫痪症状，有助于帮助患者保持乐观积极心态，增强战胜疾病的信念。针刺治疗疗效较好，也是唯一有效的保守治疗方法，但由于病情特殊，神经修复速度缓慢，恢复周期较长，治疗有一定难度，需要鼓励患者增强信心，坚持治疗。对面神经和面肌切除的患者甚至需要再次手术移植肌肉到患侧面部，重建动力以修复面瘫。

一、临床表现

因肿瘤或手术误伤相关面神经之不同，产生相应的面肌瘫痪，甚至进一步发生萎缩、变性，最终因纤维化而成为无收缩功能的纤维组织等一系列的变化。表情肌瘫痪表现与特发性面神经麻痹类似,患侧面部僵硬、麻木不适,眼睑不能闭合,额纹不能上抬,口角歪斜,不能耸鼻、鼓颊、吹气等动作;喝水、刷牙漏水,患侧咀嚼受限等。

二、治疗方法

（一）基本治疗

【治疗原则】疏经通络,调养面部经筋。

【基本处方】患侧阳白、迎香、地仓、四白、颊车、下关、足三里穴。

【方义分析】面部腧穴属于局部取穴治疗,改善面颊局部气血运行,活血通络,滋养经筋;下肢足三重为董氏奇穴活血化瘀组穴,治疗顽固性面瘫有良效。

【随症加减】颊部、腮腺肿瘤者改刺对侧。

【操作方法】常规针刺,保持明显得气感,手法轻柔,避免大幅度粗暴刺激。

（二）其他疗法

1.刺络拔罐:选取面部腧穴 1~2 个,用一次性针头快速轻轻刺破皮肤,以双手挤压或加拔火罐,少量出血,隔日一次。

2.拔罐法:如患侧没有恶性肿瘤或手术疤痕,可在患侧面部闪罐法治疗,频频换罐,直至皮肤潮红;经过患者同意后,也可以适当留罐至皮肤显著充血。

3.电针:针刺后,选取面部任意两个腧穴连接电针治疗仪,断续波,低频率小强度刺激 20~30min,可每日一次。

4.蜡疗:患侧面部放置医用蜡块热敷治疗,每日一次。

（张　熙）

第三章
肿瘤其他症状的针灸治疗

　　肿瘤患者康复的核心目的一是延长生存期,二是改善生存质量。在肿瘤综合治疗过程中,关注躯体、心理及社会适应能力的综合健康,帮助患者得到最大程度的全面恢复,是医生、患者、家属共同的心愿和目的。针灸在肿瘤康复治疗中主要是减轻不良反应,控制并发症,促进器官功能康复,改善营养状况,提高抗病能力,防止复发转移,以及促进精神心理方面的康复。针灸作为肿瘤康复治疗的手段之一,虽然在国内未能获得广泛应用和认可,但国外研究者将针灸疗法广泛应用于临床,国外学者甚至认为针灸有望成为肿瘤康复的一线治疗手段,以期为肿瘤康复提供新的思路。

　　针灸除了防治肿瘤放化疗副反应、手术并发症,保护和维持受损的器官生理功能,同时兼顾心理状态,促进焦虑、抑郁心理的康复,增强抗肿瘤信心。笔者临床体会,针灸在肿瘤康复治疗中的切入点非常之多,是真正有益于患者,能够为患者解决身心痛苦的治疗技术,具有广阔前景。遗憾之处是患者和肿瘤临床医师对此均认识不够,而目前对"中医适宜技术"的提倡和运用方式都有需要改进之处,应由专业人员给患者提供专业水准的中医治疗技术,让患者真正受益,而不是非专业人员操作的模糊疗法。

　　因此,充分联合中西医肿瘤康复治疗技术,进一步完善针灸的肿瘤康复治疗体系,重视个体化以及阶段性康复,针对预防性康复、恢复性康复、支持性康复、姑息性康复等不同阶段,制定系统、规范化的针灸肿瘤康复方案,以期总体改善患者生存质量,提高抗肿瘤信心。

第一节　肿瘤患者焦虑、抑郁症状

肿瘤患者因疾病本身的打击及治疗产生的痛苦，尤其是化疗药物的副作用，使患者对生存丧失信心，易导致抑郁、焦虑等心理问题。国际上较早给予较多关注，对针刺疗法在肿瘤康复中的作用等相关领域的研究也走在中国的前面。近年国内研究逐渐增多。研究一致认为针灸治疗能较好地减轻患者的抑郁情绪，肿瘤患者经适当针灸治疗后在焦虑、疲劳、疼痛、情志等生活质量方面比治疗前好转。

国内医生对患者不良情绪表现未予足够重视，多以"性格不好""不开朗""想不开""心理不健康"等为由不予理会，认为个人情绪问题仅仅是患者个人的问题和责任，医生多不予患者积极关怀和帮助。致使患者遭受身心双重痛苦。笔者临床接诊多例以疼痛、头晕、失眠、便秘、食欲低下、悲伤等为主诉，经仔细问诊了解，患者实际为焦虑、抑郁症状，经用针灸治疗，同时自始至终给予患者真诚的尊重和理解，以及温暖的态度，在改善了躯体不适症状之后，患者不良情绪均有所好转。笔者认为对肿瘤患者的关怀和治疗是多方面的，绝非靠程式化的手术治疗或放、化疗就能获得满意结果。医生不仅要努力明确患者病情和给予恰当治疗，更需要了解和尊重患者的心理感受，悉心听取患者诉说，了解患者身心痛苦，积极采取适当措施，给予患者更多安慰和帮助。

当然，重视肿瘤患者心理感受并不是说要一味地给患者口服各种药物，头痛医头脚痛医脚。事实上，肿瘤患者的心理障碍既是无形的情绪反应，也是具体的躯体症状，有效的治疗其实是多方面综合治疗，不单纯为心理治疗，纯粹的心理治疗甚至可能是无效的。以肿瘤患者常见的躯体疼痛和胃动力障碍食欲低下等症来说，抗焦虑、抗抑郁治疗是不能解决这一实际问题的，镇痛药物和胃动力药物治疗的效果是暂时的，从长远来说甚至是消极的和无效的。笔者体会针灸疗法在该症的治疗方面极具优势，只要注意给患者做好解释，保持良好沟通，提高患者的依从性，针灸治疗是没有任何副作用的，而且随着躯体症状的好转，患者的心理障碍也随之好转。

一、临床表现

医学上对于心理性疾病的描述是比较模糊的，有多种多样的解释，无论实际情况如何，学术研究多采用西方医学解释，认为焦虑患者表现为精神紧张、惊慌、坐立不安、失去自我控制；抑郁患者以显著的心境低落为主要临床特征，对平时感到愉快的活动丧失兴趣或愉快感,主要表现为至少持续两周的情绪抑郁和认知障碍,且伴有3~4个心理或身体症状(活力减退、难以集中注意力、兴趣减退、自尊减少、过度内疚、有自杀念头、食欲及体重转变、睡眠失调、思维和说话能力变慢)。抑郁症的现代诊断主要依据由美国精神科学会(1994)制定的《精神障碍诊断与统计手册》第4版(Diagnostic and Statistical Manual of Mental Disorders,DSM-Ⅳ)。DSM诊断系统虽然由美国人制定,但它在全世界范围内广泛被使用。

临床实际工作中,无论是肿瘤患者焦虑、抑郁,还是普通的焦虑、抑郁症,患者的实际情况并非单纯表现为心理障碍,多数患者以疼痛、消化不良、失眠、头晕、便秘等为主诉,在对患者施以抗焦虑、抑郁治疗的同时,对躯体症状的及时兼顾是十分重要的。患者的躯体不适症状并不是臆想的而是实际存在的,因此治疗躯体不适症状本身比抗焦虑、抑郁更有针对性,也更容易见效。在治疗焦虑、抑郁症患者时,不强调患者是焦虑、抑郁症患者,也教育患者不可自我暗示、强化自己的这一症状,而以认识、解决躯体和现实的实际问题为出发点和最终的目的,以免医患双方合力使患者陷于不良情绪的漩涡不能自拔。在认识、解决了实际问题之后,患者反而及时摆脱了心理障碍,能够掌控自己的情绪。

二、治疗方法

(一)基本治疗

【基本处方】百会、印堂、足三里、三阴交、太冲。

【方义分析】百会位于癫顶,入络于脑,有清头目宁神志的作用;印堂安神定志;足三里调理脾胃,和胃安神;太冲解郁安神。上述组穴共同起到安神宁心的作用。

【随症加减】头痛、头晕加风池、天柱或痛点点刺放血;食欲低下加中脘;便秘加支沟;失眠加神门;以疼痛为主诉的患者随症加减。

【操作方法】常规针刺,保持明显得气感,但手法切忌粗暴。

(二)其他疗法

1.拔罐疗法:在背部督脉和膀胱经第一侧线两侧经循行部位闪罐法,至患者背部潮红温热为度,有舒缓肌肉紧张、僵硬感的作用。患者诉说疼痛的任何部位都可以拔罐治疗。

2.放血疗法:颈后上项线区域压痛点、头顶部及颞部触摸凹陷及压痛处点刺放血,患者可立感头目清爽。

第二节　肿瘤相关性呃逆

呃逆由胃气上逆动膈而成，以胃失和降，气逆上冲，喉间呃呃连声，声短而频，难以自制为主症。肿瘤相关性呃逆是指由于肿瘤病情进展以及手术、放疗、化疗等治疗因素而诱发的呃逆。据文献报道及临床观察，呃逆一症在肿瘤治疗的各个阶段中均可见到，伴有胃脘部不适、呕吐、便秘等症。频繁的呃逆严重影响患者进食、睡眠，连续发作的急促呃逆甚至影响正常换气，患者不能正常呼吸，虽然是短暂发作，仍给患者带来极大痛苦，且影响后续治疗。

中医认为呃逆为重病久病之后，或因病误用吐、下之剂，耗伤中气，或损伤及胃阴，使胃失和降而发生。《素问·宝命全形论》载："病深者，其声哕。"《证治汇补·呃逆》具体指出："伤寒及滞下后，老人、虚人、妇人产后，多有呃逆者，皆病深之候也。"肿瘤患者呃逆并非是单纯的膈肌痉挛，多于病情进展的中晚期阶段出现，是胃气大伤乃至衰败的危重症候，或为患者病势转向危重的一种表现，中医谓之"土败胃绝"。因此肿瘤相关呃逆其症非轻，在治疗上以调理脾胃，顾护胃气为宗旨。

一、临床表现

逆气上冲，喉间呃呃连声，声短而促，不能自制，严重者昼夜发作不止。呃逆发作时患者甚至无法正常换气，不能喝水及进食，或于呃逆发作时发生呕吐，患者十分痛苦。

二、治疗方法

（一）基本治疗

【治疗原则】胃寒积滞者、脾胃阳虚者温中祛寒止呃；针灸并用，胃阴不足者生津养胃，降逆止呃，脾胃阳虚者温补脾胃，和中降逆，只针不灸，平补平泻。

【基本处方】中脘、膻中、内关、足三里。

【方义分析】普通呃逆病位在膈，属于现代医学单纯性膈肌痉挛，而肿瘤相关呃逆为肿瘤相关以及肿瘤治疗相关的一个症状，病因复杂，但不论何种因素，临证总以局部肿瘤或放化疗治疗导致脾胃功能虚损，脾不能升清，胃不能降浊引起。内关通阴维脉，为手厥阴心包经络穴，宽胸理气，畅通三焦，为降逆要穴；中脘、足三里和胃降逆，无论胃脘寒热虚实所致胃气上逆均可运用；膻中为气之会穴，理气降逆。

【随症加减】胃寒积滞，胃火上逆，胃阴不足加胃俞和胃止呃，脾胃阳虚加脾俞、胃俞温胃补脾;肝郁气滞加期门、太冲疏肝理气。

【操作方法】常规针刺,留针 30min,每日治疗 1 次,痊愈为止;中脘及背俞穴加闪罐法,时间在 10min 左右,直至局部皮肤充血发热。

(二)其他疗法

1.艾灸治疗:取大块生姜切为厚约 1cm 的薄片,上刺小孔,以大艾柱频灸中脘穴,时间约 30min。

2.埋线治疗:穴位埋线治疗,取 2-0(B20)医用羊肠线,剪为长 0.5~1cm 的线段,用 9 号一次性埋线针埋入双侧足三里。

第三节　癌症相关性疲劳

癌症相关性疲劳(Cancer-Related-Fatigue,CRF)是指正在接受化疗、放疗及生物治疗的癌症患者发生的疲劳现象,研究认为有 70% ~95%的患者会出现乏力相关症状。引起疲劳的因素包括疾病本身,也包括各种治疗带来的不良反应、抑郁以及其他生物、心理、社会的因素。NCCN(national comprehensive cancer network)将癌症相关性疲劳定义为:"持续的、主观上的与癌症或癌症治疗相关的乏力感,并常伴有功能障碍。"临床所见癌症患者的疲劳现象是十分普遍的,不独为某种疾病所特有。中南大学湘雅医院姜萍岚等调查发现乳腺癌术后化疗患者总疲乏发生率高达 96.97%,且以中度疲乏最为明显,各维度疲乏发生率由高到低依次为躯体疲乏、情感疲乏、认知疲乏;患者积极的应对方式为乐观、勇敢面对、寻求支持、自我依赖、情感宣泄等。笔者认为癌症患者的疲劳现象不单单是情绪问题或认知问题,很多情况下是伴随躯体不适症状而存在的,该文中提出的应对方式的有效性难以令人信服。

肿瘤患者的疲劳现象是一种十分明显、经充分休息不能缓解的伴随症状,不是以独立症状发生或存在的,往往伴随治疗后贫血、白细胞减少、失眠、食欲低下、消化不良或失眠、疼痛等现象同时并存,因此在诊断和治疗时要结合患者具体情况综合考虑。在该症的治疗上,中医中药和针灸疗法独具优势,无论是即时疗效还是远期疗效,都具有无可替代的优势。针灸治疗癌症相关性疲劳症状效果十分显著,可根据患者具体问题综合调理,其中最关键的是顾护胃气、宁心安神和对疼痛症状的有效治疗,患者消化功能良好,保证睡眠质量,身体无明显疼痛,胃气健旺则生命力旺盛,精神振作,不易疲劳。

一、临床表现

疲乏无力,气短懒言,伴失眠、纳差,或疼痛等症状。

二、治疗方法

(一)基本治疗

【治疗原则】健脾养胃,滋养肝肾,益气生血,扶助正气。

【基本处方】中脘、足三里、神门、内关、三阴交、气海、关元、脾俞、胃俞、肝俞、肾俞。

【方义分析】中脘是八会穴之腑会穴、胃经募穴,配胃经下合穴足三里、背俞穴脾俞、胃俞健脾养胃,补益后天之气;三阴交为肝脾肾三阴经的交会穴,疏肝理气,健脾益气;神门、内关分属心经、心包经,合用补养心血、镇静宁心;气海、关元同属任脉,合肾俞主治虚劳羸瘦,肝俞、肾俞滋养肝肾,调理阴阳。

【随症加减】失眠加刺印堂镇静安神;头晕加刺百会健脑益神。

【操作方法】轻提插轻捻转,保持明显得气感,但手法温和适度,提插捻转幅度不宜过大,以免增加患者痛苦。

(二)其他疗法

1.耳穴疗法:取心、脾、肝、肾、神门、交感。每次选用 3~5 穴,用 28 号 0.5 寸毫针针刺,或者取全部穴位用王不留行耳压贴贴压,双耳交替进行。交代患者每日按压数次。

2.埋线疗法:体针针刺腧穴均可埋入可吸收羊肠线治疗,每次选取 5 穴左右,每 7d 埋线一次。埋线之后 3d 内避免洗澡,以免感染。

3.艾灸治疗:取气海、关元、足三里穴,艾灸盒温灸治疗,每穴每次灸 5~10min。缺点是艾条燃烧时有烟雾及气味产生,也比较耗时费力。

4.中成药:可结合十全大补丸或八珍丸口服治疗,中成药的优点是口感好,服用方便,价格便宜,利于长期坚持,缺点是不能随症加减。

(张　熙)

参考文献

[1]李小梅,刘端祺.癌痛治疗指南解析[J].医学与哲学(临床决策论坛版),2009,30(4):15-17.

[2]中华人民共和国卫生部(卫办医政发[2011]161号).癌症疼痛诊疗规范(2011年版)[J].临床肿瘤学,2012,17(2):153-158.

[3]卢帆,宋莉,刘慧.癌性神经病理性疼痛的评估和诊疗现状[J].中国疼痛医学,2015,21(9):692-696.

[4]李丽梅,张静,吴晓东,等.伊斯兰教临终关怀与癌性疼痛心理治疗的探讨[J].医学与哲学,2014,35(5B):16-19.

[5]孙涛,傅志俭,宋文阁.阿片类药物在慢性非癌性疼痛中的应用[J].中国疼痛医学,2012,18(2):70-72.

[6]胡榕,张传汉.阿片类药物在慢性非癌性疼痛中的规范化应用[J].中国疼痛医学,2015,21(2):133-137.

[7]郭晨旭,朱国福.钱伯文治疗脑瘤临床思辨特点总结[J].世界中医药,2015,10(10):1552-1554.

[8]王贵怀.脊髓肿瘤的诊疗现状[J].中国微侵袭神经外科,2010,15(3):97-98.

[9]俞晓杰,吴毅,胡永善,等.脊髓肿瘤患者术后的康复评定与治疗[J].中国临床康复,2003,7(17):2485-2487.

[10]于加省,杜蓉,韩肖华,等.脊髓髓内肿瘤的显微手术与早期康复治疗[J].中国康复,2008,23(2):96-98.

[11]孙建军,王振宇,谢京城,等.多节段髓内先天性肿瘤和良性室管膜瘤的对比分析[J].北京大学学报(医学版),2010,42(2):183-187.

[12]王婧,车娟娟,李卉惠,等.肿瘤化疗相关的消化道不良反应住院医师知识培训与临床转归相关度研究[J].临床和实验医学,2015,14(6):507-510.

[13]崔向丽,许艳妮,徐春敏,等.化疗相关性腹泻和便秘的诊治[J].药物与临床,2012,9(11):36-42.

[14]刘志丹,曹妮达,慕晓艳.针灸改善癌症患者抗肿瘤治疗副反应的研究进展[J].中医药学报,2012,40(3):151-154.

[15]范钰,杨兆民,万铭,等.不同针灸方法防治恶性肿瘤化疗毒副反应临床比较研究[J].中国针灸,2001,21(5):259-261.

[16]魏海,吴焕淦,裴建.肿瘤康复与针灸治疗[J].中国临床康复,2002,6(23):3599-3600.

[17]李虹仪,魏振军·阿片类药物相关性便秘的临床诊疗[J].中国肿瘤临床,2015,42(12):603-607.

[18]Cope DG.Management of chemotherapy -induced diarrhea and constipation[J].Nurs Clin North Am,2001,36:695-707.

[19]张锋利,林洪生,何庆勇.电针治疗肿瘤患者口服硫酸吗啡控释片所致便秘的临床研究[J].中国中西医结合,2009,29(10):922-925.

[20]金洵,丁义江,王玲玲.针刺治疗慢性功能性便秘疗效观察[J].中国针灸,2010,30(2):97-101.

[21]张智龙,吉学群,赵淑华.电针支沟穴治疗便秘之气秘多中心随机对照研究[J].中国针灸,2007,27(7):475-478.

[22]崔向丽,许艳妮,徐春敏,等.化疗相关性腹泻和便秘的诊治[J].药物与临床,2012,9(11):36-42.

[23]Tack J,Talley N J,Camilleri M,et al.Functional gastroduodenal disorders[J].Gastroenterology,2006,130(5):1466-1479.

[24]周吕,柯美云.神经胃肠病学与动力基础与临床[M].北京:科学出版社,2005:10.

[25]江虹,王培军,曾洪武,等.针刺足三里穴对胃黏膜保护及损伤因子影响与脑功能变化的相关性[J].中华医学,2010,90(21):1458-1462.

[26]冀来喜,闫丽萍,王海军,等.电针保护大鼠急性胃黏膜损伤基本腧穴配伍"胃病方"的筛选[J].针刺研究,2008,33(5):296-300,325.

[27]彭楚湘,王录,周国平,等.足三里配不同穴改善急性胃黏膜损伤作用的对比研究[J].中国针灸,2007,27(1):44-46

[28]许美霞,许涛.电刺激足三里对危重症病人肠内营养并发症的防治作用[J].

肠外与肠内营养,2013,20,(3):157-160.

[29]江志伟,李宁,黎介寿.术后肠麻痹临床表现及病理生理机制[J].中国实用外科,2007,27(9):682-683.

[30]陈灏珠,林果.实用内科学[M].第13版,北京:人民卫生出版社,1997.

[31]彭梅芳,李昆,朱晓艳,等.电针足三里穴对不全性肠梗阻模型大鼠小肠Cajal间质细胞数目和网络结构的影响[J].北京中医药大学学报,2012,35(8):567-571.

[32]许美霞,许涛.电刺激足三里对危重症病人肠内营养并发症的防治作用[J].肠外与肠内营养,2013,20(3):153-160.

[33]秦新裕,刘凤林.术后胃瘫的诊断与治疗[J].中华消化,2005,25(7):441-442.

[34]张群,于健春,马志强,等.肠内肠外营养对胃大部切除术后患者胃肠激素及胃动力的影响——前瞻性随机对照研究[J].中华外科,2006,44(11):728-732.

[35]陕飞,季加孚.腹部手术后胃瘫综合征的诊治进展[J].中国实用外科,2013,33(4):340-343.

[36]廖有祥,汤恢焕,刘庆武,等.胃癌手术后胃瘫综合征的多因素分析[J].中国普通外科,2008,17(4):318-321.

[37]Takacs T,Hajnal F,Nemeth J,et al.Stimulated gastrointestinal hormonereleaseand gallbl addercontraction during continuous jejunal feeding in patients with pancreatic pseudocyst is inhibited byoctreotide[J].Int J Pancreatol,2000,28:215-220.

[38]秦新裕,刘凤林.术后胃瘫综合征的发病机制和治疗[J].诊断学理论与实践,2006,5(1):13-15.

[39]许美霞,许涛.电刺激足三里对危重症病人肠内营养并发症的防治作用[J].肠外与肠内营养,2013,20(3):153-160.

[40]李宁.重视腹部手术后肠梗阻的非手术治疗[J].中国实用外科,2008,28(9):689-691.

[41]黎介寿.认识术后早期炎症性肠梗阻的特性[J].中国实用外科,1998,(18)7:387-388.

[42]黎介寿.《认识术后早期炎症性肠梗阻的特性》一文发表10年感悟[J].中国实用外科,2009,29(4):283-284.

[43]谭先杰,吴鸣,郎景和.妇科恶性肿瘤化疗后骨髓抑制处理中的实用问题[J].实用妇产科2009,25(5):272-274.

[44]汪变红,张明智,付晓瑞,等.化放疗骨髓抑制机制及防治研究进展[J].肿瘤基

础与临床,2013,26(2):162-165.

[45]李恩庆,赵安斌,曹克俭,等.六味地黄汤、补中益气汤、复方丹参饮对骨髓抑制小鼠保护的作用机制[J].2010,16(5):153-156.

[46]张慧芳.裴氏"兰州方"配合化疗治疗癌症120例[J].中医研究,2009,22(7):27-28.

[47]鲁维德.裴正学教授治疗再生障碍性贫血经验[J].中医研究,2011,24(1):55-57.

[48]贾英杰,于建春,杨佩颖,等.扶正解毒祛瘀法防治化疗后骨髓抑制的探讨[J].中医,2014,55(3):198-201.

[49]路玫,曹大明,赵喜新,等.针灸对环磷酰胺所致骨髓抑制小鼠骨髓细胞周期调节蛋白CyclinD1表达及细胞周期的动态影响 [J].中国中西医结合,2011,31(2):238-242.

[50]徐红达,贾英杰,陈军,等.艾灸治疗化疗所致骨髓抑制的现状及经穴分析[J].肿瘤,2014,34(6):564-568.

[51]路玫,肖婷婷,曹大明,等.针灸对骨髓抑制模型小鼠血清造血生长因子等含量的影响[J].中国针灸,2015,35(3):264-268.

[52] Meng Z,Garcia MK,Hu C,et a1.Randomized controlled trial of acupuncture for prevention of radiation –induced xerostomia among patients with nasopharyngeal carcinoma[J].Cancer,2012,118(13):3337-3334.

[53]张巧利,李芬,于英.更年期妇女潮热研究现状与进展[J].中国实用妇科与产科,2009,25(4):317-319.

[54]张巧利,李芬,盛秋,等.乳腺癌妇女治疗后超热的处理[J].中国实用妇科与产科,2015,28(5):395-397.

[55] 兰波,马飞,徐兵河,等.戈舍瑞林联合阿那曲唑治疗绝经前乳腺癌患者的不良反应分析[J].中国肿瘤临床与康复,2015,22(9):1037-1040.

[56]孙红,薛冬,高非,等.中药舒肝凉血方改善乳腺癌患者潮热的临床研究[J].中国中西医结合,2009,29(1):30-32.

[57]Mock V.Clinical excellence through evidence-based practice:fatigue management as a model[J].Oncol Nurs Forum,2003,30(5):787-788.

[58]NCCN.Clinical practice guidelines in oncology for cancer-related-fatigue[EB/OL].[2007-10-09].

[59]姜萍岚,王曙红,蒋冬梅,等.乳腺癌术后化疗患者癌因性疲乏与应对方式的研究[J].中南大学学报(医学版),2011,36(4):323-327.

[60]徐雅莉,孙强,单广良,等.中国女性乳腺癌发病相关危险因素:病例对照研究[J].协和医学,2011,2(1):7-14.

[61]黄哲宙,陈万青,吴春晓,等.中国女性乳腺癌的发病和死亡现况——全国32个肿瘤登记点2003-2007年资料分析报告[J].肿瘤,2012,32(6):435-439.

[62]陈波,贾实,张文海,等.乳腺癌术后上肢淋巴水肿的危险因素分析[J].中国医科大学学报,2012,41(7): 637-641.

[63]Hayes SB,Freedman GM,Li T,et al. Does axillary boost increase lymph edema compared with supra clavicular radiation alone after breast conservation[J]. Int J Radiat Oncol Biol Phys,2008,72(5):1449-1455.

[64]张晓菊,胡雁,黄嘉玲,等.渐进式康复护理对乳腺癌术后肩关节活动度及生命质量的影响[J].复旦学报医学版,2008, 35(1): 128-132.

[65]胡雁,顾沛,张晓菊.乳腺癌术后患者功能康复训练效果的系统评价[J].中国循证医学,2009,9(1): 41-54.

[66]孙小红,孔为民.宫颈癌治疗后下肢淋巴水肿的分析[J].实用癌症,2015,30(1):108-111.

[67]冯凤芝,向阳.盆腔淋巴结切除术后下肢淋巴水肿的预防与处理[J].中国实用妇科与产科,2014,30(11):843-846.

[68]王霞,丁焱.宫颈癌患者术后下肢淋巴水肿发生状况及危险因素分析[J].护理学,2015,30(10):21-24.

[69]Matsuura Y,Kawagoe T,Toki N,et al. Long-standing complications after treatment for cancer of the uterine cervix-clinical significance of medical examination at 5 years after treatment[J].Int J Gynecol Cancer,2006,16 (1): 294-297.

[70]程晓东,谢幸.妇科恶性肿瘤手术后淋巴回流障碍的预防与处理[J].实用妇产科,2014,30(9):652-653.

[71]张涤生.肢体淋巴水肿的诊断和治疗[J].组织工程与重建外科,2006,25(2):241-244.

[72]陈涤瑕,杨湛,徐碧泉.621例宫颈癌根治术的泌尿道并发症[J].中华肿瘤,1989,11(2): 67-69.

[73]任爱民,杨丹,韩立敏.联合应用坦素罗辛与溴吡斯的明治疗宫颈癌术后尿潴

留[J].复旦学报(医学版),2008,35(3):373-375.

[74]Pavlin DJ,Pavlin EG,Fitzgibbon DR,et al.Management of bladder function after outpatient surgery[J].Anesthesiology,1999,91(1):42-50.

[75]杨曦,陆叶,廖秦平.妇科手术后尿潴留[J].实用妇产科,2011,27(3):176-179.

[76]王利晓,史惠蓉.宫颈癌广泛性子宫切除术后尿潴留发生相关因素分析[J].中国妇幼保健,2008,23(12):1741-1744.

[77]陈青青,张颐,孟祥凯.减少宫颈癌根治术后尿潴留发生方法分析[J].中国实用妇科与产科,2015,31(2):156-158.

[78]商宇红,魏丽惠.宫颈癌术后尿潴留的临床分析[J].中国妇产科临床2003,2003,4(1):28-30.

[79]The ACE/ADA task force on inpatient diabetes. American College of Endocrinology and American Diabetes Association consensus statement on inpatient diabetes and glycemic control[J].Diabetes care, 2006, 29:1955-1962.

[80]孔维佳.耳鼻咽喉头颈外科学[J].第2版.北京:人民卫生出版社,2010:556-558.

[81]Shah S, Harel G, Rosenfeld RM. Short term and long-term quality of life after neck dissection[J].Head Neck,2001,23(11):954-961.

[82]陈伟正,杨熙鸿,林建英,等.颈淋巴结清扫术对肩功能的影响[J].中国临床康复,2005,9(26):133-140.

[83]张彬,唐平章,徐震纲,等.颈分区性清扫术后患者的功能评估[J].中华耳鼻咽喉科,2004,39(1):28-31.

[84]黄哲宙,陈万青,吴春晓,等.中国女性乳腺癌的发病和死亡现况——全国32个肿瘤登记点2003-2007年资料分析报告[J].肿瘤,2012,(6):435-439.

[85]徐雅莉,孙强,单广良,等.中国女性乳腺癌发病相关危险因素:病例对照研究[J].协和医学,2011,2(1):7-14.

[86]王炳高,袁新颜,王启堂,等.乳腺癌术后康复训练操对患者上臂水肿及肩关节活动的影响[J].中国临床康复,2005,9(30):16-19.

[87]张晓菊,胡雁,黄嘉玲,等.渐进式康复护理对乳腺癌术后肩关节活动度及生命质量的影响[J].复旦学报(医学版),2008,35(1):129-132.

[88]Beydag KD.Factors Affecting the Death Anxiety Levels of Relalives of Cancer Patients Undergoing Treatment[J].Asian Pac J Cancer Prev,2012,13(5):2405-2408.

[89]Franco K,Belinson J,Casey G,et a1.Adjustment to perceived ovarian cancer risk[J].Psychooncology,2000,9(5):411-417.

[90]Tang PL,Chiou CP,Lin HS,et a1.Correlates of death anxiety among Taiwanese cancer patients[J].Cancer Nurs201I,34(4):286-292.

[91]丁娜,胡成文,陶 艳.恶性肿瘤患者死亡焦虑与焦虑抑郁的相关性研究[J].医学与哲学,2015,36(9B):78-81.

[92]杨泽松,陈建斌.肿瘤患者的心理治疗[J].中国临床康复,2005,9(40):77-79.

[93]毛佩贤,刘哲,贺佳丽,等.肺癌患者伴发抑郁状态与抑郁症的对比研究[J].中国临床康复,2005,9(8):12-13.

[94]孙华,赵慧,张捷,等.针刺百会足三里对抑郁症患者血清炎性细胞因子水平的影响[J].中国针灸,2010,30(3):195-199.

[95]魏海,吴焕淦,裴建.肿瘤康复与针灸治疗[J].中国临床康复,2002,6(23):3599-3600.

[96]刘志丹,曹妮达,慕晓艳,等.针灸治疗提高恶性肿瘤患者生存质量[C].北京:中国针灸学会2009学术年会论文集.296-301.

[97]郑衬喜.COPD患者希望水平与焦虑、抑郁的相关性研究[J].广州医药,2014,45(3):80-82.

[98]薛梅,梁涛,邱建丽,等.心脏移植受者术后焦虑抑郁状况及其对生存质量的影响[J].中华护理,2014,49,(11):1330-1334.

[99]郑杰,姜藻.肿瘤性抑郁症[J].中国肿瘤临床与康复.2006,13(1):81-85.

[100]杨川.肿瘤术后面瘫的修复[J].组织工程与重建外科,2006,2(5):285-287.

[101]单小峰,林博,卢旭光,等.腮腺手术中面神经监护的应用[J].北京大学学报(医学版),2014,46(1):48-52.

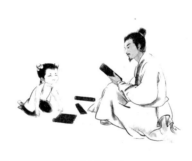

第六篇

肿瘤的食疗药膳

第一章
概　述

　　食疗药膳是祖国医药学宝库的珍贵遗产,其在中华民族繁衍生息的过程中起着重要作用。《黄帝内经》中载药膳方 6 首,开创了药膳治疗学的先河;《伤寒论》中记载了猪肤汤、百合鸡子汤、当归生姜羊肉汤等食疗药膳方;魏晋南北朝时期食疗专著问世,如《食经》《食方》《食疗本草》等;后世的多种医书、方书、本草书中也多有零散的药膳文献的记载,如《太平惠民方》《圣济总录》《遵生八筏》和《本草纲目》等等,为食疗药膳奠定了坚实的基础。近年来随着"治未病"思想的深入人心,食疗药膳作为一种色、香、味、型、效的特殊膳食,在养生保健、强身健体、辅助疾病防治及促进机体恢复方面,作用越来越重要。

第一节　食疗药膳理论基础

　　中医药膳理论是以中医药学传统理论为指导,在此基础上形成了自己独特的理论体系,强调整体观念、辨证施膳、药食同源,重视药食性味功能的统一和药食宜忌,同时吸取现代营养学观点以增进药食的吸收和利用,保护脾胃之气,为机体提供比较全面的营养。

　　中医学把人体看成是一个以脏腑、经络为核心的有机整体,把机体的内环境与外环境(自然界与社会)视为阴阳对立统一的矛盾双方,并认为疾病的发生与发展,是整体阴阳失调和邪正相争的过程。因而对于局部疾病,在施膳时仍需从全身整体情况,考虑其具体措施,以辨证施膳、三因施膳、以脏补脏、以形补形等中医药学理论在药膳领域作为指导,并灵活运用。药膳的选择是以本草学为依据,以辨证论治及辨证施膳为原则,确立食与药的配伍。纵观既往古籍中药膳食与药的选择,均是以中药学基础理论为依据,即食与药的四气、五味、归经、升降浮沉等。中国最早的一部药物学专著《神农本草经》,记载了既为药物又是食物的许多品种,如薏苡仁、大枣、芝麻、葡萄、山药、核桃、百合、莲子等,并记述了其功效。最早的医学著作《黄帝内经》即有药膳方剂,如四乌鲗骨-芦茹丸方即以麻雀卵、鲍鱼配合茜草、乌贼骨治疗血枯病。汉代著名的医学家张仲景也非常重视药膳的应用,创制了多种药膳方剂,如其所创当归生姜羊肉汤,至今使用广泛,用于治疗老人体虚效果显著。隋唐时期已有专门的食疗药膳专著,如《食医心鉴》等。名家孙思邈尤擅长药膳食疗,在其《千金要方》中列有"食治"专篇,强调"夫为医者,当须先洞晓病源,知其所犯,以食治之,食疗不愈,然后命药",并指出"食能排邪而安脏腑,悦神爽志,以资血气"。他还创制了茯苓酥、杏仁酥等著名的药膳方剂。后世历代医家对药膳均有研究和发展,成为祖国医学防病治病方法的重要组成部分。

食疗是在中医理论指导下,用中药、食物,通过烹调加工,具有防病、治病的保健食品。"食疗"一词的定义是一个广义的定义,药膳和食疗区别甚小,他们的共同特点都是以中医理论为基础,强调防治并举,重视性味和五脏的关系,强调食、药的共同配伍,从而食借药力,药借食功,两者协同,起到营养与疗效的双重作用。狭义上食疗和药膳两者的理论基础相同,制作方法也相通,关键在于原料组成不同,因此本质不一样,食疗是食物而药膳应该是中药。

第二节 食疗药膳的特点

一、注重整体 辨证施膳

在运用药膳时,首先要全面分析患者的体质、健康状况、患病性质、季节时令、地理环境等情况,判断其基本症型;然后再确定相应的食疗原则,给予适当的药膳治疗。中医认为,人体是一个有机的整体,人与自然界也是一个有机的整体,人体内阴阳平衡、气血调和,才能保证人体的健康。人生活于自然界,禀受天地阴阳之气而生,应与自然界的气候、环境的变化相适应。如果由于气候的异常变化、过度的劳累、精神压力大、饮食不节制等诸多因素使气血、阴阳的平衡失调而又不能自行恢复时,人就会产生疾病。同样生于大自然的各种动、植物中药也禀受天地阴阳之气而生,具有四气、五味。与中药的药性一样,食物也具有食性,用食物、药物的功效来调节人体的气血、阴阳的失衡,即是药膳食疗之根本所在。药膳应在辨证论治的原则下选用对症的食疗才能取得预期的效果,只有在正确的辨证基础上,有针对性地选用不同的药膳,才能达到目的。如同为咳嗽,对于风寒咳嗽以食用葱白粥为宜;对肺阴虚燥热的干咳,则宜用百合杏仁粥;风热咳嗽则应服贝母桑叶梨汁。

二、防治兼宜　效果显著

药膳尽管多是平和之品,但其防治疾病和健身养生的效果却是比较显著的。食用一般膳食的主要目的是为了消除饥饿、维持生存和获得一种物质享受;服用一般中药的目的则是为了治疗疾病。食用药膳,除上述两个目的兼而有之外,其最主要的目的还是为了使有病者得以治疗,体弱者得以增强体质,健康者得以更加强壮。药膳是药、食、养结合的好方式,它将中药和膳食有机地结合在一起,将药疗和食养相结合,既可疗疾,又可调理脾胃,增强抗病能力。目前在生活中应用范围广、数量多的当数保健养生药膳,有 500 多种动、植物可作为滋补食疗药膳食品,如人参、冬虫夏草、黄芪、枸杞、山药、白术、天麻、茯苓、甘草、当归、首乌、核桃、芝麻、大枣、熊掌、燕窝、甲鱼、薏苡仁、莲子、鸡、鸭、猪、羊、雀等,这些都能起到滋身体、补气血、调阴阳的作用。现代药理学研究证实,这些滋补品的确能增强机体生理功能,改善细胞的新陈代谢和营养,对神经内分泌的调节功能和机体的免疫、抗病能力都有很好的调节作用,且为绿色食品,符合现代人的健康需求。如人参具有抗衰老的作用,可延长细胞的寿命;具有抗氧化的作用,增强机体的免疫力,刺激骨髓的造血功能和肝脏的解毒作用,加强大脑皮层的兴奋与抑制过程,调节兴奋和抑制两种过程的平衡,提高及增强机体对各种有害刺激的非特异性防御能力。枸杞具有降血糖、血脂、保肝及调节免疫的作用。

三、药膳可口　服食方便

药膳多为药、食两用之品,并有食品的色、香、味等特性;即使加入了部分药材,由于注意了中药性味的选择,通过与食物的调配仍可制成美味可口的药膳。药膳的烹调,主要以"炖、煮、煨、蒸"为主。这样可使中药和食物在较长时间的受热过程中,最大限度地释放出有效成分,增强功效。药膳烹调的特点是以药物和食物的原汁原味为主,做到既具补益作用,又具菜肴鲜美的特点,从而达到确切的功效。由于中药汤剂多有苦味,故民间有"良药苦口"之说。药膳的主要原料是中药和食物,寓药于食,寓性于味,融中药功效与食物美味于一体。因此,以精湛的烹调艺术为手段,借助炖、焖、煨、蒸、煮、熬、炒、卤、烧等中国传统的烹调方法,同时按患者身体的需要进行中药的选料、调补。对所选用的中药应根据药性的不同,采用不同的炮制、加工方法及分离提取法,以保证制成的食品既具有一般美食的色、香、味、形,又可在享受美味的同时达到治病、保健和强身的作用。

四、食疗药膳的原料选择及制作方法

食疗药膳方的原料可划分为两大类:食物原料和中药原料;另有一种原料介于食物和中药之间,既是食物,又是中药,目前称为药食原料。

食物的种类十分广泛,涉及人们常见的"谷肉果菜",如各种谷物粮食和薯芋、豆类;禽兽肉类,鱼类和龟鳖、蚌蛤、蟹虾,以及部分虫、蛇类;水果、干果和部分野果;各种蔬菜野菜。除此之外,调味品、香料、茶和代茶饮品实际上也属于食物。用于药膳的中药除用其功效外,应有不同程度的可食性,故不如食物那样广泛。它们必须具备以下特点:首先,原料中药或经制备、烹饪的中药须无毒性,如党参、枸杞、人参等;其次,原料中药或经制备、烹饪的中药可以咀嚼食下,如党参、山药、茯苓等;或者原料中药有较好的气味,比较适口,如小茴香、甘松、砂仁、草果、桂皮等。药膳所应用的中药只是全部中药的一小部分,按中药功能分类看,主要分布在补虚药、温里药、化湿药、消食药中,其他类别中药较少。至于药性猛然、有毒的中药,绝不能用于药膳。由于一些中药是可食的,既有营养作用,又有药物作用,在药膳中具有双重性质,是构成药膳的基础。

五、食疗药膳中常用及禁用中药

(一)84 种药食两用的中药

这 84 种中药,既可以作为食品用,也可以作为药品用,是进行食品或保健食品开发的重要原料。

枸杞、丁香、八角茴香、刀豆、小茴香、小蓟、山药、山楂、马齿苋、乌梢蛇、乌梅、木瓜、火麻仁、代代花、玉竹、甘草、白芷、白果、白扁豆、白扁豆花、龙眼肉(桂圆)、决明子、百合、肉豆蔻、肉桂、余甘子、佛手、杏仁(甜、苦)、沙棘、牡蛎、芡实、花椒、赤小豆、阿胶、鸡内金、麦芽、昆布、枣(大枣、酸枣、黑枣)、罗汉果、郁李仁、金银花、青果、鱼腥草、姜(生姜、干姜)、枳子、栀子、砂仁、胖大海、茯苓、香橼、香薷、桃仁、桑叶、桑椹、橘红、桔梗、益智仁、荷叶、莱菔子、莲子、高良姜、淡竹叶、淡豆豉、菊花、菊苣、黄芥子、黄精、紫苏、紫苏籽、葛根、黑芝麻、黑胡椒、槐米、槐花、蒲公英、蜂蜜、榧子、酸枣仁、鲜白茅根、鲜芦根、蝮蛇、橘皮、薄荷、薏苡仁、薤白、覆盆子、广藿香。

(二)114 种可用于保健食品的中药

人参、人参叶、人参果、三七、土茯苓、大蓟、女贞子、山茱萸、川牛膝、川贝母、川芎、马鹿胎、马鹿茸、马鹿骨、丹参、五加皮、五味子、升麻、天门冬、天麻、太子参、巴戟天、木香、木贼、牛蒡子、牛蒡根、车前子、车前草、北沙参、平贝母、玄参、生地黄、生何首乌、白及、白术、白芍、白豆蔻、石决明、石斛(需提供可使用证明)、地骨皮、当归、竹茹、红花、红景天、西洋参、吴茱萸、怀牛膝、杜仲、杜仲叶、沙苑子、牡丹皮、芦荟、苍术、补骨脂、诃子、赤芍、远志、麦门冬、龟甲、佩兰、侧柏叶、制大黄、制何首乌、刺五加、刺玫果、泽兰、泽泻、玫瑰花、玫瑰茄、知母、罗布麻、苦丁茶、金荞麦、金樱子、青皮、厚朴、厚朴花、姜黄、枳壳、枳实、柏子仁、珍珠、绞股蓝、胡芦巴、茜草、荜茇、韭菜子、首乌藤、香附、骨碎补、党参、桑白皮、桑枝、浙贝母、益母草、积雪草、淫羊藿、菟丝子、野菊花、银杏叶、黄芪、湖北贝母、番泻叶、蛤蚧、越橘、槐实、蒲黄、蒺藜、蜂胶、酸角、墨旱莲、熟大黄、熟地黄、鳖甲。

(三)59 种保健食品禁用中药

八角莲、八里麻、千金子、土青木香、山莨菪、川乌、广防己、马桑叶、马钱子、六角莲、天仙子、巴豆、水银、长春花、甘遂、生天南星、生半夏、生白附子、生狼毒、白降丹、石蒜、关木通、农吉痢、夹竹桃、朱砂、米壳(罂粟壳)、红升丹、红豆杉、红茴香、红粉、羊角拗、羊踯躅、丽江山慈菇、京大戟、昆明山海棠、河豚、闹羊花、青娘虫、鱼藤、洋地黄、洋金花、牵牛子、砒石(白砒、红砒、砒霜)、草乌、香加皮(杠柳皮)、骆驼蓬、鬼臼、莽草、铁棒槌、铃兰、雪上一枝蒿、黄花夹竹桃、斑蝥、硫磺、雄黄、雷公藤、颠茄、藜芦、蟾酥。

六、食疗药膳的制作方法

食疗药膳以精湛的烹调技术为手段,借助炖、焖、煨、蒸、煮、熬、炒、卤、烧等中国传统的烹调方法,同时按患者身体的需要进行中药的选料、调补。以日常生活所用的糖、酒、油、盐、酱、醋等为配料,配伍于药膳内的调味品,能增加药膳的美味,并且可提高药膳的成品功能,尤为人们所喜欢。各类蜂蜜、蔗糖都是运用于药膳的制作工艺的佳品。此外非蔗糖类的甜味剂,如蛋白糖、甜叶菊等便是近代科学特制的新型调味品,为糖尿病人等禁忌用糖或不想吃糖者,多了一类调味的选择。

第三节　食疗药膳应用原则及其禁忌

一、药膳应用原则

(一)辨病施膳

对于某些疾病或当疾病发展到某个阶段,药膳可以作为主要方法来辅助治疗疾病。有些药膳对某些疾病有专效,如治糖尿病的荞麦人参面、南瓜淮山粥等药膳食品,治哮喘的四仁鸡子粥,治疗妇人脏燥的甘麦大枣汤。此外,如《金匮要略》中的当归生姜羊肉汤,具有温经散寒、止痛之功,是主治妇人腹中寒痛、产后虚寒疼痛的主方;《温病条辨》中的五汁饮,具有清肺泻火、养阴生津的作用,是治疗热病烦渴的主方。

(二)辨证施膳

中医学认为,尽管是同一种疾病,但其发展阶段不同症候就有所变化,不同的症候就要用不同的药膳。如外感疾病,由于感受外邪性质和病人体质的不同,可表现为风寒表证,也可表现为风热表证;风寒表证选用姜糖饮,风热表证宜用双花饮;若辨证不清两者反用,则不但发挥不了药膳的治病作用,反而加重病情。药膳是中药和食物的结合,两者具有协同作用。食物和中药一样是受天地阴阳之气而生,两者均具有性、味、升降浮沉、归经,也称为药性和食性。因药性食性不同,作用也就各异。在施膳前应根据食用者的病症、体质结合所处的地理环境、生活习惯以及季节的不同,正确的辨证、选药组方或选食配膳,做到"组药有方,方必依法,定法有理,理必有据"。只有这样才能达到预期的目的。不同病症用不同的药膳,如老年人多为肾虚、脾虚,可选用女贞子、鳖鱼汤或黄芪炖鸡。

(三)三因制宜

在施膳时强调因时、因地、因人制宜,不可妄为。

(四)以脏补脏

也就是病人缺什么补什么,做到"以形补形""以脏治脏"。

(五)药食性能

中药学的四气、五味、升降沉浮以及药物归经等学说,分析所施药膳的食物和药物性能,从而达到最佳效果。

辨证论治是传统中医治疗学的一条基本原则。在临床实践中,药膳疗法亦应遵循这一原则,根据病人病情、体质、舌脉症候和外界环境因素,结合食物的性味、功效归经,综合分析,辨证施食,选择合适的药膳食谱,才能达到理想的保健治疗作用。另一方面,药膳疗法还应以适应病人脾胃吸收和运化功能为原则。因此可调理食物的色、香、味以刺激食欲,顾及患者的个人嗜好,选择适当的烹调方法。药膳常用烹调方法有炖、焖、煨、蒸、煮、炒、卤、熬、炸、蒸馏、浸渍等,并选择适当的烹调器具,以使药物在不影响食物性味前提下,最大限度地释放有效成分,发挥作用。

二、食疗药膳配伍禁忌的情况

药膳配伍如同中药方剂配伍,在中医基础理论及药膳学理论的指导下,采用两种以上的药膳物料合理地进行配伍,配伍适当,可调整物料的性味功能,增强药物的治疗效果,常见药物或食物配伍原则主要为七情学说,包括单行、相须、相使、相杀、相畏、相恶、相反,其中相须、相使、相杀、相畏在膳食配伍时应加以利用,相恶、相反属于配伍禁忌。

由于每种药物都具有不同的性能及适应范围,每一个个体及其疾病对药膳的要求不同,所以药膳在具体使用时,既有适宜于养生和治病的一面,亦有不利的一面,即为药膳禁忌。配伍禁忌是指两种药物或食物在配伍时降低药物、食物的养生或治病效果,甚至对人体产生有害的影响。食疗药膳中常见违反配伍情况举例见表6-1-1。

表 6-1-1　食疗药膳方中违反配伍禁忌的配伍情况

配伍	频次	方剂名称	文献来源	引用文献
鸽肉-猪肉	1	鸽肉猪肉粥	《中膳典》	《常见病食疗食补大全》
黄豆-猪肉	1	黄豆芽炖鲤鱼	《中膳典》	《家庭药膳手册》
黄连-猪肉	1	健脾营养抄手	《中膳典》	《中国药膳学》
鲫鱼-猪肉	1	黄豆芽炖鲫鱼	《中膳典》	《家庭药膳手册》
桔梗-猪肉	1	山楂荞麦饼	《中膳典》	《疾病的食疗与验方》
荞麦-猪肉	1	参麦瘦肉汤	《中方录》	《实用抗癌药膳》
黄豆-猪血	2	豆芽猪血汤	《中膳典》	《中国药膳学》
		黄豆芽猪血汤	《中膳典》	《膳食保健》
鸡蛋-鳖	1	参麦团鱼	《中膳典》	《中国药膳》
猪肉-鳖	2	米酒蒸水鱼	《中膳典》	《膳食保健》
		白鳖煨肉	《中方录》	《中医保健食谱》

注:《中膳典》:《中国药膳大辞典》;《中方录》:《中医食疗方全录》

三、食疗药膳中使用最多的前 9 种中药

通过对《中国药膳大辞典》及《中医食疗方全》中食疗药膳方统计分析,对其中使用量最多的前 9 位中药进行列举见表 6-1-2。

表 6-1-2　食疗药膳方中使用最多的前 9 种中药一览表

《中国药膳大辞典》		《中医食疗方全》	
中药	使用频次(单位:次)	中药	使用频次(单位:次)
大枣	400	大枣	396
枸杞	399	山药	336
当归	390	枸杞	208
山药	364	黄芪	177
甘草	285	陈皮	172
黄芪	282	薏苡仁	170
茯苓	267	当归	160
陈皮	248	茯苓	156
薏苡仁	239	甘草	156

四、"发物"与忌口

"发物"是一种民间说法,指容易诱发某些疾病(尤其是旧病宿疾)或加重已发疾病的食物。《金匮》中说:"所食之,有与病相宜,有与身为害。"这个"与身为害"就是饮食不当,将对身体或有病之身不利。避免这种不利,就是"忌口"的意思。统观中医文献,忌口是有一定原则的,这个原则适用于一般疾病和癌症等。忌口的原则,就是阴阳寒热和五行的原则(肝病禁辛、心病禁咸、脾病禁痠、肺病禁苦、肾病禁甘),具体说也就是因人因病而异的原则,这要灵活掌握、有针对性,绝不能笼统规定能吃什么,不能吃什么。如果肆意扩大"发物"的范围,忌口太严,不仅会使患者感到无所适从,而且会造成食谱太窄,影响患者对营养物质的摄取,促进恶病质的产生。因此,对癌肿病人的"忌口",主张食谱不宜太窄,忌口不宜太严,要看脾胃功能以及病情的寒、热、虚、实,给予必要的食补和食疗,一般来说应注意以下几个方面。

（一）病因忌口

也就是说别火上浇油,如进食肥甘厚味而痰湿凝聚,可导致直肠癌、乳腺癌的发展或复发。

（二）因病忌口

某些病需要禁忌一些食品,如疔疮忌食荤腥发物,肺病忌食辛辣,水肿病人禁食盐,黄疸病人忌食油腻,温热病忌食一切辛辣热性食物,寒病忌食生冷瓜果。癌症病人也同样,如口腔癌、舌癌、咽喉部肿痛、食管肿瘤、胃癌等应忌食肥厚荤味、油炸食物及难以消化、质地坚硬类食物。

（三）服药后的忌口

一般来说,豆制品解药可降低药效,所以在食用豆制品蔬菜时,服药最好与其间隔 1h 以上为佳。还有服用某些药物也需要忌口一些食物,如服人参忌食萝卜,鳖甲忌苋菜,荆芥忌鱼蟹,天门冬忌鲤鱼,白术忌桃子、李子,蜂蜜忌大葱,铁屑忌茶叶,补剂忌莱菔及碱类食物等。

（四）食物的性味功用

如甲鱼阴凉补血,适用于阴虚血热者,但性冷难以消化,对脾虚阳虚者则不适宜。又如生姜、花椒、大蒜等性属辛热,少食通阳健胃,适用于脾胃虚寒的肿瘤患者;但多食则生火动血、辛辣走窜、血热妄行,对热毒内蕴的肿瘤患者不宜使用。

（五）结合食物扶正与祛邪的不同功用

如谷、肉、果、菜有扶正作用,可增强体质并提高对放、化疗的耐受力,保护骨髓造血机能和促使手术后病情恢复。与此同时,还可以注意选择具有一定抗癌祛邪作用的食物,如芹菜、马齿苋、黄花菜、生薏仁、核桃、紫菜、海藻、荸荠、菱角、山慈菇、芋头等。

第四节　食疗药膳的分类

一、按性状分类

（一）菜肴

以蔬菜、肉、蛋、鱼、虾等为原料,配一定比例的中药制成的菜肴。这类药膳可以制成冷菜、蒸菜、炖菜、炒菜、榨菜、卤菜等。

（二）米面食

以米和面粉为基本原料,加一定补益中药或性味平和的中药制成的馒头、汤圆、包子等各种饮食。

（三）粥食

以米、麦等原料,加一定的补益中药煮成的半流体饮食。这类药膳可以用具有药用价值的粮食制成,也可以由中药和粮食合制而成。

（四）糕点

按糕点的制作方法制成的,花样繁多,一般由专业厂家制作。

（五）汤液

以肉、蛋、奶、海味品等原料为主,加入中药经煎煮而成的较稠厚的汤液。

（六）精汁

将中药原料用一定的方法提取、分离后制成的有效成分含量较高的液体。

（七）饮料

将中药和食物浸泡和压榨,煎煮或蒸馏制成的一种专供饮用的液体。

（八）罐头

将药膳原料,按制造罐头的工艺进行加工生产。

（九）糖果

将中药加入糖料熬炼成混合固体食品。

（十）蜜饯

以植物的干、鲜果实或果皮为原料,经药液煎煮后,再附适量的蜂蜜或白糖制成。

二、按制作方法分类

药膳的主要原料是中药和食物,它必须寓药于食,寓性于味,融中药功效与食物美味于一体。因此,也就必须以精湛的烹调艺术为手段,借助炖、焖、煨、蒸、煮、熬、炒、卤、烧等中国传统的烹调方法,按中医理论和患者需要调配好药膳的主料和辅料,制成具有色、香、味、形的美味食品。

（一）炖

将中药和食物同时下锅,适量加水,置于武火,烧沸去浮沫,再置文火上炖烂而制成。

（二）焖

将中药与食物同时放入锅内,加适量的调味品和汤汁,盖紧锅盖,用文火焖熟。

（三）煨

将中药与食物置于文火或余热的柴草灰内,进行煨制而成。

（四）蒸

将药膳原料和调料拌好,装入容器,置蒸笼内,用蒸汽蒸熟的。

（五）煮

将中药与食物放在锅内,加入水和调料,置武火上烧沸,用文火煮。

三、按功效分类

（一）益气健脾类

以具有益气健脾作用的中药和食物为原料，经烹调制成的食疗药膳食品。根据文献资料：统计 731 个益气健脾食疗药膳方剂，其中 124 种食疗药膳常用中药使用频次前 20 位如下：山药 128 次，黄芪 83 次，大枣 75 次，党参 60 次，人参 51 次，陈皮 44 次，茯苓 43 次，莲子 39 次，薏苡仁 36 次，白术 34 次，芡实 30 次，白扁豆 28 次，枸杞 16 次，甘草、荷叶、砂仁各 12 次，桂圆 11 次，草果 10 次，浮小麦、山茱萸各 8 次。

【食疗药膳方】有参枣米饭、理脾糕、黄芪膏等。

【功效】益气补虚，健脾和胃。

【适应证】适用于脾胃气虚。症见面色萎黄，消瘦乏力，食少纳呆，腹胀便溏，舌淡脉虚者。无病者食之，亦有强身健体之效。

（二）补血养营类

具有补血养营作用的中药和食物经烹调制成的食疗药膳食品。根据文献资料：统计 296 个补血养营食疗药膳方剂，其中 124 种食疗药膳常用中药使用频次如下：枸杞 56 次，当归 37 次，何首乌 23 次，熟地 21 次，大枣 19 次，地黄 14 次，桂圆 14 次，菊花 13 次，阿胶 10 次，川芎 7 次，白芍、杜仲各 6 次，鸡血藤、桑椹、菟丝子各 5 次，白术、丹参、茯苓、甘草、麦门冬、山药、山茱萸、天冬、通草各 4 次，补骨脂、人参、肉桂、沙苑子、益母草、薏苡仁各 3 次，艾叶、陈皮、干姜、黄芪、女贞子、肉苁蓉、三七、天麻、五味子、仙茅、淫羊藿、玉竹各 2 次，柏子仁、侧柏叶、党参、浮小麦、狗脊、骨碎补、黄精、昆布、莲子、木香、桑叶、石斛、太子参、小茴香、泽泻各 1 次。

【食疗药膳方】当归烧羊肉、何首乌烧鸡、菊花肝膏等。

【功效】补血和血，益气养营。

【适应证】适用于营血亏虚。症见面白无华，唇甲色淡，头晕目眩，心悸失眠，手足发麻，月经量少色淡，舌淡苔白，脉细弱者。无病者服之，亦有强身健体之效。

（三）气血双补类

以气血双补的中药和食物为原料，经烹调制成的食疗药膳食品。根据文献资料：统计 155 个气血双补食疗药膳方剂，其中 124 种食疗药膳常用中药使用频次如下：大枣 80 次，当归 73 次，黄芪 70 次，党参 57 次，枸杞 51 次，人参 47 次，桂圆 36 次，茯苓 34 次，山药 34 次，熟地 34 次，白术 30 次，白芍 29 次，甘草 27 次，陈皮 21 次，川芎 20 次，黄精 16 次，肉桂 16 次，砂仁 14 次，地黄、紫河车各 13 次，杜仲 12 次，补骨脂、丁香各 10 次，何首乌、淫羊藿各 9 次，冬虫夏草、菊花、麦门冬、肉苁蓉各 8 次，莲子、五味子、小茴香、草果、附子、红花、木香、通草各 6 次,阿胶、白豆蔻、芡实、三七、天冬、薏苡仁、玉竹各 5 次,丹参、鹿角胶、鹿茸、续断各 4 次,白果、百合、柏子仁、半夏、干姜、龟胶、菌灵芝、麦芽、沙苑子、菟丝子、香附子各 3 次,浮小麦、荷叶、虎骨、鸡内金、鸡血藤、建曲、昆布、牡蛎、山楂、山茱萸、石斛、酸枣仁、锁阳、太子参、仙茅、泽泻各 2 次,巴戟天、白扁豆、草豆蔻、高良姜、狗脊、海马、黄连、藿香、桑椹、乌梢蛇、银柴胡各 1 次。

【食疗药膳方】八宝鸡汤、十全大补汤、红杞田七鸡等。

【功效】益气健脾,补血和血。

【适应证】适用于气血两虚。症见面白神疲,头晕眼花,少气乏力,心悸失眠,舌淡脉虚者。无病者服之,亦有强身健体之效。

(四)滋阴生津类

以滋阴生津作用的中药和食物为原料经烹调制成的食疗药膳食品。根据文献资料:统计 639 个滋阴生津食疗药膳方剂,其中 124 种食疗药膳常用中药使用频次如下:枸杞 85 次,山药 59 次,地黄 31 次,熟地 29 次,大枣 28 次,麦门冬 27 次,女贞子 22 次,玉竹 22 次,五味子 19 次,何首乌 18 次,当归、黄精、天冬各 17 次,冬虫夏草 15 次,百合、人参各 14 次,菊花、桑椹、石斛各 12 次,北沙参、莲子、菟丝子各 11 次,陈皮、茯苓、甘草、山茱萸、薏苡仁、芡实各 6 次,白果、白芍、川贝母、桂圆、黄芪、肉桂、沙苑子各 5 次,阿胶、白芨、杜仲、牡蛎、西洋参、紫河车各 4 次,草果、川芎、党参、浮小麦、荷叶、黄连、鸡内金、菌灵芝、太子参、泽泻各 3 次,白术、半夏、薄荷、补骨脂、蛤蚧、旱莲草、红花、木香、桑叶、山楂、酸枣仁、天麻、银柴胡、玉米须各 2 次,艾叶、白扁豆、白花蛇、白茅根、侧柏叶、慈姑、附子、干姜、蛤蟆油、瓜蒌、龟胶、虎骨、鸡冠花、昆布、鹿鞭、鹿角胶、胖大海、肉苁蓉、砂仁、乌梢蛇、仙茅、小茴香、续断、淫羊藿、紫苏各 1 次。

【食疗药膳方】冬虫草米粥、银耳羹、蛤蟆鲍鱼等。

【功效】滋阴清热,生津止渴。

【适应证】适用于阴虚津亏。症见口燥咽干,潮热盗汗,五心烦热,失眠多梦,舌红少苔,脉细数者。无病者服之,亦有强身健体之效。

(五)助阳健身类

以助阳健身作用的中药和食物为原料经烹调制成的食疗药膳食品。根据文献资料:统计 515 个助阳健身食疗药膳方剂,其中 124 种食疗药膳常用中药使用频次如下:枸杞 72 次,肉苁蓉 53 次,杜仲 39 次,山药 36 次,菟丝子 35 次,淫羊藿 27 次,巴戟天 24 次,人参 22 次,当归、鹿茸各 21 次,补骨脂 20 次,冬虫夏草 18 次,茯苓、黄芪、肉桂各 17 次,党参、附子、山茱萸各 16 次,大枣 15 次,五味子 13 次,熟地 12 次,陈皮、地黄、沙苑子、石斛各 11 次,甘草、莲子、鹿鞭、天冬、仙茅、小茴香、续断各 8 次,白术、川芎、狗脊、桂圆、海狗肾、海马、菊花、芡实、薏苡仁各 7 次,丁香、干姜、麦门冬、牡蛎、锁阳、雪莲花各 6 次,草果、狗鞭、何首乌、黄精各 5 次,蛤蚧、鹿角胶、木香、桑螵蛸各 4 次,柏子仁、骨碎补、九香虫、紫河车各 3 次,阿胶、白豆蔻、丹参、红花、虎骨、鸡血藤、三七、砂仁、山楂、泽泻各 2 次,艾叶、白扁豆、白果、白芨、白芍、百合、草豆蔻、蛤蟆油、黄连、鸡内金、建曲、菌灵芝、麦芽、女贞子、桑椹、酸枣仁、通草、乌梢蛇、玉竹各 1 次。

【食疗药膳方】壮阳狗肉汤、双鞭壮阳汤、杜仲猪腰等。

【功效】补肾壮阳,强身健体。

【适应证】适用于阳衰体虚。症见面色苍白,精神萎靡,倦怠乏力,畏寒肢冷,阳痿早泄,不育不孕,舌淡苔白,脉沉弱者。

（六）安神益智类

以安神益智的中药和食物为原料经烹调制成的食疗药膳食品。根据文献资料:统计 288 个安神益智食疗药膳方剂,其中 124 种食疗药膳常用中药使用频次如下:桂圆 56 次,大枣 43 次,枸杞 35 次,莲子 25 次,人参 23 次,当归 20 次,茯苓、山药各 19 次,百合、菌灵芝各 18 次,党参 14 次,熟地 12 次,五味子 11 次,柏子仁、酸枣仁各 10 次,白术 8 次,麦门冬 7 次,白芍、甘草、芡实、肉苁蓉各 6 次,阿胶、何首乌、黄芪、桑椹、天冬各 5 次,川芎、杜仲、菊花、玉竹各 4 次,补骨脂、地黄、冬虫夏草、浮小麦、黄精、鸡血藤、木香、女贞子、山茱萸、菟丝子、泽泻各 3 次,巴戟天、白扁豆、陈皮、丹参、蛤蟆油、建曲、鹿茸、砂仁、山楂、西洋参各 2 次,白果、薄荷、草果、丁香、附子、狗鞭、狗脊、鹿角胶、麦芽、牡蛎、三七、桑螵蛸、沙苑子、天麻、香附子、小茴香、续断、淫羊藿、银柴胡各 1 次。

【食疗药膳方】玫瑰花烤羊心、枣仁粥、冰糖莲子、柏子仁炖猪心等。

【功效】镇静安神,养心益智。

【适应证】适用于心气不足、心血亏虚。症见眩晕健忘,心悸怔忡,失眠多梦,舌淡苔白,脉细弱者。

（七）开胃消食类

以开胃消食的中药和食物为原料经烹调制成的食疗药膳食品。根据文献资料:统计 239 个开胃消食食疗药膳方剂,其中 124 种食疗药膳常用中药使用频次如下:

山楂 40 次，麦芽 22 次，鸡内金 19 次，陈皮 18 次，山药 16 次，建曲 15 次，砂仁 13 次，白术、大枣、茯苓各 7 次，白扁豆 6 次，白豆蔻、丁香、藿香、木香各 5 次，党参、芡实、薏苡仁各 4 次，干姜、甘草 3 次，附子、枸杞、荷叶、牡蛎、肉桂、太子参、香附子各 2 次，半夏、薄荷、草果、川贝母、高良姜、隔山消、黄连、黄芪、菌灵芝、莲子、佩兰、人参、泽泻各 1 次。

【食疗药膳方】五香槟榔、萝卜饼、山楂肉干、消食茶膏糖等。

【功效】开胃消食，理气调中。

【适应证】适用于胃虚伤食。症见食少纳呆，脘腹胀闷，暖气吞酸，恶心呕吐，舌苔腻，脉弱或滑者。无病者服之，亦有促进消化、增强体质之效。

（八）温里散寒类

以温里散寒的中药和食物为原料经烹调制成的食疗药膳食品。根据文献资料：统计 324 个温里散寒食疗药膳方剂，其中 124 种食疗药膳常用中药使用频次如下：干姜 36 次，陈皮 32 次，肉桂 22 次，大枣 21 次，砂仁 17 次，草果、丁香各 15 次，甘草、高良姜、小茴香各 13 次，艾叶 12 次，山药 10 次，党参 9 次，黄芪 8 次，当归、附子各 7 次，白芍、白术各 5 次，阿胶、茯苓、藿香、人参、山楂各 4 次，半夏、草豆蔻、杜仲、枸杞、桂圆各 3 次，白扁豆、白豆蔻、百合、北沙参、补骨脂、地黄、麦门冬、木香、三七、熟地、薏苡仁各 2 次，白果、薄荷、川芎、丹参、冬虫夏草、狗脊、何首乌、菊花、莲子、麦芽、牡蛎、沙苑子、石斛、天冬、通草、菟丝子、五味子、仙茅、香附子、淫羊藿、泽泻、紫河车、紫苏各 1 次。

【食疗药膳方】丁香鸭子、砂仁猪腰、姜椒煨鸡块等。

【功效】温中散寒，止痛止泻。

【适应证】适用于脾胃阳虚，寒邪内侵。症见脘腹冷痛，呕吐清水，腹胀腹泻，畏寒肢冷，舌淡苔白，脉沉迟者。

（九）理气止痛类

以理气止痛的中药和食物为原料经烹调制成的食疗药膳食品。根据文献资料：统计 188 个理气止痛食疗药膳方剂，其中 124 种食疗药膳常用中药使用频次如下：陈皮 24 次，砂仁 12 次，附子、香附子、小茴香各 10 次，木香 9 次，薏苡仁 7 次，白豆蔻、当归、丁香、麦芽各 6 次，大枣、昆布、山楂、紫苏各 5 次，川芎、茯苓、仙人掌各 4 次，白术、党参、甘草、莲子、肉桂、山药各 3 次，白扁豆、白芍、半夏、瓜蒌、桂圆、牡蛎、益母草各 2 次，阿胶、白花蛇、补骨脂、丹参、高良姜、枸杞、海马、黄芪、建曲、女贞子、芡实、山茱萸各 1 次。

【食疗药膳方】佛手酒、糖渍橘皮、香附川芎茶等。

【功效】疏肝解郁，理气止痛。

【适应证】适用于肝气郁结，气滞作痛。症见抑郁易怒，善太息，胸胁脘腹胀闷疼痛，舌苔薄白，脉弦者。

（十）活血化瘀类

以活血化瘀的中药和食物为原料经烹调制成的食疗药膳食品。根据文献资料：统计266个活血化瘀食疗药膳方剂，其中124种食疗药膳常用中药使用频次如下：当归40次，红花25次，山楂21次，益母草21次，川芎16次，丹参、地黄、附子各14次，肉桂11次，甘草、黄芪、三七各9次，大枣8次，白芍、木香各6次，补骨脂、杜仲、干姜、枸杞、骨碎补、昆布、香附子、续断各5次，党参、茯苓、小茴香、薏苡仁各4次，荷叶、虎骨、鸡内金、鸡血藤、砂仁、山药、熟地各3次，阿胶、陈皮、桂圆、菊花、人参、肉苁蓉、酸枣仁、五味子、玉竹各2次，巴戟天、白花蛇、白术、百合、草果、侧柏叶、川贝母、丁香、冬虫夏草、狗脊、鸡冠花、建曲、菌灵芝、麦门冬、南沙参、桑螵蛸、石斛、菟丝子、乌梢蛇、雪莲花、紫河车、紫苏各1次。

【食疗药膳方】丹参酒、红花酒、清蒸蒜头甲鱼等。

【功效】活经，化瘀，止痛。

【适应证】适用于瘀血内阻。症见局部刺痛，固定不移，或阵发性心胸憋闷疼痛，痛引肩背内臂，舌质紫黯或有青紫色斑点，脉涩者。

（十一）平肝息风类

以平肝息风的中药和食物为原料制成的食疗药膳食品。根据文献资料：统计177个平肝息风食疗药膳方剂，其中124种食疗药膳常用中药使用频次如下：菊花、天麻各27次、枸杞9次、杜仲、桑叶各8次，山楂7次，附子、昆布各6次，川芎、当归、茯苓、石斛各5次，大枣、地黄、桑椹各4次，陈皮、狗脊、山茱萸、乌梢蛇各3次，白花蛇、白芍、白术、柏子仁、甘草、骨碎补、何首乌、虎骨、牡蛎、人参、酸枣仁、菟丝子、益母草、淫羊藿各2次，巴戟天、白芨、侧柏叶、丹参、丁香、干姜、瓜蒌、荷叶、黄精、黄芪、金银花、莲子、麦门冬、肉苁蓉、三七、山药、熟地、续断、薏苡仁、玉米须、玉竹、泽泻各1次。

【食疗药膳方】天麻鱼头、罗布麻速溶液、菊楂决明饮等。

【功效】平肝潜阳，息风止痉。

【适应证】适用于肝阳偏亢、肝风内动。症见头痛头胀，眩晕耳鸣，肢体麻木，手足震颤，语言謇涩，头重足飘，舌质红，脉弦数者。

（十二）解表散邪类

以解表散邪的中药和食物为原料经烹调制成的食疗药膳食品。根据文献资料：统计208个解表散邪食疗药膳方剂，其中124种食疗药膳常用中药使用频次如下：薄荷31次，菊花28次，甘草24次，桑叶、紫苏各23次，陈皮16次，藿香15次，山楂10次，半夏9次，白扁豆、川芎、麦芽、泽泻各7次，白茅根、白术、茯苓、金银花各5次，荷叶4次，草果、附子、建曲、木香、香附子各3次，丁香、高良姜、古芽、苦杏仁、佩兰、肉桂、砂仁、薏苡仁各2次，白豆蔻、百合、草豆蔻、大枣、党参、干姜、人参、山药、五味子、小茴香、益母草各1次。

【食疗药膳方】姜糖苏叶饮、桑叶薄竹饮、麻黄醇酒等。

【功效】疏风解表。

【适应证】适用于感受外邪。症见恶寒发热，头身疼痛，咽痛咳嗽，鼻塞流涕，舌苔薄白、脉浮者。

（十三）祛痰止咳类

以祛痰止咳的中药和食物为原料经烹调制成的食疗药膳食品。根据文献资料：统计374个祛痰止咳食疗药膳方剂，其中124种食疗药膳常用中药使用频次如下：百合22次，川贝母21次，大枣16次，甘草13次，麦门冬12次，山药8次，白果7次，半夏、陈皮、冬虫夏草、茯苓、五味子、薏苡仁各6次，北沙参、天冬、紫河车各5次，白芨、瓜蒌、红花、鱼腥草各4次，阿胶、党参、桑叶各3次，白扁豆、白芍、侧柏叶、干姜、桂圆、黄芪、菊花、苦杏仁、麦芽、胖大海、芡实、人参、太子参、紫苏各2次，白术、薄荷、川芎、当归、蛤蚧、骨碎补、黄精、鸡内金、金银花、昆布、莲子、南沙参、肉桂、山楂、玉竹各1次。

【食疗药膳方】有蜜饯百合、贝母酿梨、糖橘饼、糖溜白果膏等。

【功效】祛痰止咳平喘。

【适应证】适用于痰阻气道，肺气不宣。症见咳嗽气喘，胸闷痰多，或痰黏难咯，痰中带血者。

（十四）清热解毒类

以清热解毒的中药和食物为原料经烹调制成的食疗药膳食品。根据文献资料：统计1283个清热解毒食疗药膳方剂，其中124种食疗药膳常用中药使用频次如下：甘草62次，麦门冬54次，菊花39次，荷叶31次，大枣29次，金银花、薏苡仁各27次，白扁豆、白茅根各19次，黄连、莲子、桑各18次，薄荷、茯苓各17次，藿香、山药各16次，陈皮、地黄、玉竹各15次，百合13次，山楂11次，昆布、胖大海各10次，鸡冠花、佩兰、天冬、鱼腥草、玉米须各 9 次，石斛、通草各 8 次，瓜蒌 7 次，白芍、黄芪、泽泻各 6 次，阿胶、半夏、当归、木香、紫苏各 5 次，白果、川芎、枸杞、芡实、人参、西洋参各 4 次，北沙参、川贝母、丹参、党参、丁香、冬虫夏草、鸡内金、建曲、肉桂、三七、砂仁、酸枣仁、仙人掌各 3 次，白芨、白术、柏子仁、侧柏叶、附子、干姜、桂圆、红花、麦芽、牡蛎、南沙参、山茱萸、五味子、香附子、益母草各 2 次，白花蛇、补骨脂、草果、谷芽、海马、黄精、苦杏仁、桑螵蛸、桑椹、熟地、天麻、乌梢蛇、小茴香、银柴胡各 1 次。

【食疗药膳方】银花菜、西瓜饮、苦菜姜汁等。

【功效】清热凉血，解毒消肿。

【适应证】适用于里热偏盛、痈肿疮疡。症见身热面赤，心烦口渴，便秘尿赤，或身发痈肿疮疡，舌红苔黄，脉数者。

（十五）祛风除湿类

以祛风除湿的中药和食物为原料经烹调制成的食疗药膳食品。根据文献资料：统计 652 个祛风除湿食疗药膳方剂，其中 124 种食疗药膳常用中药使用频次如下：附子 143 次，当归 136 次，川芎 131 次，杜仲 118 次，石斛 100 次，地黄 96 次，丹参 89 次，薏苡仁 83 次，干姜 80 次，白术 73 次，茯苓 65 次，甘草 62 次，山茱萸 58 次，黄芪 57 次，续断 48 次，枸杞 47 次，人参 39 次，肉桂 33 次，红花 32 次，菊花 31 次，陈皮 28 次，天麻 27 次，狗脊 25 次，熟地 22 次，虎骨、淫羊藿各 21 次，肉苁蓉 20 次，酸枣仁 19 次，玉竹 17 次，柏子仁、天冬、五味子各 16 次，白花蛇、木香各 15 次，乌梢蛇 14 次，山药 13 次，巴戟天、麦门冬、菟丝子各 12 次，白芍、半夏、大枣、何首乌、通草各 11 次，骨碎补、泽泻各 9 次，党参 8 次，补骨脂、藿香、砂仁各 7 次，薄荷、牡蛎各 6 次，丁香、瓜蒌、鸡血藤各 5 次，白扁豆、黄精、黄连、小茴香、紫苏各 4 次，白豆蔻、草果、蝮蛇、桂圆、荷叶、三七、香附子各 3 次，艾叶、白果、高良姜、建曲、莲子、鹿角胶、鹿茸、桑叶、山楂各 2 次，白芨、金银花、苦杏仁、麦芽、南沙参、女贞子、佩兰、桑椹、仙茅、雪莲花各 1 次。

【食疗药膳方】虎骨酒、五加皮酒、三蛇酒等。

【功效】祛风除湿，通经活络。

【适应证】适用于外感风寒湿邪。症见关节疼痛，屈伸不利，肿胀发凉，或头身困重，腹胀便溏，舌苔白腻，脉沉弦或沉迟无力者。

（十六）利水消肿类

以利水消肿的中药和食物为原料烹调制成的食疗药膳食品。根据文献资料：统计 195 个利水消肿食疗药膳方剂，其中 124 种食疗药膳常用中药使用频次如下：薏苡仁 19 次，大枣 18 次，茯苓 9 次，玉米须 7 次，白茅根、陈皮、山药各 5 次，白扁豆、白术、黄芪各 4 次，草果 3 次，丹参、地黄、附子、干姜、甘草、枸杞、昆布、桑椹、山楂、通草各 2 次，白果、白芍、薄荷、当归、党参、杜仲、高良姜、蛤粉、荷叶、鸡内金、菊花、莲子、麦芽、芡实、人参、肉苁蓉、肉桂、熟地、益母草、泽泻各 1 次。

【食疗药膳方】赤豆鲤鱼、车前子茶、赤小豆鱼粥等。

【功效】健脾益肾，利水消肿。

【适应证】适用于肺脾肾三脏功能失调、水湿内停。症见周身浮肿，小便不利，肢体困重，脘闷腹胀，腰膝痠软，舌淡苔白，脉沉细或沉弦者。

（十七）润肠通便类

以润肠通便的中药和食物为原料经烹调制成的食疗药膳食品。根据文献资料：统计 114 个润肠通便食疗药膳方剂，其中 124 种食疗药膳常用中药使用频次如下：桑椹 10 次，柏子仁 5 次，阿胶、陈皮、大枣、当归、甘草、枸杞、瓜蒌、人参、肉苁蓉、桑叶、锁阳各 2 次，百合、地黄、桂圆、何首乌、红花、山药、小茴香、薏苡仁、玉竹各 1 次。

【食疗药膳方】三仁丸、杏仁芝麻糖、苏麻粥等。

【功效】养阴生津，润肠通便。

【适应证】适用于气阴不足、肠道津亏。症见大便秘结，难以排出，数日一行，腹胀腹痛，头晕咽干，倦怠乏力，脉虚或沉涩者。

（雷旭东　包晓玲）

第二章
食疗药膳在肿瘤防治中的应用

　　肿瘤的发病率呈历年上升的趋势,其严重危害着人类的健康。中医食疗药膳以其独特的优势在肿瘤的治疗过程中发挥着积极的作用,显现出越来越重要的地位。

　　中医学认为,"正虚""痰凝""瘀滞""毒聚"是肿瘤形成的主要病理因素与症型,下面以常见四个症型分别列举不同症型食疗药膳的适应证、食材、药材及常用的食疗方。

第一节　正　虚

一、气虚

（一）气虚证

　　面色萎黄、食少纳呆、消瘦乏力、少气懒言、语声低怯、常自汗出、动则尤甚、舌淡苔白、脉虚弱等。常见肿瘤久病体虚,或年老体弱,或营养不良者多见此证。

（二）常用食材、药材

　　鸡肉、牛肉、甘薯、人参、党参、西洋参、黄芪、白术、山药、大枣、蜂蜜、茯苓、桂圆、莲子、薏苡仁、芡实、白扁豆、枸杞等。

（三）常用食疗药膳方

　　党参莲子汤、山药羊肉汤、黄芪瘦肉汤、黄芪鲫鱼汤等。

1.党参莲子汤

【来源】(《中药补益大成》)。

【配方】党参 10g,莲子肉 20g,冰糖 30g。

【制法】将党参、莲子放在碗内,用水泡发,再加入冰糖,将碗放在锅内,隔水蒸0.5h 左右。

【用法】喝汤吃莲子,早晚各食一次。

【功效】益气养心,健脾补肾。党参具有补气作用,莲子具有养心益肾作用,二者合用补气健体。

2.山药羊肉汤

【来源】(《普济方》)。

【配方】羊肉 500g,山药 150g,生姜 5 片,葱白 2 段,适量调味品。

【制法】将羊肉洗净,切块入沸水中焯去血水,山药洗净,一同放入砂锅中,加上葱段、姜片,加适量清水,大火烧沸后,去浮沫,用小火炖至熟烂。

【用法】吃肉喝汤,常食。

【功效】补中益气。山药与羊肉合用,能增强补虚之力,用于脾胃功能不足所致的食少便溏、小儿营养不良等症。

3.黄芪瘦肉汤

【来源】(《巧吃治百病》)。

【配方】黄芪 50g,猪瘦肉适量,调味品适量。

【制法】将黄芪洗净,与切成小块的猪瘦肉一起放入砂锅,加葱、姜,加适量水,先大火,后小火,炖至肉熟。

【用法】每周服两次,连服 4 周。

【功效】补气固表。黄芪又叫北芪,味甘微温,入脾、肺二经。能升阳补气,止汗固表,健脾养胃,利尿祛湿,有增食欲,强筋骨的功效;猪肉含 17%的蛋白质,二者合用于气虚所致的倦怠乏力,便溏腹泻,并能增强免疫力,预防感冒。

4.黄芪鲫鱼汤

【来源】(《民间验方》)。

【配方】黄芪 15g,鲫鱼 4 条(250g),生姜、精盐、味精适量。

【制法】将黄芪入砂锅中水煎两次,去渣,取汁。将鲫鱼去掉鳞、内脏,再将鱼、药汁、生姜、精盐放入锅中共煮,出锅时调入味精。

【用法】1 日 2 次,早晚分服。

【功效】补气健脾。黄芪具有补气作用,鲫鱼含有丰富的蛋白质,能改善气短乏力的症状。

二、血虚

(一)血虚证

可见面色苍白,唇舌、爪甲色淡无华,眩晕,心悸,失眠,脉虚细等。肿瘤病久生化乏源,或肿瘤引发出血,或肿瘤手术失血、化疗后骨髓抑制者常表现出血虚证。

(二)常用食材、药材

鱼鳔、猪血、阿胶、何首乌、当归、马奶、羊奶、鸡蛋、牛肝、熟地黄、白芍、龙眼肉、章鱼等。

(三)常用食疗药膳方

当归羊肉汤、大枣黑木耳汤、阿胶补血汤、龙眼鸡蛋汤。

1.羊肉当归汤

【来源】(《备急千金要方》)。

【配方】当归 9g,羊肉 250g,调味品适量。

【制法】将羊肉切块与当归同煮,熟后加调料,再煮沸一次,盛入碗中。

【用法】吃肉喝汤,每周 1 次。

【功效】补血养血。用于营养性贫血。当归中含有多种糖、氨基酸和维生素,能促进血红蛋白及红细胞的形成。羊肉含有丰富的蛋白质,二者共煮,共起补血养血之功效。

2.大枣黑木耳汤

【来源】(《中华食物疗法大全》)。

【配方】黑木耳 15g,大枣 15 个,冰糖适量。

【制法】黑木耳与大枣以温水泡发并洗净后,放入小碗中,加水和冰糖适量。将碗置锅中蒸 1h。

【用法】每日服 1 次或分次食用。吃木耳、大枣,喝汤。

【功效】补益气血。木耳、大枣合用对于贫血有改善作用。

3.阿胶补血汤

【来源】(《陈素庵妇科补解》)。

【配方】阿胶 10g,瘦猪肉 100g。

【制法】将猪肉切丝放在砂锅内,用小火炖熟后加入阿胶烊化,加适量调味品。阿胶烊化是将阿胶放入去渣的肉汤中加热,并加以搅动,使之逐渐溶解。

【用法】吃肉喝汤,每周 3 次。

【功效】补血,多用于术后贫血。阿胶中含有多种氨基酸和钙、硫等元素,能促进血中红细胞和血红蛋白的生成,与瘦肉共用,起到补血、养血、恢复体力的作用。

4.龙眼鸡蛋汤

【来源】(《民间验方》)。

【配方】龙眼肉 15g,鸡蛋两个,糖少许。

【制法】先将龙眼肉用清水煎煮 30min,加入白糖适量,打入鸡蛋,蛋熟即可食用。

【用法】每日早晚各吃 1 次。

【功效】养血健体。龙眼肉为无患子科植物龙眼的假种皮,味甘,性温;归心、脾经;具有补益心脾、养血安神的作用;用于气血不足、健忘失眠、心悸等症。

三、阴虚

(一)阴虚证

可见低热、手足心热、午后潮热、盗汗、口燥咽干、心烦失眠、头晕耳鸣、舌红少苔、脉细数无力等。肿瘤久病耗伤阴津,或放疗后灼伤阴液,或热疗伤阴者常表现出阴虚证。

(二)常用食材、药材

雪梨、龟、鳖、白茅根、银耳、牛奶、甲鱼、芦笋、豆腐、甘蔗、沙参、百合、麦门冬、天冬、枫斗、玉竹、黄精、枸杞、桑堪等。

(三)常用食疗药膳方

五汁安中饮、虫草全鸭、枸杞甲鱼汤。

1.五汁安中饮

【来源】(《新增汤头歌诀》)。

【配方】藕汁、甘蔗汁、梨汁、山楂汁各等量。

【制法】加清水适量煮沸,后用小火煮 30min 取汁,再加麦门冬 6g 煎汁加入调匀,分多次服。

【功效】生津止渴,清热解毒。脾胃虚寒者勿服。

2.虫草全鸭

【来源】(《汉方药膳》)。

【配方】冬虫夏草 10g,鸭 1500g。

【制法】将鸭头顺颈劈开,将冬虫夏草数枚装入鸭头和鸭颈内,再用棉线缠紧,余下的和生姜、葱白一起装入鸭腹内,放入盆中,注入清汤,用食盐、胡椒粉、料酒调好味,密封盆口,上笼蒸约 2h,出笼后拣去生姜、葱白,加味精。

【功效】平补肺肾,止嗽定喘。

3.枸杞甲鱼汤

【来源】(《保健药膳》)。

【配方】甲鱼300g,枸杞30g,熟地黄15g,北黄芪10g,调料适量。

【制法】甲鱼宰杀,去甲壳、头、爪,洗净、切块,放砂锅内,加清水及布包诸药,武火煮沸后,转文火煲至甲鱼肉熟透,去药包,调入食盐、味精适量。

【功效】益气养阴。

【适应证】用于肿瘤病人气阴不足及放、化疗后红、白细胞下降等。表现为形瘦乏力、口干、盗汗、腰膝酸软等。

四、阳虚

(一)阳虚证

可见面色苍白、手足不温、怕冷、易出汗、大便稀、小便清长、口唇色淡、口淡无味、食欲不振、舌质淡、苔白而润、脉虚弱等。肿瘤耗伤阳气,或素体阳虚,或年老肾阳虚衰,或化疗后阳气损耗者常表现出阳虚证。

(二)常用食材、药材

葱、辣椒、丁香、淫羊霍、杜仲、海参、肉苁蓉、韭菜子、冬虫夏草等。

(三)常用食疗药膳方

皂角猪心肺汤、巴戟炖猪大肠、附子粥、参茸炖龟。

1.皂角猪心肺汤

【来源】(《唐本草》)。

【配方】猪心1具,猪肺1具,皂角刺15g,威灵仙15g。

【制法】将猪心、肺洗净后放入锅内,加入适量清水,以大火炖烂成汁,皂角刺、威灵仙另置锅中,加水煎煮,再将二者混合拌匀即可食用。

【功效】消肿排脓。

【适应证】用于各期食管癌。

2.巴戟炖猪大肠

【来源】(《民间药膳》)。

【配方】巴戟30g,猪大肠200g,生姜2片。

【制法】巴戟稍浸泡,可切碎;猪大肠用盐或生粉清洗净。把巴戟纳入猪大肠内,与生姜一起放入炖盅,加入热开水450ml(约1碗多量),加盖隔水炖约2.5h,进饮时方下盐。

【功效】滋肾养阳。

【适应证】用于各期结直肠癌。

3.附子粥

【来源】(《太平圣惠方》)。

【配方】炮附子 10g,炮姜 15g,粳米 100g。

【制法】先将两药捣细,过箩为末,每取 10g,与米同煮为粥。

【功效】温中散寒止痛。

【适应证】用于寒湿痢疾、里急后重、腹中绞痛、喜按喜暖者。

4.参茸炖龟

【来源】(《民间药膳》)。

【配方】龟肉 500g,人参 10g,鹿茸 3g,苡米 50g,调料适量。

【制法】将龟宰杀,去头、爪及内脏,洗净,切块,诸药布包同放入锅中,加生姜、清水等,水开后去浮沫,加料酒大油等,文火煮至肉熟,调入食盐,味精适量。

【功效】益气温阳,养阴填精。

【适应证】用于肿瘤病人阳气虚弱及化、放疗后红、白细胞下降等。表现为体弱气虚、畏寒肢冷、四肢无力、精神不振等。

第二节　痰　凝

一、痰凝证

可见咳吐痰涎、恶心呕吐、胸闷、胁肋胀痛、饮食不顺、心悸眩晕、舌苔厚腻、脉滑等。肿瘤病久,或素有痰湿者常表现出痰凝证。

二、常用食材、药材

芦笋、蘑菇、丝瓜、海带、川贝母、海藻、竹茹、半夏、前胡、海蛤等。海带薏苡汤、卷柏猪肉汤、文蛤饼。

(一)海带薏苡汤

【来源】(《民间药膳》)。

【配方】海带 30g,薏苡仁 30g,鸡蛋 3 个,胡椒粉、味精、猪油各适量。

【制法】将海带洗净,切成条状;薏苡仁洗净。高压锅中加水,将海带和薏苡仁一起放入高压锅内炖至烂熟,连汤备用。锅置旺火上,放猪油适量,将打匀的鸡蛋炒熟,随即将海带、薏苡仁连汤倒入,加盐、胡椒粉、味精,适量调味即可。

【功效】健脾利湿,化痰软坚。

【适应证】适用于肿瘤病久,或素有痰湿者常表现出痰凝证。

(二)卷柏猪肉汤

【来源】(《圣济总录》)。

【配方】垫状卷柏(炒焦)50g,瘦猪肉100g,胡椒粉、味精、猪油各适量。

【制法】卷柏布包同放入锅中,瘦猪肉加生姜、清水,水开后去浮沫,加料酒大油等,文火煮至肉熟,调入食盐、味精适量,服汤食肉。

【功效】止血。

【适应证】各种原因引起的吐血、便血、尿血,

(三)文蛤饼

【来源】(《民间药膳》)。

【配方】净文蛤肉500g,净荸荠150g,猪瘦肉、熟猪肥膘肉各100g,鸡蛋1个,湿淀粉50g,姜末、葱末各25g,精面粉150g,料酒20g,精盐10g,骨头汤50g,芝麻油10g,熟猪油100g。

【制法】将文蛤肉放在竹篮内,在水中顺一个方向搅动,洗净泥沙,滤水后用刀剁碎,放入盆内。猪瘦肉和熟肥膘肉一起剁蓉,把荸荠用刀拍碎,然后一起放入蛤肉盆内,再加入姜末、葱末、精盐、料酒10g,打入鸡蛋,拌匀后再放入湿淀粉、面粉拌匀成文蛤饼料。锅烧热,加入少量熟猪油润锅,用手将文蛤饼料捏成饼坯放入锅中,煎至两面金黄时,烹入骨汤和料酒10g,略焖后揭去锅盖,待蒸汽跑掉,淋入芝麻油拌匀即可。

【功效】软坚、化痰、利湿。

【适应证】适用于痰凝血瘀型肿瘤患者,症见咳痰、体胖、水肿等。

第三节　瘀　滞

一、气滞

(一)气滞证

可见胃纳减少,胃脘胀满疼痛、嗳气呃逆、胁痛易怒、乳房胀痛、痰多喘咳、大便秘结、舌色暗、脉弦等。肿瘤肿块阻塞气道或肿瘤病久情志抑郁不舒者常表现出气滞证。

（二）常用食材、药材

山楂、杏仁、白萝卜、柑橘、大蒜、生姜、陈皮、桂皮、丁香、桃仁、韭菜、黄酒、洋葱、银杏、柠檬、柚子等。

（三）常用食疗药膳方

1.柚子肉炖鸡

【来源】(《民间药膳》)。

【配方】雄鸡一只(约 1000g)，柚子两个，料酒、生姜、葱、味精、食盐各适量。

【制法】雄鸡去毛和肠杂，洗净。柚子去皮留肉。将柚子肉放入鸡腹内，然后将鸡放入搪瓷锅中，加葱、姜、黄酒、盐、清水等。再将搪瓷锅放入盛有水的锅内，隔水炖熟即成。每周服一次，连服 3 周。

【功效】理气补虚，消食抗癌。

【适应证】适用于原发性支气管肺癌气喘、咳痰者。

【按语】肺癌病人的血液一般呈高黏状态，使癌细胞易形成癌栓，从而加速转移和扩散。而柚子中的某些成分可以预防栓塞，具有降低血小板凝聚，增进血液浮悬稳定性和加快血流速度的作用，可以起到溶解癌栓、减少转移、抑制复发的效果。需要指出的是，长期食用柚子时最好多食入含维生素 A 丰富的鸡肝、猪肝之类的食品，因为吃柚子后产生的一种醛类，可以破坏维生素 A，所以要适量补充。

2.橘皮米粥

【来源】(《保健药膳》)。

【配方】橘皮 30g，粳米 50g。

【制法】将橘皮洗净，晒干，碾为细末，粳米加清水 500ml，置锅中，急火煮开5min，加橘皮细末，文火煮 30min，成粥，趁热食用。

【功效】行气止痛，健脾开胃。

【适应证】肿瘤伴脾胃不和者。

3.红花玫瑰炙羊心

【来源】(《中华药膳大全》)。

【配方】羊心一只，玫瑰 6g，红花 10g，食盐适量。

【制法】用水一杯泡玫瑰花，做成玫瑰水。再用玫瑰水浸泡红花，去渣取汁，加入食盐少许搅匀备用。羊心洗净血污，用针在羊心上刺若干个小孔，再用竹签或铁签签住羊心，放于火上炙，不停地转动签子，使其受热均匀。在炙烤羊心的同时，将红花汁徐徐涂在羊心上，汁尽，羊心熟透为度。

【功效】舒肝解郁,补益心气。

【适应证】适用于肿瘤病久情志抑郁不舒者常表现的气滞证。

二、血瘀

(一)血瘀证

可见疼痛如针刺,痛有定处而拒按,夜间加剧,面色黧黑,肌肤甲错,口唇爪甲紫暗,舌质紫暗,或见瘀斑瘀点,脉象细涩。肿瘤压迫血道形成瘀血,或生成癌栓,或化疗后血栓性静脉炎者常表现出血瘀证。

(二)常用食材、药材

鹅血、鳖鱼、桃仁、油菜、黑大豆、穿山甲、山楂、黑木耳、田七、鸡血藤、卷柏等。

(三)常用食疗药膳方

1.田七鸡汤

【来源】(《保健药膳》)。

【配方】三七 10g,鸡肉 250g,人参 10g。

【制法】将三七粒捣碎;将鸡肉、人参洗净。将全部用料放入锅内,加清水适量,文火煮 1h,加盐调味。饮汤食鸡肉。

【功效】祛瘀止痛,养胃益气。

【适应证】肺肿瘤症见咳嗽,咯血,胸痛,痛有定位;舌暗红,苔薄白,脉弦细,因气虚血瘀所致者。

【注意事项】使用本方以咳血,胸痛,舌暗红,脉弦,属于气虚血瘀者为要点。凡感冒未清、发热、痰黄者勿服。

2.归参炖鸡

【来源】(《保健药膳》)。

【配方】母鸡 500g,当归 10g,三七参 10g,调味适量。

【制法】将鸡肉洗净,切块,放砂锅中,加生姜,诸药(布包)及清水适量,武火煮沸后,转文火炖至鸡肉烂熟,去药袋,调入食盐、胡椒粉、味精即成。

【功效】活血补血。

【适应证】用于肿瘤以血瘀为主要见证者。表现为肋下或局部肿块,质硬,疼痛固定不移,舌紫黯,脉细涩等。

第四节　毒　症

一、热毒

(一)热毒证

可见发热、口干、咽喉干燥、尿黄、便秘、烦躁,甚则神昏谵语、舌红、苔黄、脉数。肿瘤病久耗损阴津者,或放疗灼伤津液,或肿瘤组织坏死热毒内蕴者常见热毒证。

(二)常用食材、药材

绿豆、苦瓜、冬瓜、蜗牛、马齿苋、龙葵、土茯苓、牛黄、石上柏、藤梨根、山豆根、栀子、败酱草、白花蛇舌草等。

(三)常用食疗药膳方

小蓟齿苋粥、败酱草炖鸡蛋。

1.小蓟齿苋粥

【来源】(《饮膳正要》)。

【配方】马齿苋 20g,小蓟 20g,野白菜 20g,白糖 20g。

【制法】将马齿苋、小蓟、野白菜同置于锅中,加入清水 400~500ml,煎至 200ml,再放入白糖即成。

【功效】清热解毒,凉血止血。

【适应证】用于唇癌手术后、放疗后口腔溃疡患者。

2.败酱草炖鸡蛋

【来源】(《太和圣惠方》)。

【配方】败酱草 500g,鲜鸡蛋 2 个,清水适量。

【制法】先将败酱草加水适量制成败酱卤,取败酱卤 300ml 放入鸡蛋,煮熟后,喝汤吃蛋。

【功效】清热解毒,祛瘀消肿。

【适应证】用于巨块型肝癌患者,症见发热者。

二、阴毒

(一)阴毒证

可见面目发青、四肢厥冷、咽喉疼痛,以及身痛、身重、背强、短气呕逆。肿瘤病久耗伤阳气,或冷疗伤阳,或素体阳虚并感受阴毒者常见阴毒证。

（二）常用食材、药材

艾叶、花椒、小茴香、干姜、蜈蚣、蟾蜍、猴头菇等。

（三）常用食疗药膳方

蟾蜍黄酒、胶艾汤、蟾蜍玉米。

1.蟾蜍黄酒

【来源】（《民间百病良方》）。

【配方】活蟾蜍 5 只，黄酒 500ml。

【制法】将蟾蜍置容器中，加入黄酒，隔水蒸煮 1h，去蟾蜍取酒，冷藏备用。

【功效】解毒、止痛、消肿。

【适应证】阴茎痛、癌肿疼痛明显者等。

2. 胶艾汤

【来源】（《金匮要略》）。

【配方】阿胶 6g、艾叶 9g、川芎 6g、甘草 6g、当归 9g、芍药 12g、干地黄 15g。

【制法】以水 5L，清酒 3L，合煮，取 3L，去滓，内胶令消尽，温服 3L，日三服。不瘥更作。

【功效】养血止血，调经安胎。

【适应证】适用于妇科肿瘤患者冲任虚损，血虚有寒证。症见崩漏下血，月经过多，淋漓不止，腹中疼痛。

3. 蟾蜍玉米

【来源】（《民间药膳》）。

【配方】活蟾蜍 1 只，玉米 2 个。

【制法】将蟾蜍宰杀后置砂锅中，加入清水，煮 1h，去蟾蜍，食玉米。

【功效】解毒消肿。

【适应证】适用于消化道肿瘤患者阴寒凝结，症见恶寒喜暖，面色㿠白，四肢不温，口淡不渴，小便清长，大便稀溏等。

（雷旭东　包晓玲）

第三章
肿瘤不同治疗阶段食疗药膳

肿瘤在不同的治疗阶段中有不同的病机，其表现出的中医临床症状也不尽相同，进而表现出不同的中医症型，对于不同症型应选用适宜的药膳。因此，应根据患者治疗阶段的症状体质及患者的疾病状态的变化选择相应的膳食。

第一节　围手术期

外科手术是一种创伤性治疗，使体内营养素大量丢失。另外，手术和麻醉可给消化吸收和营养代谢造成一定的影响。适当的营养治疗既可以改善病人的营养状况，增强患者的免疫力、抗癌能力，又能提高肿瘤病人对手术治疗的耐受性，减少或者避免手术的并发症，使术后伤口能够如期愈合。手术前患者胃肠功能不健全者，营养摄取不足，食疗应以配合手术顺利进行为目的，应尽可能增加营养，增强体质，为手术创造条件，一般以补益气血的食品为主。术后患者的正常胃肠道的生理机能受到破坏，对患者的营养摄取有较大的干扰，正气虚损，脾胃虚弱，此时食疗应以扶助正气、补益脾胃为主。

一、手术后过渡期药粥疗法

患者术后面色萎黄，神疲倦怠，时有低热，便溏，舌淡，苔白，脉弱。

（一）山药茯苓粥

【来源】(《民间百病良方》)。

【配方】鲜山药(打沫)100g，茯苓(研细末)6g，粳米或大米或小米 30~60g，煮稀粥，一次食用，每日 1 次。

【功效】益气补虚,健脾和胃。

【适应证】食欲不佳,神疲倦怠,伴有便溏。

（二）枸杞桑椹粥

【配方】枸杞、桑椹、粳米或大米或小米。

【功效】补血滋阴,生津止渴润燥。

【适应证】术后潮热盗汗,虚烦失眠,口干咽燥,便秘。

（三）莲子山药粥

【配方】山药、莲子各10g,大米50g,加水适量煎煮至烂熟时,加大米煮粥。每晚食用。

【功效】益气补虚,健脾和胃。

【适应证】术后食欲不佳,神疲倦怠。

二、手术后恢复期

（一）气虚型

患者术后元气大伤,神疲乏力,气短懒言,纳果,自汗,舌淡,苔白,脉虚弱。

1.参芪粥

【配方】炙黄芪30~60g,人参3~5g（或党参15~30g）、大米100g,白糖适量,熬煮成粥。3~5日为1疗程,每日2次。

【制法】黄芪、人参切薄片,冷水泡30min,入砂锅煎沸,小火煎成浓缩液,取液。再加冷水如上法煎取二液,去渣。两次煎液合并,分成二份,每日早晚同大米煮成稀粥,入白糖煮后服食。

【功效】补气升阳,益卫固表,托毒生肌,利水退肿。

【适应证】适用于术后气虚体弱、感冒、倦怠乏力、自汗盗汗、面目浮肿、小便不利、气短心悸、肝炎等。

2.西洋参粥

【配方】西洋参10g,切薄片,粳米100g。

【制法】中火煮开,文火熬30min,煮成稀粥,入白糖煮后服食。每日2次,3~5日为1疗程。

【功效】益气养阴。

【适应证】适用于术后气阴两虚患者。

3.四君子粥

【配方】人参6g,茯苓10g,白术10g,炙甘草6g,粳米120。

【功效】益气健脾。

【适应证】用于手术前后患者虚弱,食欲减退、疲乏无力者。

4.黄芪炖乌骨鸡

【配方】黄芪 30~50g,乌骨鸡半只或 1 只(约 250g)、姜、葱、油、盐少许。

【制法】将乌骨鸡宰后去毛洗净,剖腹去内脏,把鸡肉切块,与黄芪、生姜一起隔水炖熟后,放油、盐调味服食。每周 1 次,连服 3~4 周。

【功效】补脾益气,养阴益血,扶虚强身。

【适应证】用于妇科癌症体虚、气血不足,或妇科癌症手术后下气虚损等。

(二)血虚型

患者术后面色无华,头晕目眩,心悸,失眠,自汗,少气懒言,纳谷不化,舌淡,苔白,脉濡软。

1.当归牛肉汤

【配方】当归 6g,黄芪 30g,牛肉 500g。

【功效】补益气血。

【适应证】用于术后刀口不愈合者或术后贫血者,增强术后恢复能力。

2.四物甲鱼汤

【配方】当归 10g,白芍 5g,熟地 12g,川芎 6g,甲鱼 500g 左右。

【功效】滋阴养血。

【适应证】用于手术前后贫血体虚病人,尤其适合妇科手术前后病人服用。

3.龙眼猪骨炖乌龟

【配方】龙眼肉 50g,猪脊骨(带肉连髓)250~500g,乌龟 1 只(约 500g),油、盐少量。

【制法】龙眼肉洗净、猪骨剁碎、乌龟杀死去内脏。一起放入锅内,加水适量小火久炖,熟透后放油、盐,调味食用。

【功效】健脾生血,滋阴补肾。

【适应证】用于癌症手术后身体虚弱者。

(三)阳虚型

患者术后畏寒肢冷,腰膝痠痛,自汗,舌淡,苔白,脉沉迟无力。

1.肉苁蓉粥

【来源】(《药性论》)。

【原料】肉苁蓉 15g,精羊肉 100g,粳米 50g。

【制作】肉苁蓉加水 100g,煮烂去渣;精羊肉切片入砂锅内加水 200g,煎数沸,待肉烂后,再加水 300g;将粳米煮至米开汤稠时加入肉苁蓉汁及羊肉再同煮片刻停火,盖紧盖焖 5min 即可。

【用法】每日早晚温热服。

【功效】补肾壮阳,润肠通便。

【适应证】适用于阳痿、遗精、早泄、性机能减退等。

【宜忌】大便泄泻、相火偏旺者忌服。

2.大枣羊骨粥

【来源】(《膳食保健》)。

【原料】红枣 15 枚,羊骨 500g,大米 200g。

【制作】将羊骨(以腿骨为佳)斩成 2 段,加水用文火煮 1h,捞起骨,将骨髓剔于汤中,加入大米、红枣共煮成粥。

【用法】每日早晚温热服。

【功效】滋肾,养血,止血。

【适应证】适用于肾虚血亏。现多用于治疗贫血、血小板减少及过敏性紫癜等症。

(四)阴虚型

患者术后潮热,颧红盗汗,虚烦失眠,手足心热,口干咽燥,舌质红,少苔,脉细数。

1.枸杞粥

【来源】(《膳食保健》)。

【原料】枸杞 10g,大米 100g,煮粥食,每日 2 次,每次一小碗。

【制作】将枸杞、白糖与淘洗干净的粳米一同放入砂锅内,加水 500ml;先用旺火烧开,再转用文火熬煮,待米花汤稠时再焖 5min 即成。

【用法】每日早晚温热服。

【功效】养阴补血,益精明目。

【适应证】适用于肝肾虚损、精血不足所致的腰膝痠软。

2.参麦粥

【原料】白参粉 6g,五味子 3g,麦门冬 9g,薏苡仁 30g,红枣 20g。

【制作】将白参 30g(加工成粉),糯米 100g,小麦 750g,混合后捣成碎米状。每取 100g 做成糊粥,食粥前放入一食匙参粉调匀,加糖调味,作晚餐食用。

【功效】益心气,养心神,敛虚汗,厚肠胃。

【适应证】肿瘤患者症见心脾虚弱、神疲劳倦、心神不宁、自汗、失眠、神经衰弱等。

第二节　化疗后期

　　化疗最常见的副作用是骨髓抑制和消化系统功能紊乱,常表现为白细胞、血小板计数减少、恶心呕吐、食欲减退等。食疗应以理气和胃、降逆止呕、补髓生精为主。因此,保护骨髓、促进造血功能和免疫功能的恢复乃是肿瘤防治工作中的一个重要方面。

一、恶心呕吐

（一）姜汁莲子糊

【配方】莲子(去心)60g,姜汁 10ml,白糖适量。

【功效】健脾益胃,补虚养神。

【适应证】主治胃肠癌,症属胃气不和,以及其他癌肿化疗期间和治疗后胃气虚弱者,症见纳呆食少,或有心烦欲呕、头晕目眩、大便溏泄等。

（二）铁树叶红枣汤

【配方】铁树叶 150~200g,红枣 10 枚。

【制法】加水适量,慢火煎汤。每日 1 剂,分 3 次服用,1 个月为一个疗程。

【功效】收敛止血,补虚扶正,固益正气,扶正抗癌。

【适应证】用于治疗化疗后呕吐等症。

（三）黄芪粥

【配方】黄芪 20g,淮山 20g,莱菔子 10g,鸡内金 10g,粳米 50g。

【制法】用纱布包裹药物,加入水 350ml,先文火煎煮 20min,取汁,后入粳米,熬成一小碗浓度适合的黄芪粥。

【功效】健脾和胃,降逆止呕。

【适应证】用于治疗化疗后,脾胃虚弱呕吐等症。

（四）鲜橘乌梅饮

【配方】鲜橘皮 20g,乌梅 30g。

【制法】将鲜橘皮、乌梅洗净,一同放入砂锅,加水适量,大火煮沸后,改用小火煎煮。30min,滤汁,分早晚 2 次服。

【功效】理气健脾,燥湿化痰。

【适应证】用于厌食症患者。

（五）姜汁橘皮饮

【配方】鲜生姜20g,鲜橘皮250g,蜂蜜100g。

【制法】先将鲜生姜洗净,连皮切片,加温开水适量,在容器中捣烂取汁,兑入蜂蜜,调和均匀,备用。将新鲜橘皮洗净,沥水,切成细条状,浸泡于蜂蜜姜汁中腌制1周即成。每日3次,每次20g,恶心欲吐时嚼食。

【功效】理气健脾,降逆止呕。

【适应证】适用于化疗后的呕吐患者。

二、骨髓抑制

（一）归芪猪蹄汤

【配方】当归6g,黄芪30g,猪前爪1只。

【功效】补气养血,健脾益肾,固本培元。

【适应证】适用于化疗后血细胞减少、免疫力低下患者。

（二）参芪扶正汤

【配方】高丽参10g,黄芪10g,山药18g,枸杞15g,当归10g,桂圆肉14g,陈皮5g,猪排骨300g或整鸡1只。清水适量。

【制法】高丽参、黄芪等中药洗净后放入布袋中扎口,与排骨或鸡一起加水炖煮。先大火后小火,煮2~3h捞出布袋,加入盐、胡椒等调味品即可。每次1小碗,每天1次。

【功效】健脾益气,扶正固本。

【适应证】适用于以气虚为主的化疗病人。

（三）黄芪灵芝煲龟肉

【配方】黄芪30g,灵芝30g,500g左右甲鱼1只,生姜5片,大枣10枚。

【制法】先将甲鱼肉入锅中加油、盐、酱油、姜同炒片刻,放入黄芪、灵芝、大枣,加水煲汤。煲至肉烂,捞去黄芪、灵芝。食肉、大枣,喝汤,分次食完。

【功效】健脾益气,扶正固本。

【适应证】适用于以气虚为主的化疗病人。

（四）五红汤的制备

【配方】枸杞50g,大枣(去核)60g,红豆40g,花生红衣30g,核桃仁20g,红糖10g。

【制法】将上述药混合,加1000ml清水浸泡30min后,水煎至200ml。

【功效】益气养血,健脾补肾。

【适应证】适用于以血细胞减少为主的化疗病人。

(五)升白鲫鱼汤

【配方】黄芪 20g，党参 10g，当归 10g，女贞子 10g，枸杞 10g，砂仁 6g，陈皮 10g，鲫鱼 3 条。

【制法】将上述药混合，水煎，煮沸后小火煎 1h，取汤、食肉，2 次/日。

【功效】健脾益气，养血滋肾。

【适应证】适用于以白细胞减少为主的化疗病人。

三、便秘

(一)向日葵杆芯汤

【配方】向日葵杆芯。

【制法】向日葵杆芯 5~6g，加水煎汤饮用，每日 1 剂，分 2 次服，可经常服。

【功效】通经，利尿，通便，抗癌。

【适应证】适用于胃癌、食道癌、肝癌等。

(二)番泻鸡蛋汤

【配方】番泻叶 5~10g，鸡蛋 1 个，菠菜少许，食盐、味精适量。

【制法】鸡蛋盛入碗中搅散备用。番泻叶水煎，去渣留汁，倒入鸡蛋，加菠菜、食盐、味精、煮沸即成。

【功效】泻热导滞。

【适应证】适用于肿瘤便秘患者。

第三节　放疗期

中医认为，放射线是一种热性杀伤物质，属"火邪""火毒"范畴，会耗灼人体阴液，使患者血液黏滞，表现为咽干喉痛、口干口渴欲饮、心烦便秘、尿黄咽燥、舌红等津液亏耗的症状。放射性治疗期间的饮食调养应增加养阴生津的食物，在不同的时期、不同的病情，选用具有抗癌效应的食品时，应注意辨证施食。放疗初期，宜选用滋阴生津，清热凉血之品，如甲鱼、泥鳅、牡蛎、苦瓜、黄瓜、冬瓜、西瓜、梨、柑、橙、柿子、绿豆、赤小豆、丝瓜、木耳、百合、莲子、大率、山药、杏仁、生蜂蜜等；热盛伤阴者，宜多吃清凉滋阴、甘寒生津之品，如雪梨、荸荠、鲜藕、西瓜、绿豆、甘鹿、百合、冬瓜等；湿热并重者，宜多吃清热利湿、健脾理气的食品，如芦笋、蘑菇、香蕉、柑子、山楂、丝瓜、莲藕、扁豆等。忌食热性、辛辣、香燥等食物，如羊肉、鹿肉、狗肉、牛肉、兔肉、辣椒、蟹、荔枝、龙眼等。应多食含纤维素丰富之食品,保持大便通畅,增进食欲,切忌进食滋腻碍胃食物。

一、地黄粥

【来源】《圣济总录》。

【配方】生地、党参、黄精、扁豆、黄芪各 5g。

【制法】将所配中药加水 800ml 熬至 400ml,去渣取水加粳米 100g 熬至 300ml,每天 4 次,每次 60~80ml,连服 1 周。

【功效】清热生津,凉血止血。

【适应证】适用于放疗后,阴液耗伤,低热不退,劳热骨蒸,或高热心烦,口干作渴,口鼻出血。

二、黄芪香菇炖猪爪

【配方】猪前爪 1 只,黄芪 10g,香菇 25g,丝瓜 250g。

【制法】猪爪去毛洗净,香菇泡发,先以葱、姜、酒与猪爪、香菇一起炖熟,加入丝瓜、豆腐再炖至猪爪烂熟,调味食用。

【功效】补气养血。

【适应证】适用于癌症病人气虚血少及手术或放化疗后体虚者。

三、益气养阴点心

【配方】生黄芪 15g,北沙参 15g,麦门冬 15g,石斛 15g,枸杞 15g,生地 30g,怀山药 30g,生山楂 15g,炙甘草 6g,肥大枣 4 枚。

【制法】水煎浓缩过滤取汁 200ml 加面粉 500g 按此比例制成点心,2 次/日,100g/次,坚持食疗至放疗结束。

【功效】补气养阴。

【适应证】适用于癌症放疗后阴虚内热患者。

（雷旭东　包晓玲）

第四章
常见肿瘤食疗药膳方案

根据各系统肿瘤的生理病理机制的不同,从肿瘤相关病症着手,依据脏腑生理特点、临床表现,以及食材药材的归经、四气五味、升降沉浮等特点精选如下药膳。

第一节 肺 癌

一、食疗药膳原则
润肺补肾,益气养阴,化痰散结。

二、常用药材和食材
百合、杏仁、银耳、枸杞、藕节、莲子、瘦肉、鸡、鸭、兔、鱼、虾等。

三、食疗药膳举例
冰糖杏仁糊、杏仁百合藕粉羹、甘蔗松子仁粥、山慈菇白果煮鸡蛋、双耳炒猪肺、虫草炖老鸭、枸杞鳖汤等。

(一)主食

1.冰糖杏仁糊

【配方】甜杏仁 10g,粳米 50g,冰糖适量。

【制法】将甜杏仁放入锅中用清水泡软去皮,捣烂加粳米,清水及冰糖煮成稠粥。

【功效】润肺祛痰,止咳平喘,润肠通便。

【适应证】适用于肺癌咳嗽气喘,痰多黏稠,大便秘结者。

2.杏仁百合藕粉羹

【配方】苦杏仁 15g,百合 50g,藕粉 50g,冰糖 25g。

【制法】苦杏仁洗净,拍碎,用温水浸泡;百合洗净,切碎末,藕粉用适量水化开成稀糊状。锅入适量水上火,放入杏仁及泡水,荸荠,开锅后煮 20min,倒入藕粉糊及冰糖,煮片刻即成。早晚分 2 次服用。

【功效】祛痰止咳,平喘润肠。

【适应证】适用于肺癌痰多咳嗽者。

3.甘蔗松子仁粥

【配方】甘蔗汁 500ml,松子仁 30g,糯米 50g。

【制法】将糯米与松子仁洗净,加清水适量煮粥,加入甘蔗汁煮开后服用。

【功效】清热生津,润燥止渴,补肺健脾。

【适应证】肺癌气阴不足者,症见咳嗽,干咳,久咳不愈,痰黏稠,难咯出;口干乏力,大便干硬,精神疲倦;舌质红,苔少或薄白,脉细数。

【注意事项】使用本方以久咳,干咳,痰黏稠,难咯出,舌红,苔少,脉细数,属于肺阴虚者为要点。若为肺胃虚寒,咳吐痰涎清稀色白者勿服。若用淮山药取代方中之松子仁,则补肺健脾之作用更佳。

4.山慈菇白果煮鸡蛋

【配方】山慈菇 10g,白果 6g,鸡蛋 1 个。

【制法】将白果去壳及衣,用清水先浸渍半天;山慈菇洗净;将鸡蛋的一端开一小孔。将鸡蛋与白果、山慈菇一起放入锅内,加清水适量,文火煮 1h 后,加盐调味。喝汤食蛋。

【功效】清热解毒,化痰定喘,滋阴补肺,敛气润燥。

【适应证】肺癌痰热阻肺者,症见咳嗽痰少,喘促少气,口干口苦;舌质红,苔薄黄、脉数无力。

【注意事项】使用本方以咳嗽痰少、喘促少气、口干口苦。舌质红、苔薄黄、脉数无力属于痰热阻肺者为要点。凡肺脾虚弱所致的咳嗽痰多、口淡、舌质淡、苔白滑者,非本方所宜。白果有小毒,一般用量 3~9g,用时要去壳褪去绿胚,且经浸泡 4~6h 后倒去水留白果备用。小儿用本品宜慎重,用量每次减半为宜,必须煮至熟透。

(二)菜品

1.双耳炒猪肺

【配方】黑木耳、白木耳各 20g,猪肺 100g。

【制法】黑、白木耳水发,猪肺洗净切薄片,加调料、盐,共炒熟食用。

【功效】补肺生血,益胃生津。

【适应证】适用于肺癌气血虚弱,纳差乏力等症状。

2.虫草炖老鸭

【配方】鸭1只,冬虫夏草、杏仁各10g,葱、姜少许,调料适量。

【制法】冬虫夏草先用温水洗两遍,用少许水泡胀,捞出;杏仁用开水泡15min,去皮,鸭洗净。将杏仁、冬虫夏草、老鸭、葱、姜、料酒、盐、上汤和泡虫草的水一块下入锅内,先用大火烧沸,小火煨至熟烂,后淋上香油即可。

【功效】补肺益肾,祛痰止咳。

【适应证】适用于肺癌见有咳嗽咳痰、自汗盗汗、腰膝痠软者。

(三)汤羹

1.枸杞鳖汤

【配方】淮山药50g,枸杞15g,鳖(鲜活)1只(约200g),生姜15g,红枣10枚。

【制法】将淮山药、枸杞洗净,去杂质;生姜拍烂;红枣洗净,去核。将活鳖放入盛有冷水的锅中,加锅盖后将锅置炉上,加热,随水温升高令鳖挣扎排尿;待鳖死后捞出,切开除去内脏,斩块。将全部用料放入锅内,加清水适量,文火煮1h,调味即成,饮汤吃鳖等。

【功效】健脾益肾,滋阴养血,软坚散结。

【适应证】肺癌属于脾肾阴血不足者,症见神疲乏力,日见消瘦,头晕眼花,夜卧盗汗,胃纳欠佳;舌质淡红,苔薄白,脉细。

【注意事项】鳖一定要用鲜活的,不是因宰杀而死亡的鳖有毒,不宜食。

2.鱼腥草肉丝紫菜汤

【配方】鱼腥草(鲜品)10g,猪瘦肉100g,紫菜20g。

【制法】先将猪瘦肉洗净切成丝,入油锅炒片刻,备用;鱼腥草去杂质,加入清水适量,武火煎煮15~20min,去渣留汤备用;紫菜加水适量,浸泡10min,待泥沙沉淀后,捞起滤干备用。将鱼腥草汤再煮沸,加入猪瘦肉丝和紫菜,煮10~15min,调味。饮汤食肉

【功效】清热解毒,散结化痰,滋阴润燥。

【适应证】肺癌痰热壅肺者,症见咳嗽、口干,痰黄稠;或咯吐脓血痰,伴发热口苦;舌质红,苔薄黄,脉数者。

【注意事项】使用本方以咳嗽,痰黄稠或咳吐脓血,舌质红,苔薄黄,脉数属于痰热壅肺者为要点。如无鱼腥草鲜品,亦可用干品30g代替。也可用夏枯草、白花蛇舌草代替鱼腥草。制法同本方所述。

3.三七鸡汤

【配方】三七 10g,鸡肉 250g,人参 10g。

【制法】将三七粒捣碎,鸡肉、人参洗净。将全部用料放入锅内,加清水适量,文火煮 1h,加盐调味。饮汤食鸡肉。

【功效】祛瘀止痛,养胃益气。

【适应证】肺癌症见咳嗽,咯血,胸痛,痛有定位;舌暗红,苔薄白,脉弦细,因气虚血瘀所致者。

【注意事项】使用本方以咳血,胸痛,舌暗红,脉弦属于气虚血瘀者为要点。凡感冒未清、发热、痰黄者勿服。

(四)饮品

白花蛇舌草野菊花茶:

【配方】白花蛇舌草 15g,野菊花 20g,生甘草 10g。

【制法】将白花蛇舌草、野菊花和生甘草拣去杂质后,加清水适量煎煮或用开水泡后代茶。

【功效】解热毒,祛痰浊。

【适应证】肺肿瘤属于邪毒壅肺,邪浅病轻者,症见咳嗽,痰黄稠,发热口干,舌质红,舌苔黄,脉数。

【注意事项】使用本方以咳嗽,痰黄稠,舌红,苔薄黄,脉数属于邪毒壅肺为要点。凡为肺脾两虚者则不宜。

(五)水果

1.鱼腥草炖雪梨

【配方】鱼腥草 100g,雪梨 350g,白糖 100g。

【制法】将鱼腥草拣去杂质,洗净后晾干,切成小碎段;雪梨洗净,切两半,去核,切小块。把鱼腥草放入砂锅中,加入适量水上火烧沸,移小火煎约 25min,用干净纱布过滤,去渣,将药汁再放入砂锅中,加入雪梨块及适量水,用小火炖至雪梨软烂时,调入白糖稍炖,即可离火,食用。早晚分 2 次服,吃梨喝汤。

【功效】润肺凉心,消痰降火。

【适应证】适用于老年肺癌热结痰多、吐黄稠脓痰者尤为适宜,坚持食用,有较明显的辅助治疗作用。

2.百合蜜枣

【配方】百合 100g,蜜枣 10 枚。

【制法】将百合洗净,拣去杂质;蜜枣去核。将用料放入锅内,加清水适量,文火煮1h,加适量冰糖服食。

【功效】滋阴清热,润肺化痰。

【适应证】肺癌邪热伤阴,痰结于肺所致者,症见咳嗽,口干,睡眠不好;舌质红,苔少或薄白,脉细数。

【注意事项】百合为性寒之物,功用在于滋阴清热。

第二节　胃　癌

一、食疗药膳原则

疏肝理气,化瘀解毒,祛湿化痰,温中健脾,补益气血。

二、常用药材和食材

人参、西洋参、玫瑰花、茉莉花、薏苡仁、陈皮、田七末、白术、茯苓、黄芪、党参、熟地、阿胶、鲫鱼、莼菜、鹌鹑、鸡蛋、牛奶、山慈菇、鸭、藕粉、山药、大枣等。

三、食疗药膳举例

(一)主食

1.陈皮瘦肉末粥

【配方】陈皮 5g,猪瘦肉 25g,粳米 50g。

【制法】先将陈皮与粳米煮粥至熟,去陈皮,加入瘦肉末,再煮至熟烂。

【功效】行气健脾,降逆止呕。

【适应证】适用于胃癌脘腹胀疼,嗳气呕吐。

【注意事项】气虚及阴虚燥咳者不宜食。

2.山药扁豆糕

【配方】新鲜山药 500g,白(干)扁豆 100g,糯米粉 150g,藕粉 100g,白砂糖 300g,清水适量。

【制法】山药洗净上笼蒸酥,取出去皮,研成泥状待用.白扁豆洗净放入碗中加水蒸酥,取出待用。糯米粉、藕粉加入适量的糖水调匀,再把山药泥、扁豆末一起倒入刷过油的盘内,用旺火蒸 30min 取出,待稍冷后切成菱形状即成.可冷食也可煎食。

【功效】健脾和胃益气。

【适应证】胃癌腹胀少食,食后不化,便溏泄泻者。

3.茯苓包子

【配方】茯苓粉 5g,面粉 100g,猪瘦肉 50g。

【制法】做成发面包子。

【功效】健脾开胃,除湿化痰,养心安神。

4.花生芝麻粥

【配方】花生、黑芝麻、黄豆各 25g,糯米 50g。

【制法】将上料洗净,黄豆研粗末。锅内加水适量,下入花生、芝麻、黄豆煮熟软,加入糯米煮稠,即可随意服食,或当点心服食。

【功效】益气养血。

【适应证】适应于气血两虚胃癌患者食用。

5.参归白鸽

【配方】党参 8g,当归 5g,鸽子 1 只。

【制法】党参、当归用纱布扎好与鸽同煮至熟烂。

【功效】气血双补,益气养脾。

【适应证】适应于脾胃虚寒癌患者。

【注意事项】胃癌患者禁止饮酒、吸烟、高钠盐及腌制食物,母猪肉、辛辣刺激食物,过硬、过冷、过酸、过热的食物,以及油煎炸的食物等。

6.苡米莲子粥

【配方】苡米、莲子各 25g,大枣 10 枚,糯米 100g,红糖适量。

【制法】苡米、莲子洗净,大枣洗净去核,糯米淘洗干净。锅内置旺火上,加水适量煮沸,下苡米、莲子煮熟软,再加入糯米煮稠,撒入红糖和匀即可服用。

【功效】益气养血,健脾利湿,强体抗癌。

【适应证】适应于脾胃虚弱型胃癌,面色少华,纳呆食少,神疲乏力,便溏者。

（二）菜品

猴头菇鱼肚鸡汤:

【配方】猴头菇 50g,鲜山药 150g,鱼肚 150g,鲜姜 10g,乌骨鸡半只。

【制法】猴头菇洗净泡发,撕成小块,鱼肚用水汆烫至软身,切成小块,把以上材料放入汤锅,注入适量清水,大火烧开,转小火煲 2h,山药去皮切小块,放入汤锅继续煲 30min,用隔油勺把肥油撇掉,放盐调味。

【功效】健脾养胃,益气养血。

【适应证】适应于脾胃虚寒胃癌患者。

（三）汤羹

1.砂仁猪肚汤

【配方】砂仁 10g，三七 9g，猪肚 100g。

【制法】将猪肚用沸水洗净，刮去内膜，去除气味，与砂仁、三七一起放入锅中，加水适量，烧沸后文火煮约 2h，调味。

【功效】行气醒胃，祛瘀止痛。

【适应证】适用于虚寒性气滞血瘀所致的胃癌患者。

2.归芪猪蹄汤

【配方】当归 6g，黄芪 30g，甲鱼 500g，猪前爪 1 只。

【制法】甲鱼杀后切为方块，猪蹄洗净，与当归、黄芪一起放入锅中，加适量冷水，文火煮熟，食盐调味后即可食用。

【功效】补气养血，健脾益肾，固本培元。

【适应证】适用胃癌化疗后血细胞减少、免疫力低下患者。

（四）饮品

1.玫瑰花茶

【配方】玫瑰花瓣 5g，茉莉花 3g，山楂 3g。

【制法】同放于茶缸中沸水冲泡后，代茶饮。

【功效】理气解郁，疏肝健脾，散瘀止痛。

【适应证】适用于胃癌肝气郁结症，症见暧气，脘腹胀满等症。

【注意事项】消化道出血时不可饮。

2.洋参红枣苡仁羹

【配方】西洋参 2g，红枣 5 枚，生苡仁 20g。

【制法】红枣先去核，后用温水浸泡，将西洋参与苡仁同煮至 6 成熟，加入红枣同煮至熟烂，加少量勾芡，或打成匀浆服。

【功效】益气生津，健脾利湿，补益营卫。

【适应证】适用于胃癌气阴两虚症，症见口干，胃脘错杂，便秘等症。

3.半枝莲蛇舌草蜜饮

【配方】半枝莲 30g，白花蛇舌草 60g，蜂蜜 20g。

【制法】将前两味混合入锅，加水 15 碗，用大火煎煮 1h 后，去渣取汁；待药转温后兑入蜂蜜调匀即成。

【功效】清热解毒，活血化瘀，抗癌。

【适应证】适用于湿热瘀滞型胃癌患者。

第三节　食管癌

一、食疗药膳原则

化痰开郁,活血解毒,益气养阴,健脾和胃。饮食细嚼慢咽,荤素相兼,少量多餐,多食新鲜蔬菜,补充维生素 A 及维生素 C;并应补充锌、钼、铜、锰等微量元素。

二、常用药材和食材

荸荠、莲房、人参、核桃、沙参、莱菔子、鲜芦根、竹沥、鸡内金、鹅血、陈皮、薏苡仁、牛奶、鸡蛋、甘蔗汁、梨汁、韭菜汁、荸荠汁、西瓜汁、藕汁、草莓汁、菱角等。

三、食疗药膳举例

(一)主食

1.虫草乌骨鸡

【配方】冬虫夏草 3g,乌骨鸡 100g。

【制法】加调料煮烂,然后打成匀浆,加适量淀粉或米汤,使之成薄糊状,煮沸每天多次服。

【功效】补虚强身,养阴退热,补益肝肾之功效。

【适应证】适用于食管癌气阴两虚,兼有虚热者。

2.参薏粥

【配方】北沙参 9g,莱菔子 6g,旋覆花 6g,生薏米 20g。

【制法】先将沙参、莱菔子、旋覆花煎汁去渣,倒入生薏米中煮烂打成匀浆,再煮沸,每天 1 剂,分早晚服。

【功效】化痰开郁,降逆止呕。

【适应证】适用于气滞痰阻型食管癌,伴饮食不下、恶心呕吐患者。

【注意事项】服地黄、首乌时忌食,体质虚弱者大忌。

3.豆蔻馒头

【配方】白豆蔻 15g,自发馒头粉 1000g。

【制法】将白豆蔻研为细末,加入馒头粉内,再加 3 碗清水,搅拌后放置 10~15min,然后制成馒头,放入蒸笼内约蒸 20min 即成。

【功效】补虚健胃,行气化滞。

【适应证】适用于脾胃虚寒型食管癌者,症见脘腹饱胀、胃中冷痛、食欲不振、恶心呕吐、舌苔白腻。

4.生芦根粥

【配方】鲜芦根 30g,红米 50g。

【制法】用清水 1500ml 煎煮芦根,取汁 1000ml,加米于汁中煮粥即成。

【功效】清热,生津。

【适应证】适用于脾胃虚寒型食管癌者,症见脘腹饱胀、胃中冷痛、食欲不振、恶心呕吐、舌苔白腻。

(二)菜品

刀豆梨:

【配方】大梨 1 个,刀豆 50 粒,红糖 30g。

【制法】将梨挖去核,放满刀豆,再封盖好,连同剩余的刀豆同放碗中。入笼蒸 1h,去净刀豆后即成。

【功效】利咽消肿。

【适应证】适用于食管癌放疗后,咽喉肿痛,阴虚燥热的患者。

(三)汤羹

1.三七桃仁猪瘦肉汤

【配方】三七 10g,桃仁 15g,猪瘦肉 50g。

【制法】将三七洗净,切片;桃仁、猪瘦肉洗净。将全部用料一齐放入炖盅内,加适量开水,文火隔水炖 2h,食盐调味。随意饮用。

【功效】活血祛瘀,通络止痛。

【适应证】食管癌属于气滞血瘀者,症见进食梗阻感,胸痛固定,肌肤甲错;舌质暗红或边有瘀点瘀斑,脉细涩。

【注意事项】使用本方以癌症属于气滞血瘀为主者,症见疼痛固定,肌肤甲错,舌有瘀点或瘀斑,脉细涩为主症;若癌症病人化疗或放疗后,血小板减少明显者,则非本方所宜。

2.薏苡仁淮山龟肉汤

【配方】乌龟 1 只(约 200g),薏苡仁 50g,淮山药 30g,生姜 3 片。

【制法】将乌龟杀死或煮死,去肠杂,洗净,斩块备用;将薏苡仁、淮山药、生姜洗净。把全部用料一起放入瓦锅内,加清水适量,武火(即猛火)煮沸后,文火煮 2h,调味即可。随意饮用。

【功效】健脾祛湿。

【适应证】适用于脾虚痰湿阻滞者,症见神疲乏力,纳差,痰涎壅塞,胸闷不舒;舌淡胖,边有齿印,苔白腻,脉濡滑。

【注意事项】使用本方以癌症属于脾虚痰湿型,以神疲乏力、面色萎黄,纳差;或下肢浮肿,舌淡胖,边有齿印,脉濡滑为要点;凡为腰膝痠软,五更泄泻,舌淡白,脉沉细属于肾阳虚寒者,则非本方所宜;若无乌龟,可用活鳖 200g 代之。

3.山药龙眼汤

【配方】山药 20g,龙眼肉 20g。

【制法】山药、龙眼肉分别洗净,置锅中,加清水 500ml,急火煮开 3min,改文火煮 20min,分次食用。

【功效】温肾补脾。

【适应证】适用于气虚阳萎型食道癌,饮食不下,面色苍白,形寒气短者。

(四)饮品

1.五汁饮

【配方】藕汁、甘蔗汁、梨汁、山楂汁各等量;

【制法】加清水适量煮沸,后用小火煮 30min 取汁,再加麦门冬 6g 煎汁加入调匀,分多次服。

【功效】生津止渴,清热解毒。

【适应证】适用于阴液虚型食管癌患者,症见口干咽燥,饮食不下等。

【注意事项】脾胃虚寒者勿服。

2.牛奶鸡蛋汤

【配方】牛奶、鸡蛋。

【制法】牛奶煮开打入鸡蛋花煮沸可食。

【功效】健脾益气,补虚生血。

【适应证】适用于气血虚型食管癌患者,症见面色萎黄,爪甲色白等。

3.韭汁牛乳饮

【配方】韭菜汁 50ml、牛乳 250ml。

【制法】取韭菜汁 50g,牛乳 250ml,二者混合为一日量,频频温服,连服 10 日。

【功效】活血化瘀,降逆止呕。

【适应证】适用于瘀血瘀滞型食管癌,伴恶心呕吐、饮食不下患者。

第四节 肝 癌

一、食疗药膳原则

疏肝理气,健脾化湿,滋养肝肾,少量多餐,减少脂肪和饮食纤维,选择细软易消化的食物。

二、常用药材和食材

冬虫夏草、田七、八月扎、党参、玫瑰花、薏苡仁、陈皮、茯苓、甲鱼、猕猴桃、番茄、香菇、胡萝卜、鸡肝、牛奶、西瓜、桂圆、冬瓜等。

三、食疗药膳举例

(一)主食

1.山药扁豆粥

【配方】淮山药 30g,扁豆 10g,粳米 100g。

【制法】将山药洗净去皮切片,扁豆煮半熟加粳米,山药煮成粥。每日 2 次,早、晚餐食用。

【功效】健脾化湿。

【适应证】适用于晚期肝癌病人脾虚、泄泻者。

2.败酱卤鸡蛋

【配方】败酱草 50g,鲜鸡蛋 2 枚。

【制法】用败酱草煮鸡蛋,吃鸡蛋,喝汤,每日 1 次。

【功效】清热解毒,破瘀散结,抗癌。

【适应证】适用于主治热毒内蕴型原发性肝癌。

3.山楂粥

【配方】山楂 15g,粳米 50g,砂糖适量。

【制法】将山楂炒至棕黄色,同粳米置锅内,加水适量煮成稠粥,食时加入砂糖调味即可食用。

【功效】化滞消食,散瘀化积,健脾抗癌。

【主治】适用于气滞血瘀型肝癌等癌症。

4.黑芝麻豆粉

【配方】黑芝麻 30g,黄豆粉 40g。

【制法】将黑芝麻去除杂质,淘洗干净,晾干或晒干,入锅,用微火翻炒至熟,出香,离火,趁热研成细末,备用。将黄豆粉放入锅中,加清水适量,调拌成稀糊状,浸泡30min,小火煨煮至沸,调入黑芝麻细末,拌和均匀,即成。

【功效】滋养肝血,益气补虚。

【适应证】适用于气血两虚型癌症,对肝癌术后气血两虚、肝血不足者尤为适宜。

【注意事项】勿在制作中加糖,也不宜加糖后放置过久,当日吃完。

(二)菜品

1.茯苓清蒸鳜鱼

【配方】茯苓 15g,鳜鱼 150g。

【制法】加水及调料同蒸至熟烂,吃鱼喝汤。

【功效】健脾利湿,益气补血。

【适应证】适用于痰湿型肝癌患者。

2.虫草甲鱼

【配方】冬虫夏草 3g,甲鱼 150g。

【制法】共蒸至熟烂即可食用,虫草及甲鱼汤均可食。

【功效】滋阴、清热、散结、凉血。

【适应证】适用于阴血亏虚型肝癌患者。

3.黑木耳炒猪肝

【配方】黑木耳 25g,猪肝 250g。

【制法】先将黑木耳用冷水泡发,拣净撕成朵状,洗净,备用。将猪肝洗净,用快刀斜刨成薄片,放入碗中,加入湿淀粉少许,抓揉均匀,上浆,待用。烧锅置火上,加植物油烧至六成热,放入葱花、姜末煸炒炝锅,出香后随即投入在有猪肝片的热水中,滑炒片刻,烹入料酒,待煸炒至猪肝熟透,倒入漏勺,控油。锅留底油,用大火翻炒黑木耳,待炒至木耳亮滑透香时,把猪肝片倒回炒锅,随即加精盐、味精、香油适量,翻炒,拌和均匀即成。

【功效】补益肝肾,强体抗癌。

【适应证】原发性肝癌及其他消化道症状。

(三)汤羹

1.蓟菜鲫鱼汤

【配方】小蓟菜 30g,鲫鱼 1 条。

【制法】煮汤喝,鱼肉亦可食。

【功效】消瘀血,生新血,止吐血。

【适应证】适用于瘀血阴滞型肝癌患者。

【注意事项】脾胃虚寒,无瘀滞者忌服。

2.翠衣番茄豆腐汤

【配方】西瓜翠衣 30g,番茄 50g,豆腐 150g。

【制法】切成细丝做汤食。

【功效】清热利湿,利尿,健脾消食,清热解毒。

【适应证】适用于温热壅滞型肝癌患者。

【注意事项】虚寒体弱者不宜多食。

(四)饮品

1.玫瑰花茶

【配方】玫瑰花 5g,茉莉花 3g,山楂 5g。

【制法】至大茶缸中用沸水泡后代茶饮。

【功效】理气解郁,舒肝健脾。

【适应证】适用于肝气郁结型肝癌患者。

2.苦菜汁

【配方】苦菜、白糖各适量。

【制法】苦菜洗净捣汁加白糖后即成,每周 3 次。

【功效】清热解毒。

【适应证】适用于肝癌口干厌食等症。

3.佛手青皮蜜饮

【配方】佛手 20g,青皮 15g,郁金 10g,蜂蜜适量。

【制法】将佛手、青皮、郁金入锅,加水适量,煎煮 2 次,每次 20min,合并滤汁,待药汁转温调入蜂蜜即成。

【功效】疏肝行气,活血止痛。

【适应证】适用于肝气郁结型肝癌。

第五节　结直肠癌

一、食疗药膳原则

解毒化瘀,清热利湿,理气化滞,补虚扶正等。

二、常用药材和食材

荸荠、鲜生地、党参、谷麦芽、守宫、黄芪、红藤、鲜荷蒂、大枣、丝瓜、香蕉、红萝、马齿苋、鲫鱼、乌鸡、芦笋、甲鱼等。

三、食疗药膳举例

(一)主食

1.草果焖鹌鹑

【配方】草果 1g,鹌鹑 1~2 只。

【制法】调料红烧焖烂即可食。

【功效】温中燥湿,化积消食,补脾益气。

【适应证】适用于结直肠癌寒湿内阻,脘腹胀痛,痞满呕吐等。

2.党参炖猪肉

【配方】党参 9g,猪瘦肉 100g。

【制法】党参先煎汁去渣后,加入猪瘦肉及调料同炖汤至熟烂。

【功效】补中益气,养血补虚。

【适应证】适用于结直肠癌脾胃虚弱、气血两虚等症。

3.芝麻润肠糕

【配方】黑芝麻 60g,菟丝子 30g,桑椹 30g,火麻仁 15g,糯米粉 600g,粳米粉 200g,白糖 30g。

【制法】将黑芝麻捡杂,淘净后晒干,入锅,加水适量,大火煮沸后,改用小火煎煮 20min,去渣留汁,待用。将糯米粉、粳米粉、白糖放入盘中,兑入菟丝子、桑椹、火麻仁药汁及清水适量,搓揉成软硬适中的面团,制作成糕,在糕上抹上一层植物油,均匀撒上黑芝麻,入笼屉,上笼,用大火蒸熟,即成。

【功效】滋补肝肾,润肠通便。

【适应证】肝肾阴虚型大肠癌引起的便秘。

（二）菜品

1.紫茄蒸食方

【配方】紫茄 3 个。

【制法】先将紫茄洗净，不除柄，放在搪瓷碗中，加少量葱花、姜末、红糖、精盐等佐料，入锅，隔水蒸煮 30min，待茄肉熟烂时加味精、香油适量，用筷子叉开茄肉，拌匀即成；或可放入饭锅内米饭上，同蒸煮至熟，加以上调味料即可。

【功效】清热消肿，活血抗癌。

【适应证】主治各型大肠癌，并可兼治胃癌、宫颈癌等。

2.桑椹海参

【配方】桑椹 9g，海参 20g。

【制法】洗净浸 2h 后，与水发海参同烧至熟烂。

【功效】益肝滋肾，滋阴补血润燥。

【注意事项】脾胃虚弱，痰多便泄者，应少食或不食。

【适应证】适用于阴血亏虚型大肠癌。

（三）汤羹

1.桃花粥

【配方】干桃花瓣 2g，粳米 30g。

【制法】共煮粥，隔天 1 次，连服 7~14 日。

【功效】活血通便，消痰积滞。

【适应证】适用于燥热便秘者。

【注意事项】便通即停服，切不可久服。

2.黄芪猪肉红藤汤

【配方】黄芪 50g，大枣 10 枚，猪瘦肉适量，红藤 100g。

【制法】将黄芪与红藤加清水 1000ml，大火煮沸，然后用小火煎 30min，取汁与大枣及猪肉同炖至烂，食肉喝汤。

【功效】补气和中，和胃健脾，益气生津，清热解毒。

【适应证】适用于肠癌腹痛胀、大便频数等。

3.当归桃仁粥

【配方】当归 30g，桃仁 10g，粳米 100g，冰糖适量。

【制法】将当归、桃仁洗净，微火煎煮 30min，去渣、留汁，备用。粳米淘洗干净，加水适量，和药汁同入锅中，煮成稠粥，加冰糖适量，待冰糖熔化后即成。

【功效】活血化瘀,解毒抗癌。

【适应证】瘀毒内阻型大肠癌。

(四)饮品

槐花饮:

【配方】陈槐花 10g,粳米 30g,红糖适量。

【制法】先煮米取米汤,将槐花末调入米汤中。

【功效】清热凉血,止血。

【适应证】湿热蕴结型大肠癌便血。

第六节　胰腺癌

一、食疗药膳原则

宜选择和胃通腑,健脾益气,清肝消痞等。

二、常用药材和食材

山楂、大枣、山药、桃仁、人参、田七、香蕉、红糖、鳝鱼、甲鱼、牛奶、柿饼等。宜选用清淡少油并易消化的食物。

三、食疗药膳举例

(一)主食

1.栗子糕

【配方】生板栗 500g,白糖 250g。

【制法】板栗放锅内水煮 30min,冷却后去皮放入碗内再蒸 30min,趁热加入白糖后压拌均匀成泥状;再以塑料盖为模具,把栗子泥填压成泥饼状即成。

【功效】益胃,补肾。

【适应证】适用于老年胰腺癌体虚、吐血、便血等。

2.栀子仁枸杞粥

【配方】栀子仁 5~10g,鲜藕 6g(或藕节 10~15 节),白茅根 30g,枸杞 40g,粳米 130g。

【制法】将栀子仁、藕节、白茅根、枸杞装入纱布袋内扎紧,加水煮煎药汁。粳米下锅,下入药汁、清水,烧沸,小火煮烂成稀粥,可加蜂蜜适量调味,即可。

【功效】清热利湿,凉血止血,除烦止渴。

【适应证】用于胰腺癌热入营血,症见胁肋部胀满腹痛,腹部有块,胃口差、面色少华、厌倦无力,低热、衄血、出血者。

(二)菜品

1.赤豆鲤鱼

【配方】大鲤鱼一尾(约 1000g),赤豆 50g,陈皮 6g,玫瑰花 15g。姜、盐、绿叶蔬菜、鸡汤各适量。

【制法】鲤鱼洗净,赤豆煮之开裂与陈皮放入鱼腹内。鱼放盆内再加姜、盐、赤豆汤、鸡汤、玫瑰花,蒸 60~90min,出笼放绿叶蔬菜入鱼汤即可。

【功效】活血化瘀,理气散结,利水消肿。

【适应证】用于胰腺癌患者气滞血瘀证、腹胀有块、胃口不振者。

2.大蒜田七炖鳝鱼

【配方】大蒜 20g 拍碎,田七 15g 打碎,鳝鱼活杀后切成鳝段 300g。

【制法】先用少量油煸炒鳝鱼段及大蒜,然后加田七及清水适量,小火炖 1~2h,加食盐等调料,可分 2 次,作菜肴食用。

【功效】补虚健脾,祛瘀止痛。

【适应证】适用于晚期胰腺癌患者腹胀、腹痛、食欲减退者。

(三)汤羹

1.淡豆豉瘦肉红枣汤

【配方】淡豆豉、瘦肉 50g,红枣 7 枚,清水 9 碗。

【制法】将淡豆豉、瘦肉、红枣放入水中煎 6h 后剩 1 碗时即成。每日 1 次,每次 1 剂,可连服 3 个月。

【功效】清热解毒,活血。

【适应证】适用于晚期胰腺癌瘀血发热,症见腹痛发热、食欲不振等症状。

2.消胀粥

【配方】生薏苡仁 100g,苍术 20g,炒山楂 30g,谷麦芽(炒焦)50g,莱菔子 50g。

【制法】将以上几味捣碎后置锅中,放水小火焖煮成粥。每次 1 小碗食用,每日 2~3 次。

【功效】理气健脾,消食除胀。

【适应证】适用于胰腺癌伴腹胀、纳呆、便秘的患者。

3.栀子仁枸杞粥

【配方】栀子仁 5~10g,鲜藕 6g(或藕节 10~15 节)、白茅根 30g,枸杞 40g,粳米

130g。

【制法】将栀子仁、藕节、白茅根、枸杞装入纱布袋内扎紧,加水煮煎药汁。粳米下锅,下入药汁、清水、烧沸,小火煮烂成稀粥,可加蜂蜜适量调味,即可。

【功效】清热利湿,凉血止血,除烦止渴。

【适应证】用于胰腺癌,胁肋部胀满腹痛,腹部有块,胃口差、面色少华、厌倦无力,热、衄血、出血者。

4.猪胰海带汤

【配方】猪胰 1 条(约 100g),淡菜 30g,海带 20g,肿节风 15g,姜汁 3g,调料适量。

【制法】肿节风切段,装入纱布袋,加水煎煮药汁。猪胰洗净,沸水内汆一下。淡菜去毛,海带温水泡发后洗净。锅热入花生油,猪胰片煸炒,下入姜汁,再加鸡清汤、药汁、淡菜、海带、料酒、盐、酱油、烧沸,小火烧熟透,味精调味,即可。

【功效】补虚益脾,清热解毒,软坚散结。

【适应证】用于胰腺癌食欲不振、腹痛、发热、消瘦、腹内肿块者。

(四)饮品

1.桑菊枸杞饮

【配方】桑叶、菊花、枸杞各 9g,决明子 6g。

【制法】将上述四味药用水煎熟即可。代茶饮,可连续服用。

【功效】清肝泻火。

【适应证】用于胰腺癌患者肝胃不和,症见胁肋胀满,腹部有块,低热,口苦、舌苔厚腻等症。

2.山楂香蕉饮

【配方】山楂 20g,香蕉 20g,红枣 50g,红糖 15g。

【制法】共置锅中加水 1000ml,熬汁至 200ml,分 2 次服完。

【功效】理气消食,利膈化瘀。

【注意事项】在胰腺癌食欲减退,并有腹痛、呕吐时更为适用;有消化道溃疡病者不宜饮用。

3.苦瓜鸡汤

【配方】苦瓜 30g,加鸡肉适量。

【制法】煮汤。

【功效】养血滋肝,润脾补肾。

【适应证】用于胰腺癌低热不退、食欲不振、消瘦等症状。

第七节　鼻咽癌

一、食疗药膳原则

清热解毒,除痰开窍,软坚散结。

二、常用药材和食材

多选用清热解毒,泻火偏寒的食物。以及化痰散结的食物,如海带、紫菜、龙须菜、海蜇等。戒烟、酒,忌食辛辣刺激性食物以及陈旧性食物,如辣椒、胡椒、茴香、韭菜、葱、姜、榨菜,羊肉、狗肉、鹿肉、无鳞鱼肉、鳝鱼、虾蟹等。

三、食疗药膳举例

(一)主食

莲子粥:

【配方】莲子(去芯)30g,粳米 100g,白糖少量。

【制法】将莲子研如泥状,与粳米同置于锅中,加水如常法煮成粥,加入白糖调味服食。

【用法】每日服食 1~2 次,空腹温热食之,可以久食。

【功效】健脾益气,益心宁神。

【适应证】适用于主治各型的鼻咽癌。

(二)菜品

归参龙眼炖乌鸡:

【配方】当归 20g,吉林参 6g,龙眼肉 30g,乌鸡 1 只(约 500g)。

【制法】将当归、吉林参分别捡杂,洗净,晒干或烘干。当归切成片,放入纱布袋中,扎紧袋口,备用;吉林参切成片或研成极细末,待用。将龙眼肉洗净,放入碗中,待用。将乌鸡宰杀,去毛及内脏,洗净,入沸水锅中焯透,捞出,用冷水过凉,转入砂锅,加入洗净的龙眼肉、当归药袋及鸡汤、清水适量,大火煮沸,烹入料酒,改用小火煨炖 1h,待乌鸡肉熟烂如酥,加葱花、姜末,取出药袋,滤尽药汁,调入吉林参细末(或饮片),拌匀,再煨煮至沸,加少许精盐、味精,淋入香油,拌和即成。

【用法】佐餐当菜,随意服食,吃乌鸡肉,饮汤汁,嚼食人参片、龙眼肉。

【功效】益气养血,扶正补虚。

【适应证】适用于气血两虚型鼻咽癌、鼻咽癌术后及放疗、化疗后身体虚弱,对鼻咽癌晚期或放疗、化疗后身体虚弱、脏腑气衰、邪毒内聚者尤为适宜。

（三）汤羹

1.猴头菇炖银耳

【配方】猴头菇 50g，银耳 30g，冰糖 20g。

【制法】将猴头菇用开水浸泡，反复冲洗后，剪去根部，再换温水加适量碱泡发，直到酥软，捞出，再漂洗干净碱性，沥干水。银耳用温水浸透，洗干净。将猴头菇、银耳共入碗内，加冰糖隔水炖熟即成。

【功效】滋阴润燥，健脾和胃，扶正抗癌。

【适应证】适用于鼻咽癌放化疗毒副反应的防治。

2.百合芦笋汤

【配方】百合 50g，罐头芦笋 250g，黄酒适量。

【制法】将百合放入温水浸泡，发好洗净；锅中加入素鲜汤，将发好的百合放入汤锅中，加热烧 20min，加黄酒、精盐、味精调味，倒入盛有芦笋的碗中，即成。

【用法】佐餐当菜，吃菜饮汤。

【功效】润肺养胃，滋阴抗癌。

【适应证】适用于肺胃阴虚型鼻咽癌等多种癌症。

3.石斛生地绿豆汤

【配方】石斛 12g，生地 15g，绿豆 100g。

【制法】石斛、生地用纱布包，加适量水煮至绿豆熟烂，取出药渣，加入适量冰糖及冲入花粉 10g，分次服用。

【功效】清咽润喉，除痰散结，清热解毒，凉血生津。

【适应证】适用于鼻咽癌流涕、流血、头痛，或放疗口干燥时，均可食，也能缓解鼻咽癌的症状。

【注意事项】脾胃虚寒者不宜食。

（四）饮品

1.石竹茶

【配方】石竹 30~60g。

【制法】将石竹洗净，入锅，加水适量，煎煮 30min，去渣留汁即成。

【用法】代茶频频饮用，当日饮完。

【功效】活血化瘀，清热利尿。

【适应证】适用于气滞血瘀型鼻咽癌。

2.桑菊枸杞饮

【配方】桑叶、菊花、枸杞各 9g,决明子 6g。

【制法】将以上 4 味洗净,入锅,加水适量,大火煮沸,改小火煎煮 30min,去渣取汁即成。

【用法】上下午分服。

【功效】清热泻火,平肝解毒。

【适应证】适用于邪毒肺热型鼻咽癌,头痛头晕,视物模糊,口苦咽干,心烦失眠,颧部潮红等症。

3.大蒜萝卜汁

【配方】大蒜 15~30g,白萝卜 30g,白糖适量。

【制法】将大蒜去皮捣烂,白萝卜洗净捣烂,同用开水浸泡 4~5h,用洁净的纱布包牢铰取汁液,去渣,连同汁液一起,加入白糖少许调匀,即可饮用。

【用法】分 2~3 次服食,每次 15ml。

【功效】解毒,理气化痰,行滞健胃。

【适应证】适用于痰毒凝结型鼻咽癌等多种癌症。

第八节　乳腺癌

一、食疗药膳原则

疏肝解郁,健脾养血。

二、常用药材和食材

生薏米、粳米、白扁豆、灵芝、黑木耳、向日葵籽等。

三、食疗药膳举例

(一)主食

蒜苗肉包子:

【配方】鲜大蒜苗 240g,瘦猪肉 100g,面粉 500g。

【制法】先将大蒜苗洗净,切成极细末;猪肉洗净,剁成肉末。起锅烧热片刻,倒入大蒜苗、猪肉和油、盐、酱油少许,同炒熟制成馅备用。再将面粉加水适量,慢慢柔和,搓成条。以蒜苗、肉馅做成包子,然后上蒸笼蒸熟,食之。

【功效】清热解毒,健胃消食,滋阴补血,防癌抗癌。

【适应证】适用于热毒蕴结型乳腺癌、宫颈癌、白血病、骨肉瘤等恶性肿瘤。

(二)菜品

1.猴头黄芪鸡汤

【配方】鸡1只(重约750g),猴头菇120g,黄芪30g,生姜3片。

【制法】将活鸡宰杀去毛及内脏,洗净切块。黄芪洗净,与鸡肉、生姜一同放入锅内,加清水适量,旺火煮沸后,小火炖2h,去黄芪,再将洗净的猴头菇片放入鲜汤内煮熟,加精盐调味即成。

【功效】补气养血,扶正抗癌。

【适应证】适用于气血两虚型乳腺癌等癌症。

2.红枣炖兔肉

【配方】红枣60g,兔肉250g。

【制法】先将红枣捡杂,洗净,放入碗中,备用。再将兔肉洗净,入沸水锅中焯透,捞出,清水过凉后,切成小方块,与红枣同放入砂锅,加水适量,大火煮沸,烹入料酒,改用小火煨炖40min;待兔肉熟烂如酥,加入葱花、姜末、精盐、味精、五香粉,搅匀,再煨煮至沸,淋入香油即成。

【用法】佐餐当菜,随意服食,吃兔肉,饮汤汁,嚼食红枣,当日吃完。

【功效】补益气血。

【适应证】适用于气血两虚型乳腺癌等癌症患者术后神疲乏力、精神不振等症。

3.二参炖乌鸡

【配方】西洋参3g,太子参20g,乌鸡1只。

【制法】先将西洋参、太子参分别洗净,晒干或烘干,西洋参研成极细末,太子参切成饮片,备用。将乌鸡宰杀,去毛及内脏,洗净,入沸水锅焯透,捞出,用清水过凉,转入煨炖的砂锅,加足量清水(以浸没乌鸡为度),大火煮沸,烹入料酒,加入太子参饮片,改用小火煨炖1h;待乌鸡肉熟烂如酥,加精盐、味精、五香粉,并放入适量葱花、姜末,拌和均匀,再煨煮至沸,调入西洋参细末,搅匀,淋入香油即成。

【用法】佐餐当菜,随意服食,吃乌鸡,饮汤汁,嚼食太子参,当日吃完。

【功效】补气养阴。

【适应证】适用于气阴两虚型乳腺癌患者,以及放疗、化疗后身体虚弱、头昏乏力、血象下降等症。

(三)汤羹

1.贝母竹笋汤

【配方】干贝母 20g,鲜竹笋 150g,沙参 20g。

【制法】先将沙参入锅,加水浓煎 40min,去渣取浓缩汁备用。再将干贝母放入冷水中泡发 1h,洗净,盛入碗中,待用。将鲜竹笋剥去外壳膜,洗净,切成"滚刀块儿",与干贝母同放入砂锅,加入沙参汁,再加水适量,大火煮沸,烹入料酒,改用小火煨煮 30min,加葱花、姜末、精盐、味精各少许,再煨煮至沸,淋入香油即成。

【用法】佐餐当汤,随意服食,喝汤汁,嚼食干贝母、竹笋。

【功效】养阴生津。

【适应证】适用于各期乳腺癌出现低热、口干、舌红等阴虚证者。

2.当归川芎粥

【配方】当归 15g,川芎 15g,粳米 100g。

【制法】将当归、川芎洗净,切片,装入纱布袋中,扎紧袋口,与淘洗的粳米同入锅中,加水适量,用小火煮成稠粥,粥成时取出药袋即成。

【用法】早晚分食。

【功效】活血化瘀,行气抗癌,散结消肿。

【适应证】适用于气滞血瘀型乳腺癌患者。

3.附蒌鲫鱼汤

【配方】郁金、香附、白芍、当归各 9g,橘叶 6g,瓜蒌 15g,鲜鲫鱼 1 条。

【制法】前 6 味药煎汤后去渣,加入洗净的鲫鱼、食盐煮熟。

【用法】喝汤食鱼,每日 1 剂,连服 15~20 剂为一疗程。

【功效】调理冲任,疏肝理气。

【适应证】适用于冲任失调型乳腺癌患者。

4.小麦红枣粥

【配方】小麦 50g,粳米 100g,大枣 5 枚,龙眼肉 15g,白糖 20g。

【制法】将上 4 味同入锅中,加水适量,用小火煮成稠粥。

【功效】养心益肾,除烦安神。

【主治】适用于心血不足所致怔忡不安,烦热失眠,自汗盗汗等。

5.甘麦大枣汤

【配方】甘草 10g,浮小麦 30g,大枣 10g。

【制法】将上 3 味同入锅中,加水适量,用小火煮成稠粥。

【功效】养心安神,和中缓急。

【适应证】适用于心血不足所致,时常悲伤欲哭不能自主,心中烦乱,睡眠不安,情绪不稳等。

（四）饮品

1.枸橘山楂蜜饮

【配方】枸橘 20g，山楂 20g，蜂蜜 15g。

【制法】将枸橘、山楂洗净、切片，入锅加水适量，煎煮 30min，去渣取汁，待药液转温后调入蜂蜜，搅匀即成。

【功效】疏肝解郁，理气活血。

【适应证】适用于气滞血瘀型、肝郁化火型乳腺癌。

2.龙眼枸杞桑椹汤

【配方】龙眼肉 20g，桑椹 15g，枸杞 15g。

【制法】将龙眼肉 20g，桑椹 15g，枸杞 15g 洗净，入锅加水适量，煎煮 30min，去渣取汁。

【功效】益阴血，补心肾，强神智。

【适应证】适用于心肾阴血亏虚所致心悸不宁，失眠健忘，腰腿痠软者。

第九节　子宫颈癌及子宫体癌

一、食疗药膳原则

利湿解毒，疏肝滋肾。

二、常用药材和食材

佛手、番茄、生薏米、粳米、白扁豆、灵芝、黑木耳、向日葵子等。

三、食疗药膳举例

（一）主食

1.参枣米饭

【配方】党参 5g，大枣 10 个，糯米 200g，白糖 25g。

【制法】将党参、大枣加水适量泡发后，煎煮 30min，捞去党参、枣，汤备用。糯米淘净，加水适量放在大碗中蒸熟后扣在盘中，把枣摆在上面再把汤液加白糖煎成黏状，浇在枣饭上即成。

【功效】健脾益气养胃。

【适应证】适用于体虚气弱、乏力倦怠、心悸失眠、食欲不振、便溏浮肿等症。

2.无花果煮鸡蛋

【配方】无花果 60g(鲜品),鸡蛋 1 个,米酒 10ml。

【制法】无花果先加水煮汁,去药渣,把鸡蛋放入汤中煮熟,去蛋壳后再煮,再放入米酒、油、盐调味即可服食。

【功效】解毒化湿,健脾清肠。

【适应证】适用于湿热瘀毒型宫颈癌、胃癌、肠癌等多种癌症者。

3.白果蒸鸡蛋

【配方】鲜鸡蛋 1 个,白果 2 枚。

【制法】将鸡蛋的一端开孔,白果去壳,纳入鸡蛋内,用纸粘封小孔,口朝上放碟中,隔水蒸熟即成。

【功效】敛肺气,止带浊。

【适应证】适用于妇女宫颈癌、白带过多。

(二)菜品

1.百合田七炖鸽肉

【配方】百合 30g,田七 15g,乳鸽 1 只。

【制法】先将田七捡杂,洗净,晒干或烘干,研成细末,备用。再将百合捡杂,拌成瓣,洗净,放入清水中漂洗片刻,待用。将鸽子宰杀,去毛及内脏,放入沸水锅中焯透,捞出,转入砂锅,加清水足量(以浸没鸽子为度),放入百合瓣,大火煮沸,烹入料酒,改用小火煨炖至鸽肉熟烂、百合瓣呈开花状,调入田七细末,拌匀,加精盐、味精、五香粉,再煨煮至沸,即成。

【用法】佐餐当菜,随意服食,吃鸽肉,嚼食百合瓣,饮汤液,当日吃完。

【功效】养阴补气,活血止血。

【适应证】适用于瘀血内阻型、气阴两虚型宫颈癌阴道出血等症。

2.当归炖鱼片

【配方】当归 50g,鱼肉 400g,嫩豆腐 150g,平菇 50g。

【制法】先将当归洗净,晒干或烘干,切成片,放入纱布袋中,扎紧袋口,备用。再将鱼肉洗净,用刀剖成鱼片,放入碗中,加湿淀粉、精盐、料酒抓揉上浆,待用。将嫩豆腐漂洗一下,入沸水中焯烫片刻,捞出,用冷水过凉,切成 1.5cm 见方的小块,待用。将平菇择洗干净,撕成条状,待用。烧锅置火上,加植物油烧至六成熟,放入葱花、姜末煸炒出香,加入上浆的鱼片,留炸片刻,加料酒及清汤(或鸡汤)适量,并加入清水和当归药袋,大火煮沸,放入豆腐块,改用小火煨煮 10min,加精盐、味精、五香粉,拌和均匀,淋入香油即成。

【功效】补气养血,健脾和胃。

【适应证】适用于气血两虚型宫颈癌等多种癌症术后以及放疗、化疗后白细胞减少者。

(三)汤羹

薏苡仁莲枣羹:

【配方】薏苡仁 50g,莲子 20g,红枣 15 枚,红糖 15g。

【制法】先将薏苡仁拣杂,洗净,晒干或烘干,研成细粉末,备用。再将莲子、红枣择洗干净,放入砂锅,加水浸泡片刻,大火煮沸后,改用小火煨煮 1h,待莲肉熟烂,红枣去核,加薏苡仁粉继续煨煮 15min,便煨边搅至黏稠状,调入红糖,拌和成羹。

【功效】健脾和胃,益气养血。

【适应证】适用于各型宫颈癌。

(四)饮品

花生芝麻豆奶:

【配方】花生 30g,黑芝麻粉 15g,黄豆粉 50g。

【制法】先将黑芝麻粉放入锅中,用微火不断翻炒,出香,离火备用。将花生捡杂,放入温开水中浸泡片刻,入锅,加清水适量,大火煮沸,改用小火煨煮 1h,放入家用捣搅机中,快速搅拌成花生浆汁,盛入容器,待用。将黄豆粉放入大碗中,加清水适量,搅拌均匀,倒入锅中,视需要可酌加清水,再搅拌均匀,大火煮沸,改用小火煨煮10min(勿使其溢出),用洁净纱布过滤,将所取滤汁(即豆奶)放入容器,趁热调入花生浆汁及黑芝麻粉,拌和均匀即成。

【用法】佐餐当饮料,随量服食,或当点心,分数次服食,当日吃完。

【功效】益气养血。

【适应证】适用于气血两虚型宫颈癌放疗后血象降低者。

第十节 脑 瘤

一、食疗药膳原则

清肝泻火,养心安神。

二、常用药材和食材

猪脑、丝瓜、石决明、三七、菊花、决明子、天麻、枣仁、远志。

三、食疗药膳举例

（一）主食

白菊花决明粥:

【配方】白菊花 20g,炒决明子 15g,粳米 100g,冰糖少许。

【制法】先把决明子放入锅内炒至微有香气,取出即为炒决明子。待冷后和白菊花一起加清水同煎取汁,去渣,放入粳米煮粥。粥将成时,放入冰糖,煮至溶化即可。

【功效】清肝降火,养神通便。

【适应证】适用于脑肿瘤目涩、口干者。

（二）菜品

1.宁神排骨汤

【配方】黄芪 10g,淮山药 20g,玉竹 25g,陈皮 2g,百合 20g,桂圆肉 15g,枸杞 10g,猪排骨 300g 或整鸡 1 只。食盐、胡椒粉适量。

【制法】先将黄芪、山药等药材放入布袋中,扎紧口,放约 500ml 水中浸 5~10min,再加入排骨,先大火后小火,炖煮 3~4h。捞出布袋,加入盐、胡椒粉等佐料即可食用。每次 1 碗,每天 1 次。

【功效】健脾开胃,补气益神。

【适应证】适用于脑瘤颅内压增高而气阴两虚者。

2.天麻炖猪脑

【配方】天麻 15g,猪脑 1 个。

【制法】天麻洗净、切片,猪脑洗净。将猪脑、天麻片放入搪瓷盆内隔水炖熟。

【功效】祛风开窍。

【适应证】适用于肝虚型脑瘤,症见神衰、头晕眼花等。

（三）汤羹

参须肉汤：

【配方】人参须 6g,黄芪 15g,山药 28g,枸杞 23g,党参 28g,排骨 300g 或鸡 1 只,清水适量。

【制法】人参须、黄芪等中药用布袋盛好,扎口后和排骨或鸡一起放入锅中,加水 5 大碗。先大火后小火,炖煮 3~4h。捞出布袋后即可食用,饮汤食肉,每次 1 小碗,每天 1 次。多余的放冰箱保存,用时取出煮沸后食用。

【功效】补血益气,化瘀安神。

【适应证】适用于脑肿瘤放化疗后的副反应。

（四）饮品

龙眼洋参饮：

【配方】龙眼肉 30g,西洋参 10g,蜂蜜少许。

【制法】龙眼肉、西洋参、蜂蜜放入杯中,加凉开水少许,置沸水锅内蒸 40~50min 即成。每日早、晚口服。龙眼肉和西洋参亦可吃下。

【功效】养心安神,滋阴生血。

【适应证】适用于脑肿瘤放化疗后的气阴两虚证者。

第十一节　放化疗后并发症

一、口腔黏膜病变

表现口腔黏膜溃疡、糜烂、灼痛。

（一）芦根饮

鲜芦根 30~45g,冰糖适量,煮汤饮服,1 日 3 次。

（二）西瓜汁

西瓜半个,挖出西瓜瓤挤取汁液,瓜汁含于口中,2~3min 后咽下,再含瓜汁,反复多次。

（三）绿豆汤

绿豆 250g,加水煮烂后食用,分次食完。

二、减轻肝脏损害

肝功能异常,转氨酶及黄疸指数升高,肝区隐痛不适,腹胀,食欲减退等。

（一）茵陈红糖饮

茵陈 15g，红糖 30g。将茵陈洗净，入锅加水适量，煎煮 30min 去渣取汁，趁热加入红糖，溶化即成，上下午分服。

（二）田基黄红枣饮

田基黄 30g，大枣 10 枚。加水同煮 40min，去田基黄即成，上下午分服，吃大枣，饮汤汁。

三、减轻肾脏损害

尿素氮和肌酐升高。

（一）清炖甲鱼

取 400g 左右甲鱼 1 只、活杀放血、剖腹去内脏，洗净，放入锅中，加葱白、生姜和水适量，用文火煮至极烂；喝汤食肉，分 3 次食完，隔日 1 次，连服 2~3 只。

（二）玉米须茶

取玉米须 60g 洗净，加水适量。文火煎煮 30min，去渣，加白糖适量，代茶频饮

（三）赤小豆饮

赤小豆 50g，加水煮 30min 左右，以烂为度，加白糖适量，饮汤。亦可食豆，分 1~2 次食完。

（四）虫草汤

取冬虫夏草 3~6g，加冰糖适量，水煎后连渣一起吞服，每日 1 次。

四、减轻心脏损害

心律失常、心内传导阻滞、心肌缺血及慢性心肌病等，患者常自觉胸闷、心慌、心悸、乏力等。

（一）葛根粉粥

葛根 30g，粳米 50g（浸泡一夜）同入锅中，加水用文火煮至粥稠，当半流饮料，不计时，稍温服食。

（二）橘子汁

取新鲜橘子榨汁，每次饮半茶杯，每日饮 2~3 次，或每天 2~3 个柑橘。

（三）百合银耳羹

百合 50g，银耳 25g，冰糖 50g。取百合、银耳用温水浸泡 1h，一起入锅，小火煮至汤汁变黏时，加入冰糖融化后即可服食。

（雷旭东　包晓玲）

第五章
抗癌药茶

古代医籍中记载了名目繁多的具有保健治疗作用的植物性饮料，这类饮料中，除"茶"以外，还有"药茶""汤""熟水""渴水""饮子"等等。在宋代，有曾经盛极一时的"保健茶汤"，是人们日常生活中不可或缺的内容，以至于形成了"客至则咥茶，去则咥汤"的民俗。

目前各种保健饮料功能已从传统的醒神除腻、健脾开胃、清热解暑等，发展到幼儿营养、减肥美容、延缓衰老等许多方面。这些现代保健饮料中，有些有益经验已经被饮料业所继承与发展。追溯最早的"药茶"含义，实际上是含茶或仿茶的药，后世借"药茶"为某些植物性保健饮料的代称，其实际意义已经改变为"含有药物、用于治疗或保健的茶剂"。

癌症已成为人类健康的第一杀手，且癌症死亡人数呈逐年上升趋势。如绿茶中的儿茶素——EGCg，可以抑制癌细胞成长所需的酵素，并杀死实验室培养的癌细胞，以茶为主要配料的药方自然是癌症患者的福音了。

第一节　常见肿瘤的药茶

一、脑瘤

清脑明目茶：

【配方】杭菊 5g，夏枯草 3g，枸杞 10g。

【功效】清肝明目。

【适应证】适用于脑瘤及脑转移瘤患者肝阳上亢引起的视物昏花、头晕耳鸣等症状。

二、肾癌

地苍茶：

【配方】生地 5g,苍术 3g,绿茶 3g。

【功效】燥湿养阴,敛脾。

【适应证】适用于肾癌患者及慢性肾炎肾病已久,肾阴虚而湿邪阻滞不化,出现阴虚挟湿的症状,腰膝痿软、口渴咽干、盗汗、潮热、苔黄厚腻、水肿、蛋白尿者,以及慢性湿疹。

三、乳腺癌

（一）生地英茶

【配方】生地 5g,蒲公英 3g,绿茶 3g。

【功效】凉血解毒,散结除痹。

【适应证】适用于热毒蕴结型乳腺癌及乳腺炎患者,症见乳房红肿热痛等症状。

（二）生地豆卷茶

【配方】生地 5g,豆卷 3g,绿茶 3g。

【功效】通达宣利,养阴解表。

【适应证】适用于湿热入营血而致身热、发红疹、烦躁不安;乳痈初起,胃热烦渴及乳腺癌患者。

（三）冬贝茶

【配方】天门冬 30g,土贝母 10g。

【用法】水煎后取汁冲泡 3g 绿茶,加入蜂蜜饮服。

【功效】养阴润肺,消肿散结。

【适应证】适用于肺阴亏虚型乳腺癌肺转移患者。

四、肺癌

（一）鱼腥草茶

【配方】鱼腥草 30g,金银花、黄芩各 9g,绿茶 3g,蜂蜜 1 匙。

【功效】清热解毒,润肺化痰。

【适应证】适用于热毒郁结型肺癌患者。

（二）银花甘草茶

【配方】金银花 25g,甘草 5g,绿茶 2g。

【功效】清热解毒。

【适应证】适用于热毒炽盛型肺癌、胃癌。

（三）蒲公英茶

【配方】蒲公英 15~25g,甘草 3g。

【用法】水煎后加入绿茶 2g,蜂蜜 15g 饮服。

【功效】消肿散结。

【适应证】适用于肺热蕴结型肺癌患者。

（四）瓜蒌甘草茶

【配方】瓜蒌 5g,甘草 3g。

【用法】水煎后加入绿茶 2g,煮沸饮服。

【功效】祛痰止咳。

【适应证】适用于痰湿型肺癌患者。

五、大肠癌

甜杏仁茶:

【配方】甜杏仁 6g,绿茶 1g。

【功效】清利头目,润肺止渴,消食解毒。

【适应证】适用于大肠癌预防。

六、妇科肿瘤

（一）升麻茶

【配方】绿茶 1.5g,蜜炙升麻 5~15g,炙甘草 10g。

【用法】水煎服。

【功效】升阳举陷。

【适应证】适用于气虚下陷型子宫颈癌。

（二）菱角薏仁茶

【配方】菱角 60g,生薏仁 30g。

【用法】水煎后加入绿茶 3g,煮沸取汁饮服。

【功效】健脾益气。

【适应证】适用于脾气虚弱型宫颈癌。

七、膀胱癌

（一）茅根苡仁茶

【配方】白茅根 30g,苡仁 30g,白花蛇舌草 15g。

【用法】水煎后取汁,冲泡 3g 绿茶饮服。

【功效】清热凉血。

【适应证】适用于湿热下注引起的膀胱癌尿血患者。

（二）石韦糖茶

【配方】石韦 15g，水煎后加入绿茶 3g，冰糖 25g。

【用法】煮沸饮服。

【功效】清热解毒。

【适应证】适用于热毒蕴结膀胱癌患者。

八、胃癌

郁金甘草茶：

【配方】绿茶 2g，醋制郁金粉 5~10g，炙甘草 5g，蜂蜜 25g。

【用法】水煎取汁饮用。

【功效】疏肝理气。

【适应证】适用于肝气郁结型肝癌、胃癌患者。

九、肝癌

（一）茵陈蛇舌茶

【配方】茵陈 30g，白花蛇舌草 30g，甘草 6g。

【用法】水煎后加入绿茶 3g 饮用。

【功效】清热解毒。

【适应证】适用于湿热蕴结型肝癌患者。

（二）枸杞芍茶

【配方】枸杞 5g，白芍 3g，绿茶 3g，冰糖 10g。

【功效】养血柔肝。

【适应证】适用于肝肾精血不足之慢性肝癌、肝硬化衄血；阴虚阳亢之头晕目眩、心悸、不寐；更年期综合征。

十、鼻咽癌

乌梅甘草茶：

【配方】乌梅 25g，甘草 5g。

【用法】水煎后加入绿茶 2g 饮服。

【功效】消痰祛痰，解毒。

【适应证】适用于鼻咽癌患者。

十一、食道癌

白术甘草茶：

【配方】白术 9~15g，甘草 3g。

【用法】水煎后加入绿茶 2g，煮沸饮用。

【功效】健脾益气。

【适应证】适用于脾气虚弱型食道癌患者。

第二节　肿瘤相关并发症的药茶

一、肿瘤相关睡眠障碍

（一）解郁忘忧茶

【配方】合欢花 5g，玫瑰花 5g，酸枣仁 5g。

【功效】疏肝理气，活血安神。

【适应证】适用于气血瘀滞型睡眠障碍综合征。

（二）枸杞龙眼茶

【配方】枸杞 5g，龙眼肉 3g，绿茶 3g，冰糖 10g。

【功效】滋肾补心，安神。

【适应证】适用于肿瘤患者治疗后阴血不足、心悸、失眠、多梦。

二、骨髓抑制

（一）升白养生茶

【配方】黄芪 60g，枸杞 30g，女贞子 30g。

【功效】益气养阴，扶正抗癌。

【适应证】适用于放化疗引起的白细胞减少症的辅助治疗。

（二）人参扶正茶

【配方】生晒参 6g，玫瑰 10g。

【功效】大补元气，安神生津。

【适应证】适用于气虚较重的白细胞减少症患者饮用。

（三）参杞养生茶

【配方】西洋参 3g，枸杞 6g。

【功效】益气养阴。

【适应证】适用于气阴两虚型白细胞减少症患者饮用。

（四）丹参黄精茶

【配方】丹参 10g,黄精 10g,茶叶 5g。

【功效】活血补血,填精益髓。

【适应证】适用于肿瘤治疗后贫血症及白细胞减少。

三、恶心、干呕、呕吐

芦根茶:

【配方】芦根 10g,绿茶 3g。

【功效】清热生津,除烦止呕。

【适应证】适用于热病烦渴,胃热呕吐泛酸,肺痈。

四、乏力

（一）养生延年茶

【配方】桑椹 5g,枸杞 5g,桑寄生 5g。

【功效】滋肾固本,提神益精。

【适应证】适用于肿瘤患者治疗后神疲乏力,腰膝痠软,失眠盗汗等症状。

（二）芪灵补肾茶

【配方】黄芪 10g,仙灵脾各 5g,白术 6g,防风 6g。

【功效】补益气血。

【适应证】适宜于放、化疗后脾肾亏虚体力不支,正气未复的肿瘤患者常饮。

（三）黄芪红茶

【配方】红茶 0.5~1g,黄芪 15~20g。

【功效】益气养血,安神益阴。

【适应证】适用于气血亏虚引起的各种虚弱症状,可以帮助改善体质,增强抵抗力。

（四）酥油茶

【配方】酥油 150g,牛奶 1 杯,砖茶,精盐适量。

【功效】补虚提神。

【制法】先将酥油 1000g,盐 1g 和牛奶倒入干净茶桶,再倒入 2kg 熬好的茶水,然后用细木棍上下抽打 5min,再放进 50g 酥油,再抽打 2min,打好后,倒进茶壶加热 1min,倒茶饮用时轻轻摇匀,使水、乳、茶、油交融,更加香美可口。

【适应证】适用于肿瘤治疗后体弱症状,常饮酥油茶,可增进食欲,增强体质,加快康复。老人常饮,可增加活力。产妇多饮,可增乳汁,补身体。

(五)黄芪蜜茶

【配方】黄芪 20g,适量蜂蜜。

【功效】补益气血。

【适应证】适用于体弱体虚者,可以帮助改善体质,增强抵抗力。

(六)五味枸杞茶

【配方】五味子 15g,枸杞 15g。

【功效】生津养阴。

【适应证】适用于夏季食欲不振,疲乏无力,多汗,气短懒言,口干烦渴等。

五、厌食

(一)白芍梅茶

【配方】白芍 5g,乌梅 2 枚,木瓜 3g,绿茶 3g。

【功效】敛肝养胃。

【适应证】适用于胃阴不足,纳差、无食欲、口渴、舌红少苔;萎缩性胃炎;慢性泻痢;妊娠呕吐日久伤津;甲亢。

(二)清热代茶饮

【配方】芦根 10g,竹茹 7.5g,焦山楂 15g,炒谷芽 15g,橘红 4g,桑叶 10g。

【功效】补益脾胃,清利头目。

【适应证】适用于食欲不振,头涨目眩,全身倦怠等症。

六、口咽干燥

(一)清咽利喉茶

【配方】薄荷 3g,金银花 3g,淡竹叶 3g,罗汉果 3g,百合 3g,胖大海 3g。

【功效】养阴清热,解毒利咽。

【适应证】适用于头颈部肿瘤患者治疗前后出现咽痛声哑,咽干口燥,咳嗽,便秘等症状;亦可用于防治慢性咽炎及口腔溃疡。

(二)口腔溃疡茶

【配方】淡竹叶 3g,栀子花 3g,连翘 3g。

【功效】清热利尿,解毒消疮。

【适应证】适用于放化疗后口腔溃疡患者饮用。

(三)石斛枸杞茶

【配方】石斛 5g,五味子 5g,枸杞 10g,麦门冬 5g。

【功效】滋阴润肺、养胃宁心、延年益寿。

【适应证】适用于肿瘤患者治疗后气阴两虚证见口干欲饮、饮后渴不解、大便干结。

（四）生地茶

【配方】生地 10g，绿茶 3g。

【功效】滋阴养血。

【适应证】适用于阴虚发热、盗汗，口烦渴，月经不调，胎动不安，阴枯便秘，风湿性关节炎，传染性肝炎，湿疹、荨麻疹、神经性皮炎等皮肤病。

（五）地麦茶

【配方】生地 5g，麦门冬 3g，天冬 3g，绿茶 3g。

【功效】清热生津。

【适应证】适用于肿瘤患者放疗后伤津，口烦渴，汗出，消渴。

（六）生脉茶

【配方】五味子 5g，人参 3g，麦门冬 3g，花茶 3g，冰糖 10g。

【适应证】适用于热伤元气，肢体倦怠，气短懒言，口干作渴，汗出不止。

（七）五味沙斛茶

【配方】五味子 5g，沙参 3g，石斛 3g，绿茶 3g，冰糖 10g。

【功效】养胃益津。

【适应证】适用于久痢伤津或热病后伤津。

（八）天冬板蓝茶

【配方】天门冬 5g，板蓝根 3g，绿茶 3g。

【功效】清热养阴，解毒。

【适应证】适用于热病发热，口干烦渴，咽喉肿痛，口舌生疮。

（九）芦麦茶

【配方】芦根 5g，麦门冬 3g，绿茶 3g。

【功效】养阴清热。

【适应证】适用于霍乱吐泻，口烦渴，小便黄，咽喉不利。

七、出血

（一）茵陈白茅根茶

【配方】茵陈 30g，白茅根 60g。

【功效】清热利湿，凉血止血。

【适应证】适用于膀胱癌属血热至尿血者。

（二）麦地茶

【配方】麦门冬 5g，生地 3g，绿茶 3g。

【功效】养阴清热。

【适应证】适用于热病烦渴，鼻腔出血，咽喉不利。

（三）白芍薇茶

【配方】白芍 5g，白薇 3g，绿茶 3g。

【功效】养阴血，清肝热。

【适应证】适用于肿瘤合并高血压，阴虚血热之血尿、崩漏、经期发热。

八、便秘

（一）养颜润肠茶

【配方】玫瑰花 3g，肉苁蓉 5g，石斛 5g。

【功效】滋阴润肤，养颜排毒。

【适应证】适用于肿瘤患者治疗前后面色萎黄，肌肤少润，心烦便秘等症状。

（二）当归柏仁茶

【配方】当归 5g，柏子仁 3g，花茶 3g。

【功效】养血润燥。

【适应证】适用于老年便秘，血虚之闭经。

（三）益胃茶

【配方】玉竹 5g，沙参 3g，麦门冬 3g，生地 3g，绿茶 3g，冰糖 10g。

【功效】益胃生津。

【适应证】适用于热病发汗后，当复其阴，以滋养耗伤之胃津，咽喉不利。

九、抑郁状态

甘麦大枣茶：

【配方】甘草 9g，麦仁 15~30g，大枣 5 枚，酸枣仁 5g。

【功效】益气补中，养心安神。

【适应证】适用于肿瘤患者治疗前后以精神恍惚、悲伤欲哭为证治要点。

十、咳嗽

（一）润肺止咳茶

【配方】麦门冬 5g，款冬花 3g，百合 5g。

【功效】养阴润肺，化痰止咳。

【适应证】适用于肺癌及肺转移癌治疗后气阴两虚咳嗽、气喘等症状。

（二）三七洋参茶

【配方】西洋参 6g，三七 6g，姜黄 10g。

【功效】益气养阴，活血化瘀。

【适应证】适用于气阴两虚夹瘀血的肿瘤患者。

（三）五味子茶

【配方】五味子 5g，绿茶 3g。

【功效】敛肺滋肾，生津，收汗涩精。

【适应证】适用于肺虚喘咳，口干，自汗盗汗，梦遗滑精，急性肠道感染，神经衰弱。

（四）三才茶

【配方】天门冬 5g，生地 3g，人参 3g，花茶 3g。

【功效】养阴益气，润肺止咳。

【适应证】适用于肺气虚阴咳嗽。

（五）天贝茶

【配方】天门冬 5g，川贝母 3g，茯苓 3g，阿胶 3g，杏仁 3g，绿茶 3g。

【功效】清肺祛痰。

【适应证】适用于肺热咳嗽咳血，吐血，肺癌，乳腺癌。

（六）麦冬夏茶

【配方】麦门冬 5g，半夏 3g，人参 3g，粳米 3g，甘草 3g，绿茶 5g。

【功效】养阴益气，清利咽喉。

【适应证】适用于火逆上气，咽喉不利，干咳咯痰。

（七）石斛瓜蒌茶

【配方】石斛 5g，瓜蒌 3g，绿茶 3g。

【功效】生津润肺，宣肺止咳。

【适应证】适用于肺燥咳嗽咯干痰，慢性支气管炎。

（八）沙麦茶

【配方】沙参 5g，麦门冬 3g，玉竹 3g，冬桑叶 2g，甘草 3g，绿茶 3g。

【功效】清肺润燥。

【适应证】适用于燥伤肺卫阴亏、发热咳嗽、口干渴。

十一、眼干

（一）温肾壮腰茶

【配方】枸杞 10g,葫芦巴 10g。

【功效】补肾养肝明目。

【适应证】适用于肿瘤治疗后肾虚头昏目眩,性功能减退,腰膝酸软冷痛,兼有糖尿病患者常饮。

（二）清肝明目茶

【配方】杭白菊 3g,枸杞 10g,决明子 5g,槐米 3g。

【功效】清肝明目,消脂通便。

【适应证】适用于高血脂,大便秘结,视物昏花流泪等。

（三）玉竹薄茶

【配方】玉竹 5g,薄荷 3g,菊花 3g,绿茶 3g。

【功效】养阴,疏表,明目。

【适应证】适用于外感热病后目赤痛,视物昏花。

十二、腹胀

消食除胀茶:

【配方】麦芽 5g,鸡内金 5g,山楂 5g,茯苓 5g。

【功效】消食除涨,健脾止泻。

【适应证】适用于伤食后证见腹痛腹胀,腹泻便溏。

十三、肝损伤

（一）和胃解酒茶

【配方】葛花 3g,厚朴花 3g,山楂 5g。

【功效】清热解酒,护肝和胃。

【适应证】具有改善脑部血液循环,促进酒精快速分解和代谢的作用,并可降血脂、降血糖、降压护肝。适用于饮酒过度,肝脾损伤,恶心呕吐,头晕耳鸣,视物昏花。

（二）枸杞龙虎茶

【配方】枸杞 5g,龙胆草 2g,五味子 5g,虎杖 3g,绿茶 3g,冰糖 10g。

【功效】补肝养血,清热除湿。

【适应证】适用于肿瘤患者药物性肝损伤及转氨酶高。

十四、心律不齐

清心安神茶：

【配方】淡竹叶 3g,莲子心 3g,远志 3g。

【功效】清心安神,调节心律。

【适应证】适用于肿瘤治疗后心火上炎型心律不齐者饮用。

十五、低血压

（一）升压保健茶 1

【配方】肉桂 9g,桂枝 9g,炙甘草 9g。

【功效】振奋心阳,强心升压。

【适应证】适用于肿瘤合并心阳虚衰型低压病。

（二）升压保健茶 2

【配方】西洋参 6g,麦门冬 15g,五味子 10g。

【功效】气阴双补,养心升压,固脱。

【适应证】适用于肿瘤合并心阳虚衰型低压病。

十六、高血压

（一）三高快平茶

【配方】银杏叶 3g,绞股蓝 3g,桑叶 2g,三七花 3g,大黄 3g。

【功效】清热明目,平肝降压。

【适应证】适用于肿瘤合并高血压病,症见头昏目眩,耳鸣,急性咽喉炎等。

（二）降压悦己茶

【配方】柴胡 30g,乾百合 50g,枸杞 50g,洛神花 30g,炒决明子 5g。

【功效】清肝解热,明目。

【适应证】适用于肿瘤合并阴虚阳亢型高血压患者。

（三）白芍钩藤茶

【配方】白芍 5g,钩藤 3g,绿茶 3g。

【功效】柔肝清热,平肝熄风。

【适应证】适用于肿瘤合并肝阳偏亢之眩晕、目赤。

（雷旭东　包晓玲）

第六章
肿瘤患者水果食用方案

第一节　调养机理

《素问·脏气法时论》云："五谷为养,五果为助,五畜为益,五菜为充,气味合而服之,以补精益气。"所谓五谷,是指米、麦及其他杂粮类食物的泛称;五果、五菜则分别指古代的五种蔬菜和果品;五畜泛指肉类食品。谷、肉、果、菜这四大类食物,分别提供人体所需要的糖类、脂肪、蛋白质、矿物质、维生素、纤维素等,以满足人体功能活动的需要。唐代王冰云:"桃、李、杏、栗、枣"为五果。此处之果,指可食之果,亦称水果,多汁且有甜味,不仅含有丰富的营养,而且能够帮助消化,故水果在肿瘤患者食疗方中最为常用。

第二节　调养方案

一、温性水果

（一）山楂

【性味】性微温,味酸、甘。

【功效】消食健胃,行气活血。

【适应证】适用于肿瘤属于痰食阻滞中焦者。症见面目虚浮而无华,肢体水肿,气息短少,神疲懒言,头重肢重,或肢体麻木,萎弱无力,行走不便,舌胖苔腻,脉濡缓等。

（二）杏

【性味】性微温，味甘、酸。

【功效】生津止渴、润肺止咳、润肠通便、防癌抗癌。

【适应证】适用于热邪伤津患者。症见口舌干燥，便秘，舌瘦少苔，脉濡缓等。

（三）石榴

【性味】性温、味甘、酸、涩。

【功效】生津止渴，涩肠，止血，止痢，杀虫。

【适应证】适用于肿瘤化疗患者，证见口渴口干、腹泻，便血等症。

（四）栗子

【性味】味甘，性温。

【功效】壮腰健肾，健脾止泻，活血，止血。

【适应证】适用于肿瘤属于肾虚者。症见腰膝痠软无力，头晕，耳鸣，尿血，紫癜等。脾胃虚弱者不宜多食。

（五）龙眼肉

【性味】味甘，性温。

【功效】益智宁心，健脾开胃，补气养血。

【适应证】适用于肿瘤属于心脾气虚者。症见心悸不寐，头昏目眩，多梦易醒，神疲肢软，食少乏力，头痛绵绵、尿血、便血、牙龈出血等。

（六）桃

【性味】味甘、酸，性微温。

【功效】补气养血，养阴生津。

【适应证】适用于肿瘤属气血两虚者。症见头昏目眩，多梦易醒，神疲肢软，食少乏力，头痛绵绵，面色少华等。

（七）葡萄

【性味】味甘、微酸，性微温。

【功效】补益气血，通利小便。

【适应证】适用于肿瘤气血虚弱，肺虚咳嗽，心悸盗汗，风湿痹痛，淋症，浮肿等症。

二、平性水果

椰子：

【性味】椰肉性平，椰子浆味甘，性温。

【功效】椰肉补益脾胃,椰子浆有生津、利水等功能。

【适应证】适用于肿瘤属于脾胃虚弱或阴虚者。症见面色萎黄或苍白,神疲乏力,食少便溏,舌质淡,苔薄腻,脉沉细等。

三、凉性水果

（一）草莓

【性味】味甘,性凉。

【功效】健脾和胃,滋阴补血。

【适应证】适用于肿瘤属于脾胃虚弱者。症见面色萎黄或苍白无华,形寒肢冷,唇甲淡白,周身浮肿,甚则可有腹水,心悸气短,耳鸣眩晕,神疲肢软,大便溏薄或有五更泻,小便清长,舌质淡或有齿痕,脉沉细等。

（二）杧果

【性味】味甘、酸,性凉。

【功效】清热生津,益胃止呕。

【适应证】适用于肿瘤属于阴虚内热者。症见心悸气短,周身乏力,面色苍白无华,唇淡,伴有低热或手脚心热,盗汗,口渴思饮,出血明显,便结,舌质淡,或舌尖红,苔薄,脉细或细数等。

（三）橙子

【性味】味酸,性凉。

【功效】行气化痰,健脾温胃。

【适应证】适用于肿瘤属于脾虚痰阻者。症见胸闷呕恶,肢体水肿,气息短少,神疲懒言,头重肢重,或肢体麻木等。

（四）李子

【性味】味甘酸,性凉。

【功效】清肝涤热,养阴生津。

【适应证】适用于肿瘤属于肝郁化火者。症见烦躁易怒,情绪不稳,焦虑不安,失眠多梦,头胀头痛,口干咽干等。

（五）苹果

【性味】味甘、酸,性凉。

【功效】润肺益心,生津。

【适应证】适用于肿瘤属于心肺阴虚者。症见咳嗽,咳血,头昏目眩,多梦易醒,神疲肢软等。

四、寒性水果

（一）梨

【性味】味甘、微酸、性寒。

【功效】润肺凉心，滋阴降火。

【适应证】适用于肿瘤属于心肺阴虚火旺者。症见咳嗽，咳血，头昏目眩，多梦易醒，神疲肢软等。

（二）猕猴桃

【性味】味甘、酸，性寒。

【功效】清热生津，健脾开胃。

【适应证】适用于肿瘤属于阴虚者。症见头昏目眩，神疲肢软，虚烦不眠，多梦健忘，五心烦热，盗汗，紫癜，耳鸣等。

（三）香蕉

【性味】味甘，性寒。

【功效】止渴去烦，润肠通便，填精益髓。

【适应证】适用于肿瘤大便带血，大便干燥，痔疮，肛裂等。

（四）西瓜

【性味】味甘，性寒。

【功效】生津止渴，除烦解热。

【适应证】适用于肿瘤热盛津伤，心烦口渴，或心火上炎，舌赤、口疮，或湿热蕴结下焦，小便黄赤不利等。

（五）番茄

【性味】味甘、微酸，性寒。

【功效】生津止渴，健胃消食，凉血平肝。

【适应证】适用于肿瘤出血，口渴，食欲不振等。

（雷旭东　甘晓霞　包晓玲）

参考文献

[1] 杨武韬.人参化学成分和药理研究进展[J].中国医药指南,2014,12(3):33–34.

[2] 南亚昀,雍学芳,王礼星,等.枸杞多糖药理学研究进展[J].天津中医药,2014,31(12):763–765.

[3] 吕贺,朴成国,李香丹,等.中药抗肿瘤机制的研究现状[J].医学综述,2011,11(19):3004–3006.

[4] 师艳芳,张化娟,韩春荣.五红汤防治乳腺癌化疗性骨髓抑制的食疗[J].中国民间疗法,2012,20(3):76–77.

[5] 李忠.中医食疗帮你顺利度过化疗[J].中华养生保健,2010,10(6):67.

[6] 卜彦青,李晓晶,刘桂霞.药膳食疗现代疾病谱分析[J].时珍国医国药,2013,24(11):2799–2801.

[7] 宋传菊,杨成祖.辨证论治配合食疗治疗胃癌探析[J].陕西中医,2012,33(1):70–71.

[8] 赵东萍.大肠癌术后的食疗[J].甘肃中医,2000,13(4):4–5.

[9] 范小华,李爱霞,谭康联.大肠癌术后疲劳相关因素的临床研究[J].新中医,2010,42(9):40–42.

[10] 秦伟夫,贺菊乔.益气复元汤对大肠癌术后患者化疗减毒增效的临床观察[J].辽宁中医,2011,38(2):290–291.

[11] 王辉.骨伤病人应用中医食疗的护理体会[J].中国中医药资讯,2012,4(4):374–375.

[12] 孙晓生.孙思邈食疗理论与实践集要[J].新中医,2011,43(4):120–122.

[13] 王会梅,徐桂华,王丹文.中医食疗的理论与应用[J].辽宁中医药大学学报,2008,10(4):69–71.

[14] 荣瑞芬.中医食疗营养学及保健食品研发探究[J].亚太传统医药,2007,3

（3）:22-27.

[15]钱占红,郭绍伟.浅谈中医食疗与亚健康[J].内蒙古中医药,2007,26(1):39-40.

[16]俞雪如.中医学食养、食治、药膳的起源与发展史[J].中药材,2002,25(5):359-362.

[17]匡调元.体质食养学纲要[J].浙江中医药大学学报,2006,30(3):217-219.

[18]韩冬梅,岳利群,王玉珠.胃癌患者术后化疗期间采用药膳辅佐饮食治疗的效果研究[J].护理实践与研究,2010,7(9):1-3.

[19]窦国祥.中西医结合食疗新理论的探索[J].东方食疗与保健,2004,10(4):69-70

[20]马烈光,李英华.养生康复学[M].北京:中国中医药出版社.2005,78-79.

[21]郑金生,张同君.食疗本草译注[M].上海:上海古籍出版社,1993.

[22]唐嘉弘,冯国定.养生妙方——食疗本草、本草拾遗[M].成都:巴蜀书社,1993.

[23]唐·孟诜,张鼎增补.尚志钧辑校.食疗本草:考异本[M].合肥:安徽科学技术出版社,2003.

[24]吴受琚,俞晋校注.食疗本草[M].北京:中国商业出版社,1992.

[25]席孟杰.孟诜与食疗学[J].文史知识,2010,(11):120-123.

[26]孙晓生.经典名著养生本草研究思路与展望[J].新中医,2011,43(1):125-127.

[27]刘霖.孟诜及其食疗本草[J].中医研究,2002,15(2):57.

[28]欧阳亮,王永平.论《食疗本草》的饮食疗法思想[J].东方美食:学术版,2003,(4):60.

[29]唐嘉弘,冯国定.养生妙方——食疗本草、本草拾遗[M].成都:巴蜀书社,1993.

[30]李浩,马丙祥,周建民,等.中华药膳防治癌症[M].北京:科学技术文献出版社,2001:3-417.

[31]吴受琚,俞晋校注.食疗本草[M].北京:中国商业出版社,1992.

[32]席孟杰.孟诜与食疗学[J].文史知识,2010,11:120-123.

[33]孙晓生.经典名著养生本草研究思路与展望[J].新中医,2011,43(1):125-127.

[34]刘霖.孟诜及其食疗本草[J].中医研究,2002,15(2):57.

[35]欧阳亮,王永平.论《食疗本草》的饮食疗法思想[J].东方美食:学术版,2003,(4):60.

[36] 忽思慧.饮膳正要[M].北京:中国书店,1993.

[37] 孙思邈.千金方·食治[M].成都:巴蜀书社,1993.

[38] 孟诜.食疗本草[M].成都:巴蜀书社,1993.

[39] 日华子.日华子本草[M].合肥:安徽科学技术出版社,2005.

[40] 唐慎微.大观本草[M].合肥:安徽科学技术出版社,2003.

[41] 严世芸.三国两晋南北朝医学总集[M].北京:人民卫生出版社,2009.

[42] 昝殷.食医心鉴[M].成都:巴蜀书社,1993.

[43] 尚衍斌.饮膳正要注释[M].北京:中央民族大学出版社,2009.

[44] 王琦.中医体质学[M].北京:人民卫生出版社,2005:2.

[45] 谭兴贵.中医药膳学[M].北京:中国中医药出版社,2003:1.

[46] 范玉仪,戴增强,赵玉英.《黄帝内经》饮食疗法探讨[J].河南中医学院学报, 2005,5(3):12.

[47] 邹旭,吴焕林.寿而康——邓铁涛谈养生[M].广州:羊城晚报出版社,2007: 66.

[48] 丁金龙,郭姣,朴胜华,等.岭南药膳文化及产业发展杂谈[J].广东科技, 2008,7(191):100.

[49] 马女花,陈绮维,黄少英.中药膳食在治疗非典型性肺炎中的应用[J].现代医 院,2004,4(3):44.

[50] 王延兆.药膳也要辨证施膳[J].东方药膳,2008,4:4.

[51] 郑金生,张同君.食疗本草译注[M].上海:上海古籍出版社,1993.

[52] 周岱翰.中医肿瘤学[M].北京:中国中医药出版社,2011:60.

[53] 万德森,戎铁华,曾益新,等.临床肿瘤学[M].第3版.北京:科学出版社,2011:16.

[54] 孙晓生.孙思邈食疗理论与实践集要[J].新中医,2011,43(4):120-22.

[55] 黄元淦,曹国彬,周爱群,等.常见慢性病营养配餐与食疗——癌症[M].北京: 人民卫生出版社,2002.

附录一

食疗药膳常见五谷杂粮

1.黄小米

【性味及归经】味甘,咸,性凉。归脾、胃经。

【功效】益脾胃,养肾气,除烦热,利小便。

【主治】用于脾胃虚热,反胃呕吐或脾虚腹泻;烦热消渴,口干;热结膀胱,小便不利等。

2.黑小米

【性味及归经】味甘,性微寒。归脾、胃经。

【功效】补虚损,健脾胃,清虚热,助睡眠。

【主治】用于孕产妇、婴幼儿和病弱体虚人群食用,被誉为"谷中营养之王"。

3.糯米

【性味及归经】甘,温。归脾、胃、肺经。

【功效】补中益气,健脾养胃,止虚汗。

【主治】对食欲不佳、腹胀腹泻有治疗作用;对消渴溲多、自汗、腹泻、有一定缓解作用。

4.薏米

【性味及归经】甘,淡,凉。归脾、胃、肺经。

【功效】利水渗湿,健脾止泻,除痹,排脓,解毒散结。

【主治】用于水肿,脚气,小便不利,脾虚泄泻,湿痹拘挛,肺痈,肠痈,赘疣,癌肿。

5.荞麦

【性味及归经】性凉,味甘,归脾胃膀胱经。

【功效】健脾除湿,消积降气。

【主治】用于肠胃积滞,胀满腹痛;湿热腹泻,痢疾;或妇女带下病。

6.玉米粒

【性味及归经】性平,味甘淡。

【功效】益肺宁心,健脾开胃,降胆固醇,健脑。

【主治】具有降血压,降血脂,抗动脉硬化,预防肠癌,美容养颜,延缓衰老等多种保健功效,也是糖尿病人的适宜佳品。

7.白扁豆

【性味及归经】甘,微温。归脾、胃经。

【功效】健脾化湿,和中消暑。

【主治】用于脾胃虚弱,食欲不振,大便溏泻,白带过多,暑湿吐泻,胸闷腹胀。炒白扁豆健脾化湿,用于脾虚泄泻,白带过多。

8.白芸豆

【性味及归经】味甘平,归脾、胃、肺经。

【功效】温中下气,利肠胃,止呃逆,益肾补元。

【主治】对治疗虚寒呃逆,胃寒呕吐,跌打损伤,喘息咳嗽,腰痛,神经痛均有一定疗效。

9.红腰豆

【性味及归经】甘温。归肝、脾、肾经。

【功效】补血益气,提高免疫力,降糖消渴,抗衰抗辐射。

【主治】营养丰富,保健佳品,有补血、增强免疫力,帮助细胞修补及防衰老等功效。

10.绿豆

【性味及归经】甘,凉。归心、胃经。

【功效】清热解毒,消暑,利水。

【主治】用于暑热烦渴,丹毒,痈肿,水肿,泻痢,药食中毒。

11.黑豆

【性味及归经】甘,平。归脾、肾经。

【功效】益精明目,养血祛风,利水,解毒。

【主治】用于阴虚烦渴,头晕目昏,体虚多汗,肾虚腰痛,水肿尿少,痹痛拘挛,手足麻木,药食中毒。

12.赤小豆

【性味及归经】甘,酸,平。归心、小肠经。

【功效】化湿行气,温中止呕,开胃消食。

【主治】用于湿浊中阻,不思饮食,湿温初起,胸闷不饥,寒湿呕逆,胸腹胀痛,食积不消。

13.红豆

【性味及归经】甘,酸,平,无毒。归肺、心、脾经。

【功效】健脾止泻,利水消肿,解毒排脓。

【主治】用于水肿胀满,脚气浮肿,黄疸尿赤,风湿热痹,痈肿疮毒,肠痈腹痛。

14.黑芝麻

【性味及归经】甘,平。归肝、肾、大肠经。

【功效】补肝肾,益精血,润肠燥。

【主治】用于精血亏虚,头晕眼花,耳鸣耳聋,须发早白,病后脱发,肠燥便秘。

15.高粱米

【性味及归经】甘,涩,温。归脾、胃经。

【功效】温中健脾、固肠胃、止吐泻。

【主治】对人体健康有益,特别是患有高血压、高血脂、糖尿病等的人经常食用高粱面能起到一定的辅助医疗作用。

16.木耳

【性味及归经】味甘,性平。归肝、脾经。

【功效】补气养血,润肺止咳,凉血,止血。

【主治】主治气虚或血热所致腹泻,崩漏,尿血,齿龈疼痛,脱肛,便血等。

17.小扁豆

【性味及归经】甘,微温。归脾、胃经。

【功效】健脾化湿,和中消暑。

【主治】用于脾胃虚弱,食欲不振,大便溏泻,白带过多,暑湿吐泻,胸闷腹胀。炒白扁豆健脾化湿,用于脾虚泄泻,白带过多。

18.苦荞

【性味及归经】味苦,性平寒。

【功效】实肠胃,益气力,续精神,利耳目。

【主治】具有降血糖、降血脂,增强人体免疫力,疗胃疾,除湿解毒,治肾炎,蚀体内恶肉的功效,对糖尿病、高血压、高血脂、冠心病、中风、胃病患者都有辅助治疗作用。

19.核桃仁

【性味及归经】甘,温。归肾、肺、大肠经。

【功效】补肾,温肺,润肠。

【主治】用于肾阳不足,腰膝酸软,阳痿遗精,虚寒喘嗽,肠燥便秘。

20.杏仁

【性味及归经】苦,微温,有小毒。归肺、大肠经。

【功效】止咳平喘,润肠通便。

【主治】用于风寒或风热咳嗽,燥热咳嗽,肺热咳喘,肠燥便秘者。

21.青稞

【性味及归经】性平,味咸。归脾经、胃经、大肠经。

【功效】补脾养胃,益气止泻,壮筋益力,除湿发汗。

【主治】用于脾胃气虚,倦怠无力,腹泻便溏者。

22.燕麦

【性味及归经】性平,味甘,归肝、脾、胃经。

【功效】健脾益气,补虚止汗,养胃润肠。

【主治】用于体虚自汗,盗汗,食少纳差,大便不畅等。

23.黄糯米

【性味及归经】性平,味甘。归脾、胃、大肠经。

【功效】益气补中。

【主治】用于泻痢,烦渴,吐逆,咳嗽,胃痛,小儿鹅口疮,烫伤等。

24.粳米

【性味及归经】性平、味甘。归脾、胃经。

【功效】补中益气,平和五脏,止渴止泄,益精通脉。

【主治】用于泻痢,胃气不足,口干口渴,呕吐,诸虚劳损等。

25.黑米(紫米)

【性味及归经】性平,味甘。归脾、胃经。

【功效】滋阴补肾,健脾暖肝,补益脾胃,益气活血,养肝明目。

【主治】用于头昏目眩,血虚白发,腰膝酸软,肺燥咳嗽,大便秘结,小便不利,肾虚水肿,食欲不振,脾胃虚弱等。

26.花生

【性味及归经】平、甘。归脾、肺、肾经。

【功效】健脾和胃,润肺化痰,益气止血。

【主治】用于营养不良,脾胃失调,咳嗽痰喘,乳汁缺少等。

27.银耳

【性味及归经】性平,味甘淡。归肺、胃、肾经。

【功效】滋补生津,润肺养胃。

【主治】用于虚劳咳嗽,痰中带血,津少口渴,病后体虚,气短乏力等。

28.猴头菇

【性味及归经】性平,味甘。归脾、胃、大肠经。

【功效】健脾和胃,益肾填精,补虚抗癌。

【主治】用于食少便溏,胃及十二指肠溃疡,浅表性胃炎,神经衰弱,食道癌,胃癌,眩晕,阳痿等。

29.紫苏子

【性味及归经】辛,温。归肺、大肠经。

【功效】止咳平喘,润肠通便。

【主治】用于痰涎壅盛,气逆喘咳,肠燥便秘等。

30.核桃仁

【性味及归经】甘,温。归肾、肺、大肠经。

【功效】补肾,温肺,润肠。

【主治】用于肾阳不足,腰膝酸软,阳痿遗精,虚寒喘嗽,肠燥便秘。

31.大豆(黄豆)

【性味及归经】味甘、性平。归脾、大肠经。

【功效】健脾宽中,清热解毒,利湿畅中。

【主治】用于脾气虚弱,消化不良,疳积泻痢,腹胀羸瘦,妊娠中毒,疮痈肿毒,外伤出血等。

32.青果

【性味及归经】性平,味甘、酸。归肺胃、经。

【功效】清热,利咽,生津,解毒。

【主治】用于咽喉肿痛,咳嗽,烦渴,鱼蟹中毒。

附录二

食疗药膳常用中药材(65种)

1.黄芪

【性味及归经】甘,温。归肺、脾经。

【功效】补气固表,利尿排毒,排脓,敛疮生肌。

【主治】用于气虚乏力,食少便溏,中气下陷,久泻脱肛,便血崩漏,表虚自汗,气虚水肿,痈疽难溃,久溃不敛,血虚萎黄,内热消渴;慢性肾炎蛋白尿,糖尿病。

2.红芪

【性味及归经】甘,微温。归肺、脾经。

【功效】补气升阳,固表止汗,利水消肿,生津养血,行滞通痹,排毒排脓,敛疮生肌。

【主治】用于气虚乏力,食少便溏,中气下陷,久泻脱肛,便血崩漏,表虚自汗,气虚水肿,内热消渴,血虚萎黄,半身不遂,痹痛麻木,痈疽难溃,久溃不敛。

3.党参

【性味及归经】甘,平。归脾、肺经。

【功效】健脾益肺,养血生津。

【主治】用于脾肺气虚,食少倦怠,咳嗽虚喘,气血不足,面色萎黄,心悸气短,津伤口渴,内热消渴。

4.当归

【性味及归经】甘,辛,温。归肝、心、脾经。

【功效】补血活血,调经止痛,润肠通便。

【主治】用于血虚萎黄,眩晕心悸,月经不调,经闭痛经,虚寒腹痛,风湿痹痛,跌扑损伤,痈疽疮疡,肠燥便秘。酒当归活血通经。用于经闭痛经,风湿痹痛,跌扑损伤。

5.甘草

【性味及归经】甘,平。归心、肺、脾、胃经。

【功效】补脾益气,清热解毒,祛痰止咳,缓急止痛,调和诸药。

【主治】用于脾胃虚弱,倦怠乏力,心悸气短,咳嗽痰多,脘腹、四肢挛急疼痛,痈肿疮毒,缓解药物毒性、烈性。

6.锁阳

【性味及归经】甘,温。归肝、肾、大肠经。

【功效】补肾阳,益精血,润肠通便。

【主治】用于肾阳不足,精血亏虚,腰膝痿软,阳痿滑精,肠燥便秘。

7.肉苁蓉

【性味及归经】甘,咸,温。归肾、大肠经。

【功效】补肾阳,益精血,润肠通便。

【主治】用于肾阳不足,精血亏虚,阳痿不孕,腰膝痿软,筋骨无力,肠燥便秘。

8.枸杞

【性味及归经】甘,平。 归肝、肾经。

【功效】滋补肝肾,益精明目。

【主治】用于虚劳精亏,腰膝酸痛,眩晕耳鸣,阳痿遗精,内热消渴,血虚萎黄,目昏不明。

9.黑枸杞

【性味及归经】甘,平。 归肝、肾经。

【功效】滋补肝肾,益精明目。

【主治】用于虚劳精亏,腰膝酸痛,眩晕耳鸣,阳痿遗精,内热消渴,血虚萎黄,目昏不明。

10.三七

【性味及归经】甘,微酸,平。归心、肝经。

【功效】散瘀止血,安神。

【主治】用于吐血,咯血,衄血,紫癜,崩漏,外伤出血,心悸失眠,烦躁不安。

11.茯苓

【性味及归经】甘,淡,平。归心、肺、脾、肾经。

【功效】利水渗湿,健脾,宁心。

【主治】用于水肿尿少,痰饮眩悸,脾虚食少,便溏泄泻,心神不安,惊悸失眠。

12.山药

【性味及归经】甘,平。归脾、肺、肾经。

【功效】补脾养胃,生津益肺,补肾涩精。

【主治】用于脾虚食少,久泻不止,肺虚喘咳,肾虚遗精,带下,尿频,虚热消渴。麸炒山药补脾健胃。用于脾虚食少,泄泻便溏,白带过多。

13.葛根

【性味及归经】甘,辛,凉。归脾、胃、肺经。

【功效】解肌退热,生津止渴,透疹,升阳止泻,通经活络,解酒毒。

【主治】用于外感发热头痛,项背强痛,口渴,消渴,麻疹不透,热痢,泄泻,眩晕头痛,中风偏瘫,胸痹心痛,酒毒伤中。

14.天麻

【性味及归经】甘,平。归肝经。

【功效】息风止痉,平抑肝阳,祛风通络。

【主治】用于小儿惊风,癫痫抽搐,破伤风,头痛眩晕,手足不遂,肢体麻木,风湿痹痛。

15.川贝母

【性味及归经】苦,甘,微寒。归肺、心经。

【功效】清热化痰,润肺止咳,散结消肿。

【主治】用于肺阴虚劳嗽,肺热、肺燥咳嗽,治疗痰火郁结之瘰疬,热毒壅结之乳痈,肺痈。

16.地黄

【性味及归经】甘,寒。归心、肝、肾经。

【功效】清热凉血,养阴生津。

【主治】用于热入营血,温毒发斑,吐血衄血,热病伤阴,舌绛烦渴,津伤便秘,阴虚发热,骨蒸劳热,内热消渴。

17.熟地

【性味及归经】甘,微温。归肝、肾经。

【功效】补血养阴,添精益髓。

【主治】用于血虚诸症及肝肾阴虚诸证。

18.黄精

【性味及归经】甘,平。归脾、肺、肾经。

【功效】补气养阴,健脾,润肺,益肾。

【主治】用于脾胃气虚,体倦乏力,胃阴不足,口干食少,肺虚燥咳,劳嗽咳血,精血不足,腰膝酸软,须发早白,内热消渴。

19.蕨麻

【性味及归经】甘,平。归脾、胃经。

【功效】补气血,健脾胃,生津止渴,利湿。

【主治】用于病后贫血,营养不良,脾虚腹泻,风湿痹痛。

20.灵芝

【性味及归经】味淡,微苦涩。归心、肺经。

【功效】补心血,益心气,安心神,补益肺气,温肺化痰,止咳平喘。

【主治】用于气血不足、心神失养所致的心神不宁、失眠、惊悸、多梦、健忘、体倦神疲、食少等症;常可治痰饮证,见形寒咳嗽、痰多气喘者;虚劳证。

21.虫草花

【性味及归经】平,温,甘。归肺、肾经。

【功效】益气养阴,补脾肺肾,固精止带。

【主治】用于久泻不止,肺虚喘咳,肾虚遗精,尿频,虚热消渴。

22.紫苏子

【性味归经】辛,温。归肺、大肠经。

【功效】止咳平喘,润肠通便。

【主治】用于痰涎壅盛,气逆喘咳,肠燥便秘。

23.大枣

【性味及归经】甘,温。归脾、胃、心经。

【功效】补中益气,养血安神。

【主治】用于脾虚食少,乏力便溏,妇人脏躁。

24.莲子

【性味及归经】甘,涩,平。归脾、肾、心经。

【功效】补脾止泻,止带,益肾涩精,养心安神。

【主治】用于脾虚泄泻,带下,遗精,心悸失眠。

25.芡实

【性味及归经】甘,涩,平。归脾、肾经。

【功效】益肾固精,补脾止泻,除湿止带。

【主治】用于遗精滑精,遗尿尿频,脾虚久泻,白浊,带下。

26.西洋参

【性味及归经】甘,微苦,凉。归心、肺、肾经。

【功效】补气养阴,清热生津。

【主治】用于气虚阴亏,虚热烦倦,咳喘痰血,内热消渴,口燥咽干。

27.石斛

【性味及归经】甘,微寒。归胃、肾经。

【功效】益胃生津,滋阴清热。

【主治】用于热病津伤,口干烦渴,胃阴不足,食少干呕,病后虚热不退,阴虚火旺,骨蒸劳热,目暗不明,筋骨萎软。

28.人参

【性味及归经】甘,微苦,微温。归肺、脾、心经。

【功效】大补元气,补脾益肺,生津,安神益智。

【主治】用于元气虚脱证,肺脾心肾气虚证,热病气虚津伤口渴及消渴证。

29.砂仁

【性味及归经】辛,温。归脾、胃、肾经。

【功效】化湿开胃,温脾止泻,理气安胎。

【主治】用于湿浊中阻,脘痞不饥,脾胃虚寒,呕吐泄泻,妊娠恶阻,胎动不安。

30.藏红花

【性味及归经】甘,平。归心、肝经。

【功效】活血化瘀,凉血解毒,解郁安神。

【主治】用于经闭癥瘕,产后瘀阻,温毒发斑,忧郁痞闷,惊悸发狂。

31.鹿茸

【性味及归经】温,甘,咸。归肝、肾经。

【功效】化湿开胃,温脾止泻,理气安胎。

【主治】用于阳痿滑精,宫冷不孕,羸瘦,神疲,畏寒,眩晕,耳鸣耳聋,腰脊冷痛,筋骨萎软,崩漏带下,阴疽不敛。

32.阿胶

【性味及归经】甘,平。归肺、肝、肾经。

【功效】补血滋阴,润燥,止血。

【主治】用于血虚萎黄,眩晕心悸,肌萎无力,心烦不眠,虚风内动,肺燥咳嗽,劳嗽咯血,吐血尿血,便血崩漏,妊娠胎漏。

33.火麻仁

【性味及归经】甘、平 。归脾、胃、大肠经。

【功效】润肠通便,杀虫。

【主治】用于肠燥便秘,发落不生,疮癞。

34.百合

【性味及归经】甘、寒。归肺、心经。

【功效】润肺止咳,清心安神。

【主治】用于肺热久咳,痰中带血,及劳热咳血等;可治热病之后,余热未清,虚烦不安,失眠多梦等。

35.杏仁

【性味及归经】 苦、微温,有小毒。归肝、大肠经。

【功效】止咳平喘,润肠通便。

【主治】用于风寒或风热咳嗽,燥热咳嗽,肺热咳喘,肠燥便秘。

36.酸枣仁

【性味及归经】甘,平。归心、肝经。

【功效】养心安神,敛汗

【主治】用于血虚心烦失眠症,体虚血汗,盗汗等症。

37.小茴香

【性味及归经】 辛,温。归肝,肾,脾,胃经。

【功效】散寒止痛,行气和胃。

【主治】用于寒疝腹痛及睾丸偏坠肿痛,可治胃寒胀痛,食少呕吐等。

38.干姜

【性味及归经】辛,热。归脾、胃、心、肺经。

【功效】温中回阳,温肺化饮,温经止血,祛寒湿。

【主治】用于脾胃寒证,亡阳证,寒饮咳喘,虚寒性出血,寒湿下侵之肾病。

39.乌梅

【性味及归经】酸、平。归肝、脾、肺、大肠经。

【功效】敛肺,涩肠,生津,安蛔。

【主治】用于肺虚久咳,久泻久痢,虚热口渴,蛔厥腹痛。

40.玉竹

【性味及归经】甘、平。归肺、胃经。

【功效】滋阴润肺,养胃生津。

【主治】用于燥咳痰黏,阴虚劳咳;用于阴虚之体,外感风热而发热咳嗽,咽痛口渴;用于热伤胃阴,舌干食少。

41.白果

【性味及归经】甘、苦、涩,平,有小毒。归肺经。

【功效】敛肺平喘,收涩止带。

【主治】用于哮喘痰嗽,肺热痰喘,肺虚咳喘,湿热或脾虚带下,白浊小便频数等。

42.白芷

【性味及归经】辛、温。归肺、胃、脾经。

【功效】祛风除湿,通窍止痛,消肿排脓。

【主治】用于外感风邪,头痛,眉棱骨痛,牙痛,鼻渊,风湿痹痛,皮肤风湿瘙痒,妇女白带过多,疮疡肿毒。

43.肉豆蔻

【性味及归经】辛、温。归脾、胃、大肠经。

【功效应用】涩肠止泻,温中行气。

【主治】用于中焦虚寒,脾虚久泻及脾肾虚寒,五更泻等,适用于中焦虚寒气滞,脘腹胀痛。常配行气温中药。

44.肉桂

【性味及归经】辛、甘,热,归肾、脾、心、肝经。

【功效】补命门火,散寒温脾止痛,温煦气血。

【主治】用于命门火衰症,脘腹冷痛或吐泻;寒疝疼痛,妇女经寒血滞诸症,产后瘀滞腹痛,阴疽,痈疡脓成不溃或久溃,气血虚弱。

45.佛手

【性味及归经】辛、苦,温。归肝、脾、胃、肺经。

【功效】疏肝理气,和中化痰。

【主治】肝郁气滞症,脾胃气滞症,咳嗽痰多症。

46.沙棘

【性味及归经】性温,味酸、涩。

【功效】止咳祛痰,消食化滞,活血散瘀。

【主治】用于咳嗽痰多,消化不良,食积腹痛,跌仆瘀肿,瘀血经闭。

47.花椒

【性味及归经】辛,热,有小毒。归脾、胃、肾经。

【功效】温中止痛,止泻,杀虫。

【主治】用于脘腹冷痛,牙痛,泄泻,蛔虫痛,皮肤湿痒。

48.鸡内金

【性味及归经】甘,平。归脾、胃、小肠、膀胱经。

【功效】运脾消食,固精止遗。

【主治】用于消化不良,食积不化,小儿疳积症,遗尿,遗精。

49.益智仁

【性味及归经】辛,温。归脾,肾经。

【功效】温脾开胃摄唾,温肾固精缩尿。

【主治】用于中焦虚寒,食少,多唾及腹痛便溏等症;适用于肾阳不足,下元虚冷,失其固泌,症见遗精,遗尿,尿频,尿有余沥。

50.昆布

【性味及归经】咸,寒。归肝、胃、肾经。

【功效】化痰软坚,利水。

【主治】用于瘰疬,瘿瘤,脚气浮肿及水肿。

51.郁李仁

【性味及归经】辛、苦、甘、平。归脾,大、小肠经。

【功效】润肠通便,利水消肿。

【主治】用于津伤肠燥,大便不通,兼有气滞腹胀者更佳;还可用于脚气浮肿及水肿腹满者。

52.栀子

【性味及归经】苦、寒。归心、肺、胃、三焦经。

【功效】泻火除烦,清热利湿,凉血解毒。

【主治】用于热病心烦,高热烦躁,湿热黄疸,小便短赤,热淋,血淋,血热出血,痈肿疮毒,外用治扭挫伤。

53.化橘红

【性味及归经】苦、辛,温。归肺、脾、胃经。

【功效】理气宽中,燥湿化痰,消食。

【主治】用于咳嗽痰多及食积不化等症无热象者。

54.桔梗

【性味及归经】苦,辛,平。归肺经。

【功效】宣肺,祛痰,排脓,利咽。

【主治】用于风寒,风热咳嗽及痰阻气滞,咳嗽胸闷者;可治肺痈吐脓,咳喘胸痛,咽痛音哑。

55.莱菔子

【性味及归经】辛、甘,平。归脾、胃、肺经。

【功效】消食除胀,降气化痰。

【主治】用于食积不化、中焦气滞症,痰壅气喘咳嗽。

56.薤白

【性味及归经】辛、苦,温。归肺、胃、大肠经。

【功效】通阳散结,行气导滞。

【主治】用于痰浊胸痹症,泻痢后重症气虚无滞者。

57.山柰

【性味及归经】辛,温。归胃经。

【功效】行气温中,消食,止痛。

【主治】用于胸膈胀满,脘腹冷痛,饮食不消。

58.荜茇

【性味及归经】辛,热。归脾、胃、大肠、肺、膀胱、肝、肾经。

【功效】温中散寒,下气止痛。

【主治】用于脘腹冷痛,呕吐,泄泻,偏头痛,鼻渊,外治牙痛,冠心病,心绞痛。

59.姜黄

【性味及归经】辛、苦,温。归脾、肝经。

【功效】破血行气,通经止痛。

【主治】用于气滞血瘀所致的心、胸、胁、腹诸痛;还可用于胸胁刺痛,闭经,癥瘕,风湿肩臂疼痛,跌扑肿痛,风湿痹痛。

60.草果

【性味及归经】性平,味甘、酸。归肺、胃经。

【功效】清热,利咽,生津,解毒。

【主治】用于咽喉肿痛,咳嗽,烦渴,鱼蟹中毒。

61.蜂蜜

【性味及归经】甘,平。归脾、肺、大肠经。

【功效】补中缓急,润肺止咳,润肠通便,解毒。

【主治】中虚腹痛症,肺虚咳嗽症,燥邪犯肺症,肠燥津亏症,疮疡,烫伤及目疾;用于炮制中药,解乌头毒。

62.丁香

【性味及归经】辛、温。归脾、胃、肾经。

【功效】温中降逆,温肾助阳。

【主治】用于胃寒呕吐呃逆,或中焦虚寒,吐泻食少;肾阳不足,下元虚冷,男子阳痿尿频,女子寒湿带下。

63.八角茴香

【性味及归经】辛、甘,温。归肝、肾、脾经。

【功效】暖肝散寒,温肾止痛,理气开胃。

【主治】用于寒疝腹痛,睾丸偏坠,肾虚腰痛,脘腹疼痛,呕吐食少。

64.山楂

【性味及归经】酸、甘、微温。归脾、胃、肝经。

【功效】消食化积,活血散瘀。

【主治】用于食滞不化,脘腹胀痛或泄泻,产后瘀阻腹痛,恶露不尽,疝气或睾丸偏坠疼痛。

附录三

中药养生茶

1.玫瑰花

【性味及归经】甘,微苦,温。归肝、脾经。

【功效】行气解郁,和血,止痛。

【主治】用于肝胃气痛,食少呕恶,月经不调,跌扑伤痛。

2.金银花

【性味及归经】甘,寒。归肺、心、胃经。

【功效】清热解毒,疏散风热。

【主治】用于痈肿疔疮,喉痹,丹毒,热毒血痢,风热感冒,温病发热。

3.苦荞茶

【性味及归经】味苦,性平寒。归脾、胃经。

【功效】益气力,续精神,利耳目,宽肠健胃。

【主治】用于三高及肥胖人群,见乏力倦怠、腹满食差等。

4.大麦茶

【性味及归经】味甘性平。归脾、胃经。

【功效】平胃止渴,消渴除热,益气调中,宽胸下气,消积进食。

【主治】用于食积不化,脘闷腹胀,泄泻等脾胃虚弱者。

5.三七花

【性味及归经】性凉,味甘、微苦。归肝、心经。

【功效】清热生津,平肝降压。

【主治】用于头昏,目眩,耳鸣,高血压和急性咽喉炎等。

6.绞股蓝

【性味及归经】甘,苦,微寒。归脾、肺经。

【功效】益气健脾,化痰止咳,清热解毒,化浊降脂。

【主治】用于脾胃气虚,倦怠食少,肺虚燥咳,咽喉疼痛。

7.百合花

【性味及归经】性微寒平,味甘微苦。入肺经。

【功效】润肺,清火,安神。

【主治】用于咳嗽,眩晕,夜寐不安,天疱湿疮。

8.昆仑雪菊

【性味及归经】味甘,性平。归肝、大肠经。

【功效】清热解毒,化湿止痢,解酒护肝。

【主治】用于目赤肿痛,湿热痢,痢疾。

9.胎菊

【性味及归经】苦寒。归肝经。

【功效】疏散风热,平肝明目,清热解毒。

【主治】用于外感风热或温病初起以及肝阳上亢,肝火目疾,热毒疮肿,湿热黄疸,胃痛食少,水肿尿少等。

10.洛神花

【性味及归经】辛,平。入肾经。

【功效】健胃消食,排毒美容,利尿降压,敛肺止咳,解酒。

【主治】用于肺虚咳嗽,高血压,醉酒,补血养颜,美容瘦身。

11.桂花

【性味及归经】辛,温。入肺经、大肠经。

【功效】散寒破结,化痰止咳。

【主治】用于牙痛,咳喘痰多,经闭腹痛。

12.月季花

【性味及归经】甘,温。归肝经。

【功效】活血调经,疏肝解郁。

【主治】用于气滞血瘀,月经不调,痛经,闭经,胸胁胀痛。

13.胖大海

【性味及归经】甘,寒。归肺、大肠经。

【功效】清热润肺,利咽开音,润肠通便。

【主治】用于肺热声哑,干咳无痰,咽喉干痛,热结便闭,头痛目赤。

14.柠檬茶

【性味及归经】苦温。归心、肝经。

【功效】生津止渴,化痰止咳,发汗解表。

【主治】用于脾气虚弱,运化无力所致的脘腹胀满,大便溏泄,食欲不振,肢倦乏力等症,或见口干、咽痒、咽干、失眠烦躁等。

15.茉莉花茶

【性味及归经】甘凉。入肝、胃经。

【功效】理气开郁,辟秽和中,清肝明目。

【主治】对痢疾、腹痛、结膜炎及疮毒等具有很好的消炎解毒的作用,能防龋防辐射损伤、抗癌、抗衰老,使人延年益寿,身心健康。

16.苦丁茶

【性味及归经】甘,苦,寒。归肝、肺、胃经。

【功效】疏风清热,明目生津。

【主治】用于热头痛,齿痛,目赤,聤耳,口疮,热病烦渴,泄泻,痢疾。

17.荷叶

【性味及归经】苦,平。归肝、脾、胃经。

【功效】清暑化湿,升发清阳,凉血止血。

【主治】用于暑热烦渴,暑湿泄泻,脾虚泄泻,血热吐衄,便血崩漏。荷叶炭收涩化瘀止血,用于出血症及产后血晕。

18.决明子

【性味及归经】甘,苦,咸,微寒。归肝、大肠经。

【功效】清热明目,润肠通便。

【主治】用于目赤涩痛,羞明多泪,头痛眩晕,目暗不明,大便秘结。

19.罗布麻

【性味及归经】甘,苦,凉。归肝经。

【功效】平肝安神,清热利水。

【主治】用于肝阳眩晕,心悸失眠,浮肿尿少;高血压,神经衰弱,肾炎浮肿。

20.薄荷

【性味及归经】辛,凉。归肺、肝经。

【功效】疏散风热,清利头目,利咽,透疹,疏肝行气。

【主治】用于风热感冒,风温初起,头痛,目赤,喉痹,口疮,风疹,麻疹,胸胁胀闷。

21.罗汉果

【性味及归经】甘,凉。归肺、大肠经。

【功效】清热润肺,利咽开音,润肠通便。

【主治】用于肺热燥咳,咽痛失音,肠燥便秘。

22.莲子心

【性味及归经】苦,寒。归心、肾经。

【功效】清心安神,交通心肾,涩精止血。

【主治】用于热入心包,神昏谵语,心肾不交,失眠遗精,血热吐血。

23.桃花

【性味及归经】甘、苦、平、微温。归心、肺、大肠经。

【功效】泻下通便,利水消肿。

【主治】用于水肿,腹水,便秘。

24.槐花

【性味及归经】苦、微寒。归肝、大肠经。

【功效】凉血止血,清肝泻火。

【主治】用于便血,痔血,尿血,崩漏,咯血,衄血及头胀头痛。

25.红花

【性味及归经】辛、温。归心、肝经。

【功效】活血通经,祛瘀止痛。

【主治】用于血滞经闭,痛经,产后瘀滞腹痛,癥瘕积聚,胸痹心痛,血瘀腹痛,胁痛,跌打损伤,瘀滞肿痛。

26.黑枸杞

【性味及归经】甘,平。归肝、肾经。

【功效】滋补肝肾,益精明目。

【主治】用于虚劳精亏,腰膝酸痛,眩晕耳鸣,阳痿遗精,内热消渴,血虚萎黄,目昏不明。

27.葛根花

【性味及归经】性甘、辛、平,无毒。归肺、胃经。

【功效】解表退热,生津止渴,止吐,解毒。

【主治】用于发热,无汗口渴,头痛,颈强,麻疹不透,泄泻,痢疾,呕吐,诸毒。

28.代代花

【性味及归经】甘,微苦。归肝经。

【功效】疏肝解郁,行气止痛。

【主治】用于气郁不舒,胃脘痛,胸腹胀满。

29.槐米

【性味及归经】微寒,味苦,归肝、大肠经。

【功效】凉血止血,清肝泻火。

【主治】用于便血,痔血,血痢,崩漏,吐血,衄血,肝热目赤,头痛眩晕。

30.芦根

【性味及归经】性寒,味甘。归肺、胃经。

【功效】清热生津,除烦,止呕,利尿。

【主治】用于热病烦渴,胃热呕哕,肺热咳嗽,肺痈吐脓,热淋涩痛。

31.夏枯草

【性味及归经】性寒,味辛、苦。归肝、胆经。

【功效】清热泻火,明目,散结消肿。

【主治】用于目赤肿痛,头痛眩晕,目珠夜痛,瘰疬,乳痈肿痛。

32.桑叶

【性味及归经】苦、甘,寒。归肺、肝经。

【功效】凉血止血。

【主治】用于血热吐血症。

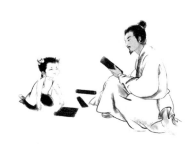

第七篇

血液病的食疗

第一章
概　述

　　饮食疗法是利用食物或食物中加入药物以预防和治疗疾病的方法，简称食疗。食疗在中国具有悠久的应用历史，是中国劳动人民长期医疗实践的结晶，是中医药学的重要内容之一，深入发掘、研究中医食疗的精华，结合现代研究理论与成果，并与相关学科融会贯通，使食疗与食养有机结合，无病时用于养生，有病时用于治疗，病后则用于康复，强身健体，延年益寿，是当今方兴未艾的一个重要研究课题，具有现实意义与社会意义。

　　中医血液病食疗，历史悠久，代有发挥，源远流长。《黄帝内经》是中医药学的巨著，其中关于食疗的理论颇为系统，为血液病食疗的发展奠定了基础。《素问·脏气法时论》云："五谷为养，五果为助，五畜为益，五菜为充，气味合而服之，以补精益气。"充分体现了药物治病，要适可而止，免伤正气；食疗之法，可扶正祛邪，康复机体的中医食疗思想。汉代张仲景《伤寒杂病论》中就载有"当归生姜羊肉汤"等血液病食疗方剂。北周姚僧垣《集验方》中亦有以"绿矾"治疗小儿"疳气"的记载。唐代孙思邈《备急千金要方》首列"食治"专篇，指出"安身之本，必资于食；救疾之速，必凭于药。不知食宜者，不足以存也；不明药忌者，不能以除病也：斯之二事，有灵之所要也……是故食能排邪而安脏腑，悦神爽志，以资血气，若能用食平疴，释情遣疾者，可谓良医"。强调食疗的重要性。宋代政和中奉敕撰《圣济总录》中，也有用猪肝入药治疗"冷劳"的记载。金代张子和《儒门事亲》提倡"精血不足，当补之以食"；"养生当用食补"突出了"药补不如食补"的中医食疗思想。元代忽思慧《饮膳正要》是中国第一部营养学专著，其中便有以黑牛髓煎（黑牛髓半斤、生地黄汁半斤、白沙蜜半斤共煎为膏），治疗肾弱、骨败、瘦弱的记载。明清时期，名医辈出，促进了中医食疗的发展。如明代李时珍《本草纲目》集明代以前的食物本草之大成，收录谷部、菜部、果部、禽部等食物518

种;清代王孟英《随息居饮食谱》载饮食品 327 种,简介各种食物的功效宜忌,附以治法。由于血液的化生来源于饮食所化生的水谷精微,故血液病的食疗就显得尤为重要,以上典籍中均包含有丰富的血液病食疗内容。

近年来,广大血液病工作者在继承和发扬中医药学传统理论的基础上,结合现代临床研究,创立了不少血液病食疗的新方法、新配方,极大地丰富了中医血液病的治疗方法和治疗途径,有力地促进了中医血液病临床疗效的提高。

第一节　血液病食疗遵循的原则

血液之病变谓之血病。中医血病食疗的理论核心是根据"辨证论治"的原则,结合藏象、经络、诊法和治则等内容,选择相应的食物对血病进行防治。通过辨证,全面掌握血病患者的整体情况,再结合天时气象、地理环境、生活习惯的影响,遵循扶正祛邪、补虚泻实、寒者热之、热者寒之等治疗原则,确立汗、下、和、温、清、消、补的治疗方法,结合食物的寒、热、温、凉四气和辛、甘、酸、苦、咸五味之特点,制定相应的配方及制作方法,并指导血病患者科学服用。

辨证施治是中医治疗疾病的指导原则,即在临床治疗时要根据病情的寒热虚实,结合病人的体质予以相应的治疗。只有在正确辨证的基础上进行选食配膳,才能达到预期的食疗效果。否则,不仅于病无益,反而会加重病情。由于血病食疗是以中医药基本理论为指导,运用食物和药物对血病进行辨证施治的方法,故血病食疗,也应遵循中医辨证论膳的原则。具体而言,可归纳为合理控制饮食、软硬冷热相宜、饮食清洁新鲜、避免饮食偏嗜、规律定时进餐、注意饮食宜忌、调整饮食结构七个方面。

一、合理控制饮食

清代潘为缙《血症经验良方·养病法》云:"病中调摄甚难,饮食最要谨慎,饥固不可,饱亦不宜。"

饮食不当,过饱或过饥均可导致血病的发生,或使病情加重。由于水谷乃气血生化之源泉,饥则机体气血得不到足够的补充,久则气血亏损而为病;而饮食过量,超过了机体的消化功能,就会损伤脾胃,使营血不和,致使血病发生或加重病情。故罹患血病者,须饮食有节,才能促进疾病康复。

二、软冷硬热相宜

明代朱橚《普济方·婴孩诸血痔疾门》云:"又或饮食大饱之后,口受冷物,邪入血分,血得冷而凝,不归经络而妄行。"

清代吴澄《不居集·血症八法扼要总纲》云:"又有五运六气,司天在泉,饮食煎炒椒姜葱蒜,或误食辛窜煿炙动血之品,烟酒太过,又有好食滚热之汤饮,跌打之损伤,或食急哽破咽喉胃脘,或误服草药食毒伤,或衣衾太过,壅热咽道,或飞丝虫鱼误入口中,如此等因,亦能枚举,皆能令人失血。"沈金鳌《杂病源流犀烛·六淫门·失血源流》云:"呕血……有饮食过度,负重努力,伤胃而大呕者。"

血病患者,饮食过硬则不易消化,损伤脾胃;脾胃功能较好者,若食物过软,则会影响病人的食欲。故饮食宜软硬适当,根据病情而有所选择,分别给流质、半流质、普通饮食等。食物过冷过热,都可对肠胃产生不良刺激,特别是神志不清时,更需注意,以免食物过热引起烫伤;过冷引起腹痛、消化不良等。血病病情不同,要求饮食的冷热也不相同。一般而言,血病证属热者喜冷,而证属寒者则喜热,故临证可随病人之所好适当调节食物的温度。对生活不能自理者,除加强生活调护之外,还应注意食物中不宜有小的骨块、鱼刺等异物,以防发生哽咽、刺卡,或引发出血。

三、饮食清洁新鲜

清代吴贞《伤寒指掌·伤寒类症》云:"疫邪传里,毒攻肠胃,脐腹大痛,下利鲜血或黑臭水……当急治之。"

血病患者,卫外不固,抗病力差,饮食不洁或误食有毒食物,易致胃肠疾患或食物中毒,出现腹痛、吐、泻,甚至严重中毒,危及生命。故罹患血病者,必须注意饮食卫生,严格执行食品卫生规范,保证食物熟透,同时尽量新鲜。

四、避免饮食偏嗜

《素问·奇病论》云:"肥者令人内热,甘者令人中满。"《素问·生气通天论》云:"谨和五味,骨正筋柔,气血以流,腠理以密。"

明代张三锡《医学六要》云:"血证不断酒色厚味,纵止必发,终成痼疾。"秦昌遇《症因脉治·内伤吐血》云:"或积热伤血,血热妄行;或失饥伤饱,胃气伤损;或浩饮醉饱,热聚于中;或盐醋辛辣,纵不忌口;或恼怒叫喊,损伤隔膜,则血从口出,而内伤吐血之症作矣。"

由于食物具有四气五味,各有归经,可影响和调节脏腑气血阴阳,故饮食若偏嗜则可发生多种病症。血病患者,若过食肥甘厚味,则可助湿生痰化热;过食生冷则能损伤脾胃阳气,而致寒气内生;偏食辛辣,可使胃肠积热而使吐血、便血加重等。故罹患血病者,须合理选择饮食,不能有所偏嗜,更不能过度饮酒,以防引发或加重病情。

五、规律定时进餐

战国吕不韦《吕氏春秋·季春纪》云:"食能以时,身必无灾。"

中国古代最早的一部历史文献汇编《尚书·尧典》云:"食哉唯时。"

血病患者,进食无规律、不定时,不但容易造成过饥过饱,而且会使胃肠功能紊乱,影响消化吸收及化生气血,加重病情。对此,必须安排好日常生活时间,以保证规律的进餐时间。如估计某项工作在进餐之前来不及完成时,应在病情许可的情况下,另行安排时间,以免耽误进餐。进餐时间,应根据病情而定,一般血虚而脾胃功能虚弱者,则以少食多餐为宜。

六、注意饮食宜忌

明代王肯堂《证治准绳·幼科·诸失血证》云:"小儿九道出血,何为而然……有在襁褓患此证者,固非七情所伤,皆因乳母执着,不自宽释,及啖辛辣之物,流于乳儿,儿饮之后,停滞不散,郁蒸于内,亦能动血。"朱橚《普济方·婴孩诸血痔疾门》云:"凡儿生七日之内,大小便有出血者,此由胎气热盛之所致也。母食浓酒、细面、炙煿、腌咸等,流入心肺,儿在胎内受之,热毒亦传心肺。"

清代孟文瑞《春脚集·内科》云:"秘制兔血丸:'治吐血……病好后忌房欲、辛辣、生冷百日。'"

血病患者治疗期间饮食禁忌也是十分重要的。某些血病缠绵难愈,或愈而复发,不少是与忽视饮食禁忌有关。对此,古人在长期临床实践中积累了诸多经验。归纳而言,血病饮食禁忌大致可分为以下五类。

(一)生冷类

包括冷饮、部分水果和生冷蔬菜等凉性食物、脾胃虚寒及胃肠功能低下的血病患者应慎用。

(二)辛辣类

包括辣椒、葱、蒜、酒等。各种血病患者,特别是因血热所致的出血、血瘀者,均要特别注意禁忌。

(三)海腥类

包括带鱼、内河鱼、虾、蟹等水产品类食物。出血、血瘀,血虚合并感染者,均应慎用。

(四)发物类

包括芥菜、南瓜、公鸡和海腥类食物。这类食物性多偏热,多食易诱发旧病,加重病情,故有出血倾向的血病患者要慎用。

（五）油腻类

包括动物、动物油脂和油炸类食物。因其味厚油腻，脾胃功能低下及热性血病病人，都应禁食此类食物。

七、调整饮食结构

明代张三锡《病机部·血病》云："一切血症、血虚，皆当调理脾胃为主。味者概用四物，产前病后，脾胃弱而食少，不能运化者，往往增患。"

与其他疾病一样，血病患者也需要足够的营养。对此，应注意调整饮食结构，选择的食物应易于消化，并含有丰富的营养。夏天应注意多补充水分；冬天要保证食物中有足够的热量。烟、酒、咖啡、浓茶均不宜进服，以防影响药物疗效，不利于血病康复。用时切忌盲目"进补"，而应依据病情，辨证使用进补之品。食物的营养成分大致可归纳为以下七类。

（一）富含脂类的食物

如肝、鱼类、蛋黄、黄油、大豆、玉米、羊脑、芝麻油、花生油及核桃等。

（二）富含蛋白质的食物

如瘦猪肉、羊肉、牛肉、牛奶、鸡、鸭、鱼、蛋及豆制品等。

（三）富含糖的食物

如白糖、红糖、蜂蜜、甘蔗、萝卜、大米、面粉、红薯、大枣、甜菜及水果等。

（四）富含维生素 B 族、维生素 P 和维生素 E 的食物：

如酵母、肝、豆类、花生、小麦、胚芽、糙米、燕麦、玉米、小米、甘薯、棉籽油、卷心菜、胡萝卜及海藻等。

（五）富含维生素 C 的食物

一般水果及蔬菜中均含有丰富的维生素 C。

（六）富含铁质的食物

如豆腐、山药、藕粉、鸡蛋、胡萝卜、芹菜、牛肝、猪肝、桃、梨、花生、黑木耳及新鲜蔬菜等。

（七）富含微量元素的食物

如动物肝脏、肾脏、牡蛎、粗粮、豆制品、鱼肉、菠菜及大白菜等。

第二节　血液病食疗遵循的治法

　　清代程国彭在《医学心悟》中，根据历代医家对于治法的经验，将治法总结为"汗、吐、下、和、温、清、消、补"八法。在血病食疗中，补益法、温里法、清热法、理血法、消散法应用较多，发汗法、攻下法、理气法、和解法应用较少，而吐法则基本不用。由于临床上血病的复杂性，故血病食疗中，往往是两种或两种以上的治法配合运用，全面治疗，才能提高血病食疗的临床疗效。

　　一、补益法

　　是用具有补益作用的食物或药物，以补益人体气血阴阳之不足，或补益某一脏腑或某几个脏腑之虚损的一种治法。其目的在于通过食物或药物的补益，使人体脏腑或气血阴阳之间的失衡重归于平衡；同时，通过扶助正气，达到扶正祛邪之作用。补益法可分为补气、补血、补阴、补阳以及气血汲补、阴阳并补等。

　　二、温里法

　　是用温热食物和药物以补益阳气，祛散寒邪的一种治法。可分为温中散寒、温经散寒、回阳救逆等。多用于寒证或体质偏寒的血病患者。

　　三、清热法

　　是用寒凉食物和药物以清除火热之邪的一种治法。可分为清气分热、清营凉血、气血两清、清热解毒、清脏腑热等。多用于热证或体质偏热的血病患者。

　　四、理血法

　　是用食物和药物调理血分，治疗瘀血内阻和各种出血的一种治法。可分为活血祛瘀法和止血法等。

　　五、消散法

　　是用食物和药物以消导和散结，消除体内积聚之实邪的一种治法。可分为消痞化癥，消痰化瘀、消食导积等。

　　六、发汗法

　　是用食物和药物以发汗、解除表邪的一种治法。多用于血病兼外感之时。

　　七、攻下法

　　是用食物和药物以通泄大便、祛除病邪的一种治法。

八、理气法

是用食物和药物以调理气机的一种治法。

由于临床上血病的复杂性,故血病食疗中,往往是两种或两种以上的治法配合运用,全面治疗,才能提高血病食疗的临床疗效。

第三节　常用的剂型

血病食疗的配方有多种剂型。选择适宜的剂型,能够符合病情需要和药物特点,从而更好地发挥药效,提高临床疗效。同时,选择适宜的剂型,也能够方便患者,使患者乐于接受。

一、汤剂

是指将药物或食物用煎煮或浸泡的方法,去渣,取汁,制成的液体制剂。其特点是吸收快,发挥疗效迅速。如龙眼桑椹汤、黄芪银耳汤、补髓汤等。

二、丸剂

是指用药物或食物细粉,或药物提取物加适宜的黏合剂或辅料制成的球形制剂。其特点是吸收缓慢,药力持久,体积小,服用方便。如红枣绿矾丸、绛枣丸等。

三、膏剂

是指将药物用水或植物油反复煎熬,去渣取汁,再用微火浓缩而成的一种制剂。有内服、外用之别。血病食疗以应用内服膏剂为主。其特点是用法简单,携带、贮藏方便。如红枣龟胶膏、补髓蜜膏等。

四、药粥

是指将米同药物或食物煮成稀粥。其特点是吸收完全,安全有效,适合于长期服用。如羊骨粥、红枣羊胫糯米粥、菠菜粳米粥等。

第四节　注意事项

血病食疗是中医药学基本理论在血液疾病治疗中的具体应用,具有恢复正气、祛除病邪、缓解症状、提高疗效、防止复发的作用。临床上,由于患者体质、病程、病情等的不同,故应用时要注意以下事项。

一、持之以恒

由于血病多病程迁延,因此,食疗方剂只有较长时间应用,才能发挥疗效。血病食疗一般可以 15d 左右为 1 疗程,待间歇 10d 后,可视患者的症状、体征等情况,进行下一个疗程的治疗。

二、辨证施食

血病食疗是以中医药基本理论为指导对血病进行治疗的,故临床应用时,应根据患者的症状、体征,四诊合参,分清阴阳、表里、寒热、虚实,辨证施食,从而选择最佳的食疗方剂,以增强针对性,提高临床疗效。

三、不可完全替代药物疗法

食疗对血病具有一定的治疗作用,而且服用方便,毒副作用小,患者乐于接受。但食疗针对性不如药物治疗准确,作用亦不如药物治疗强,故当病情危重时,当首先采用药物积极治疗,不可单纯依赖食疗,以免贻误病情,变生他证。待病情平稳后,则可食药继用,或单独应用食疗。此亦即《素问·五常政大论》"药以祛之,食以随之"之意。

（夏小军）

第二章
常用配方

《素问·脏气法时论》云：“五谷为养，五果为助，五畜为益，五菜为充，气味合而服之，以补精益气。”所谓五谷，是指米、麦及其他杂粮类食物的泛称；五果、五菜则分别指古代的五种蔬菜和果品；五畜泛指肉类食品。谷、肉、果、菜这四大类食物，分别提供人体所需要的糖类、脂肪、蛋白质、矿物质、维生素、纤维素等，以满足人体功能活动的需要。兹从“果”与“膳’两方面分而述之。

第一节　水果类

果，是指某些植物花落后含有种子的部分。其字从田从木。“田”指粮食、果腹之物；“木”指木本植物。田与木联合起来表示树木上面长出来的可以填饱肚子的东西。《素问·脏气法时论》云：“五果为助。”唐代王冰注云：“桃、李、杏、栗、枣”为五果。此处之果，指可食之果，亦称水果，多汁且有甜味，不仅含有丰富的营养，而且能够帮助消化。故水果在血病患者食疗方中最为常用。兹将血病常用水果及用法简介如下。

一、基本原则

每一种水果都有其自身的特性。在选用时不要盲目，需根据血病患者的临床表现辨证选用。如平素内火较重，口舌易于生疮、大便秘结者，宜多食梨、香蕉、柿子、猕猴桃等寒凉类水果；而素体阳虚者则宜食桃子、荔枝、龙眼、樱桃等偏温类的水果。橘子性燥，多食易于上火；梨、香蕉性寒，多食会伤脾胃。

二、注意事项

谚云：“天时虽热，不可食凉；瓜果虽美，不可多食。”五彩缤纷的水果，香气四溢，言之必垂涎欲滴。但是,除龙眼、葡萄、荔枝外,大部分水果性偏凉。因此,血病患者在食用时应有所节制。多数血病患者肠胃功能薄弱,过食会损害阳气,降低消化功能,引起腹泻、呕吐等病症,应引起足够的重视。血病患者在采用水果调养时,还应注意纠正以下食用习惯。

（一）忌吃不卫生的水果

不能食用开始腐烂的水果,以及无防尘、防蝇设备又没彻底洗净消毒的果品,如草莓、桑椹、剖片的西瓜等。

（二）忌用酒精消毒水果

酒精虽能杀死水果表层细菌,但会引起水果色、香、味的改变;酒精和水果中酸的作用,还会降低水果的营养价值。

（三）忌生吃水果不削皮

有人认为,果皮中维生素含量比果肉高,因而食用水果时连皮一起吃。殊不知水果发生病虫害时,往往用农药喷杀,农药会浸透并残留在果皮蜡质中,因而果皮中的农药残留量比果肉中高得多,这对血病患者应绝对禁食。

（四）忌用菜刀削切水果

因菜刀常接触肉、鱼、蔬菜等,清洗不干净时会把寄生虫或寄生虫卵带到水果上,使人感染寄生虫病。尤其是菜刀上的锈和苹果所含的鞣酸会起化学反应,使苹果的色、香、味变差。

（五）忌饭后立即吃水果

饭后立即吃水果,不但不会助消化,反而会造成胀气和便秘。因此,最佳吃水果时间宜在饭后 2h 或饭前 1h。

（六）忌吃水果后不漱口

有些水果含有多种发酵糖类物质,对牙齿有较强的腐蚀性,食用后若不漱口,口腔中的水果残渣易造成龋齿。

三、血病水果调养方

（一）栗子

又称板栗,果实秋季成熟时采收,是中国的特产果品之一,有"干果之王"之美誉。栗子生命力强,易存活,并且可以代粮食用,民间常将其与枣、柿并称"铁杆庄稼"或"木本粮食"。

【性味】味甘,性温。

【功效】壮腰健肾,健脾止泻,活血,止血。

【应用】适用于血病属于肾虚者。症见腰膝痠软无力,头晕,耳鸣,尿血,紫癜等。脾胃虚弱者不宜多食。

（二）龙眼肉

"圆若骊珠,赤若金丸,肉似玻璃,核如黑漆。补精益髓,蠲渴肌肤,美颜色,润肌肤,各种功效,不可枚举。"这是明代学者宋钰对龙眼的描写,可谓传神。龙眼,今称桂圆,早在汉代就被列为海南贡品。人工栽培则更早,迄今已有两千多年的历史,

【性味】味甘,性温。

【制作】龙眼可鲜食,肉质鲜嫩,色泽晶莹,鲜美爽口;亦可加工成罐头,龙眼肉、龙眼膏、龙眼干等;还可做八宝饭,或加莲子、大枣等做成粥。

【功效】益智宁心,健脾开胃,补气养血。

【应用】适用于血病属于心脾气虚者。症见心悸不寐,头昏目眩,多梦易醒,神疲肢软,食少乏力,头痛绵绵、尿血、便血、牙龈出血等。

（三）草莓

草莓属蔷薇科多年生草本植物,又叫洋莓,原产于南美洲,中国是在 20 世纪才引进的。果实鲜红美艳,柔软多汁,甘酸宜人,芳香馥郁,有"水果皇后"之美誉。

【性味】味甘,性凉。

【制作】草莓的食疗方法很多,可根据不同的口味做成草莓酱、草莓粥、草莓蜜茶等风味各异的小食品。

【功效】健脾和胃,滋阴补血。

【应用】适用于血病属于脾胃虚弱者。症见面色萎黄或苍白无华,形寒肢冷,唇甲淡白,周身浮肿,甚则可有腹水,心悸气短,耳鸣眩晕,神疲肢软,大便溏薄或有五更泻,小便清长,舌质淡或有齿痕,脉沉细等。

（四）山楂

山楂果皮鲜红或紫红,果肉松软,果实呈球形,是中国独有的水果品种,北方多有栽种。山楂又名山里红、红果,果实成熟时,漫山遍野一片绯红,甚是壮观。

【性味】味酸甘,性微温。

【制作】生山楂 60g,水煎服;小儿脾虚久泻者,可将新鲜山楂肉、淮山药粉分成等份,后加入适量白糖,调匀后蒸熟,冷却后压成薄饼服用;亦可将山楂干果加适量白糖与水提炼成糖浆,每天 3 次,饭后服用。

【功效】消食健胃,行气活血。

【应用】适用于血病属于痰食阻滞中焦者。症见面目虚浮而无华,肢体水肿,气息

短少,神疲懒言,头重肢重,或肢体麻木,瘦弱无力,行走不便,舌胖苔腻,脉濡缓等。

（五）杧果

杧果又名"望果",即取意"希望之果"。果实椭圆润滑,果皮呈柠檬黄色,味道甘醇,形色美艳,给人一种温馨亲切之感,充满诗情画意。

【性味】味甘、酸,性凉。

【制作】杧果煎水,代茶饮用,早晚两次服用;或榨成果汁直接饮用。

【功效】清热生津,益胃止呕。

【应用】适用于血病属于阴虚内热者。症见心悸气短,周身乏力,面色苍白无华,唇淡,伴有低热或手脚心热,盗汗,口渴思饮,出血明显,便结,舌质淡,或舌尖红,苔薄,脉细或细数等。

（六）椰子

椰子是棕榈科植物椰子树的果实,未成熟时呈青绿色,成熟时一般呈暗褐棕色,其外皮滑而薄软,可保护果实落地时不致破碎,又可防止水分的侵入。

【性味】椰肉性平;椰子浆味甘,性温。

【制作】椰子汁"清如水甜如蜜",饮之甘甜可口;椰肉芳香滑脆,柔若奶油。椰子是药食两用的佳果,椰肉除作为水果食用外,还可以做成菜或蜜饯。

【功效】椰肉补益脾胃;椰子浆有生津、利水等功能。

【应用】适用于血病属于脾胃虚弱或阴虚者。症见面色萎黄或苍白,神疲乏力,食少便溏,舌质淡,苔薄腻,脉沉细等。

（七）橙子

橙子是世界四大名果之一,品种较多,以脐橙最为多见。

【性味】味酸,性凉。

【制作】橙子制成果汁。

【功效】行气化痰,健脾温胃。

【应用】适用于血病属于脾虚痰阻者。症见胸闷呕恶,肢体水肿,气息短少,神疲懒言,头重肢重,或肢体麻木等。

（八）石榴

石榴形状如瘤,皮内有子,秋季果实成熟时采收食用,其口味大致有酸、甜两种。石榴不仅营养丰富,而且还形色美艳。

【性味】味甘、微酸涩,性平。

【功效】生津止渴。

【应用】适用于血病属于阴血不足者。症见虚烦不眠,多梦健忘,五心烦热,盗汗,耳鸣等。

(九)李子

李子是蔷薇科落叶乔木李的果实,原产于中国,其品种繁多,花色各异。夏、秋果实成熟时,饱满圆润,玲珑剔透,形态美艳,口味甘甜,是人们喜食的传统果品之一。

【性味】味甘酸,性凉。

【功效】清肝涤热,养阴生津。

【应用】适用于血病属于肝郁化火者。症见烦躁易怒,情绪不稳,焦虑不安,失眠多梦,头涨头痛,口干咽干等。

(十)苹果

苹果富含糖类、酸类、芳香醇类和果胶物质,并含有维生素 B、维生素 C 及钙、磷、钾、铁等营养成分。

【性味】味甘、酸,性凉。

【功效】润肺益心,生津。

【应用】适用于血病属于心肺阴虚者。症见咳嗽,咳血,头昏目眩,多梦易醒,神疲肢软等。

(十一)梨

梨,自古以来就是广大群众喜爱的水果,营养十分丰富。据测定,梨含有85%左右的水分、6%~9.7%的果糖、1%~3.7%的葡萄糖、0.4%~2.6%的蔗糖. 在每 100g 可食部分中,约含钙 5mg、磷 6mg、铁 0.2mg、维生素 C 4mg。此外,梨还含有一定量的蛋白质、脂肪、胡萝卜素、维生素 B 族及苹果酸等。

【性味】味甘,微酸,性寒。

【功效】润肺凉心,滋阴降火。

【应用】适用于血病属于心肺阴虚火旺者。症见咳嗽,咳血,头昏目眩,多梦易醒,神疲肢软等。

(十二)桃

桃的种类很多,有水蜜桃、白桃、蟠桃和雪桃等。桃是一种营养价值很高的水果,含有蛋白质、脂肪、糖、钙、磷、铁和维生素 B、C 等成分。桃中含铁量较高,在水果中几乎占居首位,故吃桃能防治血虚。桃富含果胶,经常食用亦可预防便秘。

【性味】味甘、酸,性微温。

【功效】补气养血,养阴生津。

【应用】适用于血病属气血两虚者。症见头昏目眩,多梦易醒,神疲肢软,食少乏力,头痛绵绵,面色少华等。

（十三）猕猴桃

猕猴桃果实皮薄汁多,酸甜可口。含有维生素 B、维生素 C、多种氨基酸、碳水化合物,以及钙、镁、钾等矿物质。

【性味】味甘、酸,性寒。

【功效】清热生津,健脾开胃。

【应用】适用于血病属于阴虚者。症见头昏目眩,神疲肢软,虚烦不眠,多梦健忘,五心烦热,盗汗,紫癜,耳鸣等。

（十四）香蕉

香蕉是很多人的至爱。其肉质软糯,香味清幽,甜蜜爽口。

【性味】味甘,性寒。

【功效】止渴去烦,润肠通便,填精益髓。

【应用】适用于血病大便带血,大便干燥,痔疮、肛裂等。

（十五）葡萄

葡萄果实多汁,以新鲜、味甜者为优,含有丰富的营养成分,主要含蛋白质、脂肪、维生素、糖类、胡萝卜素、硫胺素、核黄素、卵磷脂、烟碱酸、苹果酸、尼克酸、柠檬酸等有机成分,还含钙、磷、铁、钾、钠、镁、锰等无机成分。

【性味】味甘,微酸,性微温。

【功效】补益气血,通利小便。

【应用】适用于血病气血虚弱,肺虚咳嗽,心悸盗汗,风湿痹痛,淋症,浮肿等症。

（十六）西瓜

西瓜是一种最纯净、最富有营养、最安全的果品,果肉含有蛋白质、葡萄糖、蔗糖、果糖、苹果酸、瓜氨酸、谷氨酸、精氨酸、磷酸、甜菜碱、蔗糖、萝卜素、胡萝卜素、西红柿烃、维生素 A、维生素 B、维生素 C 以及钙、磷、铁等矿物质成分,挥发性成分中含有多种醛类。

【性味】味甘,性寒。

【制作】生食,绞汁饮,煎汤,或熬膏服。

【功效】生津止渴,除烦解热。

【应用】适用于血病热盛津伤,心烦口渴,或心火上炎,舌赤、口疮,或湿热蕴结下焦,小便黄赤不利等。

（十七）番茄

番茄别名西红柿、洋柿子,古名六月柿、喜报三元。原产南美洲,在秘鲁和墨西哥,最初称之为"狼桃"。果实营养丰富,具特殊风味。

【性味】味甘、微酸,性寒。

【制作】煎汤或生食。

【功效】生津止渴,健胃消食,凉血平肝。

【应用】适用于血病出血,口渴,食欲不振等。

第二节 膳食类

膳指饭食,就是人们的日常饮食。《素问·脏气法时论》云:"五谷为养,五果为助。五畜为益,五菜为充。"明代张介宾《景岳全书·论脾胃》云:"盖人之始生,本乎精血之源;人之既生,由乎水谷之养。非精血,无以立行体之基;非水谷,无以成形体之壮。精血之司在命门,水谷之司在脾胃。故命门得先天之气,脾胃得后天之气也。是以水谷之海本赖先天为之主,而精血之海又必赖后天为之资。"由于饮食与人体气血生化息息相关,加之中国的饮食业是一种文化,不仅用材及品种丰富,制作方法多样,而且讲究色、香、味俱佳,某些食疗方中还可加入药食并用的中药。故药食并用之品在血病患者食疗方中应用最为广泛,也最为重要;血病食疗也最能体现中医食疗特色。兹将常见血病常用食疗方法简介如下。

一、基本原则

从中医角度来看,引起血病的病因病机各不相同,因此,应根据病人临床表现辨证调养,一般分如下三型辨证。

（一）肝火上升型

症见咳嗽,咳血,心悸而烦,急躁易怒,失眠多梦,脉弦细数。此类患者可选用具有清肝泻火作用的食物,如菠菜、油菜、芥菜、冬瓜、苦瓜、竹笋、鲜藕、芹菜、黄花菜、小麦、桑椹、梨、桃、葵花子、绿豆、桂圆、鸡蛋、羊肉、鸭肉、乌骨鸡、蜂蜜等。

（二）气血两虚型

症见心悸失眠,头晕健忘,食欲不振,精神倦怠,脉沉细弱。此类患者可选用具有健脾益气、补血养心作用的食物,如粳米、糯米、小米、黄豆及制品、大麦、胡萝卜、南瓜、西红柿、奶类、人参、鲤鱼、鳜鱼、猪肝、猪肚、牛肉、羊心、兔肉、鸽蛋等。

（三）肝肾亏损型

症见心悸不宁，虚烦不眠，健忘，盗汗，腰酸膝软，遗精，脉弦细数。此类患者可选用具有滋阴清热、滋补肝肾作用的食物，如糯米、红枣、百合、酸枣仁、枸杞、银耳、鹅肉、猪肺、猪胰、冬瓜、苦瓜、茄子、鲫鱼等。

二、注意事项

（一）饮食清淡

一般而言，血病患者饮食宜清淡，宜多食营养成分丰富的食物，如鱼类、鸡蛋、牛奶、瘦猪肉、鸡肉、鸭肉，以及维生素含量较高的食物。

出血证患者，进食坚硬、油炸及各种刺激性食物时容易合并齿龈出血、便血甚至吐血。故此类病人应吃容易嚼烂的食物，避免进食生冷之品；避免饮酒；可选择鸡汤、牛肉汤、肉末、面条、馄饨等食物。进食时宜细嚼慢咽。若有吐血、便血的迹象时，应暂时禁食，即去医院就诊。一般出血停止 24h 后方能进食流质如米汤、牛奶等。

血虚证患者，应选择高蛋白、高热量、高维生素及低脂饮食，如鱼、鸡、瘦肉、蛋、牛奶等食物。多吃水果如苹果、梨等；多吃蔬菜，既可补充维生素，又可保持大便通畅；避免用力排便时出现肛裂、出血等并发症。

血瘀证患者，应选择具有活血化瘀功效的食物，如山楂、醋、玫瑰花、金橘、油菜、番木瓜等，而肥肉等滋腻之品要少吃。此外，非饮酒禁忌者可以适当饮酒，如黄酒、葡萄酒等，对促进血液循环有益。

服用激素的血病患者，可每天早餐食用牛奶及苏打饼干，或选择含钙高的食物如钙奶饼干、含钙高的牛奶等。配合应用化疗的血病患者，味觉较差，容易出现胃口不好、腹胀等症状，故应选择色香味俱佳且易于消化的食物，多喝一些汤水，如瘦肉红枣汤、西洋菜猪骨汤等。为了促进食欲，每餐还应时常变换花样品种。

（二）注意饮食禁忌

血病属实热者，宜食清凉之品，可以进食绿豆汤、田螺、香蕉、甘蔗、橄榄、藕、冬瓜、丝瓜、兔肉、空心菜、黄花菜、茭白等清热解毒之物；忌食或少食羊肉、胖头鱼、黄花鱼、狗肉、牛肉、鸡肉、驴肉、雀肉、荔枝、杨梅、核桃仁、杏、辣椒、蒿子秆、大蒜、芥菜、榨菜、丁香、花椒、胡椒、茴香等性温、辛热之品，以免毒热更盛，加重病情。

血病属虚热者，宜食凉润之品，可以进食菠萝蜜、柿子、空心菜、藕、蚌、银耳、木耳、丝瓜、菠菜、青鱼、黑鱼、甲鱼、干贝、河蟹、水龟肉、银鱼、鸭肉等滋阴凉血之物，以辅助治疗。忌服或慎用温散、燥热、助阳之品，以免发生出血量多、心烦急躁、不得安宁等虚热迫扰之证。

血病属气虚热者,宜食甘温之物,可以进食牛肉、羊肉、鸽肉、蚕豆、栗子、大枣、南瓜、山药、海参、龙眼肉、甘薯、莲子、青梅等益气摄血之品;忌食或少食河蟹、牡蛎、蚌、生菱角、葫芦、苦瓜、茭白、冬瓜、香蕉等性凉、损气之物,以免发生气短、身倦、神疲、血出不止等气不摄血之证。

(三)确保饮食卫生

血病患者应特别注意饮食卫生。在炎热的夏天,不宜吃隔夜的饭菜,否则会引起食物中毒,出现腹泻、腹痛,使虚弱的身体更加虚弱不堪。此外,不应进食变质的食物如变质的蛋、肉、鱼等。每次饭后,食具应洗后煮沸或蒸汽消毒。

三、常用食疗方

(一)出血证

饮食对于出血证的防治具有重要意义,如果饮食合理,可使出血减少和疾病痊愈;若饮食不当,则可能加重出血,甚至引起严重并发症。因此,出血证患者尤应注意加强饮食保健,做到科学、合理,有利于疾病恢复。

出血证患者首先要增强饮食营养。其饮食营养结构可归纳为"三高一低",即高蛋白、高热量、高维生素和低脂肪。为达到这一营养标准,患者要适当进食如虾、蟹、鸡肉、鱼肉、瘦猪肉、鸡蛋、豆腐等富含优质蛋白质的食物。主食要花色品种多样,除通常的米饭、面条、稀粥外,可进一步加工成饺子、馄饨、八宝粥、花卷、包子等,以刺激食欲,使病人吃好并从中获得足够热量。维生素富含于各种蔬菜及水果中,对出血证病人尤需补充富含维生素 K 和维生素 C 的蔬菜及水果,如菠菜中含维生素 K 较多,而油菜、西红柿、辣椒、橘子、鲜枣、山楂中富含维生素 C,可将这些食物作为日常菜蔬调剂和餐后水果食用。脂肪不宜摄入过多,尤其是动物脂肪应加以限制,炒菜时宜使用植物油。

其次,出血证患者要养成良好饮食习惯。一日三餐尽量定时,也可少量多餐,每日 4~5 餐或在正餐之间吃些水果、点心,切忌一次吃得过多,尤其是吐血、便血的病人尤应做到这点。进餐时速度要慢,细嚼慢咽;饭菜不要过热过凉,特别要禁忌生冷饮食;夏季不要吃剩饭,防止引起腹泻,降低抵抗力而加重病情及诱发出血。另外,病人要避免饮酒,避免坚硬、油炸及各种刺激性食物,防止诱发口腔黏膜出血及吐血、便血。再次,要结合病人实际予以饮食调整。尽量照顾病人口味,精心调配饮食,做到色香味俱全,膳食多样化,并少量多餐,以增进食欲,保证营养需求。出血证患者饮食可根据不同病情选用下列食疗方。

1.花生衣红枣汤(膏)

【配方】花生衣 30g,红枣 10 枚。

【制作】每日吃 150g 左右带皮花生,或将以上二味水煎取汁 1000ml;亦可将大枣洗净,加适量水煮熟,取枣留汁;熟枣与花生米一起捣为泥状膏,贮净瓶备用。

【用法】每日 1 剂,分 2 次服;或以大枣汤调服膏型。10 日为 1 疗程。

【功效及应用】健脾益气,养血止血。适用于脾虚气弱所致的出血证。

2.二鲜饮

【配方】鲜茅根 150g,鲜藕 200g。

【制作】以上二味切碎,水煎取汁 1000ml。

【用法】每日 1 剂,分 2 次服。10 日为 1 疗程。

【功效及应用】清热凉血。适用于各种血热妄行所致的出血证。

3.藕柏饮

【配方】生藕节 500g,生侧柏叶 100g。

【制作】以上二味捣烂取汁。

【用法】加温开水服用,每日 3~4 次。

【功效及应用】清热凉血。适用于热迫血行所致的出血证。

4.赤小豆花生汤

【配方】赤小豆 50g,带衣花生米 30g,冰糖 20g。

【制作】以上三味加水适量,炖至熟烂。

【用法】每日 1 剂,分 2 次服。

【功效及应用】清热凉血,益气摄血。适用于热迫血行所致的出血证。

5.栀子鸡蛋汤

【配方】栀子 9g,鸡蛋 2 个。

【制作】以上二味加水适量,煎汤去渣。

【用法】食蛋喝汤,每日 1 剂,分 2 次服。

【功效及应用】清热凉血。适用于热迫血行所致的出血证。

6.猪皮花生粥

【配方】猪皮 50g,带皮花生 30g,红糖少许。

【制作】将猪皮切成小块,与带皮花生一同放入铁锅中,加水适量,文火煎煮,待汤汁较稠时,加红糖少许。

【用法】每日 1 剂,分 2 次趁热服用,7 日为 1 疗程。

【功效及应用】益气养阴,补血摄血。适用于气阴两虚及气血两虚所致的出血证。

7.黄花鱼螵羹

【配方】黄花鱼(鲤鱼或鲫鱼亦可)螵 120g。

【制作】黄花鱼螵加水适量,文火炖 1 日,时时搅拌至溶化;再加水适量,煎汤去渣。

【用法】全料分作 4 日量,每日 2 次,服用时加热。

【功效及应用】开胃益气止血。适用于气血亏虚所致的肌衄等出血证。

8.刺菜饮

【配方】鲜刺菜适量。

【制作】鲜刺菜捣汁,或可和少量黄酒。

【用法】每次饮 1 小杯,每日 2~3 次。

【功效及应用】清热凉血。适用于热迫血行所致的出血证。

9.乌梅饮

【配方】乌梅 10 枚。

【制作】煮水代茶饮。

【用法】每次饮 1 小杯,每日 2~3 次。

【功效及应用】清热凉血,益气摄血。适用于肌衄等出血证。

10.黄花鲜藕饮

【配方】黄花菜 60g,鲜藕节 60g。

【制作】以上二味加水适量,煎汤去渣。

【用法】每日 1 剂,每次 40~60ml,分 2 次服。

【功效及应用】清热凉血。适用于热迫血行所致的出血证。

11.鲜马齿苋饮

【配方】鲜马齿苋 500g(或干品 150g),红糖 150g。

【制作】鲜马齿苋加水适量,煎汤去渣,加入红糖。

【用法】每日 1 剂,每次 40~60ml,分 2 次服。

【功效及应用】清热凉血。适用于热迫血行所致的出血证。

12.升麻鳖甲玄参汤

【配方】升麻 7.5g,鳖甲 50g,玄参 25g。

【制作】鳖甲加水适量,水煎 30min,再入其余二味,煎煮 20~30min,去渣取汁。

【用法】每日 1 剂,每次 40~60ml,分 2 次服。

【功效及应用】清热泻火,养阴止血。适用于阴虚火旺型肌衄。

13.酸石榴皮饮

【配方】酸石榴皮 15~30g,蜜糖或红糖适量。

【制作】酸石榴皮加水适量,煎汤去渣,冲蜜糖或红糖。

【用法】每日 1 剂,每次 40~60ml,分 2 次服。

【功效及应用】清热凉血,收敛止血。适用于热迫血行所致的尿血、鼻衄等出血证。

14.桃仁粥

【配方】桃仁 20g,粳米 50g。

【制作】桃仁加水适量,煮熟去皮,取汁加粳米同煮粥。

【用法】每日 1 剂,分 2 次服食。

【功效及应用】活血止血。适用于瘀血内停所致的出血证。

15.糖煮黑木耳

【配方】黑木耳 6g,红糖少许。

【制作】黑木耳及红糖加水适量,煮烂。

【用法】每日 1 剂,分 2 次服食。

【功效及应用】补血活血,止血。适用于瘀血内停所致的出血证及血虚证。

16.生吃栗子

【配方】栗子。

【用法】每日少量生吃。

【功效及应用】活血止血。适用于瘀血内停所致的(除吐血、便血外)出血证。

17.五汁饮

【配方】鲜藕 500g,生梨 500g,生荸荠 500g,生甘蔗 500g,鲜生地 500g。

【制作】以上五味,去皮洗净,切碎,捣烂取汁。

【用法】每次 1 小杯,每日 5~6 次饮用。

【功效及应用】滋阴清热,凉血止血。适用于阴虚血热,迫血妄行所致的出血证。

18.甲鱼药膳

【配方】鲜甲鱼 1 只,生地黄 20g,金银花 5g,土茯苓 5g。

【制作】将鲜甲鱼用开水烫死,去内脏和头、爪,放入锅内,加水适量,武火煮沸后,加入以上三味中药炖熟,去渣。

【用法】吃肉、喝汤,亦可佐餐。连服 10 剂。

【功效及应用】益气养阴,补血止血。适用于血友病出血。

19.红枣炖兔肉

【配方】红枣 15 枚,兔肉 250g。

【制作】将上品置瓦锅内隔水炖熟,亦可加调味品。

【用法】食肉、吃枣、喝汤,亦可佐餐。连服 1 个月。

【功效及应用】益气健脾,凉血止血。适用于里热所致的出血证。

20.大枣粥

【配方】大枣 15 枚,粳米 100g。

【制作】上二味洗净,加适量水,煮成稀粥。

【用法】每日早晚食用。

【功效及应用】补气血,健脾胃。适用于脾胃虚弱,气血不足所致的肌衄等出血证。

21.人参莲草粥

【配方】人参 9g,旱莲草 9g,粳米 60g,白糖适量。

【制作】旱莲草煎汤去渣,入粳米、白糖煮粥;人参另煎,加入粥中。

【用法】每日 2 次分服。

【功效及应用】益气养血。适用于气不摄血所致的肌衄等出血证。

22.花生米煲大蒜

【配方】花生米(连衣)100g,大蒜(去皮)100g。

【制作】将花生米、大蒜放入砂锅内煲熟。

【用法】食用。隔日 1 次,连食 5 次。

【功效及应用】解毒消肿,健脾止血。适用于脾胃虚弱所致的肌衄等出血证。

23.仙茜水鱼汤

【配方】茜草 9g,仙鹤草 9g,水鱼 1 只,调料适量。

【制作】茜草、仙鹤草煎汤去渣留汁,加入洗净之水鱼,炖熟,加调料,稍煮即可。

【用法】每日 2 次分服。

【功效及应用】滋阴清热。适用于阴虚火旺所致的肌衄等出血证。

24.雍菜鸡蛋汤

【配方】雍菜 250g,鸡蛋 2 个,食盐适量。

【制作】将鸡蛋用油煎熟,备用;雍菜用水煮熟后捞出;二者加水至 600ml,煮沸,酌加食盐即可。

【用法】食蛋、吃菜、饮汤,每日 1 次。

【功效及应用】清热凉血解毒,益阴除烦和胃。适用于血热妄行所致的出血证。

25.莲草鱼鳔汤

【配方】旱莲草 30g(包),黄花鱼鳔 100g。

【制作】以上二味,加水 500ml,文火煎煮,时时搅拌,防止烧焦,至鱼鳔全部炖化,去渣。

【用法】每日分 2 次,热服。

【功效及应用】滋阴益肾,凉血止血。适用于阴虚血热所致的出血证。

26.红枣龟胶膏

【配方】生地黄、麦门冬、阿胶、龟板胶、冰糖各 50g,红枣 100g,黄酒 20ml。

【制作】生地黄、麦门冬、红枣加适量水煮 20min,取浓汁 500ml,弃药留红枣另食。将阿胶、龟板胶加水 100ml,隔水蒸化,倾入药汁,加冰糖、黄酒,文火收膏,贮净瓶备用。

【用法】每次 20ml,每日 3 次。

【功效及应用】益气养血,滋阴清热。适用于阴血亏虚,血热妄行所致的出血证。

27.红枣杞果汤

【配方】红枣 10 枚,枸杞 15g,党参 15g(布包),鸡蛋 2 只。

【制作】以上四味,加水至 600ml,于砂锅内同煮,鸡蛋熟后去壳留蛋,再煮片刻。

【用法】食果,吃蛋,饮汤,每日 1 次。

【功效及应用】健脾补肾,益精填髓。适用于脾肾亏虚所致的出血证。

28.藕节汤

【配方】藕节 30g,柿饼 30g,荠菜花 15g,蜂蜜 10ml。

【制作】藕节、柿饼、荠菜花加水 800ml,煮沸 20min,取汁,加蜂蜜。

【用法】每日 1 剂,顿服。

【功效及应用】凉血止血。适用于血热妄行所致的出血证。

(二)血虚证

血虚证患者更应注意饮食调理,应根据导致血虚的不同原因,选择进食富于营养而又易于消化的食物,以保证气血化生。阳虚患者忌食寒凉,宜进食温补类食品;伴阴虚者忌食燥热,宜进食清淡滋润类食物。

萎黄、黄肿病患者宜进食富含铁质且有治疗作用的中药,如人参、黄芪、白术、当归、阿胶、熟地黄、何首乌、黄精、鹿茸、海参等,可以与食品一起烹饪调做药膳食用。食品中富含铁质的有海带、木耳、紫菜、香菇、动物肝脏、肉类、豆类等。虚损性血虚患者应注意合理饮食,多摄取含叶酸及维生素 B_{12} 较多的食物,并科学烹调,如新鲜蔬菜、水果、动物性食品等。血虚证患者可根据不同病情选用下列食疗方。

1.山红枣绿矾丸

【配方】红枣 500g,黑豆 250g,绿矾 60g。

【制作】红枣去核,煮熟捣泥;黑豆、绿矾研末。共拌匀和丸。

【用法】每服 2g,每日 3 次。

【功效及应用】健脾养血。适用于萎黄、黄肿病。

2.红枣木耳汤

【配方】红枣 15 枚,黑木耳 15g,冰糖适量。

【制作】将红枣、黑木耳以温水泡发,放入碗中,并加水和冰糖适量。将碗置于锅中蒸 1h。

【用法】吃红枣、木耳,喝汤。每日 2 次。

【功效及应用】清热补血。适用于气血两虚之血虚证。

3.红枣绿豆汤

【配方】红枣、绿豆各 50g,红糖适量。

【制作】红枣,绿豆置于水中,煮至绿豆开花,加入红糖。

【用法】吃红枣,喝汤。每日 1 剂,15 日为 1 疗程。

【功效及应用】清热补血。适用于血虚兼有热象者。

4.龙眼花生汤

【配方】龙眼肉 15g,生花生(连红衣)25g。

【制作】上二味,加水至 400ml,煎煮。

【用法】吃花生及龙眼肉,饮汤。每日 1 剂。

【功效及应用】补血生血。适用于各种血虚证及出血证。

5.猪皮杞果汤

【配方】猪肉皮 50g,枸杞 30g,木耳 50g,黄酒、葱、姜、盐适量,豆油少量。

【制作】猪肉皮煮烂切块;豆油少量,铁锅内烧热,放入猪肉皮、木耳、黄酒、姜适量,略炒,加水适量;再加入枸杞,文火煮沸,入盐调味,淋上香油。

【用法】服食。

【功效及应用】滋阴养血。适用于血虚兼阴虚者。

6.绛枣丸

【配方】绿矾 60g,白术、淮山药各 20g,黑枣(去核)50g。

【制作】以上四味共研末,制成绿豆大小丸药。

【用法】每次 15g,每日 3 次。

【功效及应用】健脾养血。适用于萎黄、黄肿病兼脾虚者。

7.动物肝脏粥

【配方】动物肝(猪肝或羊肝、鸡肝、牛肝均可)150g,粳米 100g,葱、姜、油、盐各等量。

【制作】洗净的动物肝脏切成小块,与粳米、葱、姜、油盐等一起,加水至 700ml,煮至肝熟粥稠即可。

【用法】早晚空腹,趁热顿服。

【功效及应用】养血补血。适用于各种血虚证。

8.菠菜粳米粥

【配方】菠菜 100g,粳米 100g。

【制作】粳米放入砂锅内,加水 1000ml 煮粥,粥成后,放入开水烫过并切碎的菠菜,稍沸即可。

【用法】每日早、晚餐顿服。

【功效及应用】益胃,补血,止血。适用于脾胃虚弱之血虚证及出血证。

9.龙眼桑椹汤

【配方】龙眼肉 30g,桑椹 15g,蜂蜜适量。

【制作】以上二味,加水 800ml,煮沸 30min,入蜂蜜适量。

【用法】每日 2 次分服。

【功效及应用】滋阴养血。适用于血虚兼阴虚者。

10.参枣汤

【配方】党参 15g,大枣(去核)20 枚。

【制作】以上两味,加水 800ml,文火煮沸 40min。

【用法】去渣留枣,每日分 2 次服食。

【功效及应用】补中益气,养血生津。适用于气血两虚之血虚证及出血证。

11.猪肝黄豆汤

【配方】猪肝 100g,黄豆 100g。

【制作】黄豆加水 800ml,煮至八成熟,入猪肝,煮熟。

【用法】每日分 2 次服食。

【功效及应用】补血养血。适用于各种血虚证。

12.菠菜猪肝汤

【配方】菠菜 150g,猪肝 50g,食盐适量。

【制作】将菠菜洗净,猪肝切片,放入沸水中煮沸数分钟后,加入食盐调味。

【用法】每日分 2 次服食。

【功效及应用】养血补血。适用于各种血虚证。

13.黄芪鸡汁粥

【配方】黄芪 15g,粳米 100g,母鸡 1 只(1000~1500g)。

【制作】黄芪水煎,去渣留汁;鸡剖洗干净,浓煎取汁。以黄芪汁、鸡汁、粳米同煮粥。

【用法】早、晚趁热服食。

【功效及应用】益气血,填精髓。适用于气血两虚之血虚证及出血证。

14.当归羊肉羹

【配方】羊肉 500g,当归 25g,党参 25g,生姜、食盐适量。

【制作】将羊肉切成小块,当归、党参、黄芪以纱布袋装,同放砂锅内,加水 2000ml,文火煨煮至羊肉烂时,加生姜、食盐。

【用法】食肉喝汤。

【功效及应用】补血益气。适用于气血两虚之血虚证。

15.红枣煨肘

【配方】红枣(去核)100g,猪肘 1000g,冰糖 150g,猪骨数块。

【制作】将冰糖放入砂锅内,炒成深黄色糖汁;加入猪骨,加水至 2500ml;放入经常规方法处理的猪肘,烧开,打去浮沫,放入红枣及剩余的冰糖:以微火慢煨,至猪肘熟烂、汁液黏稠。

【用法】单食或佐餐。

【功效及应用】补脾益胃,滋阴养血。适用于脾胃虚弱之阴血亏虚证。

16.猪骨杞果汤

【配方】猪骨 250g,枸杞 15g,黑豆 30g,红枣(去核)20 枚,调味品适量。

【制作】猪骨、枸杞、黑豆、红枣四味加水至 1500ml,炖汤,去骨,入调味品。

【用法】食豆、食果,服汤。每日 2 次分服,隔日 1 剂。宜长期服食。

【功效及应用】补肾健脾生髓。适用于脾肾亏虚之髓劳及血虚证。

17.双补膏

【配方】党参、山药、黄芪、茯苓、龙眼肉各 30g,白术、枸杞各 20g,山萸肉、当归各 15g,甘草 10g,大枣 10 枚。

【制作】上方加水 1000ml,煮至 500ml,取汁;再加水 500ml,煮至 300ml。将两次汁液混匀,文火浓缩至 500ml,继加蜂蜜 100g,收膏。

【用法】每服 20ml,每日 3 次。

【功效及应用】补气养血,健脾补肾。适用于脾肾亏虚之髓劳及血虚证。

18.补髓汤

【配方】甲鱼 1 只,猪骨髓 200g,生姜、葱、胡椒粉、食盐、味精适量。

【制作】将甲鱼用开水烫死,揭去鳖甲,去内脏和头、爪,放入锅内,加生姜、葱、胡椒粉、食盐,武火煮沸后,改为文火炖至甲鱼肉煮熟,再放入洗净的猪骨髓煮熟,加味精即可。

【用法】吃肉,喝汤,亦可佐餐。

【功效及应用】滋阴补肾,填精补髓。适用于肝肾阴虚之髓劳及虚劳。

19.补精生血膏

【配方】鹿茸 50g,人参 30g,阿胶 100g,黄芪 250g,当归 100g,旱莲草 150g,白蜜 1500g。

【制作】将鹿茸用米酒浸泡、烘干,人参以慢火烘干,同阿胶共研细末;黄芪、当归、旱莲草加水 2500ml,武火煎汁,去渣,加入白蜜炼稠后,入鹿茸、人参、阿胶末,浓缩收膏。

【用法】每服 2 汤匙,每日 2 次,温开水送服。

【功效及应用】益气生血,填精补髓。适用于脾肾亏虚之髓劳及血虚证。

20.补髓蜜膏

【配方】牛骨髓、生山药、蜂蜜各 250g,冬虫夏草、紫河车各 30g。

【制作】以上五味共研细末,放入瓷罐中,在锅内炖 30min。

【用法】每服 2 汤匙,每日 2 次。

【功效及应用】补肾健脾,益气养血。适用于脾肾亏虚之髓劳、虚劳及血虚证。

21.羊骨粥

【配方】新鲜羊骨 1000g,糯米 100g,精盐、生姜、葱白适量。

【制作】将新鲜羊骨洗净、打碎,加水适量煎汤,取汁代水,加糯米煮粥,待粥将熟时加入盐、生姜、葱白适量,煮沸即可。

【用法】每日早、晚空腹温服,10~15 日为 1 疗程。

【功效及应用】补肾气,强筋骨,健脾胃。适用于脾肾亏虚之髓劳及虚劳。

22.野菊花炖猪肉

【配方】野菊花、鲜精猪肉各 30g。

【制作】精猪肉炖至将熟,加入菊花,待猪肉熟后,文火煮 10min 即可。

【用法】去渣,食肉喝汤,每日 1 剂。

【功效及应用】清热解毒,滋阴养血。适用于阴虚之髓劳及虚劳。

23.牛骨髓丸

【配方】牛骨髓、当归、何首乌、紫河车、肉桂、龟板胶、鹿角胶、阿胶各等量,蜂蜜适量。

【制作】以上八味,共研细末,加蜂蜜适量,制成丸剂。

【用法】每次 10g,每日 3 次,口服。

【功效及应用】滋阴补阳,补血活血。适用于阴阳两虚之髓劳、虚劳及血虚证。

24.香薷瘦肉汤

【配方】鲜香薷 100g,瘦猪肉丝 120g,调味品适量。

【制作】以上二味,加水煲汤,入调味品。

【用法】每日分 2 次服食。

【功效及应用】益胃生血。适量于胃弱血虚之虚劳。

25.猪蹄花生大枣汤

【配方】猪蹄 2 只,花生(连衣)50g,大枣 10 枚。

【制作】以上三味共煮熟。

【用法】每日分 2 次服食。

【功效及应用】健脾胃,补阴血。适用于脾胃亏虚、气血不足之虚劳及血虚证。

26.香薷粥

【配方】香薷 60g,粳米 60g,熟牛肉末 30g,盐、味精、香油适量。

【制作】香薷、粳米、熟牛肉末,加水 1000ml 煮粥,将熟时放入盐、味精、香油调味。

【用法】每日分 2 次服食。

【功效及应用】健脾益胃生血。适用于脾胃虚弱、气血不足之虚劳及血虚证。

27.牛筋血藤汤

【配方】牛筋 30g,鸡血藤 30g,补骨脂 9g。

【制作】以上三味,加水至 1000ml,煎煮,牛筋熟后去药,稍煮即可。

【用法】食筋喝汤,每日 2 次分服。

【功效及应用】补肝养血益气。适用于肝血不足之虚劳及血虚证。

28.黄芪银耳汤

【配方】黄芪 9g,银耳 10g。

【制作】以上二味,加水 500ml,煎至 250ml,去黄芪。

【用法】每日 2 次分服。

【功效及应用】益气生血。适用于气血亏虚之虚劳及血虚证。

29.芪枣冲剂

【配方】黄芪、大枣(去核)、茯苓、鸡血藤各 30g,白糖、焦蜜适量。

【制作】以上六味,共研细末,做成冲剂。

【用法】每日 1 剂,1 次冲服。

【功效及应用】健脾补肝,益气养血。适用于肝脾亏虚、气血不足虚劳及血虚证。

30.旱莲草红枣汤

【配方】鲜旱莲草 50g,红枣(去核)10 枚。

【制作】将旱莲草、红枣加清水 2 碗,煎至 1 碗。

【用法】去渣饮服,每日 2 次。

【功效及应用】补益肝肾,滋阴止血。适用于肝肾不足之血虚证及出血证。

31.桑寄生黑豆鸡蛋汤

【配方】桑寄生 30g,黑豆 30g,鸡蛋 1 个,白砂糖 15g。

【制作】黑豆洗净放入瓦锅内,加水适量,煮之将熟;再下桑寄生(洗净)和鸡蛋(煮熟去壳),文火煮 30min。

【用法】去渣,加糖食用。

【功效及应用】补肾养血,消肿。适用于血病属肝肾不足、血虚风动者。症见头晕目眩,心慌失眠,腰瘘无力等。

32.当归黄芪乌鸡汤

【配方】乌鸡肉 250g,当归 15g,黄芪 20g。

【制作】乌鸡肉洗净,切块;当归、黄芪洗净,一齐置瓦锅内,加水适量,文火煮熟。

【用法】去渣,调味服食。

【功效及应用】气血双补,固肾益精。适用于血病属于气血不足者。症见神疲气短,多梦失眠,头昏腰瘘,面色苍白等。

33.山参鹌鹑汤

【配方】山药、党参各 20g,鹌鹑 1 只,精盐适量。

【制作】将鹌鹑洗净,切块,放砂锅中加入山药、党参及适量精盐、清水,用文火炖煮 30min 即可。

【用法】去渣,食肉,饮汤。

【功效及应用】补益气血,固肾益精。适用于脾胃不足之血虚证。症见食欲不振,消化不良,四肢倦怠等。

34.山药粥

【配方】鲜山药 100g,糯米 100g,白糖 70g。

【制作】鲜山药洗净剥去外皮,切成丁;糯米淘洗干净。锅内注入清水,放入糯米、山药丁,中火烧开,改用小火慢煮至汤稠,表面有粥油时下入白糖调味即成。

【用法】温热服食。

【功效及应用】健脾养胃。适用于萎黄、黄肿属于脾胃虚弱者。症见神疲乏力,食欲不振,腹泻便溏,苔白,脉细弱等。

35.红枣煮鸡蛋(鸭蛋)

【配方】红枣 10 枚,鸡蛋(或鸭蛋)3 个。

【制作】加水煮至蛋熟枣烂。

【用法】去枣核及蛋皮,蛋、枣、汤全食,每日 1 次。

【功效及应用】养血补心。适用于心血亏虚之血虚证。症见面色苍白,体倦乏力,心悸失眠,舌质红,苔少,脉细弱。

36.猪肝(或牛、羊肝)芥菜汤

【配方】猪(或羊、牛)肝 100g,芥菜 20g。

【制作】芥菜,肝洗净后切碎,放入适量水中,煮沸数分钟后加入调味品,即可食。

【用法】每日 1 次,当菜食用。

【功效及应用】补血养血。适用于肝阴亏损之血虚证。症见头晕目眩,两目干涩,胁痛隐隐,舌质红,苔少,脉细数。

37.佛手柑粥

【配方】佛手柑 15g,粳米 100g,冰糖适量。

【制作】将佛手柑煎汤去渣,再入粳米、冰糖同煮为粥。

【用法】温热食。可供早晚餐或做点心食。

【功效及应用】健脾养胃,理气止痛。适用于年老血虚胃弱,痰湿阻滞者。症见胸闷气滞,消化不良,食欲不振,嗳气呕吐等。

38.山金胡萝卜汤

【配方】鲜山药 30g,鸡内金 10g,新鲜胡萝卜 200g,红糖少许。

【制作】将胡萝卜洗净切片,放锅内与山药、鸡内金同煮 30min,加红糖少许即可。

【用法】饮汤,食胡萝卜、山药、鸡内金。

【功效及应用】补中益气,健胃消食。适用于血虚证属于脾胃虚弱者。症见困倦纳呆,食后腹胀等。

39.葫芦双皮汤

【配方】葫芦壳 50g,冬瓜皮、西瓜皮各 30g,红枣 10g。

【制作】将以上四味加水 400ml,煎至约 150ml,去渣即成。

【用法】饮汤,每日 1 次。

【功效及应用】健脾利湿,消肿。适用于血虚证属于脾虚湿阻者。症见面目虚浮无华,肢体水肿,小便短少,神疲懒言,头重肢重,舌胖苔腻,脉濡缓。

40.白茯苓粥

【配方】白茯苓粉 15g,粳米 100g,味精、食盐、胡椒粉各适量。

【制作】将粳米淘洗干净,加茯苓粉,放铝锅内加水适量,置火上,先用武火烧开,后移文火上,煎熬至米烂,再放入味精、食盐、胡椒粉即成。

【用法】当饭吃饱,常服有效。

【功效及应用】健脾利湿。适用于血虚证属于脾虚湿阻者。症见面目虚浮,肢体水肿,小便短少,神疲懒言,头重肢重,或肢体麻木,萎弱无力,行走不便,闭目难立,舌胖苔腻,脉濡缓。

41.枣参丸

【配方】大枣 10 枚,人参 3g。

【制作】大枣蒸软去核后,加入人参同蒸至烂熟,捣匀为丸。

【用法】分 1~2 次服用。

【功效及应用】益气养血。适用于血虚证属于气血两虚者。症见面色苍白,倦怠乏力,头晕心悸,失眠,少气懒言,食欲不振,舌质淡,苔薄,脉细弱。

42.代参膏

【配方】龙眼肉 30g,白糖少许。

【制作】龙眼肉放碗内,加少许水及白糖,蒸至稠膏状。

【用法】用沸水冲服,分 3~4 次服用。

【功效及应用】滋阴养血。适用于血病属于心肝血虚者。症见头晕目眩,两目干涩,胁痛隐隐,心悸,失眠,舌质红,苔少,脉细数。

43.桑椹膏

【配方】鲜桑椹 1000g(或干品 600g),蜂蜜 300g。

【制作】鲜桑椹绞取汁液,煎熬成稀膏,加蜂蜜,一同熬至稠厚,待冷备用。

【用法】每次 10g,以沸水冲服。

【功效及应用】滋肝补肾。适用于血虚证属肝肾阴虚者:症见头晕目眩,胁痛耳鸣,口干咽燥,五心烦热,腰膝痠软,遗精或月经不调,舌质红,苔少,脉细数。

44.杞圆膏

【配方】枸杞、龙眼肉各等份。

【制作】以上二味,加水适量,用小火多次煎熬至枸杞、龙眼肉无味,去渣继续煎熬成膏。

【用法】每次 10~20g,沸水冲服。

【功效及应用】滋肝补肾。适用于血虚证属于肝肾阴虚者。症见头晕目眩,胁痛耳鸣,口干咽燥,五心烦热,腰膝痠软,遗精或月经不调,舌质红,苔少,脉细数。

45.猪皮红枣羹

【配方】猪皮 500g,红枣(去核)250g。

【制作】猪皮去毛,洗净,加水适量,炖煮成黏稠的羹汤;再加红枣煮熟,亦可加冰糖适量。

【用法】随量佐餐食用。

【功效及应用】养血补血。适用于血虚证属于心脾两虚者。症见面色苍白,体倦乏力,心悸失眠,舌质红,苔少,脉细弱。

46.猪肚干粉

【配方】全猪肚 1 个。

【制作】将猪肚用盐水抓洗,去净油脂,切碎,置于瓦上焙干,捣碎,研为细末,放于消过毒的瓶子内。

【用法】每日 2 次,每次 15g,可连续服用 1 月余。

【功效及应用】补虚损,益血脉,补血生精。适用于各种血虚证,特别是脾胃虚弱者。症见面色苍白,体倦乏力,食欲不振等。

47.羊胫骨粥

【配方】羊胫骨(即羊的四肢长骨)2 根,红枣(去核)20g,糯米 100g。

【制作】羊胫骨敲碎,加洗净的红枣和糯米煮作粥。

【用法】去渣,每日分 2 次服,半个月为 1 个疗程。

【功效及应用】补虚损。适用于髓劳病。症见头晕目眩,胁痛耳鸣,口干咽燥,五心烦热,腰膝痠软,遗精或月经不调,舌质红,苔少,脉细数等。

48.黑木耳枣汤

【配方】黑木耳 15g,大枣(去核)15 枚,冰糖 10g。

【制作】将黑木耳、大枣用温水泡发并洗净,放入小碗中,加水及冰糖;将碗放置锅中蒸约 1h。

【用法】吃枣、木耳,饮汤,一次或分次食用。

【功效及应用】和血养荣,滋补强身。适用于各类血虚证,特别是气血不足者。症见面色苍白,倦怠乏力,头晕心悸,失眠,毛发干脱,爪甲裂脆,舌质淡,苔薄。

49.当归生姜羊肉汤

【配方】当归 15g,羊肉 75g,生姜 3 片,大枣 5 枚。

【制作】以上四味,加水至 2000ml,油盐调味,温火煮熟。

【用法】食肉喝汤,每日 2 次分服。

【功效及应用】温中补虚,补益气血。适用于血虚有寒者。

50.人参炖鸡

【配方】人参 10g,鸡肉 100g,生姜 5 片,大枣 5 枚。

【制作】加水至 2000ml,油盐调味,温火炖烂。

【用法】食肉喝汤,每日 2 次分服。

【功效及应用】补气益血。适用于气血两虚之血虚证。

51.猪血瘦肉粥

【配方】大米 100g,猪血 50g,猪瘦肉 50g,生姜 3 片。

【制作】大米加水适量煮成粥,加入猪血、瘦猪肉及生姜,油盐调味,煮熟。

【用法】食肉喝粥,每日 2 次分服。

【功效及应用】滋补阴血。适用于血虚兼阴虚者。

52.鲫鱼鳔当归汤

【配方】鲫鱼鳔 10g,当归 10g,红枣(去核)10 枚。

【制作】以上三味,加水至 1000ml,温火煮汤。

【用法】每日 2 次,长期食用。

【功效及应用】补益精血。适用于精血亏虚之血虚证及虚劳。

53.当归猪蹄汤

【配方】当归 15g,猪蹄 1 只,生姜 3 片,大枣 5 枚。

【制作】以上加水至 2000ml,猪蹄切块,温火炖熟,食盐调味。

【用法】食肉喝汤,每日分 2 次服用。

【功效及应用】滋补阴血,健脾益胃。适用于脾胃亏虚之血虚证及虚劳。

54.黄芪当归猪蹄汤

【配方】黄芪 30g,当归 10g,猪蹄 1 只,生姜 3 片,大枣 5 枚。

【制作】以上五味,加水至 2000ml,猪蹄切块,温火炖熟,食盐调味。

【用法】食肉喝汤,每日分 2 次服用。

【功效及应用】补气益血。适用于气血两虚之血虚证及虚劳。

55.养血乌发粥

【配方】黑豆 30g,黑芝麻 10g,花生米 15g,枸杞 10g,黑米 100g,桑椹 15g,大枣(去核)5 枚,核桃仁 15g,冰糖适量。

【制作】以上八味,加水 2000ml,温火炖熟后加入冰糖。

【用法】每日 2 次,可长期服用。

【功效及应用】益气养血,健脾益胃。适用于阴血亏虚所致的血虚脱发、白发,耳鸣,耳聋等。

(三)血瘀证

血瘀证患者饮食宜清淡,少食肥甘滋腻之品,同时还应保证各种营养物质能够充分均衡的摄入。可进食具有活血化瘀作用的食物及药食两用之品,如山楂、海藻、桃仁、银杏、何首乌、大枣、香菇、大蒜、薤白、洋葱、灵芝、黑木耳、柑橘、柠檬、柚子、金橘、玫瑰花茶、茉莉花茶、米醋、白萝卜、油菜、黑大豆、甲鱼等;适量饮用红葡萄酒能扩张血管,改善血液循环。气滞血瘀体质者宜少吃盐和味精,避免加重血瘀;不宜食甘薯、芋头、蚕豆、栗子等容易胀气的食物;寒凝血瘀者,不宜食冷饮,避免影响气血运行;各种血瘀证患者,均不宜多食肥肉、奶油、鳗鱼、蟹黄、蛋黄、鱼子、巧克力、油炸食品、甜食,防止阻塞血管,影响气血运行。血瘀证患者饮食可根据不同病情选用下列食疗方。

1.鱼鳔藕粉

【配方】鱼鳔 10g,藕粉 60g。

【制作】鱼鳔加水,文火慢炖,煮熟烂后,将两者调成糊状。

【用法】每日 2 次,可长期食用。

【功效及应用】活血化瘀。适用于各种血瘀证。

2.山楂粥

【配方】山楂 30g,糯米 100g。

【制作】山楂加水适量,煎煮 30min,去渣取汁,加糯米煮粥。

【用法】每日 2 次,可长期食用。

【功效及应用】活血化瘀。适用于各种血瘀证。

3.桃仁当归粥

【配方】桃仁 10g,当归 10g,糯米 100g。

【制作】桃仁及当归加水适量,煎煮 30min,去渣取汁,加糯米煮粥。

【用法】每日 2 次,可长期食用。

【功效及应用】活血化瘀。适用于各种血瘀证,特别适用于血虚血瘀证。

4.赤小豆汤

【配方】赤小豆 100g,糖适量。

【制作】赤小豆加水适量,文火煮烂,加糖。

【用法】每日 3 次食用。

【功效及应用】清热凉血,活血化瘀。适用于血热所致的血瘀证。

5.清蒸鳜鱼

【配方】鳜鱼 1 条,生姜、酒少许。

【制作】鳜鱼去鳞、腮、内脏,洗净,加水及姜、酒等调味品,温火煮熟。

【用法】每日 2 次食用。

【功效及应用】益胃固脾,活血补虚。适用于血瘀证兼见体质衰弱,虚劳羸瘦,脾胃气虚,纳食不香,营养不良者。

6.阿胶鸡蛋方

【配方】新鲜鸡蛋 5 个,阿胶粉(牡蛎炒珠,压碎)10g,蜂蜡 30g。

【制作】将蜂蜡溶化,入鸡蛋、阿胶粉,拌匀。

【用法】每日 2 次分服。

【功效及应用】滋阴养血散结。适用于阴血不足,症瘕积聚之急劳。

7.长春花粥

【配方】长春花瓣 8 朵,米仁适量,蜜糖 1 匙。

【制作】长春花瓣水煎取汁,兑入米仁粥内,加蜜糖。

【用法】服食。

【功效及应用】养血解毒散结。适用于气血亏虚之急劳。

8.安露散粉剂

【配方】全蝎、僵蚕、土鳖虫、蜈蚣、鸡蛋(或巧克力)等量。

【制作】全蝎、僵蚕、土鳖虫、蜈蚣等量焙干,研粉混匀;蒸蛋或制成巧克力糖剂型。

【用法】每日服 2~20g。

【功效及应用】破血逐瘀。适用于瘀血凝滞之真性红细胞增多症。

9.水蛭粉蒸蛋

【配方】水蛭适量,鸡蛋若干。

【制作】水蛭焙干、研粉;鸡蛋打碎在盆里,放少许盐和味精,加入水蛭粉,一边加水,一边用筷子打匀,后上锅蒸熟。

【用法】每日服 5~15g。

【功效及应用】破血逐瘀。适用于瘀血凝滞之真性红细胞增多症。

10.皮蜜

【配方】柚子 1 个,陈皮 60g,蜂蜜 500g,白酒适量。

【制作】将柚子去皮取肉,切碎,与陈皮一起装入砂瓶内,加酒适量,浸泡 6h,煮烂,加蜜拌匀。

【用法】每日 2 次,加水冲服。

【功效及应用】行气化滞。适用于气滞血瘀所致的血瘀腹痛、痛经等。

11.砂仁猪肚汤

【配方】砂仁 10g,三七 9g,猪肚 100g。

【制作】将猪肚用沸水洗净,刮去内膜,去除气味,与砂仁、三七一起放入锅中,加水适量,烧沸后文火煮约 2h,调味。

【用法】吃肉喝汤,每日 2 次。

【功效及应用】行气醒胃,祛瘀止痛。适用于虚寒性气滞血瘀所致的胃脘痛、腹痛、痛经等。

12.瓜络茅根饮

【配方】丝瓜络 10g,白茅根 10g,白糖 3g。

【制作】将丝瓜络和白茅根碎为粗末,用沸水冲泡,加入白糖。

【用法】当茶饮用,每日 1 剂,连用 15 剂。

【功效及应用】化瘀止血,行气解郁。适用于阴虚火旺、瘀血阻滞所致的血尿、血精。

13.厚朴三七粥

【配方】厚朴 10g,三七粉 6g,粳米 60g。

【制作】先将厚朴水煎取汁,加入粳米煮烂,调入三七粉。

【用法】每日服食 1 剂,连用 10 剂。

【功效及应用】活血行气。适用于气滞血瘀所致的各种疼痛。

14.三七猪心

【配方】三七粉 4g,猪心 200g,水发木耳 2g,蛋清 50g。

【制作】将猪心切成薄片,用蛋清、精盐、胡椒粉、淀粉上浆;再将三七粉、绍酒、酱油、白糖、味精、生姜末加水兑成卤汁;炒勺内放油适量,烧至四五成熟,将猪心片放油中滑开,倒入漏勺内,在原炒勺内放姜末少许,待炒出味后,把滑好的猪心片和木耳倒入,翻炒几下,再加卤汁炒匀煮沸,淋入香油即成。

【用法】佐餐食用,可常食。

【功效及应用】益气生血,活血化瘀。适用于血瘀胸痹。

15.川芎煮鸡蛋

【配方】鸡蛋 2 个,川芎 90g,黄酒适量。

【制作】锅置火上,加水 300ml,放入鸡蛋,川芎同煮,鸡蛋熟后去壳,复置汤药内,再用文火煮 5min,酌加黄酒适量,起锅。

【用法】吃蛋饮汤,每日 1 剂,5 剂为 1 疗程。女性血瘀痛经者,每于经前 3d 开始服用。

【功效及应用】活血化瘀。适用于各种血瘀证。

16.黑豆红花饮

【配方】黑豆 30g,红花 6g,红糖 30g。

【制作】将黑豆拣去杂质,洗净,与红花一同放入锅内,加清水适量,用武火煮沸后,再用文火煮,至黑豆熟烂,除去黑豆、红花留汁,加红糖搅匀即成。

【用法】每次服 10~20ml,每日 2 次。

【功效及应用】活血化瘀。适用于各种血瘀证。

17.桃仁鳜鱼

【配方】桃仁 6g,泽泻 10g,鳜鱼 100g。

【制作】鳜鱼去鳞、腮、内脏,与桃仁、泽泻一起加入葱、姜等佐料,一同炖熟。

【用法】食鱼喝汤,每日 1 剂。

【功效及应用】活血化瘀,除湿通窍。适用于血瘀证兼有湿象者。

18.刀豆壳散

【配方】老刀豆壳、黄酒各适量。

【制法】将老刀豆壳焙干研末。

【用法】每次 10g,用黄酒调服,可连用 5 日。

【功效及应用】和中下气,活血散瘀。适用于各种血瘀证。

19.醋泡小蒜

【配方】小蒜(薤白)、醋、酱油适量。

【制作】将小蒜浸泡于醋及酱油之中,亦可加入适量白糖,腌制 5 日。

【用法】佐餐食用。

【功效及应用】活血化瘀,软坚散结:适用于各种血瘀证。

20.大葱拌香菜

【配方】大葱 20g,香菜 10g。

【制作】将大葱切细丝,香菜切段,加入适量香油、盐、醋、白糖拌匀。

【用法】佐餐食用。

【功效及应用】行气活血。适用于各种气滞血瘀证。

21.活血养颜汤

【配方】鸡蛋 4 只(或鹌鹑蛋 20 只),益母草 30g,桑寄生 30g,冰糖适量,

【制作】鸡蛋煮熟去壳,与益母草、桑寄生共同放置锅内,加水适量,文火煮沸 30min 后放入冰糖,煲至冰糖溶化。

【用法】除去药渣,吃蛋饮汤。妇女宜于经前、经后饮用。

【功效及应用】补肝养血,活血驻颜。适用于妇人血虚血瘀所致的颜面黑斑、容颜早衰等。

22.当归三七鸡

【配方】乌鸡 1 只,当归 15g,三七 5g,生姜少许。

【制作】烧锅内放入乌鸡、当归、三七、生姜及适量食盐,加水 1500ml,使淹过乌鸡,烧开之后,上蒸锅水蒸,大火蒸 3h 即可。

【用法】食用鸡肉。

【功效及应用】活血化瘀,和中补虚。适用于各种血瘀血虚证。

23.山楂红糖饮

【配方】山楂 10 枚,红糖适量。

【制作】山楂加水及红糖适量,煎煮 30min,去渣取汁。

【用法】每日 2 次,可长期饮用。

【功效及应用】活血化瘀。适用于各种血瘀证。

24.归棱羊肉汤

【配方】鲜羊肉 150g,当归尾 12g,三棱 8g,桃仁 12g,陈皮 10g,红枣 10 枚。

【制作】羊肉去脂,洗净,斩块;其余用料洗净,陈皮浸渍。将以上用料置入锅内,

加清水适量,文火煮 2~3h,滤渣,调味。

【用法】食肉饮汤。

【功效及应用】祛瘀活血,消癥散结。适用于血瘀癥块。

25.毛鸡(鸭)蛋

【配方】未孵出的带毛鸡(鸭)蛋 4 个,生姜 15g,黄酒 50ml。

【制作】将带毛鸡(鸭)蛋去壳、毛及内脏,加黄酒、生姜同煮熟,调味。

【用法】月经前每日 1 剂,连服数日。

【功效及应用】补气益血,活血化瘀。适用于妇人气血两虚之血虚血瘀证。

26.丝瓜籽汤

【配方】丝瓜籽 9g,红糖适量,黄酒少许。

【制作】将丝瓜籽焙干,水煎取汁,加黄酒、红糖。

【用法】月经前每日 1 剂,连服 3~5 日。

【功效及应用】补气益血,活血化瘀。适用于妇人气血两虚之血虚血瘀证。

(夏小军)

参考文献

黄帝内经素问	人民卫生出版社校勘本
灵枢经	人民卫生出版社影印本
五十二病方注补译(严健民编著)	中医古籍出版社排印本
难经(战国·秦越人)	人民卫生出版社影印本
伤寒论(汉·张仲景)	上海科学技术出版社校注本
金匮要略(汉·张仲景)	人民卫生出版社排印本
备急千金要方(唐·孙思邈)	人民卫生出版社影印本
千金翼方(唐·孙思邈)	人民卫生出版社影印本
外台秘要(唐·王焘)	人民卫生出版社影印本
太平惠民和剂局方(宋·陈师文等)	人民卫生出版社排印本
普济本事方(宋·许叔微)	上海科学技术出版社排印本
圣济总录(宋·政和中奉敕撰)	人民卫生出版社排印本
妇人大全良方(宋·陈自明)	人民卫生出版社排印本
类编朱氏集验医方(宋·朱肱)	人民卫生出版社铅印本
重订严氏济生方(宋·严用和)	人民卫生出版社排印本
脾胃论(金·李杲)	人民卫生出版社注释本
饮膳调养指南(元·忽思慧)	上海学生书局排印本
丹溪手镜(元·朱震亨)	人民卫生出版社点校本
古今医统大全(明·徐春甫)	明隆庆四年(1570年)刻本
本草纲目(明·李时珍)	清同治十一年(1855年)合肥张氏味古斋重校刻本
神农本草经疏(明·缪希雍)	山西科学技术出版社排印本
本草乘雅半偈(清·卢之颐)	中国医药科技出版社排印本

理虚元鉴(明·汪绮石)　　　　　　　　上海卫生出版社排印本

血症经验良方(清·潘为缙)　　　　　　上海万有书局石印本

图书集成医部全录(清·陈梦雷等撰修)　人民卫生出版社排印本

怡堂散记(清·许豫和)　　　　　　　　引自《中国历代名医医话大观》
　　　　　　　　　　　　　　　　　　山西科学技术出版社排印本

通俗伤寒论(清·俞根初)　　　　　　　1934年上海刘世堂书局铅本

医门棒喝(清·章楠)　　　　　　　　　1919年绍兴裘氏刊本

医述(清·程文圃)　　　　　　　　　　安徽科学技术出版社普及校订本

理瀹骈文(清·吴师机)　　　　　　　　人民卫生出版社注释本

随息居饮食谱(清·王士雄)　　　　　　清光绪十八年(1892年)上海醉六
　　　　　　　　　　　　　　　　　　堂刊本

费氏食养三书(清·费伯雄)　　　　　　1938年孟河费氏排印本

血证论(清·唐容川)　　　　　　　　　上海人民出版社排印本

存存斋医话(清·赵晴初)　　　　　　　清光绪七年(1881年)刊本

虚劳心传(清·何炫)　　　　　　　　　清光绪十一年(1889年)行素草堂
　　　　　　　　　　　　　　　　　　藏板刊本

医学衷中参西录(清·张锡纯)　　　　　河北人民出版社修订本

中国医学大词典(谢利恒编纂)　　　　　1921年商务印书馆排印本

实用中医血液病学(吴翰香等)　　　　　1992年上海中医药大学出版社

实用中医血液病治疗学(王启政)　　　　1994年中国中医药出版社

当代中西医结合血液病学(邓成珊等)　　1997年中国医药科技出版社

贫血性疾病的中西医诊断与治疗(黄泰康等)　2000年中国医学科技出版社

血液病手册(陈信义等)　　　　　　　　2001年中医古籍出版社

专科专病名医临证经验全书·血液病(梁冰等)　2002年人民卫生出版社

血液病中医诊疗与调养(全世建等)　　　2002年广东旅游出版社

实用中医血液病学(黄振翘等)　　　　　2005年上海科学技术出版社

中医血液病临床手册(周永明等)　　　　2005年上海中医药大学出版社

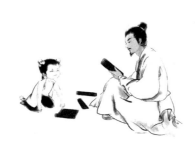

第八篇

肿瘤中医外治法

第一章
常用中医外治法

中医外治法源远流长,且均散见于历代诸家医籍之中,直到清代始有程鹏程的《急救广生集》和吴师机的《理瀹骈文》两部专著先后问世,外治法也得到广泛应用和较快发展。由于外治法具有简、便、廉、验的特点,而深受广大人民群众的欢迎,加之近年来药源性疾病日益突出,中医药受到国内外医药界的重视和青睐,特别是中医外治法受到高度关注。现将恶性肿瘤常见的外治法介绍如下。

第一节　外敷法

外敷法即将新鲜植物药捣烂或干药研成细末,药末加水、醋、蜂蜜、鸡蛋清、茶、葱汁、蒜汁、姜汁、猪胆汁及油类等调和成糊剂,直接敷于肿瘤局部,如肿瘤溃破化脓时,利用"束其根盘,截其余毒"的原理,将药围敷在其周围,借药粉箍集围聚、收束疮毒,从而促使肿疡初起轻者肿疡消散,即使毒已结聚,也能促使疮形缩小,趋于局限,达到早日成脓和破溃,破溃后,余肿未消者,也可消肿,截其余毒,而达到治疗目的。外敷法是肿瘤治疗中最为常用的外治疗法,其使用安全方便,疗效迅速明显,因此,应用于多种肿瘤的治疗。如用治皮肤癌的皮癌净、五烟丹、五虎丹糊剂、三品一条枪粉、信枣散、藜芦膏、一效膏、砒钱散、砒矾散等。常见的敷贴剂型有以下几种。

一、膏剂

膏剂有硬膏和软膏两种,其制法不同。硬膏是将药物放入植物油内浸泡1~2日后,加热油炸,过滤,药油再加热煎熬至滴水成珠,加入铅粉或广丹收膏,摊贴穴位,硬膏易于保存且作用持久,用法简便。软膏是将药物粉碎为末过筛后,加入醋或酒,入锅加热,熬成膏状,用时摊贴穴位,定时换药。也可将适量药末加入葱汁、姜汁、蜜、凡士林等调成软膏,摊贴穴位,软膏渗透性较强,药物作用迅速,黏着性和扩展性较强。

二、散剂

散剂是穴位敷贴中最基本的剂型。根据辨证选药配方,将药物碾成极细的粉末,过 80~100 目细筛,药末可直接敷在穴位上或用水等溶剂调和成团贴敷,再用纱布、胶布固定,或将药末撒布在敷贴穴位。散剂制法简便,剂量可随意变换,药物可以对证加减,且稳定性较高,储存方便。因药物粉碎后,接触面较大,刺激性增强,故易于发挥作用,疗效迅速。

三、糊剂

糊剂是指将散剂加入赋形剂,如酒、醋、姜汁、鸡蛋清等调成糊状敷涂在穴位上。外盖消毒纱布,胶布固定。糊剂可使药物缓慢释放,延长药效,缓和药物的毒性。再加上赋形剂本身所具有的作用,可提高疗效。

四、丸剂

丸剂是将药物研成细末,以蜜、水或米糊、酒、醋等调和制成的球形固体剂型。丸剂贴敷通常选择小丸药。丸者缓也,可使药物缓慢发生作用,药力持久,且丸剂便于贮存。

五、饼剂

饼剂是将药物粉碎过筛后,加入适量的面粉拌糊,压成饼状,放笼上蒸 30min,待稍凉后摊贴穴位。有些药物具有黏腻性,可直接捣融成饼,大小、重量应根据疾病轻重和贴敷部位而定。

六、锭剂

将敷贴药物粉碎过筛后,加水及面糊适量,制成锭剂,晾干,用时以水或醋磨糊,涂布穴位。本剂型多用于慢性病,可减少配制麻烦,便于随时应用。

第二节 其他方法

一、熏洗法

熏洗法是用药物煎汤,趁其热气在皮肤或患处进行熏蒸、淋洗和浸浴的方法,此法可先以药液蒸汽熏,待药液温时再洗。借助药力和热力的综合作用,可达到促进腠理疏通、气血流畅,改善局部营养和全身机能的目的。适用于肿瘤康复期的巩固治疗,或肛肠、皮肤等部位的病变。如早期宫颈癌,用红花、白矾、瓦松等,水煎,先熏后洗外阴有辅助治疗作用,放射引起的皮肤糜烂、溃疡,用苍耳子、地肤子、荆芥、徐长卿、蝉衣、苦参、金银花、薄荷制成外洗方等。

二、涂搽法

涂搽法即将药物制成洗剂、酒剂、油剂、软膏等剂型,薄薄涂搽于病变局部的方法。适合于多种部位癌肿。

三、灌肠法

灌肠法是将中药制成各种药液,借助器具(如灌肠器、导尿管等)插入病变部位注入药液以治疗疾病的方法,以发挥药液在腔道内对肿瘤的抑制作用。常用于肿瘤压迫肠腔或浸润肠管、堵塞肠道引起的肠梗阻或便秘等。

四、热烘疗法

热烘疗法是在病变部位涂药后,再加热烘,通过热力的作用,使局部气血流畅,腠理开疏,药物渗入,从而达到活血祛风以减轻或消除痒感、活血化瘀以消除皮肤瘙痒等治疗目的的一种治疗方法。

五、含漱法

含漱法是将药物煎汤,常含口内,漱口吐出,并不下咽的方法。主要用于口咽部肿瘤及放化疗引起的口腔黏膜反应,及口腔癌、鼻咽癌患者,考虑到其特殊解剖位置,可不时啜服、漱口、擤鼻或药气熏蒸,使病灶部位的药物浓度升高。如薄荷甘草煎汤含漱可防治放疗引起的口腔黏膜炎;白血病齿衄、舌衄用生蒲黄煎汤含漱以辅助止血等。

六、插药法

插药法是将腐蚀药物制成药钉、药棒等形状,直接插入细小的创口中或瘘管、窦道内或癌肿组织内,以引流祛腐、促使其创口愈合或使其逐步坏死干枯脱落的方法。主要用于肿瘤术后并发瘘管或窦道者或浅表部位的肿瘤及宫颈癌等。

七、腐蚀法

腐蚀法是应用药性峻猛、能祛腐拔毒的药物敷于肿瘤表面,以腐蚀瘤体,从而达到使癌毒外泄、瘤体消散或脱落的目的;对于瘤体已溃破,腐肉糜烂,亦可用此法以祛除腐肉,生肌敛疮。常用药物如硇砂、信石、火硝、降丹等。

八、喷吹法

喷吹法即直接或借助器具将药面喷撒至病变部位的方法。主要用于鼻腔、咽、喉、口腔及耳内等部位。如鼻咽癌用甘遂、甜瓜蒂、硼砂、飞辰砂研末混合后吹入鼻内或用山豆根粉喷喉内;鼻咽癌咯血、鼻衄严重者用桂圆核或陈葫芦、冰片吹入鼻、喉等;青黄散随证加减对口腔、咽喉部位之肿瘤或红肿、或溃破、或流血水均可适用。

九、热熨法

热熨法是把药物加酒、醋炒热,布包熨于疼痛部位或相应的体表,使腠理疏通、气血流畅而起到活血止痛的治疗目的。

十、塞法

塞法是将药物捣烂或研为细末,放在纱布上卷成条状或加工制成相应的栓剂,用于治疗阴道癌、宫颈癌、直肠癌等有局部病灶者。如鼻咽癌用硼脑膏剂,或用薄纸卷、棉花等蘸药末或浸药汁,塞入耳、鼻、阴道、肛门等患处,以起到腐蚀肿瘤、消肿止痛的作用。如宫颈癌用癌敌锭、宫颈粉塞入阴道内等。

十一、熏法

熏法是把药物燃烧后,取其烟气上熏,借着药力与热力的作用,使腠理疏通、气血流畅而达到治疗目的的一种治法。包括神灯照法、桑柴火烘法、烟熏法等。

十二、浸渍法

浸渍法古称溻渍法,是把药物煎汤淋洗患部,使疮口洁净,祛除病邪,从而达到治疗目的的一种治疗方法。

十三、雾化吸入法

雾化吸入法是将药液以气雾状喷出,由呼吸道吸入的方法。此种方法简便,吸入时黏膜用药均匀,吸收面积较大,药物易于进入黏膜表皮细胞,起效快,临床常用于鼻咽部肿瘤。

十四、中药泡洗

中药泡洗是利用温热的中药药液对局部皮肤、经络、脏器反射区的刺激和药物通过皮肤的渗透、吸收,达到活血化瘀、温阳利水、提高免疫能力等作用。对肿瘤患者化疗后双脚(手)冰凉、手足麻木不仁、手足色素沉着、局部水肿、失眠等有很好疗效。

十五、中药现代外治法

中药现代外治法包括:中药离子透入法、超声药物透入法、中药介入法、腔内注入药物法等,对于多种肿瘤可起到直接的抑制和杀灭作用。

十六、针灸、气功疗法

针灸对于改善肿瘤患者的症状,提高生活质量可起到一定的作用,亦常用于减轻化疗引起的骨髓抑制及恶心、呕吐等消化道反应。气功对增强体质,防止癌症的复发转移有着重要的作用。

(雷旭东　包晓玲)

第二章
肿瘤并发症的中医外治法

随着医疗技术的进步,肿瘤治疗水平的提高,肿瘤患者的生存期也逐步延长,同时肿瘤的并发症也越来越受到人们的重视,预防肿瘤的并发症与中医学的"既病防变"思想一致,现将肿瘤常见并发症的中医疗法做一介绍。

第一节 癌 痛

癌症导致的疼痛中医学统称癌痛,即癌瘤阻滞气血经络而致的疼痛。相关文献研究发现癌痛常出现于气血衰败的症候中。《黄帝内经》中有极似肺癌晚期疼痛的描述,如"大骨枯槁、大肉下陷、胸中气满、喘息不便、内痛引肩项"。《难经·五十五难》中有"积者阴气也,其始发有常处,其痛不离其部……"的记载。《诸病源候论·积聚病诸候》中论述了癌痛发生发展的过程以及其临床表现,认为"聚者阳气,六腑所成,故无根本,上下无所留止,其痛有常处。此皆由寒气搏于脏腑,与阴阳气相击上下,故心腹痛也"。

癌痛的病机大致可分为两种:其一,"不通则痛",由于痰浊、热毒、气滞、血瘀等聚于脏腑筋骨之间,导致脉络瘀阻,气血运行不畅,故不通则痛。其二,"不荣则痛",古语有云"脉泣则血虚,血虚则痛"。因肿瘤日久伤正,正气虚弱无法荣养人体四肢百骸及经络脏腑而引发疼痛。

一、气滞血瘀

目前对于癌痛的分型尚无统一的标准,综合文献近几十年的研究资料,气滞血瘀型癌痛已经被大家广泛认可,并且所占比例较大。王华伟等人研究发现癌痛外治法中,中药使用频率较高的前50味药物中,活血化瘀药约占41%,由此可见活血化瘀法为癌性疼痛中医外治的治疗核心。中医理论认为"气行血,血载气","气行则血行,气滞则血瘀",故而"气滞"与"血瘀"常相互并见。气滞、血瘀壅滞于脏腑经络使气机运行不畅而导致"不通则痛",临床多表现为实证。气滞可导致血瘀,而瘀血又可加重气滞,并造成恶性循环,进而加重癌痛患者的临床症状及体征。

【治则治法】活血行气,消肿散结。

【组方】生附子10g、生川乌10g、生南星10g、乳香20g、没药20g、延胡索10g、三七15g、冰片5g。

【用法用量】以上诸药制成粉末,用蜜调成稠糊状,摊于纱布上,约15cm×15cm大小,敷贴于局部痛点(若皮肤有伤口,避开该部位)3h,每日两次,连用7d为1疗程。

【方解】生附子散寒止痛,生川乌温经止痛,生南星散结消肿,共为君药,"三生"不经炮制药力迅猛,直达病所。乳香辛散走窜,既入血分,又入气分,能行血中之气滞,化瘀止痛,可用于一切气滞血瘀之痛证;没药具有活血止痛,消肿生肌之功,乳香活血,没药散血,二药合用,可行宿血,散瘀滞,共为臣药。延胡索辛散温通,具有活血、行气、止痛之效,为活血行气之良药,三七可散瘀、止血、消肿、定痛,共为佐药。冰片外用可清热消肿、生肌敛拖,且冰片为本方引经药,引诸药直达痛处,为使药。全方共奏活血行气、消肿散结之功。

二、毒损络脉

部分学者认为癌痛是由瘀血、痰凝、癌毒搏结于络脉引起,即由"毒损络脉"而成,疼痛的部位即"病络"所在,当以"通络"为大法,形成了活血解毒通络法,外用可治疗局部癌痛。

【治则治法】活血解毒,通络止痛。

【组方】丁香10g、细辛5g、乳香15g、没药15g、血竭15g、全蝎10g、生半夏10g、干蟾皮8g、穿山甲10g、大黄10g、芒硝20g、冰片1g。

【用法用量】以上药物除冰片外,其他药物煎煮后负压浓缩制成粉末剂后,加入冰片1g、蜂蜜3ml、食用油3ml,调成膏状待用。

【方解】乳香、没药、血竭,三药活血化瘀止痛,可祛除阻滞于病络的瘀血,达到止痛的作用,共为君药。生半夏、干蟾皮,这两味药有一定的毒性,是治疗肿瘤很常用的药物,也常外用于止痛,具有化痰散结、消肿止痛之效,能化络脉痰瘀之邪,达到通络止痛的目的,共为臣药。生大黄、芒硝,取生大黄活血化瘀之功,祛除络脉之瘀滞,取芒硝软坚散结、渗透消肿之效,共为佐药。丁香、细辛、冰片,辛香走窜,此三味药合用既有通络止痛作用,又可促进其他药物的透皮吸收,共为使药。全方共奏活血解毒通络之功。

三、骨转移痛

骨转移是恶性肿瘤晚期常见的并发症,其发生率为 20%~95%,仅次于肺和肝脏转移。骨转移癌最主要症状是顽固性疼痛,并可进行性加重,出现身体活动功能障碍或病理性骨折、截瘫等,严重影响患者的生存质量,临床治疗也相当棘手。

中医古代文献中无骨转移癌的病名,按其临床表现,骨转移癌应属中医文献中"骨瘤""骨蚀""石疽""骨石瘤""骨痰疮""骨疽""骨痹"等范畴。如《外科枢要·论瘤赘》曰:"若劳伤肾水,不能荣骨而为肿瘤……名为骨瘤……夫瘤者,留也。随气凝滞,皆因脏腑受伤,气血和违。"《灵枢·刺节真邪》中云:"虚邪之人于身也深,寒与热相搏,久留而内著,寒胜其热,则骨疼肉枯,热胜其寒,则烂肉腐肌为脓,内伤骨,为骨蚀……有所结,深中骨,气因于骨,骨与气并,日以益大,则为骨瘤。"现代医家认为骨转移癌的病因病机主要表现为:早期气滞、血瘀、痰浊闭阻经络,壅塞局部,积聚而成癌;后期,机体气血俱伤,肝肾亏虚,肾精不充,骨髓失养,癌瘤乘虚循经入骨,而形成骨转移癌。因此,骨转移癌的病机特点有两个:一是正虚,二是瘀阻。

【治则治法】消癥止痛。

【组方】血竭 10g、青黛 5g、冰片 1g、乳香 15g、没药 15g。

【用法用量】以上药物除冰片外,其他药物煎煮后负压浓缩制成粉末剂后,加入冰片 1g、蜂蜜 3ml、食用油 3ml,调成膏状待用。

【方解】方中血竭活血化瘀、消肿止痛、软坚散结、生肌敛疮;青黛凉血、消斑,外敷能消肿痛,解疮毒,拔毒外出,为君药。乳香调气活血、定痛,《本草纲目》云:"乳香香窜,入心经,活血定痛,故为痈疽疮疡、心腹痛要药。"没药散血去瘀,消肿定痛,《药性论》曰:"主打搪损,心腹血瘀,伤折跌跌,筋骨瘀痛,金刃所损,痛不可忍,皆以酒投饮之。"乳香活血,没药散血,二药合用,可行宿血,散瘀滞,共为臣药。冰片外用可清热消肿、生肌敛拖,且冰片为本方引经药,引诸药直达痛处,为使药。全方药少而力专,共奏化瘀、止痛之效。

第二节 胸腔积液

恶性胸水是由于恶性肿瘤胸腔转移或原发性胸腔恶性肿瘤所致,据统计约50%的肺癌和乳腺癌患者在疾病过程中将出现胸腔积液。恶性胸水生长迅速,临床症状常难以有效地控制,严重影响了病人的生存质量及生存期。因此,采取积极而有效的手段治疗恶性胸水具有重要意义。

恶性胸水在祖国医学中属于"悬饮"范畴。其病因病机为正气内虚,邪毒犯肺,肺失宣降,气机不畅,气滞痰凝,脉络壅塞,脾气运化亦受阻,继而出现肺脾肾三脏失调,升降失常,清浊相混,痰浊积聚而为饮,津液不布而成胸水,属本虚标实之证。中医治疗恶性胸水多采用攻逐水饮、扶正培本为治则。

【治则治法】益气行水,活血止痛。

【组方】生黄芪60g、牵牛子20g、桂枝15g、莪术15g、老鹤草20g、冰片1g。

【用法用量】以上药物除冰片外,其他药物煎煮后负压浓缩制成粉末剂后,加入冰片1g、蜂蜜3ml、食用油3ml,调成膏状待用。

【方解】黄芪益气固表、利水消肿,为君药;牵牛子消痰涤饮,与黄芪并用,攻补兼施;桂枝温通经脉、助阳化气,莪术行气破血、消积止痛,共为臣药;老鹤草外用可利水,为使药;冰片为本方引经药,引诸药直达痛处,为使药。全方共奏益气行水、活血止痛之功。

第三节 腹腔积液

腹腔积液即腹水,是指腹膜腔内游离液体超过正常值并潴留,也就是腹膜腔内游离液体的异常聚积。一般情况下,正常人腹腔内仅有少量液体,50~100ml,具有润滑、保护等作用。各种原因导致腹腔内游离液体超过代偿能力时称积液,引起腹腔积液的病因很多,主要有肝源性、肾源性、心源性、肿瘤、营养不良、感染及内脏损伤等;且机制尚不完全明确。恶性腹腔积液对患者生命危害极大,给晚期肿瘤患者带来了巨大痛苦,严重影响患者的生存质量及生存期,因此控制恶性腹水快速生长或消除腹水是晚期肿瘤综合治疗中的重要措施。

腹腔积液属中医"鼓胀"范畴。鼓胀系因肝脾肾三脏受损,气、血、水游积腹内,临床以腹部胀大如鼓、皮色苍黄、腹壁脉络暴露为特征,或有胁下或腹部痞块,四肢枯瘦等表现的病症。本病反复迁延,久治难愈,晚期可见吐血、便血、昏迷等症。清·喻嘉言《医门法律·胀病论》曰:"故不病之人,凡有瘕积块痞块,即是胀病之根,日积月累,腹大如箕,腹大如瓮,是名单腹胀。"恶性腹腔积液以"血鼓"居多,如清·唐容川《血证论·血臌》曰:"血臌之证,胁满,小腹胀满,身上有血丝缕,烦躁漱水,小便赤,大便黑,腹上青筋是也。"

【治则治法】利水消肿。

【组方】厚朴 20g、半夏 20g、干姜 20g、党参 20g、枳壳 20g、炒白术 20g、桂枝 20g、紫草 10g、益母草 30g、车前子 20g、大腹皮 20g、猪苓 20g、茯苓 30g、冰片 10g、炙甘草 20g。

【用法用量】取神阙穴为贴敷中心点,将贴敷点洗净擦干,将药物细末 30g 用温开水调匀成糊状,放置 25cm×30cm 敷料中心区域,纱布展开覆盖,药物范围约 8cm×10cm,药物厚度约 2mm,胶布固定纱布四周,贴于腹部,4~6h 取下敷料及药物,每日一次,5d 为 1 疗程。

【方解】厚朴燥湿消痰、下气除满,既可除无形之湿满,又可消有形之实满,为消除胀满的要药,干姜温中散寒、温肺化饮,半夏燥湿化痰、消痞散结,共为君药。枳壳行气开胸、宽中除胀,炒白术益气健脾、燥湿利尿,被前人誉为"脾脏补气健脾第一要药";桂枝温通经脉、助阳化气,可治疗痰饮、蓄水证;益母草活血调经、利水消肿,尤宜治水瘀互阻的水肿;车前子善通利水道,大腹皮行气宽中、利水消肿;猪苓利水消肿、渗湿;茯苓性味与猪苓相同,可利水消肿、渗湿健脾,可治疗寒热虚实各种水肿,实为利水消肿之要药,诸药合而为臣药。党参补脾肺气,炙甘草补脾益气、缓急止痛,二药补中益气,甘草调和诸药,共为佐药。紫草凉血、活血,冰片,味辛气香,引药入里,共为使药。全方共奏利水消肿之功。

第四节　心包积液

心包积液是一种较常见的临床病症,尤其是在超声心动图成为心血管疾病的常规检查方式之后,心包积液在病人中的检出率明显上升,可高达 8.4%,大部分心包积液由于量少而不出现临床征象。少数病人则由于大量积液而以心包积液成为突出的临床病症。心包积液属中医学"痰饮"或者"支饮"范畴。《灵枢》谓:"心包络之脉动则病胸胁支满者,谓痰饮积于心包,其病则必若是也。"《金匮要略·痰饮咳嗽病脉证并治》中亦云:"咳逆倚息,短气不得卧,其形如肿,谓之支饮。"支饮病机主要为饮邪伏于膈上,犯于心肺。痰饮是因中阳不足,饮停心下所致。中焦阳虚,脾失运化,则湿聚成饮;饮阻中焦,清阳不升,故头晕目眩;上凌心肺,则心悸,胸满,或短气而咳。因此当以温阳健脾化饮为治则。

【治则治法】温阳化气,利水消肿。

【组方】茯苓 15g、白术 15g、猪苓 15g、桂枝 15g、泽泻 15g、葶苈子 15g、白花蛇舌草 20g、半枝莲 20g、山慈菇 15g、生薏苡仁 15g、炙甘草 10g。

【用法用量】取左前胸心尖搏动处为贴敷中心点,将贴敷点洗净擦干,取药物细末 30g 用温开水调匀成糊状,放置 15cm×20cm 敷料中心区域,纱布展开覆盖,药物范围约 8cm×10cm,药物厚度约 2mm,胶布固定纱布四周,贴于胸部,4~6h 取下敷料及药物,每日一次,5d 为 1 疗程。

【方解】方中茯苓健脾利湿以化饮,饮属阴邪,非温不化,故以桂枝温阳化饮,湿源于脾,脾阳不足,则湿聚为饮,故以白术健脾燥湿,则湿邪去而不复聚,共为君药;泽泻、猪苓、葶苈子以增强其利水渗湿之功而为臣药;佐以白花蛇舌草、半枝莲、山慈菇、生薏苡仁等抗癌之品;使以甘草调和诸药。全方共奏温阳化气,利水消肿之功。

第五节　肠梗阻

肠梗阻,属中医学"肠结""关格"范畴,正如《医贯》中所载"关者不得出也,格者不得入也",与肠梗阻之不能进食,大便闭塞不通相似。临床上具有"痛""吐""胀""闭"四大主症。又因肿瘤病人病程较长,多有正气亏虚,正虚邪实,加之部分手术创伤产生瘀血阻于经络脏腑之间,使气血运行不畅,气滞血瘀,脾气虚弱,胃肠功能失和,进而气血不足,气血不畅,产生梗阻表现,不通则痛。因此,肿瘤性梗阻与脾虚、痰湿、血瘀、外邪等关系最为密切。神阙穴位于脐中,其深部为小肠,为中下焦之枢纽。肠梗阻即为气血凝滞,通降功能失常,痞塞不通所致,故应用脐疗法治疗肠梗阻疗效显著。

【治则治法】行气导滞,通腑止痛。

【组方】大黄 10g、木香 20g、乌药 20g、沉香 6g、槟榔 20g、枳实 20g。

【用法用量】以上药物研末,并用蜂蜜或香油调和成糊状或膏状,外敷脐部,日二次。6d 为 1 疗程。

【方解】方中大黄、枳实、槟榔三药合用以攻积导滞、通腑泻泄,共为君药;木香、沉香、乌药疏肝行气、理气导滞,共为臣药;全方药少而力专,共奏行气导滞、通腑止痛之效。

第六节　汗　证

出汗是人体正常的生理现象,人体通过出汗来疏泄腠理,抗御外邪,调和营卫,保持阴阳的相对平衡。凡与气候、劳动、情绪等因素无关而汗出者,皆属于病理性出汗。汗出是机体阴津、血液、阳气在外的病理反映,故辨汗出症状对分析病机、辨别症候、指导治疗、判断预后至关重要。肿瘤患者多因久耗,心肝肾真阴不足,阴虚阳气外张,将阴液带出体外;而肝虚,又不能将汗液震慑回宫;汗为心之液,汗出过多必然心阴亏损;心阴亏损,则要汲取下焦肝肾真阴上济心阴,汗出不绝,下焦真阴随之亏虚,便形成阴阳失衡的综合病症。"理汗以治病"是中医治疗本病的重要思想,汗出过多属于耗散亏损之证,耗散阳气,亏损真阴。"止汗以扶正"即益气滋阴,收敛止汗,则阴血得充,正气自扶。

【治则治法】益气滋阴,收敛止汗。

【组方】沙参 15g、黄芪 15g、麦门冬 15g、五味子 15g、五倍子 15g、生地 15g、白芍 15g、川桂枝 15g、炙甘草 6g

【用法用量】取以上药粉,用适量生姜汁调成糊状敷于神阙穴,铺平后用无菌敷贴固定,自汗者白天 9:00 贴敷,盗汗者夜间临睡前贴敷,自汗和盗汗兼有者白天 9:00、临睡前各贴敷 1 次,每次 4~6h。

【方解】方中用沙参、黄芪补肺益气、固表止汗为君药;五味子、五倍子敛肺止汗,生津止渴,麦门冬、生地、白芍滋阴养血,柔肝生津,共为臣药;佐以川桂枝温通经脉,助化阳气;使以炙甘草调和诸药;全方共奏益气滋阴、收敛止汗之功。

第七节　褥　疮

晚期肿瘤患者因长期卧床,全身衰弱,低营养状态,身体抵抗力差,极易发生褥疮且难以治愈,严重影响了患者的生活质量及康复。褥疮亦称压疮,属祖国医学"席疮"范畴,正如《外科真诠》云:"席疮乃久病着床之人,挨擦磨破而成。"为临床常见并发症之一。祖国医学认为,褥疮的发病机制主要是久病体弱,气血双亏,并因久病长期卧床,致使受压部位气血运行受阻而失荣、破溃、坏死。晚期肿瘤并发褥疮是由于患者长期体质消耗,全身衰弱,免疫力低下,采取被动体位或被迫体位,加之疼痛、水肿、截瘫、意识障碍、大小便失禁等原因,造成受压组织不可逆的损害,血液循环障碍,失于所需的营养而发生溃烂、坏死。褥疮发生很难控制,在治疗褥疮的过程中除采取积极的全身治疗外,加强局部的治疗也是相当重要的。

【治则治法】祛湿止痒,收敛生肌。

【组方】炉甘石、滑石粉、朱砂、冰片、血竭各等分(剂量依患者病情而定)。

【用法用量】以上药物研末,患者按各临床分期处理消毒皮损后,Ⅰ、Ⅱ期涂药物研末适量外敷后无菌敷料包扎,Ⅲ、Ⅳ期药膏(由适量药物研末加适量香油调制而成)适量外敷后无菌敷料包扎,每日换药1次。

【方解】煅炉甘石收湿防腐、敛疮生肌,滑石粉吸收水湿,保护创面,炉甘石与滑石配伍具有祛湿防腐、燥湿生肌之功,共为君药;血竭、朱砂、冰片合用,加强君药功效。用香油调膏外涂皮肤破溃处可润泽皮肤,保存自身分泌的促创面愈合因子和保持创面药效持久,还具有缓和药性的作用,从而起到滋润肉芽生长,减轻药物对创面的刺激,减少渗出,促进肉芽组织生长及结痂的作用。

第八节　便　秘

便秘是肿瘤患者常见的并发症之一,其发生的原因来自多方面,普遍较顽固,已成为严重影响疾病和生活质量的主要因素。在便秘状态下,常诱发患者的焦虑和情绪紧张,通过激活交感神经肾上腺髓质分泌大量肾上腺素和去甲肾上腺素,此时心跳呼吸加快,血压上升,心肺脑血流增加,进而引起一系列病理变化,从而出现周身不适、头痛、头晕、烦躁、失眠、腹胀、纳差等症状,严重影响肿瘤治疗效果。

中医学认为便秘虽属大肠传导功能失常,但与脾胃及肝肾的关系密切。可分为热秘、气秘、虚秘、冷秘等四类,临床分虚实论治,热秘、气秘为实秘,气虚、血虚及阳虚为虚秘,而肿瘤患者便秘以虚者居多。究其原因,主要为肿瘤多发生于中、老年人,其体质衰弱,尤其晚期肿瘤患者呈消耗衰竭状,加之放化疗副作用引起气血两虚,气虚则大肠传送无力或血虚不能濡润肠道则引起便秘。

【治则治法】隔葱豉饼灸神阙。

【选穴】神阙穴。

【葱豉饼制作】生姜 250g、葱白 250g、淡豆豉 500g、粗盐 250g(生姜和葱白均要求新鲜选购)。将上述药物混合研磨成膏状,然后用玻璃罐密封冷藏备用。

【操作方法】患者平卧位,用生理盐水清洁脐部,棉球吸干水分后。将所备置的膏药取出约 30g,填平脐部。然后取 30g 药膏制作成直径为 4cm,约 3mm 厚的圆饼,置放肚脐正中。取艾绒,备制底面直径 2cm,高 2.5cm 的圆锥形,置放在葱豉饼正中,点燃尖端艾灸。每穴灸 6 壮,以患者感觉脐部温热感为度,艾灸完毕后,取下艾炷,以透明敷料固定葱豉饼外敷脐部。交代患者 1h 后将其取下,并用生理盐水清洗脐部。

【疗程】每日治疗 1 次,连续治疗 6d 为 1 疗程,1 个疗程后休息 1d,共治疗 2 个疗程。

第九节 腹 泻

肿瘤患者常常出现腹泻,医学上称这种腹泻为肿瘤相关性腹泻。肿瘤相关性腹泻多为伴随症状,但也有少数以腹泻为首发症状。发生腹泻原因可由癌症本身引起,也可由恶性肿瘤手术和放化疗等造成消化道结构和功能改变、肠道菌群紊乱和免疫抑制等引起,会影响患者的生活质量和治疗效果。持续腹泻如不及时有效治疗,能使病人变得虚弱,引起电解质紊乱、营养不良、脱水、急性肾功能不全,会引起血压波动引发心血管病变,甚至危及生命。

中医学认为手术之后,损伤中气,脾胃虚弱则不能受纳水谷和运化精微,水谷停滞,清浊不分,混杂而下,遂生腹泻。化疗药物或放射性治疗耗伤机体正气,伤脾败胃,使脾气虚弱,运化失职,脾失健运,胃失和降,水谷不化,生湿化热,水湿下趋大肠,致大肠传导功能失常。因此,本病主要病机为脾虚湿盛,脾胃运化功能失调,肠道分清泌浊、传导功能失司。病变部位主要为脾胃、大小肠,而与肝、肾、肺相关。症型多表现为本虚标实,本虚以脾肾虚为主,标实为湿热、血瘀、气滞为主。

【治则治法】健脾温肾,清热化湿解毒。

【组方】参苓白术散合四神丸穴位敷贴及青白汤(青黛 3g、白头翁 12g、白芨 15g、三七 15g、冰片 1g)灌肠。

【用法用量】参苓白术散合四神丸煎煮后负压浓缩制成粉末剂后,加入冰片 1g、蜂蜜 3ml、食用油 3ml,调成膏状敷贴神阙穴;青白汤煎煮后灌肠。

【方解】人参益气、白术健脾、茯苓渗湿、补骨脂补命门之火以温养脾土,共为君药;山药助人参健脾益气,兼能止泻,白扁豆、薏苡仁助白术、茯苓以健脾渗湿,肉豆蔻温脾暖胃,涩肠止泻,配合补骨脂则温肾暖脾,固涩止泻之功益彰,共为臣药;佐以砂仁辛温芳香醒脾和胃,行气化滞,使上下气机贯通,促中州运化,泄泻可止,桔梗宣肺利气,以通调水道,又载药上行,以益肺气,吴茱萸辛苦大热,温暖肝脾肾以散阴寒;甘草调和诸药,生姜暖胃散寒,大枣补脾养胃,共为使药。以上药物合用,补其中气,渗其湿浊,使火旺土强,腹泻自愈。

青白灌肠汤,其主要成分有青黛、白头翁、白芨、三七、冰片等,青黛清热化湿解毒为主,使湿热之邪无所藏匿,邪祛则诸症渐消为君药;白芨、三七止血生肌,消肿定痛,为臣药;白头翁可治疗下利赤白脓血、腹痛等症,为佐药;冰片,味辛气香,引药入里,共为使药。诸药相合,共奏清热化湿,止血生肌之功。

第十节　失　眠

肿瘤患者常合并失眠,肿瘤导致失眠,失眠加速肿瘤进展,这是一个恶性循环。因此,有效解决肿瘤患者的失眠有着非常积极的作用,也是肿瘤患者治疗和康复过程中不可忽视的问题。属于中医"不寐""不得眠"范畴,对于失眠的病因病机,早在《素问·逆调论》就有"胃不和则卧不安"的记载。《金匮要略·血痹虚劳病脉证治》有"虚劳虚烦不得眠"的论述。《辨证录》曰:"人有昼夜不能寐,心甚躁烦,此心肾不相交耳。先心肾之所以不交者,心过于热,而肾过于寒也。"《证因脉治》曰:"心气虚则心主无成,心神失守而夜卧不安之症作矣。"现代医家也多有阐释,概括而言,不外"脏腑机能紊乱,气血亏虚,阴阳失调",而肿瘤亦会影响脏腑功能,气血亏损,阴阳失调,这是失眠与肿瘤皆有的重要病机,所以"治本一途"。

【治则治法】养血清心、镇惊安神。

【组方】酸枣仁 30g、远志 12g、茯神 20g、柏子仁 15g、夜交藤 15g、合欢皮 15g、五味子 15g、丹参 10g、赤芍 15g、玫瑰花 15g、钩藤 15g、龙骨 20g、磁石 20g、炙甘草 6g。

【用法用量】以上药物研末,适量足浴,每日换药 1~2 次,临睡前泡脚。

【方解】方中酸枣仁养心阴,益肝血而有安神之效,为君药。柏子仁补益心脾,滋养肝肾,有养心安神之功;茯苓健脾宁心;五味子补肾宁心共为臣药;朱砂清心养心,为镇心安神第一药,磁石、龙骨、牡蛎镇心安神,为佐药;小麦养心、益肾,与炙甘草、大枣同用,有养心安神作用,为使药。全方共奏养血清心、镇惊安神之效。

第十一节　发　热

发热是中晚期肿瘤患者常见的症状之一,常贯穿于整个病程,严重影响患者的生活质量。研究表明,大约有5%的无法解释的发热与感染无关,其主要为药物热或肿瘤性发热。中医学认为,肿瘤患者发热主要是由于气血阴精亏虚,脏腑功能失调,邪实痰瘀阻滞,日久化热所致,就其病因病机及临床特点应归属于内伤发热范畴。血瘀日久生热,痰湿蕴而化热,气血亏虚、营阴脱失则虚热内生、浮阳外越,热毒积聚不仅可见实热,亦可伤阴而致虚热。因此,肿瘤晚期患者多会表现出不同程度的热象,且上述各因素间可相互转化,如痰阻经络可导致血脉瘀滞;热毒伤阴或营阴脱失,血脉失充亦可致血行瘀积;气血亏虚一方面气不行血致瘀,另一方面虚热内生而致虚、瘀、热共存。因此无论何种原因导致的肿瘤热,均以瘀和热为共同病机。故清热凉血化瘀是肿瘤热的基本治则,据此拟定足浴方。

【治则治法】清热解毒,凉血活血,通腑泻热。

【组方】竹叶 10g、石膏 50g、知母 10g、水牛角 50g、生地 24g、赤芍 12g、丹皮 10g、大黄 6g、桃仁 10g、大青叶 15g、板蓝根 15g、金银花 20g、半枝莲 15g、白花蛇舌草 15g。

【用法用量】以上药物研末,适量足浴,每日 1~2 次,临睡前泡脚。

【方解】竹叶配石膏甘寒清气分余热;知母、石膏清肺胃之热而除烦渴;水牛角、生地、赤芍、丹皮具有清热解毒,凉血散瘀的功效,清血分之热;大黄泻火逐瘀,通便解毒;丹皮凉血清热,活血散瘀,二者合用,共泻肠腑湿热瘀结,桃仁性善破血,而通瘀滞;金银花、半枝莲、白花蛇舌草清热解毒、凉血化瘀。全方共奏清热解毒,凉血活血,通腑泻热。

【按压区】曲池、大椎。

第十二节 下肢深静脉血栓

恶性肿瘤患者合并血栓症的发病率为 10%~15%，其中下肢深静脉血栓形成（limb deep vein thrombsis, LDVT）的发生率为 1%~11%，其最主要危害是血栓脱落后形成肺栓塞（pulmonary thrombo emlism, PTE），严重时出现心源性休克甚至猝死；远期危害可导致血栓形成后综合征，因此在临床中应给予高度重视。血栓形成作为目前癌症患者常见的并发症，严重影响晚期恶性肿瘤患者的生存质量。中医药能较好地改善晚期恶性肿瘤患者的生存质量，并一定范围内延长晚期肿瘤患者的生存期。

中医学认为，恶性肿瘤不是单纯的局部性疾病，而是一种全身性疾病。在各种致病因素的共同作用下，机体阴阳失调，脏腑经络气血功能障碍，从而导致气滞、血瘀、痰凝、热毒、湿聚等互相交结而共同造成恶性肿瘤的发生。历代医家对静脉血栓形成的认识不尽相同，总的可以归结为"股肿""肿胀""瘀血流注""血瘀""脉痹"等范畴。现代中医研究者认为，"股肿"是以肢体肿胀、疼痛，沿静脉血管走行压痛和局部温度升高等为主要表现的周围血管疾病，是指血液在深静脉血管内发生异常凝固而引起静脉阻塞，血液回流障碍的疾病，相当于西医的深静脉血栓形成，且多好发于下肢。

一、气滞血瘀

以患肢肿胀，皮温略高，局部皮肤暗紫，情志抑郁，善太息，时有胸胁胀闷，纳差，嗳气，小便不利，腹胀便溏，舌淡，苔薄，脉细涩等为主要临床表现。

【治则治法】调畅气机，活血化瘀，健脾利水。

【组方】柴胡龙牡汤（柴胡 12g、龙骨 15g、牡蛎 15g、法半夏 10g、黄芩 8g、夏枯草 15g、白花蛇舌草 10g、半枝莲 10g）为基础方，加用丹参、当归、莪术、三七等活血化瘀药，配合茯苓、白术等健脾渗湿药。

【用法用量】以上诸药制成超微粉末，用蜜调成稠糊状，摊于纱布上，敷贴于肿胀部位（若皮肤有伤口，避开该部位）3h，每日两次，连用 7d 为 1 疗程。

二、脾虚湿困

以患肢浮肿，活动后加重，神疲乏力，皮色略暗，时有腹部隐痛，纳差，小便不利，舌质淡，或边有齿痕，苔薄白，脉沉等为主要临床表现。

【治则治法】益气健脾,利水消肿,行气活血。

【组方】益气消积汤(北沙参 10g、太子参 12g、白术 15g、白花蛇舌草 125g、半枝莲 15g、黄芪 20g、砂仁 15g、夏枯草 15g)为基础方,加用五苓散或实脾饮加减等健脾利湿,酌情配合川芎、三七、三棱等行气活血药。

【用法用量】以上诸药制成超微粉末,用蜜调成稠糊状,摊于纱布上,敷贴于肿胀部位(若皮肤有伤口,避开该部位)3h,每日两次,连用 7d 为 1 疗程。

第十三节　癌性厌食症

癌性厌食症是指恶性肿瘤患者进行性消瘦的综合征,主要症状包括厌食、早饱、肌力软弱、体重下降等。癌症患者中 33%~75% 的有厌食表现。在进展期患者中,厌食者高达 80%,其中胃癌患者约占 60%,影响患者的营养状况、降低免疫力、进一步增加感染风险、进而增加肿瘤恶液质状态的风险,并且对肿瘤患者的心理健康、社会功能造成很大的负面影响,降低患者的生活积极性及求生信念,严重影响患者的生活质量。正如李东垣所云:"安谷则昌,绝谷则亡。"目前,现代医学对癌性厌食的机制尚未阐释清楚, 较为成熟的治疗方法主要包括静脉营养支持及醋酸甲地孕酮治疗,但因醋酸甲地孕酮具有水纳潴留、静脉血栓等形成的风险,在临床运用上具有一定的局限性。中医药在癌性厌食的治疗中有一定优势。癌性厌食的治疗中,以顾护脾胃为主,辅以解毒、化痰、利湿等以利正气恢复。

癌性厌食属于中医"痞满"等范畴。其发病主要是七情失和、脾胃虚弱等原因导致肝、脾、胃功能的协调性异常,以致中焦气机升降失常。祖国医学认为放、化疗是大热大毒之邪,其作用于人体使正气耗伤,脾胃受损,气机升降失常,水湿停滞,痰饮滋生,脾失健运而不欲饮食。因此在厌食的治疗中,尤其重视顾护脾胃。

【治则治法】醒脾开胃,散痞消积。

【组方】白术 20g、枳实 20g、陈皮 10g、半夏 10g、神曲 10g、麦芽 10g、山楂 10g、荷叶 6g。

【用法用量】共研细末用温水调和,或煎浸膏,外敷神阙穴。

【方解】方中白术、陈皮健脾行气化湿,枳实行气导滞,半夏燥湿化痰、降逆止呕,消痞散结,神曲、麦芽、山楂健脾消食,诸药合用具有醒脾开胃,散痞消积之功。

第十四节 乏 力

美国癌症综合网(NCCN)将癌因性疲乏(Cancer-relatedFatigue,CRF)定义为:一种对疲劳的主观感觉,具有持续性以及非普遍性的特点,与癌症本身以及影响生理功能的癌症治疗有关。其与健康人群的一般性疲劳不同,主要表现为持续时间较长,难以通过休息及睡眠缓解。癌症相关性疲乏是癌症患者中的高发生率症状,常伴随包括饮食、睡眠、精神心理等方面不适症状。癌因性疲乏在肿瘤治疗和康复过程中长期存在,各个年龄阶段均有发生,严重影响患者生活质量,已成为困扰癌症患者的首要症状,因此,关于肿瘤患者癌因性疲乏的研究日益受到关注。

乏力是中医临床上的常见症状,古代医籍中常被描述成"懈怠""懈惰""神疲疲乏""怠惰""体惰""倦怠困顿""倦""困倦""四肢沉重""四肢劳倦"等。《景岳全书·眩运》等指出本病属于"虚劳""郁症",其临床表现与虚劳证很相似,虚劳又名虚损、劳伤,是由多种原因所致的以脏腑亏损,气血阴阳不足为主要病机的多种慢性衰弱症候的总称。根据患者的临床表现,如无力虚弱、全身功能衰退、嗜睡疲劳、食欲下降等,可将其归为中医"虚劳""血虚"等范畴。《诸病源候论·虚劳病诸候》曰:"夫虚劳者,五劳六极七伤是也。"认为多种原因均可导致虚劳。《素问·示从容论》云:"肝虚、肾虚、脾虚,皆令人体重烦冤。"认为其为气血耗伤引起的虚证,涉及五脏六腑。化疗药物属于中医"药毒"范畴,肿瘤患者脏腑已损,正气已亏,若再经化疗则"药毒"随血直入脏腑,更伤机体,可致气血俱虚,阴阳失和,脏腑益损。一则化疗药直接伤及骨髓精气,导致髓亏、肾虚、精耗,本源受损使得血生乏源;二则化疗毒邪致脾胃运化受损,致使气血生化无源。

【治则治法】麦粒灸。

【选穴】大椎、足三里(双侧)。

【操作】患者取舒适体位,局部75%酒精消毒后,涂以凡士林增加黏附性,取2mg艾绒,制作炷高3mm,腹径2mm的小麦粒形艾柱,置于穴位上点燃,待病人感觉灼痛且不能耐受时,撤去艾柱,易柱再灸,每穴18壮,操作完毕,再次消毒艾灸点。每日1次,从患者化疗前1d至化疗结束后5d(共7d)为1个疗程,连续治疗2个化疗周期。

【方解】选用麦粒灸疗法,它的刺激形式以其灸时的短暂灼痛、灸后的持续炎症为特点,以较小的损伤形成针刺样穿透感,并在穴位上留下程度各异的炎症刺激。一方面使穴位皮肤瞬间受体激活而传递调节信号产生即刻调节效应,另一方面炎症刺激产生异体蛋白,激活机体的免疫防御机制,产生持久而多方面的效应,从而发挥良好的温通、温补的灸疗作用。

【麦粒灸的操作特点】取 2mg 艾绒,制成高 3mm,腹径 2mm 的麦粒大艾柱,直接将艾绒按压成粒形软丸,不搓抢,含药量少,燃烧时间短;灸时的短暂灼痛的刺激强度以病人能耐受为度,不刻意追求化脓灸拖,每次每穴 18 壮。古人多用大艾炷灸,强调化脓成灸疫,因而易造成较大的损伤面,一般 1 月余方可痊愈,痛苦大,现代人多难接受。

第十五节　口腔溃疡

口腔溃疡是恶性肿瘤患者化疗后的一种常见并发症,据报道,化疗性口腔溃疡发病率为 24.8%~67%,特别是甲氨蝶呤、氟尿嘧啶等药物可直接导致黏膜损伤。患者大剂量化疗时,经常在 3~5d 后开始出现口腔黏膜充血、水肿、疼痛,继而发生黏膜破损糜烂,不能进食,严重影响患者的生活质量、营养状况、免疫功能及化疗效果和耐受性等。一般认为,一是化疗药物直接损伤口腔黏膜,造成溃疡;二是化疗药物在杀死肿瘤细胞的同时,也使全身淋巴细胞受到损伤,致使机体免疫功能下降,使口腔内细菌繁殖,造成口腔黏膜充血、水肿、糜烂,形成溃疡。口腔溃疡在目前还没有一种理想的根治方法。

化疗性口腔溃疡属于中医学"口疮""口疳""舌疮"范畴。中医学认为,口疮的主病之脏在心和脾(胃),与心、肝、胆、脾、胃、肺、肾等脏腑皆有联系;从经络循行来看,与脾(胃)、心的关系最为密切。化疗性口腔溃疡虽发病的病因病机不全相同,但脾胃损伤、运化失职为病机之共性。素体阴虚之人,化疗药物毒邪伤阴耗液,造成机体真阴不足,病及心肾,虚火上炎,重灼于口而形成溃疡。中医辨证多为虚火上炎证。

【治则治法】清热养阴,解毒敛疮,生肌止痛。

【组方】黄连 15g、金银花 15g、沙参 10g、细辛 6g、桔梗 12g、冰片 2g、生甘草 10g。

【用法用量】以上中药加水煎出药液约 150mL,加入超声雾化器中,加热产生雾化蒸汽,调节合适温度。患者将连接管头直接置入口中,进行雾化。每次 40~50min,3次/d,一般在饭前完成雾化,7d 为 1 个疗程。

【方解】方中黄连苦寒,清热解毒,外治湿疹、湿疮;金银花甘寒,其气芳香,不伤脾胃,既可祛风湿之热又可解血中之毒,沙参甘润而偏于苦寒,养阴清肺;与黄连、金银花相配,一消一补,虚实之火得以消解;细辛辛散走表;冰片祛腐生肌;生甘草缓急止痛,调和诸药。诸药合用,经口腔雾化,具有清热养阴、祛腐生肌止痛之效,能促进溃疡面的愈合。

(雷旭东 包晓玲)

第三章
肿瘤手术并发症的中医外治法

　　手术并发症是术后 30 天内或术后住院期间发生的手术相关并发症。在发达国家,住院病人的手术并发症是 3%~17%,这一数字在发展中国家更高,肿瘤手术并发症不但影响着肿瘤患者的健康,也是医患双方争议的焦点之一。应用中医外治在预防手术并发症的发生,提高肿瘤外科系统医疗质量中有着积极意义,下面就将常见的肿瘤手术并发症的治疗方法列举如下:

第一节　上肢水肿

　　患侧上肢水肿是乳腺癌术后的常见并发症。研究发现,其主要原因是乳腺癌传统根治术或改良根治术切除了患者全部乳腺、腋淋巴结、脂肪组织或大小胸肌,往往造成上肢淋巴或血液回流不畅。此外,术后放疗可能引起腋静脉内膜炎症、纤维化、管壁增厚、闭塞,从而加重其肿胀,严重影响手臂功能。轻度水肿可自行缓解,但多数逐渐加重,严重者治疗较为困难。治疗有按摩、微波、弹力绷带包扎等方法,报道疗效不一。

　　乳腺癌术后上肢水肿属中医"水肿""脉痹"范畴。其病机因术中创伤,损伤脉络,气血运行不畅,脉络瘀阻;同时,手术造成正气亏虚,脾虚不能运化水湿,水湿停留溢于肌肤,引起肿胀。治以健脾行水、活血通络。

　　中医学认为,乳腺癌患者体内正气不足,痰瘀毒邪结聚为患,手术和放化疗必损伤脉络,耗伤气血,气虚不能推动血行及运化水湿,水湿内停,瘀阻脉络而形成肿胀,主要病机为气血不足为本,瘀血湿阻为标,治宜补益气血,活血利水,兼顾解毒。

【治则治法】活血化瘀,祛湿通络。

【组方】延胡索 15g、制乳香 15g、制没药 15g、香附 20g、透骨草 25g、鸡血藤 30g、威灵仙 30g、桑枝 15g、独活 15g、木瓜 20g、黄芪 30g。

【用法用量】以上药物研细末与 35V/V 白酒调匀,以布包好,用时将药包入锅,加水 1000mL 隔水蒸 45min,取出待温度降至 38℃左右将药包热敷患处,每天早晚各 1 次,每次 15min,15d 为 1 疗程。

【方解】方中制乳香活血、制没药散瘀,二药相得益彰,为治本要药;延胡索行血中气滞,气中血滞;香附理气,为血中气药,气行则血行,加强活血化瘀之功;鸡血藤养血活血,祛瘀而不伤正;透骨草、威灵仙、独活、木瓜祛风除湿通络;黄芪健脾补气;桑枝为引经药,引诸药入脉络。诸药合用,共奏活血化瘀、祛湿通络之功。

第二节　下肢水肿

下肢水肿是恶性肿瘤常见并发症,多由于肿瘤压迫、低蛋白血症、手术、放疗等所致。严重影响患者的生活质量及心理健康。根据其临床表现和发病过程,属祖国医学中"水肿"之范畴。《内经》曰:"诸病肿,疼酸惊骇,皆属于火""诸转反戾,水液浑浊,皆属于热""诸胀腹大,皆属于热""诸病有声,鼓之如鼓,皆属于热。"《杂病证治准绳》曰:"是故肾经受邪,则下焦火气郁矣,火气郁则水精不得四布而水聚矣。"《素问玄机原病式》亦曰:"肿胀,热盛于内,则气郁而为肿也,阳热气甚,则腹胀也,火主长而高茂,形貌彰显升明舒荣,皆肿胀之象也。"

【治则治法】清热,泻火,消肿。

【组方】芒硝 100g、冰片 1g、石膏 30g、大黄 15g、滑石 20g、丹皮 15g、水蛭 10g、水牛角 15g。

【加减】痛甚者,加三棱 15g、莪术 15g;患肢屈伸不利者,加用威灵仙 15g;下焦湿热甚者,加用生地 15g、黄柏 8g。

【用法用量】以上研粉混匀后加入适量开水及香油,并搅成糊状外敷于患肢肿甚处。外敷时间为 1h,每日 1 次。

【方解】方中冰片、芒硝有清热、消肿止痛之功效,石膏配合水牛角以清热凉血,解毒消斑,使热毒自去。滑石清热利水渗湿以使水湿从下而走,大黄清实热以泻火,水蛭破血通经,逐瘀消癥以止痛消积。同时辨证施治,偏周身疼痛者予三棱、莪术破血行气、消积止痛,下肢屈伸不利者予威灵仙祛风除湿、通络止痛,下焦湿热严重者予黄柏清热燥湿解毒。以上药物合用,起到了清热、泻火、消肿之功效,使水肿消散、疼痛缓解。

第三节　术后腹胀

术后腹胀(胃瘫)是以手术后出现进食后胸闷、上腹饱胀不适感、腹痛、恶心、呕吐、反酸、烧心等为主的临床表现,呕吐后胸闷、上腹部饱胀等症状可明显缓解。

古代医书无胃瘫的相关记载,但是根据胃瘫的临床症状,可将其归于中医学"痞满""呕吐""胃胀""纳呆"之范畴,1985年出版的《实用中医内科学》首次将胃瘫命名为"胃缓",认为其病机为脾胃虚弱,中焦气机受阻,升降失职。病性为本虚标实,治疗原则是"虚则补之""实则泻之""以通为用",治宜"通补兼施"。腹腔恶性肿瘤术后胃瘫的病因病机是:腹部手术损伤中焦脾胃脉络,耗伤人体气血,致脾失健运,胃失和降,传导失司,饮食水湿停滞所致;另外,刀伤致气滞血瘀湿阻水停,使中焦气机运行不畅,腑气不通,脾胃运化失司,胃失和降,腑气不通,胃肠通降功能失常,浊气上逆。本病属虚实夹杂之症,虚为脾胃虚弱,实乃气滞、血瘀、湿阻、水停。同时,又因胃为水谷之海,脾胃乃后天之本,气血生化之源,脾主肌肉四肢,脾胃虚弱,功能失调,化源不足,气血生化乏源,久之则肌肉、四肢不得濡养,故易出现体重下降。

中医认为六腑"以通为用",本病的病机关键在于脾胃虚弱,受纳失司,中焦气机受阻,升降失常,为本虚标实之证。胃为六腑之一,在全身调理的基础上,以"虚则补之,实则泻之""六腑以通为用"的原则进行论治。主要方法分为内治法及外治法。前者有中药汤剂胃管或营养管注入法,后者包括中药汤剂灌肠法、中药外敷法、针灸疗法、捏脊按摩。清代吴师机在《理瀹骈文》中提出:"外治之理即内治之理,外治之药亦即内治之药。所异者,法耳。"在临床应用时亦当予辨证施治。

同时,任脉为全身阴脉之首,在腹部沿前正中循行,贯穿上中下三焦,内连十二经脉、五脏六腑、外连四肢百骸,有转输上下、统摄通畅经脉气血,协调阴阳,调治百病的作用。所以中医有"脐通百脉"之说。《灵枢·经筋》指出"足太阴之筋……上腹,结于脐"。《难经·二十七难》亦载"冲脉者,起于气冲,并足阳明之经,夹脐上行,至胸中而散"。可见,神阙与脾、胃等经络脏腑均联系密切,因而对脾胃乃至整个机体脏腑生理功能亦有重要的影响。因此,以肚脐中央的神阙穴为中心进行中药外敷治疗具有非常重要的意义。

现代医学研究发现肚脐皮下无脂肪组织,与腹腔内器官组织距离最近,脐内有丰富的血管及大量淋巴管和神经,局部用药容易吸收。故用中药外敷神阙穴能使药物有效吸收,调节气血经脉。

一、脐敷(术后 1~48h)

【脾胃虚弱】黄芪、白术、肉桂、丁香、高良姜、小茴香、吴茱萸、苏合香、厚朴、枳实、莪术、红景天、玫瑰花各等份研末组成的加味温脐散,取适量黄酒调成糊状,在术后 1h 内贴敷于神阙穴 72h。

【胃肠实热】大黄 15g、芒硝 20g、枳实 10g、厚朴 15g 研末醋调后连续 48h 脐敷。

二、外敷法(术后 48h 至 1 周)

【方药】大腹皮 20g、苏子 20g、厚朴 20g、制半夏 20g、文火炒微黄研末,加入冰片 5g,混匀装入两层纱布缝制约 20cm×10cm 大小的布袋内,外敷脐部,可促进胃肠道恶性肿瘤根治术后患者胃肠蠕动功能的恢复。

三、针灸治疗

【针刺】足三里、公孙、内关、中脘、丰隆、阴陵泉、三阴交、太冲为主穴,采取平补平泻的方法。

【艾灸】中脘穴、足三里、内关、三阴交。

四、捏脊按摩走罐法

捏脊及按摩背部和腹部腑;足太阳膀胱经走罐疗法。

目前中西医结合治疗术后胃瘫大多在禁食、持续胃肠减压、高渗盐水、激素或温盐水洗胃、营养支持的基础上,给予促胃动力抑酸药,联合应用中药胃管注入或灌肠,中药外敷、针刺、艾灸电针,及穴位注射等一种或几种方法,通过观察均取得了较好的临床效果。

总之,中医外治法在治疗术后胃瘫方面均发挥了独特的优势,具有方法简便、经济、无创伤、疗效确切等优点。术后胃瘫患者胃排空功能减弱,口服或经胃管注入中药可能加重胃的负担而引起患者腹胀腹痛、恶心呕吐等症状加重,或者患者因为担心加重症状而不愿意口服中药,同时一些苦寒攻伐之药易伤胃,因而给药受到一定限制。

中医外治法具有更多的优势,在术后胃瘫的临床治疗中应用的更广泛。它避开了术后胃瘫患者不能或不愿意口服药物的缺点,同时发挥了中药促进胃动力的优势。中药外敷通过皮肤吸收发挥药效,避免肝脏的首过效应和胃肠对药物的破坏,保护了肝脏和胃肠的功能。同时操作简单、无痛苦、无明显不良反应、疗效好,更易于被患者接受。中药灌肠通过直肠黏膜吸收而发挥治疗作用,在治疗术后胃瘫方面亦取得了较好的疗效。针灸通过刺激腧穴,调节经气流行,促进胃排空方面也取得了一定的疗效。

第四节　术后免疫力低下

肿瘤患者治疗后免疫力较差,容易罹患感冒、肺炎等疾病,而在反复治疗中又可能使原有病情加重。因此,肿瘤患者在气温变化大时,要提防的是感冒,一旦出现不适要及早治疗。下面是肿瘤患者预防感冒的足浴方:

【治则治法】祛风解表,清热解毒。

【组方】黄芪 30g、白术 10g、防风 10g、党参 15g、女贞子 15g、墨旱莲 15g、蚤休 10g、荆芥 10g、板蓝根 10g。

【用法用量】煎汤 500ml,分 2 次足浴。

【方解】《医宗金鉴·删补名医方录》曰:"夫以防风之善驱风,得黄芪以固表,则外有所卫,得白术以固里,则内有所据。邪去而不复来,此欲散风邪者,当依如屏,诊如玉也。"黄芪补益正气,扶正祛邪为主药;防风祛风散寒为辅药;白术培土生金强固卫气为佐药,三药合用共奏疏风散邪强固卫气之效。党参一味助黄芪益肺气而实肌腠,则益卫固表之功更著。女贞子、墨旱莲具有补益肝肾、滋阴止血的功效,可用于肝肾阴虚,腰膝痠软,口苦咽干等,提高机体抗病能力。荆芥具有祛风解表、宣毒透疹、散瘀止血之功效。蚤休清热解毒,消肿定惊,清肺行气,利尿通淋。板蓝根具有清热解毒、凉血利咽之功效,三药合用,起到祛风解表、清热解毒之效。

(雷旭东　包晓玲)

第四章
化疗相关性不良反应中医外治法

化疗为进展期癌症综合治疗的最主要手段,化疗对于提高患者生存期、减少复发、改善生存质量具有意义。但是化疗药物引起严重的毒副反应,使患者难以承受,甚至被迫中止治疗,在一定程度上影响了化疗疗效的提高。现代肿瘤治疗中,患者的生活质量日益受到关注。中医药在化疗的增效和减毒方面取得了长足的进展,充分发挥了中医中药在化疗的增效和减毒方面的积极作用。中医外治法是中医肿瘤治疗学的一大特色,针对化疗后不良反应的增效减毒作用已被很多前瞻性的临床研究证实。现将常见的一些化疗相关性不良反应外治法列举如下。

第一节　白细胞减少

化疗是临床治疗肿瘤的主要手段之一,骨髓抑制是肿瘤化疗最常见且重要的并发症之一,最多见白细胞及中性粒细胞减少,常使放化疗延期或被迫中断从而影响效果。文献报道,严重骨髓抑制,粒细胞缺乏所致各种难以控制的感染,死亡率可达4%~12%。西药传统升白药单用疗效欠佳,重组人粒细胞集落刺激因子(rhG-CSF)虽疗效基本肯定,但仍有明显局限性,因其价格昂贵而应用受限,常伴有不良反应,起效快,但作用时间短,停药后易出现白细胞再度下降,远期疗效不肯定,对于重度骨髓抑制患者,反复应用后部分效果不佳。

目前中医药疗法提升白细胞缓慢而持久,作用平稳,副作用小,但对于白细胞、血小板、红细胞的减少,缺乏各自病机的统一认识,因此在治疗上针对性不强,起效往往较慢。鉴于此,通过分析白细胞减少的生理特点、临床症状和治疗规律,发现与中医"卫阳"理论存在相关性。故应用艾灸穴位的方法,大补卫阳以抗御外邪,以达有效升高白细胞的作用,同时减少感染发病率。

【治则治法】艾灸。

【操作方法】选取气海(脐下 1.5 寸)、关元(脐下 3 寸)、双侧足三里(膝眼下 3 寸),每个穴位艾灸 30min,每日 1 次,连续艾灸 7d。

【操作方法】将无烟艾条点燃,定于各穴上方 2~3cm 处,持续灸之。局部热度以患者能忍受为度,过热则将无烟艾条远离穴位,至患者自觉温度下降,将无烟艾条移至原位,如此反复操作。患者不能自行操作,必须有助手或医者协助,以防烫伤。

艾灸是最古老疗法之一,具有"兴阳祛寒、扶正祛邪"的作用。《神灸经论》曰:"夫灸取于火,以火性热而至速,体柔而用刚,能消阴暑,走而不守,善入脏腑。取艾之辛香为灶,能通十二经,入三阴,理气血,以治百病,效如反掌。"《本草纲目》曰:"艾叶……生温熟热,纯阳也。可以取太阳真火,可以回垂绝元阳……灸之则透诸经而治百种病邪,起沉苛之人为康泰,其功亦大矣。"《扁鹊心书》曰:"夫人之真元乃一身之主早,真气壮则人强,真气虚则人病,真气脱则人死,保命之法,灼艾第一,丹药第二,附子第三。"可见灸法效力之大。

气海、关元同居下焦,乃先天元气化生之处。古人谓气海穴"以大气所归,犹百川之汇海者,故名气海",说明其为生气之源;聚气之所,呼吸之根,藏精之府。主一身之气机,与肺气息息相关,具有升阳补气、补虚固本之效;关元灸之能益脏真,回生气,固元阳。又谓关元穴"穴在脐下三寸,为人身元阴元阳关藏之处",乃"元阴元阳之交关,故名关元",是小肠之募穴,足三阴经与任脉之会穴,"小肠者,受盛之官,化物出焉",肝所藏之血、脾所统之血、肾所藏之精皆经于此,故"主诸虚百损",具有培元固本、温阳补虚之功;足三里为足阳明胃经之要穴,胃为水谷之海,能包容五谷,荣养四旁。胃和脾相表里,均为仓廪之官。主受纳、运化水谷,输布精、气、血、津液于全身,又谓"五脏六腑之海""气血之海"。脾胃为后天之本,是生化的源泉。足三里为足阳明之合穴,是五输穴之一,其性属土经土穴。"合治内腑",凡六腑之病皆可用之。可理脾胃、调气血、补虚弱。灸足三里以健运脾阳,补中益气,强壮全身,补后天以助先天。

第二节 恶心、干呕、呕吐

胃肠道反应是化疗后出现的各种毒副作用中比较常见的临床症状之一,同时胃肠道反应十分影响患者平时的日常活动,进而影响化疗后患者的平时生活质量。根据症状,本病当属中医学"呕吐""痞满""便秘""泄泻"的范畴。古代对呕吐、痞满、便秘、腹泻都有相对比较详细的研究和比较系统的认识,而化疗后胃肠道反应如:恶心呕吐、腹泻、便秘、呃逆、食欲不振等,采用中药进行治疗在临床应用上取得一定的疗效。

祖国医学认为化疗药物为寒凉之毒药,损伤人体正气,其作为一种外邪损伤脾胃,而致脾胃虚弱。脾不化湿,湿浊内生。湿邪困脾,脾胃运化失职,胃气上逆则呕吐。本病多属本虚标实,正虚邪实是疾病的重点,贯穿了疾病的始终。

一、隔姜灸

取清艾条艾绒,手工制作成中型艾炷,标准为:重 1g、炷高 1cm,炷底直径约 1cm,大约可燃烧 3~5min。姜片:将鲜生姜切成厚约 0.3cm 的生姜片,并用针扎孔数个。

恶心呕吐为主症的患者选取中脘、足三里;泄泻为主症的患者选取:天枢、神阙;便秘为主症的患者选取天枢、上巨虚。将生姜片置施灸穴位上,将艾炷点燃,放在姜片中心施灸。以局部皮肤潮红湿润为度,每个穴位施灸 5 壮。化疗前 1d 开始治疗,至化疗后第 1d 停止,每日 1 次。

隔姜灸属于隔物灸的一种类型,采用治疗方法相结合的方式以期增强治疗效果,艾灸取其温通气血、拔毒祛邪、补益阳气之功,生姜则因其具有解表散寒、温中止呕的功效,和艾灸与生姜二者之功,使得隔姜灸在临床上常常被冠以解表散寒、温中止呕、温通气血之功效。

二、穴位贴敷

【取穴】神阙、中脘、内关(双)、足三里(双)。

【定位】①神阙:人体的腹中部,脐中央;②中脘:脐上 4 寸,腹中线上,仰卧取穴。③内关:患者采用正坐或仰卧,仰掌的姿势,从近手腕之横皱纹的中央,往上约三指宽的中央。④足三里:由外膝眼向下量 4 横指,在腓骨与胫骨之间,由胫骨旁量 1 横指。采用同身寸取穴,定位后用标记笔做标记。

【操作时间】化疗前 30min。

【操作方法】取吴茱萸 100g 用搅拌机粉碎成细粉末,装于密闭容器中备用,新鲜生姜 200g 备用, 每次化疗前 30min 将生姜 20g 洗净去皮捣烂成泥状, 取吴茱萸末 15g 加少许蜂蜜与生姜泥共同捣成糊状,充分暴露已标识腧穴部位,外敷患者相应穴位,并以输液贴固定,指导患者按压。

【方解】吴茱萸气芳香浓郁,味辛、苦,性热,归肝、胃经,可疏通脏腑经脉,暖肾温脾,下气降逆,疏导肠腑气机,具有温中散寒、降逆止呕、助阳止泻之功效,能增强胃肠动力、促进蠕动, 有利于胃肠蠕动功能恢复及胃肠道积气排出;同时可改善消化道血液循环。《本草求真》曰:"吴茱萸陈者良,泡去苦烈汁用。止呕黄连水炒,治疝盐水炒,治血醋炒。"

第三节 黏膜炎、口腔炎

黏膜炎、口腔炎是恶性肿瘤化疗过程中常见的并发症,临床表现为口腔黏膜出现圆形或椭圆形的溃疡,大小 0.1~0.5cm,可单发或多发于口腔黏膜任何部位,伴局部红肿、疼痛,容易复发。化疗后口腔溃疡的发生率在 24.8%~67%。其产生与化疗药物抑制黏膜上皮细胞分裂增殖,口腔黏膜再生能力减弱以及恶性肿瘤患者免疫功能低下,口腔黏膜干燥,局部微生物大量繁殖等因素有关。反复发作口腔溃疡对肿瘤患者生存质量及进一步抗肿瘤治疗有不良的影响, 尤其是白血病治疗失败的重要原因,同时严重影响白血病患者的生活质量,甚至危及生命。目前,现代医学仍缺乏疗效肯定的防治手段。中医学无口腔溃疡之病名,其特指的症候、体征群散见于"口疮""口糜""口疡""口破""鹅口疮"等相关论述之中。

【治则治法】清热泻火,和中补虚。

【组方】甘草 20g,黄芩、党参、红枣各 12g,黄连、干姜、制半夏各 6g,地榆 15g,紫草 9g。

【用法用量】浓煎至 100ml,每日漱口 4 次,每次含漱 4~10min,漱口后禁食 30min,连用 7d。

【方解】方中甘草以补益脾胃,黄连、黄芩清热降火,人参、大枣以补中益气,与甘草相用,以扶正祛邪,正气得复,不为邪虐,则诸症罢,诸药相合,苦寒泻邪而不峻,辛温温通而不散正气,与化疗口腔溃疡患者正虚邪恋的病机十分切合,故又加用紫草凉血活血,地榆解毒敛疮,有助于加速溃疡愈合。

第四节 腹 泻

化疗相关性腹泻(Chemotherapy-induceddiarrhea,CID)是化疗过程中最为常见的胃肠道反应,CID 的发生影响着患者的生存质量,严重者可引起水液电解质紊乱、有效血容量减少,甚至危及患者生命。同时,它还严重影响患者治疗的依从性,增加患者的心理负担,甚者迫使化疗中断,影响临床治疗效果。虽然化疗相关性腹泻的发生率及严重程度个体差异性较大,但是在结直肠癌的常规化疗中,化疗相关性腹泻的发生率可达 20%~30%。

化疗相关性腹泻(CID)当属祖国医学中"泄泻"范畴,是以排便次数增多,粪质清稀,甚至泻出如水样便为特征的病症。多由于"药毒"损伤脾胃正气,导致脾不健运、胃失和降、水谷津液不能正常运化,脾胃升降功能失常,大肠传导失司所致。"脾虚湿盛"是泄泻发病的主要病因,脾虚为本,湿盛为标。故治疗应以运脾化湿,健脾益气为原则。

一、中药敷贴

【治则治法】运脾化湿,健脾益气。

【组方】黄连、吴茱萸、丁香各 15g、肉桂、木香各 10g。

【操作方法】诸药精选筛碾成粉末状,装于小药袋内封口备用,每袋 20g。每次用前取 1 袋,用 40℃米醋 15ml 调成糊状敷脐,敷脐前用温水洗净并擦干脐部,以利于药物的渗透。病人取仰卧位,暴露脐部,取调好的糊剂置于脐内填满(用量 5g 左右)轻按压,余量(15g)均匀平涂于两层纱布之间(范围 6cm×6cm)敷盖脐部。用大于纱布范围的一次性输液包装塑料袋覆盖其上,宽胶布固定,必要时用绷带固定。嘱病人尽可能取仰卧位。每天更换药物 1 次,7d 为 1 个疗程。

【方解】方中黄连清热燥湿,泻火解毒,用于肠胃湿热所致的腹泻、痢疾等症;吴茱萸温中暖肾散寒;丁香温中降逆;肉桂清热燥湿、散寒;木香行气止痛。诸药合用共奏补肾助阳温经止泻之功效。热醋调制可温散药性,防止脐部感染和刺激皮肤,从而使血管扩张,有利于药物的吸收。

二、艾灸治疗

【穴位组成】主穴:神阙、气海、足三里;配穴:兼有寒湿者,加阴陵泉;兼有肝郁者,加期门;兼有肾虚者,加关元;兼有食滞者,加中脘;兼有湿热者,加合谷;脾虚气陷者,加天枢、上巨虚等。

【操作方法】采用温和灸,将艾条点燃后,距离穴位约 3cm 处施灸,局部有温热感后,固定不动,可以随热感随时调整距离。也可以使用艾灸盒放置艾条或艾绒后施灸,每次施灸约 15~30min,以灸至皮肤稍有红晕为度,每天 1 次,14d 为 1 疗程。

第五节 皮肤毒性

表皮生长因子受体阻断剂(epidermalgrowthfactorreceptorinhibitors,EGFRIs)目前在临床应用范围逐渐扩大,其种类也明显增多。皮肤不良反应为该类药物最常见的不良反应,而痤疮、痤疮样皮疹又是其中发生率最高、对患者影响最大的不良反应。西医常应用抗生素、外用激素等方法治疗,效果不甚明显。中医中药在皮肤疾病的治疗上有着独特的方法及显著的疗效,因此,探索中医治疗抗表皮生长因子类药物所致痤疮、痤疮样皮疹的方法显得十分必要。

抗表皮生长因子类药物所致的痤疮、痤疮样皮疹在中医学中相当于"粉刺""肺风粉刺""面疮"等。中医学认为,痤疮的发生与风、湿、热三邪密切相关,如《医宗金鉴·肺风粉刺》云:"此症由肺经血热而成。每发于面鼻,起碎疙瘩,形如泰肩,色赤肿痛,破出白粉汁,日久皆成白屑……"治疗上多以清热、化湿、祛风之法,效果显著。

【治则治法】宣肺清热,凉血解毒。

【组方】黄芩 12g、马齿苋 10g、苦参 20g、白鲜皮 15g、银花藤 30g、野菊花 15g、地丁 30g、蚤休 30g、五倍子 15g、地肤子 15g、丹皮 30g、赤芍 30g。

【用法用量】煎取 1000ml,局部皮肤外洗,每日两次。

【附件】内服方(加味荆防四物汤)。

【组方】荆芥 10g、防风 10g、生地 20g、赤芍 10g、当归 10g、川芎 10g、白鲜皮 15g、紫草 10g、蝉蜕 10g、甘草 6g。

【用法用量】煎取 200ml,口服,每日 2 次。

【辨证加减】

①风热型

针头至粟米大小淡红色丘疹,分布于颜面、鼻唇周围,甚至颈项、胸背等处,但仅限于上半身,此起彼伏,局部皮肤时瘙痒,微触痛,自觉干燥,皮色红或不变,或见鳞屑,口干,舌质红,苔薄黄,脉浮数。加银花 15g、蒲公英 15g。

②胃热型

以痤疮样皮疹为主,或可见于全身,皮疹色红,触痛瘙痒明显,或抓之易破,糜烂渗液,皮肤潮红,口臭、便秘,舌红,苔黄腻,脉洪数或滑数。加黄芩 15g、苦参 10g。

③血热型

全身广泛性痤疮样皮疹,疹色鲜红或深红,灼热痒痛,发疹密集,周围皮肤灼热,皮色紫红,口唇焦燥,口干不欲饮,大便燥结,小便短赤,舌红绛,苔少,脉洪数或数。细数。加水牛角 30g、丹皮 15g。

④阴虚型

皮疹稀疏,皮肤干燥,有紧绷感,痛痒不甚,脱屑,皮色暗红,伴疲乏、口干,或牙龈肿痛,舌质红,苔少,脉细数或沉细。方中荆芥、防风祛风宣肺,透邪外出而治其表,四物汤凉血养血活血,滋阴润燥而固其本,其中生地、赤芍均有清热凉血之功,生地入心、肺经,清热泻火之余还可滋阴润燥,赤芍清热而不伤阴,兼有散瘀止痛之效;当归活血养血、川芎行血以祛风,故曰:“治风先治血,血行风自灭。”诸药合用,虚实兼顾,标本同治,共奏祛风清肺、凉血润燥之功。在以上方药的基础上,根据邪正虚实变化,酌情加入祛风、胜湿、清热、解毒、益气、养阴之品,随证变化,灵活加减,不一而足。

第六节　周围神经病变

化疗药物所致的周围神经病变(chemotherapy-inducedperipheralneuropathy,CIPN)的发生率近年来逐渐增多,严重影响患者的生活和生存质量,同时,对于某些药物,CIPN 甚至为其剂量限制性毒性,严重影响了化疗药物的临床应用,因此,其治疗有着重要临床意义。

常见的引起周围神经毒性的化疗药物主要有铂衍生物制剂、长春碱类、紫杉类、烷化剂类等,临床表现四肢末端麻木,感觉异常,疼痛,部分患者出现肌肉痉挛,肌肉无力,肌痛,甚至出现瘫痪。

本病在中医典籍中尚无明确记载,但其多以肢体感觉麻木或感觉异常为主症。目前多数学者认为此属于祖国医学“血痹”“麻木”“痿证”等病证,其中尤以“痹症,血痹”符合大部分的特点。“血痹”一词,始见于《灵枢·九针》,其曰:“邪入于阴,则为血痹。”《素问·五脏生成》曰:“血凝于肤者,为痹。”汪机的《医学原理》曰:“有气虚不能导血,荣养筋脉而作麻木者,有因血虚无以荣养筋肉以致经髓涩而作麻木者。"现代多数医家认为化疗药为阴寒之邪,且肿瘤病人素体虚弱,寒邪入侵,则出现麻、痛、痿、胀等"痹"之症候。其病机则为正气不足,复加邪毒内侵,以致气机阻滞,血行不畅,脉络瘀滞,气血不能达于四末,肌肉筋脉失于濡养,而致肢体疼痛、麻木和感觉异常等症。本病正虚为本,血瘀为标。现代中医家治疗神经毒性亦多从"正虚血瘀"着手,运用温阳散寒,活血化瘀法治疗周围神经病变的方法,获一定疗效。

【治则治法】和血通痹。

【组方一】川芎 30g、桂枝 30g、赤芍 20g、红花 20g、威灵仙 20g。

【用法用量】清水 3L,煎取 1L,外洗、浸泡,每次 30min,每日 1 次。

【辨证加药外用】

①气虚型

四肢末梢感觉减退、麻痹,手足无力,舌淡苔薄白,脉虚。加用黄芪 30g、五指毛桃 30g。

②血虚型

四肢末梢感觉减退,麻木尤甚,舌淡苔薄白,脉细。加用当归 30g、丹参 30g。

③血热型

四肢末梢感觉减退、麻痹,伴手足皮肤色素沉着、疼痛,甚至脱屑、瘙痒,舌红少苔,脉数。加用银花藤 30g、紫草 30g。

④寒凝型

四肢末梢感觉减退、麻痹,疼痛尤甚,手足冰冷,遇寒加重,舌暗苔薄白,脉紧。加用制川乌 20g、细辛 10g。

【疗程】7d 为 1 疗程,共观察 4 个疗程。

【方解】川芎,性辛、温,功擅活血行气、祛风止痛。《神农本草经》言:"主中风入脑,头痛,寒痹,筋挛缓急。"《药性论》言:"治腰腿软弱,半身不遂。"桂枝,性辛、甘、温,功擅发汗解表,温经通阳。《本经疏证》言:"能利关节,温经通脉。"《药品化义》言:"专行上部肩臂,能领药至痛处,以除肢节间痰凝血滞。"赤芍,性苦、微寒,功擅清热凉血、祛瘀止痛。《神农本草经》言:"主邪气腹痛,除血痹,破坚积,止痛。"《滇南本草》言:"行血、破瘀、散血块。"红花,性辛、温,功擅活血通经、祛瘀止痛。《本草纲目》言:"活血润燥,止痛散肿,通经。"威灵仙,性辛、咸、温,功擅通经止痛、消痰散积。《药品化义》言:"善走而不守,宣统十二经络。主治风、湿、痰壅滞经络中,致成痛风走注,骨节疼痛,或肿,或麻木。"现代药理研究表明,本品对多种癌细胞有抑制作用,此外尚有镇痛、抗菌、降压等作用。纵观全方,川芎、桂枝为君药,主通血中之瘀癖滞;赤芍、红花为臣药,辅以破瘀止痛;威灵仙为佐、使药,引诸药直通十二经络,共奏和血通痹之效。

【组方二】熟附子 10g、桂枝 10g、黄芪 20g、当归 20g、鸡血藤 20g、红花 10g、川芎 10g、杜仲 10g、桑寄生 10g、川续断 10g、淫羊藿 10g、天麻 10g、钩藤 10g、白僵蚕 10g、透骨草 10g、伸筋草 10g。

【治则治法】和血通痹。

【方解】附子配合桂枝温通阳气,畅达经气,祛风散寒,走皮肤和营卫,入关节温津血。黄芪配桂枝益气补虚、温阳祛风;当归、鸡血藤、红花、川芎,可补血活血行气,走窜一身上下;杜仲、桑寄生、川续断、淫羊藿益阴柔肝补肾,强筋骨;天麻、钩藤、白僵蚕搜风通络;透骨草、伸筋草祛风止痛,外洗有引药透入经络、血脉之功。

第七节　静脉炎

化疗性静脉炎是指由于化疗药物对血管的刺激而引起血管壁的化学性炎症。广义的化疗性静脉炎涵盖机械性、化学性和感染性三个方面,涉及病人自身状况、医护人员的操作和药物等多方面因素。化疗药物进入血管时,穿刺血管局部药物浓度大,对血管壁的直接刺激,造成血管壁内膜损伤,产生疼痛,进而局部血小板凝集,形成血栓并释放前列腺素,使静脉通透性增加,药物容易渗入皮下间隙,出现白细胞浸润的炎症改变,同时释放组胺,引起静脉或毛细血管痉挛收缩,局部供血减少,导致组织缺血缺氧,从而引起静脉炎症反应。此外,化疗过程中反复多次静脉穿刺,在浅静脉内留置注射针或导管作持续性输液,会使静脉壁直接受损,形成血栓,出现炎症反应,并可导致给药静脉及邻近组织充血、肿胀、疼痛、血管硬化或阻塞,甚至发生局部组织坏死。急性期:患处疼痛,皮肤发红,局部肿胀、发热,压痛明显,浅静脉出现条索状肿物,触之较硬,可伴低热。慢性期:患处遗有条索状物,按之如弓弦,可有压痛,皮肤色素沉着。临床上静脉炎可分为四型:①红肿型:沿静脉走行皮肤红肿、疼痛、触痛;②硬结型:沿给药静脉局部疼痛、触痛、静脉变硬,触之有条索状感;③坏死型:沿血管周围有较大范围肿胀,形成瘀斑至皮肌层;④闭锁型:静脉不通,逐步形成机化。化疗性静脉炎可累及受损的整条浅静脉,化脓性血栓性浅静脉炎的化脓病灶多位于导管顶端处在静脉内的位置,有的病灶在受累静脉内呈跳跃式存在,即在两段化脓病灶之间,可间隔一小段相对正常的静脉。病理特征上,急性损伤可导致血管内皮肿胀、血管周围水肿、炎细胞浸润和血管周围出血等;慢性损伤引起纤维增生、内皮细胞增生、血栓形成等。

西医对于化疗性静脉炎的防治,除口服化疗药物外,主要通过静脉导管化疗以防止药液外渗,减少外周静脉炎的发生,重点放在预防机械性和感染性静脉炎,避免导管相关性感染。对于周围静脉炎的防治,一是通过物理治疗,包括局部湿热敷、冷敷、微波、红外线、紫外线、低功率氦氖激光照射等;二是药物治疗,主要是糖皮质激素(地塞米松)、硫酸镁、血管扩张剂、局部麻醉药、抗凝药、复方高渗糖、喜疗妥乳膏等,目前并无统一理想的防治方法。

从中医辨证角度来看,化疗性静脉炎大抵可归属为中医"恶脉""赤脉""青蛇毒"或"青蛇便""黄鳅痈""蹁病"等范畴。其病机主要是由经脉创伤、火热毒邪外侵、气血瘀滞,致使热、毒、痰、瘀相互搏结,阻于脉络所致。急性期:浅静脉出现条索状肿物,患处疼痛,皮肤发红,触之较硬,扪之发热,按压疼痛明显,可伴低热;慢性期患处遗有条索状物,按之如弓弦,可有按压痛,皮肤色素沉着。中医辨证可分为二型,湿热阻络证:红肿热痛,上下游走,肢体活动不利;可有发热,肢体沉重疲痛;舌红,苔黄腻,脉滑数。瘀阻脉络证:筋脉肿如硬索,粘连不移,牵扯不适,或呈多个硬性结节,皮色褐黑;或舌质暗红,或有瘀点,脉多沉涩。

中医防治化疗性静脉炎的方法很多,目前国内的研究以中草药外敷为主,有的学者将天然芦荟、海带、海藻、芙蓉叶、马铃薯等调制后直接外敷;有的学者采用单味中药、传统验方、中成药、自制中药膏外敷;还有学者使用中药制剂。

1.阴寒阻络

【治则治法】温经散寒,活血通络。

【方药】阳和汤加减。熟地、血藤、赤芍、牛膝、附子、肉桂、当归、党参、炮姜、白芥子、鹿角胶、炙甘草。若寒重加熟附子、肉桂;瘀重加红花、鸡血藤;气虚加黄芪或党参;血虚加当归、白芍。

2.气滞血瘀

【治则治法】疏通经络,活血化瘀。

【方药】当归活血汤加减。当归、红花、赤芍、乳香、没药、桃仁、甘草。若偏热加元参、金银花;偏寒加肉桂、熟附子、干姜;气血两虚者加黄芪、党参。

3.湿热毒盛

【治则治法】清热解毒,凉血活血。

【方药】四妙活血汤加减。金银花、蒲公英、地丁、玄参、当归、黄芪、生地、丹参、川牛膝、连翘、漏芦、防己、黄柏、贯众、红花、乳香、没药。若舌苔黄厚腻湿热并重的加大黄、黄柏、川连、黄芩等苦寒清热解毒药。舌质红绛伤阴加元参、生地、石斛等。

4.气血两虚

【治则治法】补气养血,调和营卫。

【方药】顾步汤加减。黄芪、当归、川芎、石斛、麦门冬、远志、金银花、公英、地丁、牛膝、茯苓、甘草。临床辨证治疗时,还应注意脏腑虚实,脾虚者应健脾和胃,肾虚者应温肾壮阳。创面换药治疗按照外科常规换药治疗。

(雷旭东　包晓玲)

第五章
放疗相关性不良反应中医外治法

祖国医学认为"放射线"是一种火热阳毒、邪毒、湿毒,可伤阴耗气,灼伤津液,阳盛阴病,易变疮疡。肿瘤予以放射治疗,实则是"以毒攻毒",会导致机体气血阴阳失衡,脏腑功能失调,出现气虚血瘀、痰湿互结、热毒浸淫等,表现"虚虚实实"之象。中医药根据临床表现,辨证使用清热解毒、化痰除湿、扶正固本、活血化瘀等中医外治方法,可明显减轻放疗的不良反应,现将常见的外治方法列举如下。

第一节　放射性皮炎

放射性皮炎(Radio active dermatitis,RD)是由于放射线(主要是 β 和 γ 及 X 射线)照射引起的皮肤黏膜炎症性损害。表现为可逆性的毛发脱落、皮炎、色素沉着及不可逆的皮肤萎缩,皮脂腺、汗腺的毁灭和永久性的毛发缺失,以致放射性坏死,继之形成溃疡。

中国传统医学书籍没有对放射线损伤的记载。放射线属于一种热损伤,热邪伤阴引起热蕴肌肤,而致脱屑、红斑、瘙痒、溃疡等症,与日光晒伤、烧伤相类似,属中医"丹""紫癜风"和"疮疡"的范畴。相当于热毒外袭、内有郁热、耗伤阴津证,如《医宗金鉴》所言:"痈疽原是火毒生,经络阻隔气血凝。"癌肿多属火毒内困、痰湿结聚而成,而放疗本身又属暴热、外热与内毒相结合,则火毒壅盛搏结于肌肤;或外热与内湿相结合,则湿热蕴结于肌肤,遂致放射性皮炎表现。说明热、火、毒、湿是导致体表溃疡的直接病因。

【治则治法】清热活血解毒。

【组方】金银花 15g、生大黄 10g、地榆炭 15g、槐花炭 10g、马齿苋 15g、乳香 8g、没药 8g。

【用法用量】以上诸药加工为粉末，以比例添加蜂蜜所制。涂抹药物直至放疗结束后一周。

【方解】方中金银花有清热解毒之效，大黄有清热凉血解毒之效，马齿苋清热解毒、除湿止痒，槐花炭、地榆炭有收敛止血之效，有干燥和吸湿作用，特别对烧烫伤之局部渗出产生吸附作用好。乳香、没药有活血化瘀、消肿止痛之效，蜂蜜有营养创面、抗菌消炎、吸附消肿、减少渗出、促进创面愈合等作用。全方有清热解毒、活血止痛、收敛生肌之效。

【验方一】白玉膏（熟石膏 900g、制炉甘石 100g 研粉和匀，以麻油调成膏，再加凡士林使成软膏）。其具有润肤、生肌的作用，可促进伤口愈合，广泛应用于疮疡后期。

【验方二】冰片滑石散（冰片与滑石按 1:2 比例制成），冰片苦凉，可止痛防腐。滑石甘寒，可清热收湿。

第二节　放射性肺损伤

放射性肺损伤是由于对胸部的恶性肿瘤进行放射治疗引起的并发症，胸部肿瘤约占恶性肿瘤的 35%~45%。由于放射性治疗是近百年来出现的一种特殊的治疗手段，现代中医学根据其症候特点，可以将此病纳入"咳嗽""肺胀""喘证""肺痿"等范畴。现代中医认为，放射线属"火热毒邪"，火热为阳邪，易伤津耗气，而肺为娇脏，清虚而娇嫩，不耐寒热燥湿诸邪侵袭，放疗之邪毒侵袭，致肺失宣降，而邪难宣泄于体外，热灼肺津与痰浊相搏，阻塞肺络，肺络损伤，痰湿内蕴，湿邪黏滞而不爽，易阻气机，气不行则湿不化，导致疾病缠绵不愈，日久郁而化热，耗伤正气，气阴两虚，气虚无以鼓动血脉，血行不畅，瘀血内生，瘀血为有形之邪，一旦形成，加重气机阻滞，瘀血阻于脉内则阻滞血液运行，气血长期阻滞，则脏腑失养，新血难生，且瘀血阻滞日久亦可化热，与痰湿合并，形成恶性循环。如病情不能得到及时控制，更加耗伤肺气，久病入络，病情缠绵难愈，甚至出现喘脱、阳虚水泛等临床危重症候，故放射性肺炎的病机要点是本虚标实，本虚以阴伤、气虚为主，标实以痰浊、瘀血、热毒为主。

【治则治法】活血祛瘀，化痰通络。

【组方】桃仁 15g、红花 10g、檀香 10g、当归 10g、生地 15g、木香 10g、藿香 15g、牛膝 10g、川芎 10g、茯苓 15g。

【用法用量】

①将封包中药研为细末，取适量细末用少量温水搅拌成糊状，再将其平铺于 10cm×10cm 大小的无菌棉垫放在水平面上，具体如图 8-5-1、图 8-5-2。

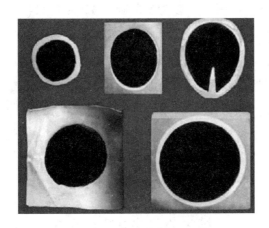

图 8-5-1　外敷膏药

②将制作好的封包分别贴于肺俞穴、云门穴、天突穴三处，每次 1h，每日一次，3 周一疗程。

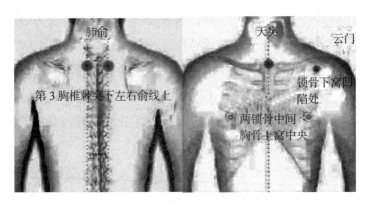

图 8-5-2　敷贴穴位

【方解】方中桃仁破血行滞而润燥，红花活血祛瘀以止痛，共为君药。牛膝活血通经，补肝肾，强筋骨，引血下行；川芎活血行气，祛风止痛，助君药活血祛瘀，共为臣药。生地、当归养血益阴，清热活血；木香、檀香散寒调中，宽胸行气止痛；藿香、茯苓健脾渗湿，以上合用以达祛痰之功效，共为佐药。全方配伍，特点有三：一为行气与活血相伍，既行血分瘀滞，又解气分痰结；二是祛瘀与养血同施，则活血而不耗血，行气却不伤阴;三为化瘀与祛痰共用,既能疏通经络,又可调畅气机,使气血和调,新血可生,合而用之,使血活瘀化痰除气行,为治胸中痰瘀证之良方。

【中药封包选穴依据】根据《素问·阴阳应象大论》的"从阴引阳,从阳引阴"的理论,即阴阳相生,互相牵引互化而为用。本治疗方案选用肺俞、天突、云门为治疗用穴,因肺俞穴归足太阳膀胱经,肺脏的湿热水气由此外输膀胱经的穴位。《针灸资生经·卷四》云:"凡有喘与哮者……皆为缪刺肺俞,令灸而愈。"本穴有宣热疏风,调理肺气的作用,主治咳嗽,气喘,盗汗,咳血,鼻塞等。天突穴归任脉,位于颈部,此穴为任脉气血吸热后突行上天之部位。此穴主治咳嗽,哮喘,胸痛,瘿气等。云门穴归手太阴肺经,位于胸前壁外上方,本穴是肺及其经脉与外部物质交换的一个重要门户,其主要用于传输肺经的气血物质,调节输入肺经及输入肺经以外部分的物质比例,主治咳嗽,气喘,胸痛,肩痛等。故选此三穴封包治疗,更好地发挥活血祛瘀,化痰通络的功效。

第三节 放射性食管炎

放射性食管炎是胸部及头颈部恶性肿瘤患者接受放射治疗时出现的剂量限制性反应。以照射野内食管黏膜发生充血、水肿、糜烂、溃疡等改变为病理基础。临床上常常表现为吞咽困难伴疼痛及胸骨后异物感、烧灼感。属于祖国医学"噎膈""反胃"范畴。西医防治放射性食管炎主要以止痛、解痉、消炎、保护消化道黏膜等对症处理为主,疗效有限且存在一定副作用。目前,中医开展的放射性食管炎防治工作已有多年,众多的临床报道及基础研究证实,中药可使部分症状减轻甚至消失,对放射性食管炎有一定预防和治疗作用。

中医学认为,放射线属火毒之邪,最易伤津耗气,结合放疗后放射性食管炎的咽干疼痛等症状,亦符合火热邪毒的特点。因此,一般认为其发病机制为放射线产生之火热毒邪,损伤人体,致毒热炽盛,津伤血燥,侵犯脏腑,至血脉受损,气机不畅,瘀血内阻;亦可影响脾胃功能,以致水谷不化,痰湿内蕴。因此,其既有邪实的一面,即气结、痰凝、血瘀,又有本虚的一面,即津枯血燥,病性为本虚标实。

【治则治法】清热、和胃、滋阴。

【组方】白花蛇舌草 20g、半枝莲 20g、石上柏 15g、栀子 10g、生地黄 10g、牡丹皮 10g、法半夏 10g、茯苓 15g、当归 10g、川芎 10g、玉竹 10g、北沙参 15g、玄参 10g、麦门冬

10g、知母 10g、铁皮石斛 12g、重楼 15g。

【方解】方中蛇舌草、半枝莲、石上柏、栀子、生地、丹皮清热泻火、凉血解毒,共为君药;法半夏、茯苓等健脾和胃降逆,玉竹、北沙参、玄参、麦门冬、知母滋阴生津益胃,共为臣药;佐以当归、川芎补血活血行气为佐药。全方共奏清热、和胃、滋阴之功,并兼生津、行气、活血之效,一可清肺胃之火热,二可理脾胃之气机,三可滋肺胃肾之阴液。从多方面缓解放射性食管炎病程中所产生的疼痛、烧心等症状及炎性反应,亦可减轻放疗所致恶心、呃逆、呕吐、纳差、口干、乏力、腹胀、便秘等副作用,有效辅助放射治疗的持续进行。

第四节　放射性直肠炎

放射性肠炎(radiation enteritis,RE)是盆腔、腹腔或腹膜后恶性肿瘤放射治疗后的常见并发症,分别累及小肠、结肠和直肠。放射线照射直肠黏膜后的病理改变主要是闭塞性动脉内膜炎,继而发生组织缺血,从而导致肠道黏膜病变出血和黏膜下纤维化。主要症状包括腹痛、腹泻、排出黏液或血样便、里急后重等,大便变细和/或出现腹痛者提示肠道发生狭窄。持久便血可引起缺铁性贫血。肠镜检查可见到黏膜增厚、糜烂出血、形成溃疡、充血水肿、狭窄管腔等。随着病情进展,患者的生存质量受到严重影响。近年来放射治疗在腹盆腔肿瘤中应用不断增多,放射性直肠炎发病率也逐渐增加。治疗放射性直肠炎的目的主要是减轻症状,缓解病人疼痛,最有效的治疗措施主要包括一般治疗、局部治疗及全身治疗等。多种药物被用于治疗放射性直肠炎,包括肠黏膜保护剂、肠黏膜屏障功能损伤修复剂、细胞保护剂、生长抑素及其类似物、肠外营养、非甾体抗炎药、肠道益生菌等,取得了一定的疗效。但是在治疗上还没有特效的药物或治疗方法,总的疗效较差。

放射性直肠炎在中医学中属"泄泻"范畴,病机属于本虚标实,虚中夹实。主要病因为放射线损伤。治疗应予凉血止血,化腐生肌,祛湿清热,佐以养血益气。中药保留灌肠法是中医临床的常用治疗方法,它副作用小,易于操作,起效快,又可避免胃肠不适和消化酶灭活,而且无耐药及成瘾性。

【治则治法】清热解毒,调气行血。

【组方】沙棘 15g、黄芩 12g、黄连 6g、黄芪 15g、丹参 12g、元胡 9g、木香 9g、白芍12g、甘草 12g、白术 9g、白芨 9g。

【加减】若大便黏液较多,或血便,可加白头翁、地榆、赤芍、丹皮等;风毒湿热较重时加用金银花、秦皮,并加重黄连用量;便血较多者,加用炮姜炭、三七、地榆炭;有血瘀者,加用红藤、鸡血藤、丹参、红花;大便次数较多者加用五味子、诃子收涩止泻;疼痛为主症的病人加用郁金、元胡、菊花。

【用法用量】按传统方法煎煮,浓缩至100ml,用灌肠器行保留灌肠,每日1次。疗程为21d。

【方解】方中黄芩、黄连清热燥湿、泻火解毒,沙棘活血散瘀,为君药;丹参祛瘀止痛,元胡、木香行气止痛,白芍养血柔肝,缓中止痛,白芨收敛止血,消肿生肌,共为臣药;黄芪、白术益气健脾,为佐药,意在补气以行血,血行脓自愈;使以甘草调和诸药。全方共奏清热解毒,调气行血之功。

第五节　放射性口腔黏膜病变

头颈部放疗中最常见的不良反应是放射性口腔黏膜炎,又称放疗诱发性口腔黏膜炎(radio therapy-induced oral mucositis,RTOM)。由于放射线的直接与间接的损伤、放疗配合化疗、肿瘤患者特殊的内环境以及精神心理作用,使得头颈部放疗患者的口腔黏膜炎发生率较高,在头颈部放疗患者中其发生率为85%~100%。上皮细胞对放射线的敏感性较强,大约在20Gy之后相继发生黏膜炎,当治疗剂量达到30~40Gy时炎症可累及全部口腔黏膜,出现弥漫性糜烂、充血,临床表现为唾液分泌减少、口干、口腔黏膜弥漫性红肿、伪膜形成、口咽疼痛及溃疡等,高峰在14~21d之间。口咽疼痛常使患者进食减少甚至不能进食,从而导致营养缺乏,甚至水、电解质平衡紊乱,加上患者免疫力低下,易成为感染入口,从而影响放疗计划的实施及肿瘤治疗的效果。

中医学认为放射线属于"火热"外邪之毒,热毒攻伐人体可导致火热极盛、气阴耗损,甚至气血瘀阻。以毒瘀胶结、津枯液涸为本,病邪深入脏腑、经络,暗耗阴津,严重影响了气血生化之源,从而使津液、气血运行失调,脾胃不和及肝肾亏虚导致临床出现气阴两虚证即表现为口干咽燥、舌红少苔、倦怠乏力、食欲不振、便秘等症状,久之则患者机体免疫力下降,临床治疗主张清热解毒以祛邪,益气养阴以扶正。

【治则治法】清热解毒,益气养阴。

【组方】生地20g、玄参15g、麦门冬15g、北沙参20g、金银花15g、浙贝母15g、薄荷 5g、紫花地丁 10g、丹皮 10g、丹参 10g。

【用法用量】含漱,每日饭前饭后漱口,每日 3~5 次,从放疗第 1 天起开始口服中药,每日 2 次,直至放疗结束。

【方解】方中重用生地甘寒入肾,滋阴壮水,清热凉血为君药;玄参滋阴降火、解毒利咽,麦门冬养阴清肺、生津止渴,沙参清热养阴,润肺止咳,共为臣药;佐以丹皮、丹参清热凉血、散瘀消肿,贝母清热润肺、化瘀散结,紫花地丁、金银花清热解毒,少量薄荷辛凉散邪,清热利咽,生甘草清热解毒利咽、并调和诸药,为使药。诸药合用,以达邪正兼顾,养肺肾之阴以扶其正,凉血解毒,散邪利咽以祛其邪。

第六节　放射性唾液腺损伤

放射治疗是治疗头颈肿瘤的主要方法之一,涎腺功能的损伤是头颈部恶性肿瘤放疗患者严重的并发症之一,且放疗常无法有效地避免,其结果是涎腺萎缩、分泌功能减弱或丧失。迄今尚无有效的改善或治疗口干症的药物。

中医学中没有鼻咽癌的名称,根据其临床表现可归属于"失荣""鼻渊""真头痛""上石疽""控脑砂"等范畴。认为口干是由于体内津液亏虚不能上承于口导致,津液是体内一切正常水液的总称,来源于饮食水谷,主要通过脾的转输,肺的宣降和肾的气化,完成人体津液升清降浊的作用,使津液灌注全身组织和器官。若津液损伤太过,或津液敷布失常或受阻等,使口腔黏膜失于濡养,就会出现口腔干燥。

一、热毒蕴盛

【主症】口干咽痛、口腔溃疡、声音嘶哑,甚者口咽充血糜烂、鼻塞,脓涕腥臭,耳鸣耳聋。

【兼症】头痛目赤、烦躁、失眠、吞咽困难、恶心呕吐、食欲差、咳痰黄稠,舌边尖红、苔黄中有污秽、脉数或弦数有力。该症型除具备热毒壅盛一般症状外,还兼有肝胆火旺、肺热壅盛等症状。

【治则治法】清热解毒,凉血散瘀,凉血养阴。

【基本方剂】黄连解毒汤、五味消毒饮、龙胆泻肝汤、双花二虫汤、五根汤等加减。

【加减】阴伤较甚,加麦门冬、玉竹、芦根、天花粉、葛根滋阴生津。便秘者,加大黄,"以泄代清"。头痛者,加白芷、生南星、生半夏。

【用法用量】以上所有方剂均水煎,1 剂/日,口服,3 次/日,每次饮 60mL,频频含服。与放疗同步进行。

二、痰湿内阻

【主症】口干不喜饮，口咽黏膜溃烂疼痛，头重或闷，鼻塞，分泌物多或涕中带血，颈部包块坚硬，胸膈满闷，咳嗽痰多，痰涕、色、白、呕恶、纳差。

【兼症】胸胁胀满，头痛呕逆，喘急痰嗽，涕唾黏稠，舌紫或有瘀点，苔厚腻或黄腻，脉滑数。该症型，除有痰湿表现外，常夹杂着瘀血，气滞症候。

【治则治法】燥湿化痰，行气活血，开郁布津。

【基本方剂】导痰汤、二陈贝母汤、二陈瓜蒌汤等加减。

【加减】眩晕者，加天麻、僵蚕以化痰息风。情志抑郁、腹胀者，加香附、青皮、郁金、莱菔子、麦芽以解郁化痰消食。肺肾阴虚者，合金水六君煎。

【用法用量】以上所有方剂均水煎，1 剂/日，口服，3 次/日，每次饮 60mL，频频含服。与放疗同步进行。

三、气滞血瘀

【主症】口干，头部涨痛或刺痛麻木，耳内闷胀，鼻涕带血，鼻咽部肿块暗红，胸胁胀痛。

【兼症】情绪抑郁，心悸，失眠多梦，口干口苦，舌质暗红有瘀点、瘀斑，苔白，脉弦涩。该型除具备血瘀气滞一般症状外，还兼有肝胆火旺、气逆等症状。

【治则治法】活血化瘀，疏肝行气。

【基本方剂】血府逐瘀汤、柴胡疏肝散、四海玉壶汤加减。

【加减】瘀血阻络，可加全蝎、地龙、丹参、郁金，以加强通络活血止痛。气机郁滞较重者，加川楝子、香附、青皮等以疏肝理气止痛。失眠者，加合欢皮、夜交藤、枣仁等。

【用法用量】以上所有方剂均水煎，1 剂/日，口服，3 次/日，每次饮 60mL，频频含服。与放疗同步进行。

四、阴虚火旺

【主症】口干咽燥，灼热疼痛，影响进食，形体消瘦，头目昏眩，耳鸣，牙疼，五心烦热，失眠盗汗，骨蒸潮热。

【兼症】咽痛口燥，颧红，大便干结，舌质红干或绛有瘀斑，苔少乏津或无苔，脉细数或弦数。该型除具备阴虚火旺一般症状外，还兼有实热等症状。

【治则治法】滋阴降火，凉血补血。

【基本方剂】知柏地黄丸、柴芍地黄汤、沙参麦冬汤加减。

【加减】涕唾黄臭者，可加金银花、鱼腥草、辛夷、苍耳子、白芷等；失眠者，加合欢皮、夜交藤、枣仁、五味子、珍珠母等。

【用法用量】以上所有方剂均水煎,1 剂/日,口服,3 次/日,每次饮 60mL,频频含服。与放疗同步进行。

五、气阴两虚

【主症】口干少津,咽干痛或咽喉糜烂,舌苔较干,溃疡,多需张口呼吸,气短乏力,呼吸深度不够,面色苍白或萎黄无华,舌淡苔白或嫩红、干,脉细弱或虚细。

【兼症】耳鸣颧赤、头晕心悸、汗多神疲、体倦乏力、短气自汗、口渴等。通过以上所述可知,除具备气虚一般症状外,还兼有阴虚等症状。

【治则治法】气阴双补,益气生津。

【基本方剂】四君子汤、生脉饮加减。

【加减】痰阻气滞者,可加木香、砂仁等;失眠者,加合欢皮、夜交藤、枣仁等。

【用法用量】以上所有方剂均水煎,1 剂/日,口服,3 次/日,每次饮 60mL,频频含服。与放疗同步进行。

六、气血两虚

【主症】口干咽痛、咽喉糜烂、精神不振、头晕倦怠、消瘦、少气懒言、面色萎黄或苍白。

【兼症】心悸怔忡、食少纳呆、口淡无味、腹胀便溏、舌淡脉细。除具备气血两虚一般症状外,还兼有脾胃虚弱等症状。

【治则治法】气血双补。

【基本方剂】八珍汤、人参养荣汤加减。

【加减】痰阻气滞者,可加木香、砂仁等。有热者,加黄芩、黄连等。

【用法用量】以上所有方剂均水煎,1 剂/日,口服,3 次/日,每次饮 60mL,频频含服。与放疗同步进行。

(雷旭东　包晓玲)

参考文献

［1］王华伟,隋鑫,喻明,等.应用中医传统辅助系统对癌痛外治方剂组方规律的分析[J].2012,18(15):1-6.

［2］陈衍智,李萍萍.肿瘤性发热的诊治进展[J].中国肿瘤临床,2012,39(6):355-357.

［3］郭英华,孟繁会,王仁本.恶性肿瘤患者与血栓症[J].中华肿瘤防治, 2006, 13 (11): 875- 878.

［4］Luzzatto G,Schafer AI.The prethrombotic state in cancer[J].Semin Oncol,1990, 17(2):147-159.

［5］单玮.下肢深静脉血栓形成的中医治疗概况[J].上海中医药大学学报,2011,25 (4):99-102.

［6］何斌,杜欣,杨宇飞.中医外治化疗性周围神经病变的研究进展[J].医学研究, 2013,42(6): 2018-210.

［7］赵发红,任志兵,温娟,等.中医诊治奥沙利铂致周围神经病变的思路与方法 [J].中国中医药现代远程教育,2014,12(24):17-18.

［8］刘包欣子,邹玺,周锦勇,等.威灵仙抗肿瘤研究[J].长春中医药大学学报, 2012,28(5):917-919.

［9］Shirley EA.harazat health science company[J].Oncology Nursing,2001,4:787- 791.

［10］林允照,顾华,沈健.癌因性疲乏研究进展[J].浙江预防医学,2014,26(8): 796-802.

［11］Sadler GR,Stoudt A,Fullerton JT,et al. Epstein J Bmanaging the orals equelae of can certherapy[J].Medsurg Nurs,2003,12(1):28-36.

［12］毕小彬, 汪宇红. 醋酸甲地孕酮与癌性厌食——恶病质 [J]. 上海医药,

2008,10（2）:474.

[13]徐根强,冀会学,吕峰.乳腺癌术后患侧上肢淋巴水肿原因及防治探讨[J].现代肿瘤医学, 2006, 14（7）:825-826.

[14]谢蒿,魏长生.肿瘤化疗患者骨髓抑制发生情况调查与分析[J].中国现代应用药学, 2010, 27（13）:1219-1221.

[15]麦英明,罗捷.化疗致口腔溃疡的治疗与预防及护理进展[J].中国癌症防治, 2010, 2（3）:247-248.

[16]张润萍.化疗性静脉炎的防护与治疗进展[J].现代中西医结合,2011, 20（30）: 3898-3900.

[17]周秀敏,朱丽杰,张秀梅,等.中医药防治化疗性静脉炎的新进展[J].现代中西医结合, 2013, 22（3）: 338-340.

[18]秦云峰,张小平.中医外治疗法集萃[M].呼和浩特:内蒙古科学技术出版社, 2002:10-10.

[19]许守芳.中药敷脐治疗甲氨蝶呤化疗致腹泻效果观察[J].护理学,2004,19（5）: 35-36.

[20]胡凯文,卫月.癌症的中医诠释及相关病名辨析[J].中华中医药,2011,26（01）: 16-18.

[21]刘传波,左明焕,姜敏.温通止痛膏治疗癌性腹痛110例[J].辽宁中医,2011,9（38）:1827-1828.

[22]黄金昶,张来亭.中医外治肿瘤的体会[J].中国临床医生,2010,38（6）:62-64.

[23]柯山,孙文兵.射频消融治疗肝癌的历史现状与展望[J].中国临床医生, 2010,10:5-7.

[24]刘浩,林洪生,花宝金,等.华蟾素调控 VEGF/VEGFR-2 信号传导抑制肿瘤血管生成的研究[J].中华中医药学刊,2008,26（11）:2489-2491.

[25]周琴,左明焕,李泉旺,等.基于中药寒热属性理论使用华蟾素治疗恶性胸腹水的临床研究[J].北京中医药大学学报（中医临床版),2013,4:11-14.

[26]胡凯文,卫月,安超.芳香中药在疾病外治中的应用[J].中华中医药,2010,3: 337-339.

[27]冷静,傅超美,邹亮.中药经皮给药制剂的研究进展[J].成都大学学报,2008,7（3）: 183-186.

[28]郭蕾蕾,田国庆.癌痛的中医治疗[J].中国临床医生,2010,11:22-25.

[29] 王菊勇,许玲,张瑞新,等.癌痛的中医药治疗[J].中西医结合学报,2011,9(2):129-134

[30] Ahmedin Jemal,Freddie Bray,Melissa M.Center,et al.Cancer Statistics,2013[J]. CA Cancer J Clin 2013, 63: 11-30.

[31] 郑荣寿, 张思维,吴良有,等. 中国肿瘤登记地区 2008 年恶性肿瘤发病和死亡分析[J]. 中国肿瘤, 2012.21(01):1-12.

[32] 张宗崎.临床肿瘤综合治疗大全[M].北京:奥林匹克出版社,1995:90-91

[33] 黄丽梅,陈凯霓,付伙缘.中药封包防治乳腺癌患者化疗期便秘疗效观察[J]. 新中医,2012, 44(02): 75-76.

[34] 周岱翰.中医肿瘤学[M].广东高等教育出版社,2011.

[35] 邓力.癌痛克控释透皮药贴治疗癌性疼痛 27 例临床观察[J].中医药研究, 1999,15(02):21

[36] 张培彤,林洪生,于明薇,等.中西医两种方法评价肺瘤平膏联合化疗治疗中晚期非小细胞肺癌疗效[J].中医,2012,53(05):403-406.

[37] 冯艳红,常艳妮.复方砒矾散锥切法治疗宫颈上皮内瘤变 68 例[J].陕西中医,2011, 32(11):1446-1447.

[38] 肖毅良.五虎丹治疗皮肤癌 162 例[J].中国中西医结合外科,1997,3(03): 64.

[39] 朱应来,柳庆明.中药外用治疗晚期肝癌 31 例[J].实用中医药,2001,17 (02):36.

[40] Wang J Zhang R Dong C et al. Topical treatment with Tong-Luo-San-Jie gel alleviates bone cancer pain in rats[J].J Ethnopharmacol,2012,143(3):905-913.

[41] 周蕾, 阮广欣,田建辉,等.癌痛灵栓剂对癌症疼痛患者生存质量的影响[J]. 四川中医, 2012 ,30(05): 85~87.

[42] 李静.蟾乌巴布膏在晚期肺癌患者疼痛护理中的应用[J].上海护理,2007,7 (01):24-25.

[43] Wolf E,Mehling, Bradly Jacobs, Michael Acree,et al.Symptom Management with Massage and Acupuncture in Postoperative Cancer Patients: A Randomized Controlled Trial [J].Journal of Pain and Symptom Management, 2007,33(3):258-266.

[44] 黄琼.中药外敷联合胸腔内化疗治疗肺癌恶性胸腔积液 30 例[J].浙江中医,2012, 47(2): 102 -102.

［45］何玉梅,薛素芬.外敷中药治疗恶性腹水的消水疗效观察［J］.成都中医药大学学报,2006,29(4):20-22.

［46］山广志.中药外敷治疗癌性腹水的研究［J］.黑龙江中医药,2011,40(6):32-32.

［47］林宥任,贾立群,李利亚,等.中医外治法治疗肿瘤患者多汗症临床观察［J］.疑难病,2010,9(3):168-170.

［48］陈莺,徐芹,蒋敏.中药外敷足底涌泉穴治疗肿瘤患者顽固性呃逆40例疗效观察［J］.齐鲁护理,2007,13(15):43-44.

［49］马卓.中药外敷治疗癌性腹胀的临床观察［J］.辽宁中医药大学学报,2009,11(6):121-122.

［50］卢雯平.中药外治乳腺癌术后切口不愈及胸壁放射性溃疡［J］.中国临床医学,2008,36(2):55-55.

［51］黄家琴.红外线联合中药外敷用于预防宫颈癌术后并发淋巴囊肿的观察［J］.泸州医学院学报,2010,33(3):341-342.

［52］许利纯,张红,曾柏荣.血栓通加归七软坚散外敷治疗鼻咽癌放疗后张口困难疗效观察［J］.中国中医药信息,2007,14(1):60-60.

［53］魏世鸿,罗宏涛,高力英,等.蜂蜜调和金黄散外敷治疗鼻咽癌放疗后皮肤纤维化96例分析［J］.中国误诊学,2012,12(12):2985-2985.

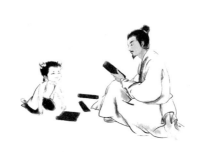

第九篇

肿瘤膏方治疗

第一章
概　述

　　膏方，又称膏滋、煎膏，是一种古老的方剂剂型，属于中成药丸、散、膏、丹、汤、酒、露、锭八种剂型之一，是医生根据病人的疾病性质、体质因素，按照君臣佐使原则，选择单味药或多味药配合组成方剂，将方中的中药饮片经多次煎煮，滤汁去渣，加热浓缩，再加入某些辅料收膏而制成的一种比较稠厚的半流质或半固体的制剂。

　　近代名医秦伯未在《膏方大全》中指出："膏方者，博雅润泽也。盖煎熬药汁成脂液，而所以营养五脏六腑之枯燥虚弱者也，故俗称膏滋药。"从物质上讲，膏方油脂成膏，聚之中药精华，形态上凝而不固，味甘，能滋养膏润，便储易携。因此，膏方具有其自身不可取代的特质。

第一节　膏方的常识

一、立法选方

　　膏方是根据人的体质、临床症状，辨证施治而确立的中药处方，经浓煎后掺入辅料而制成的一种稠厚状、半流质或冻状剂型。说膏方单纯是一种滋补营养品不符合实际，应当说开膏方也要遵循中医治则与治法理论，也是运用中医的和、消、温、补等治法辨证治疗的方式，所以膏剂是一种综合的中药剂型。

二、药物组成

　　膏方一般由中药饮片、细料药、糖类、胶类和辅料五部分组成。根据膏方加工过程中添加辅料的不同，膏方又分素膏和荤膏。用蔗糖或蜂蜜收的膏剂为素膏，在素膏中再加入阿胶或龟板胶等动物胶而收膏制成的膏剂为荤膏。

（一）辅料特点

膏方实为中药饮片煎熬后添加辅料、收膏剂制成。通过这些辅料，承载中药的精髓，使膏方更好地发挥疗效。

（二）蜂蜜

蜂蜜是膏方最常用的收膏剂，《本草》记载其"入药之功有五，清热、补中、解毒、润燥、止痛"。现代药理研究其含有多种维生素及微量元素、矿物质和氨基酸。性甘润，既能益气补中、缓急止痛，又能止咳润肠。因此，对于体虚便秘患者特别适用。

（三）糖类

通常有红糖、白糖、冰糖、饴糖等及甜味剂木糖醇、元贞糖等。此类添加剂具有改善膏方口感。木糖醇是从玉米芯、甘蔗等植物中提取的一种新型甜味剂，其甜度与蔗糖相当，是人体糖代谢的中间体，能透过细胞膜被组织吸收利用，并能促进肝糖原合成，改善肝功能，适用于肝炎与糖尿病患者。元贞糖是以麦芽糊精、甜菊糖、罗汉果糖及甘草甜素等制成的蔗糖代用品。

（四）胶类

常有阿胶、龟板胶、鳖甲胶、鹿角胶等。这些胶类药物不仅起到补益治疗的效果，而且可以帮助膏方成形。选用不同的胶类药物配伍也是膏方辨证治疗的体现。

（五）辅料

黄酒一般作为辅料选用，不仅用于浸泡阿胶等动物类药物，而且黄酒性味甘、辛、大热，具有散寒、活血通络、助行药势的功效，同时也是良好的有机溶剂和矫味剂。

（六）细料药

是一些参茸类和价格昂贵、疗效突出的贵重药物的统称，又称细贵药材。在膏方中体现补益虚损、扶助正气功效，膏方中此类药物的应用要随需而择，辨证选药。

三、剂型优势

膏方不同于其他药物剂型，它是以中药处方为基础，添加贵重药材，再用不同的收膏剂，煎煮熬制而成，这使膏方本身与一般的"药"或"补品"有本质上的区别。

首先，可以肯定膏方为中药处方，具有祛病救急之功效；其次，因其煎煮方法特殊，药物有效成分提取彻底，剂型固定，药效相对汤剂发挥较好；再次，膏方药物在不同收膏剂的承载之下，药效发挥持久、缓和，长于调补、缓慢起效，避免了汤药峻猛的弊端；最后，膏方润泽，照顾周全，全面调理，可谓药食同补之佳品。不但疗疾治病，而且口感良好，易于携带，便于长期服用，极其适合慢性病患者的调养。

由此,膏方剂型特殊,优点鲜明显而易见,膏方临床疗效也彰显无遗。对于膏方用于肿瘤治疗给出有力事实依据。

四、膏方加工方法

上海中药行业协会对膏方煎煮加工的操作流程制定了《定制膏方加工管理办法》如表9-1所示。

表9-1-1　膏方加工步骤

步骤	时间(h)
浸泡药材	12
煎煮	4
过滤	4
沉淀	12
缩膏	18
总计	50

(一)浸泡

根据药材的特性,采用药材量8~10倍的加水量,浸泡时间不低于12h,使药材充分溶胀,使煎煮时有效成分完全快速溶出(矿物类、树脂类、挥发性、芳香性药材需特殊处理)。

(二)煎煮

按传统提取方法,二次煎煮,时间为头汁2h、二汁1h,矿物类药材预煎0.5h后与其他类药材共煎,粉末状应包煎,芳香性或易挥发性药材应在煎煮最后0.5h加入。

(三)压榨

提取后的药渣压榨,将药渣中的药汁充分压净,确保处方的药量;采用上层100目,下层20目的不锈钢筛网、过滤,保证药汁的澄明度。

(四)沉淀

沉淀温度控制在10℃以下,12h以上,使药汁中的微粒和杂质得以充分去除,使得中医膏方的膏体光亮,口感细腻和润滑。

(五)缩膏

浓缩时,控制温度≤80℃,能减少有效成分在高温浓缩时的损失。

五、膏方的功效

通过临床应用、参阅前贤运用膏方经验,总结膏方具有以下四方面的功效。

（一）补虚扶弱

对于气血不足,体质虚弱,五脏亏损,或因外科手术,产后以及大病,慢性消耗性疾病恢复期出现各种虚弱诸证的人群,均宜冬令进补膏方,能有效促使虚弱者恢复健康,增强体质,改善生活质量。

（二）抗衰延年

老年人气血衰退,精力不足,脏腑功能低下,可以在冬令进补膏方,以抗衰延年。中年人由于机体各脏器功能随着年龄增加逐渐下降,工作压力和家庭负担等社会、心理因素的压力都在上升,容易未老先衰,如头晕目眩,头发早白,耳鸣眼花,神疲乏力,腰疼腿软,心悸失眠,记忆衰退等,亦需及时进行健康养生,首选膏方进补,以增强体质,防止早衰。

（三）纠正亚健康状态

膏方以补为主,对调节阴阳平衡,纠正亚健康状态,使人体恢复到最佳状态的作用最为显著。也能使压力大、精力有所"透支"的亚健康状态的"白领"恢复常态,防患于未然。

（四）防病治病

针对患者不同病症开出的膏方能够很好的防病治病,尤其对处于康复期的癌症病人,在冬令服食扶正膏方,不仅能提高免疫功能,而且能在体内贮存丰富的营养物质,有助于来年防复发,抗转移,对防止癌症卷土重来大有好处。

第二节　膏方的应用

目前,随着社会的发展及人们生活质量的提高,由于膏方有着自身的优势和特色,其越来越受到大众的青睐。但中医药重视辨证论治,因人而异,故膏方也得到广泛的应用。

一、膏方的适宜人群

（一）慢性病人

对于慢性支气管炎、支气管哮喘缓解期、慢性胃肠炎、冠心病、高血压、糖尿病、慢性肝炎、风湿病、泌尿系疾病等患者,冬季选用膏方,可以结合慢性病症,一边施补,一边治病,这样对疾病的治疗和康复,作用更大。

（二）亚健康者

现代社会人们在工作和生活中的压力非常大,同时不良的生活习惯也可能造成人体的各项生理机能产生大幅度变化,使机体处于亚健康状态,这就非常需要适时对身体进行全面调理,膏方调理就是最佳选择。

（三）老年人

老年人服用膏方能够很好的恢复脏腑功能,调补阴阳气血的不足,改善心脑血管功能,提高生活质量,延缓衰老,或祛病延年。

（四）女性

女性人群由于生育、哺乳、月经等生理原因,和精神情绪容易波动的特点,影响了脏腑功能的协调,气血阴阳的平衡,造成精血亏损,引起月经不调、痛经、慢性盆腔炎、色斑、面色萎黄、青春痘、眼袋、更年期综合征等,选用膏方进行调理,能够很好地改善这些症状。

（五）儿童

小儿根据生长需要可适当进补,尤其是有反复呼吸道感染、厌食、贫血等症的体虚患儿宜于用膏方调补。

（六）肿瘤患者

中医认为恶性肿瘤是个正虚邪实的过程,其本质就是正气虚弱,外邪入侵,导致机体脏腑气血阴阳失调,出现气滞血瘀、痰湿结聚、热毒内蕴等病理变化,日久而成积块。中医治癌以"扶正治癌"理论为治疗原则,膏方处方时根据患者体质的阴阳虚实、脏腑阴阳气血之盛衰,采取不同治法。如补气、补血、补阳、补阴,以调整失调之阴阳,阴阳平衡,正气自复。

二、膏方的优势

（一）膏方与汤剂相比的优势

针对亚健康、慢性病等,服用膏方与中药汤剂均有显著疗效时,膏方比中药汤剂的优势体现在如下方面。

1.无须煎煮,服用方便

提取浓缩制成的膏方,免去了中药汤剂的煎煮过程,服用时只需要按时取出适量膏方,用温开水冲服,因此有即冲即饮、方便快捷的特点。

2.体积较小,便于携带

膏方经提取浓缩后,药物的体积大大缩小,膏方能够盛放入有盖的器皿中,这样不仅能够方便取用,而且可以根据环境和气候温度的不同,适时冷藏,以免受到污染或发霉变质。

3.药补兼顾,口味怡人

膏方一般都以饴糖、冰糖、蜂蜜调制收膏,不加糖的膏方也适量地加入了甜味剂,掩盖了中药的苦味,使得膏方甘甜中有药香,易于被服用者所接受。

4.有效成分含量高

膏方是通过煎煮高度浓缩加工而成,其有效成分含量比传统的汤剂高。

(二)膏方与保健品和中成药相比的优势

膏方是以中医的辨证论治为基础,根据病人的体质和病情等综合情况精心组方,因人而异。保健品和中成药不具有因人而异的特点。膏方与中药汤剂、保健品和中成药的对比得出,膏方在亚健康、慢性病等方面有比较明显的优势。且具有口感满意、疗效显著等优势。

1.膏方的价格

膏方不计入医保范围内,一料膏方服用50d,目前,从单剂费用看,每剂1200元~2500元不等,每剂膏方的价格多集中于800元~1500元;均价为3000元,加入名贵中药材,如人参、冬虫夏草,即为3000元~5000元。因此,服用膏方需一定的经济基础。

2.现状调查

膏方有成品方和定制膏方之分,成品方是药厂选用流传时间长、应用范围广的传统膏方,加工、配制而成;定制膏方则是由医者与求方者面对面,中医师经过诊治后,针对个人身体情况开方。因定制膏方是一人一方,具有很强的针对性,尤其在养生、亚健康、慢性病和保健方面,膏方有其独到之处。膏方作为中国古老的方剂剂型之一,近代由于内忧外患,膏方文化开始落寞。然而20世纪80年代,膏方业务重新在中国开展起来,通过二三十年的发展,长三角地区,特别是上海市的膏方已是享誉全国。2010年9~10月间,周昕等人就目前膏方应用情况,对14个省、自治区、直辖市的25家医疗机构进行调研,主要调查对象是各省市中医药大学或中医学院的附属医院及中医院药剂科膏方相关负责人员。通过调查对全国范围内膏方应用做出整体的评估。调查显示,目前开展膏方业务的医疗单位约占全国医疗单位的56%,说明在全国范围,膏方市场需求较大。地域分布上,南方地区,膏方接受程度高,而在北方了解程度稍差;南方地区使用较北方广泛,近年来北京、山东等地市场逐渐活跃;膏方用量显示:各家医院膏方的用量逐年翻倍,呈显著增长趋势。说明人们对膏方的需求在不断增加,膏方市场尚存在着无限潜力;从膏方消费目的看,开具膏方的患者多以预防为主要目的,以治疗慢性病为主的消费者居多;从单剂费用看,每剂1200元~

2500 元不等,多集中于 1800 元~2000 元;而且多数膏方不在医保范围,需患者自费且价位不低,这说明随着生活水平的提高,人们已经完全有条件也更愿意为自己及家人的健康买单;从 25 家医院对开具膏方人员资格调研看,所有开展膏方业务的医院都要求是专业中医医师、副主任医师及其以上资格才有开具膏方的资格(此调研针对对象只是中医医院,不能排除综合医院有非中医师开具膏方的可能)。说明各大医院开具膏方的医师多为临床经验丰富的中医师。调研结果显示膏方的生产情况和质量控制情况最不尽如人意。调查显示大部分单位没有统一的生产标准和操作规程,也没有完善统一的质量监控标准,即使有也多是单位自拟;监管单位也不统一,而且也很少检查。因此经常会有关于膏方质量方面的投诉。这些调查仅是对所调研的省市具有相当规模的中医医院进行的数据统计,对于其他一些基层医院、私人诊所,甚至药店、美容院等地方开具的膏方、生产过程和质量监控知之甚少。但可以确定的是膏方市场需求多、效益高、潜力大。

（雷旭东　包晓玲）

第二章
膏方在肿瘤防治中的应用

膏方治疗肿瘤的疗效优势和特色在于增效、减毒与调节免疫的有效发挥,其不仅可以提高肿瘤治疗效果,也可以促进人体机能的恢复和预防肿瘤复发和转移。

第一节　膏方治疗肿瘤的特色

一、增效作用

增效是膏方治疗肿瘤的重要特色之一,其目的是利用中医药增加化疗或放疗效果,通常是在化疗或放疗减量的情况下使用中药增效,肿瘤细胞对化疗药物不敏感时,利用中药增效更具优势。常用中药有炙黄芪、党参、浙贝母、汉防己、川芎、穿山甲、土茯苓、土贝母、当归、鸡血藤、阿胶、鳖甲胶、青蒿、赤芍、石菖蒲、鹿角胶、山萸肉、菟丝子、补骨脂、红花、连翘。

二、减毒作用

化疗虽然是治疗恶性肿瘤的有效方法之一,但会引起严重的不良反应,不但难以保证化疗方案的顺利实施,也是影响临床疗效发挥的关键,尤其是化疗导致的骨髓抑制不但不能维系化疗的进行,也是导致患者生活质量下降的因素。常用中药有炙黄芪、党参、当归、鸡血藤、阿胶、鳖甲胶、青蒿、赤芍、白芍、旱莲草、生地黄、熟地黄、鹿角胶、山萸肉、菟丝子、补骨脂、三七、红花、灵磁石、陈皮、甘草。

三、调节免疫

免疫功能低下是肿瘤发生的重要原因之一, 肿瘤的发生与发展过程以及手术、放疗、化疗等均可导致患者免疫重创。免疫功能低下除易导致感染外,继发肿瘤发生机会更多。因此,在肿瘤全程治疗中要高度重视恢复患者的免疫功能。常用中药有炙黄芪、党参、当归、鸡血藤、阿胶、龟板胶、香菇、人参、青蒿、赤芍、灵芝、熟地黄、鹿角胶、菟丝子、三七、枸杞、肉苁蓉、牛膝、肉桂、天冬、甘草。

第二节　膏方调治恶性肿瘤的组方基本原则

一、按肿瘤发展进程(分阶段实施)

肿瘤的发生与进展可分为早期、中期、晚期三个不同阶段,其临床表现与治疗原则、组方遣药有所区别。

（一）早期阶段

邪气充实,正气亦虚;治当驱邪为主,扶正为辅。此阶段癌毒、血瘀、气滞等病理因素纠结在一起作用于机体,邪气充实妨碍气血导致正气虚弱。

【治则治法】解毒散结、理气活血为主,益气养血为辅。

【常用中药】白花蛇舌草、虎杖、龙葵、蜈蚣、守宫、石见穿、山慈菇、墓头回、陈皮、香附、砂仁、鸡血藤、莪术、丹参、穿山甲、三七、草红花、炙黄芪、党参、当归、白芍、生牡蛎、龟甲胶、黄明胶。

（二）中期阶段

正气亏虚,邪气亦盛;治当扶正为主,驱邪为辅。此阶段患者气血进一步亏虚,从而导致毒瘀互结、久聚不散。

【治则治法】补益气血为主,活血解毒为辅。

【常用中药】炙黄芪、党参、当归、白芍、红景天、熟地黄、何首乌、紫草、沙参、石斛、阿胶、白花蛇舌草、虎杖、龙葵、蜈蚣、石见穿、墓头回、陈皮、砂仁、丹参、穿山甲、三七、生牡蛎、龟甲胶。

（三）晚期阶段

正气虚损,正不胜邪;治当扶正培本,驱邪外出。此阶段患者气血阴阳不足、五脏六腑亏虚。

【治则治法】调理气血阴阳,疏通五脏六腑。

【常用中药】人参、炙黄芪、党参、麦门冬、生地黄、熟地黄、当归、冬虫夏草、红景天、何首乌、沙参、石斛、阿胶、附子、陈皮、砂仁、穿山甲、三七、枳实、火麻仁、石菖蒲、元胡、鹿角胶、龟甲胶。

二、按肿瘤治疗方式

(一)手术阶段

手术治疗无疑是恶性肿瘤患者最理想的根治方法,但因其毕竟是创伤性治疗手段,对于肿瘤患者而言,难免会带来很多术后问题。"气机郁结、气血亏虚"是手术期间肿瘤患者的主要病机。手术期由于麻醉、机体与心理创伤等因素可导致气机郁结,且手术创伤血液丢失,会发生气血津液亏虚。

【治则治法】益气养血,疏通气机。

【常用中药】人参、黄芪、党参、当归、山药、熟地、川芎、茯苓、炙甘草。手术期患者气血亏虚,此类药物旨在补益气血,培补正气,增强机体免疫力;同时加疏通气机、调理水湿的药物如陈皮、炒枳壳、柴胡、香附、元胡、阿胶、冬虫草、莲子肉、炒薏米、白术、蜂蜜等,旨在疏通气机,调理机体受伤状态,以期尽快恢复正常生理功能。

(二)化疗阶段

化疗是恶性肿瘤重要的治疗方法,但不良反应明显,如骨髓抑制、胃肠道反应、心肝肺肾等重要脏器损害等,其中骨髓抑制、胃肠道反应是最常见也是最严重的不良反应。中医学认为,化疗是外来大毒,治病同时带来伤害,化疗之毒为阴毒,深潜气血、骨髓。因此,"毒邪伤及气血,累及五脏"是化疗期间肿瘤患者的主要病机。

【治则治法】补益气血,健脾和胃,滋养肝肾。

【常用中药】炙黄芪、党参、当归、白芍、白术、茯苓、陈皮、山药、鸡血藤、阿胶、鳖甲胶、砂仁、焦三仙、石菖蒲、薏苡仁、鹿角胶、山萸肉、蜂蜜、菟丝子、补骨脂。患者接受化疗期间脾胃功能低下,同时毒邪深入骨髓,损伤气血、脏腑,采用上述药物旨在固护脾胃正气,可谓留得的一份胃气,便有一份生机,同时补益气血、正气,增强机体抵抗力。

(三)放疗阶段

放疗是恶性肿瘤的重要治疗方法,但放射线的电离可引起全身和局部毒副反应,如白细胞减少、恶心呕吐、疲劳、口腔溃疡、放射性肺炎、放射性皮炎、放射性肠炎、放射性肌肉硬化等。中医认为,放疗是外来大毒,治病同时带来伤害,其性属火、属热,热毒伤阴导致上述症状,因此热毒炽盛、热毒伤阴是这一阶段的主要病机。

【治则治法】清热育阴,活血通络

【常用中药】连翘、生石膏、黄精、生地、知母、石斛、旱莲草、鲜芦根、山萸肉、丹参、赤芍、红花、阿胶、鳖甲胶、当归、熟地、川芎、路路通、三七、炒枳壳、蜂蜜等。放疗之毒属火热毒邪,全力清热解毒使毒邪快速消散,同时配合活血通络药是给邪气以出路,加快毒邪排除。

(四)治疗间歇期

治疗间歇期应注重康复调理,监测随诊期,抗肿瘤复发、转移。

第三节　膏方调治恶性肿瘤组方思路探析

一、权衡扶正祛邪关系

在肿瘤发病机制研究上,中西医均认为,肿瘤的生成和发展与人体免疫功能低下、失调有着十分重要的关系。在细胞水平、分子水平等方面的研究中,认为肿瘤表现为增殖和分化的失控。增殖和分化的失控是正邪关系失衡的一种表现。中药扶正固本、增强免疫功能是其抗肿瘤的主要机制之一。国医大师何任教授治疗肿瘤注重扶正与祛邪,提出"不断扶正,适时攻邪,随证治之"的中医药治疗肿瘤思路。明·李中梓《医宗必读·积聚》曰:"积之成者,正气不足,而后邪气踞之。"清·余听鸿《外证医案汇编》曰:"正气虚则成岩。"元·罗天益《卫生宝鉴·卷十四》曰:"养正积自除……令真气实,胃气强,积自消矣。"清·刘恒瑞《经历杂论·疼痛辨》曰:"善用兵者,必先屯粮;善治邪者,必先养正。"金·李东垣《东垣试效方·五积门》曰:"治之当察其所痛,以知其应有余不足,可补则补,可泻则泻,不然处以大毒之剂攻之,积不能除,终难治也,医者不可不慎。"清·程国彭《医学心悟》论治积聚指出:"当其邪气初客,所积未坚,则先消之而后和之。及其所积日久,气郁渐深,湿热相生,块因渐大,法从中治,当祛湿热之邪,削之、软之,以底于平,但邪气久客,正气必虚,须以补泻迭相为用。"

总之,肿瘤的诊治过程,实际就是全程调控扶正与祛邪之关系,调节机体的正气,以充分发挥机体内在抗病能力,抑制肿瘤的生长、缓解病情,减少肿瘤复发、转移。临床应围绕扶正与祛邪关系进行分阶段、分时期论治,"扶正中寓于祛邪""祛邪中意在扶正",围手术期、放化疗间歇期、监测随访阶段,重在扶正、兼顾祛邪,抗肿瘤复发、转移;手术、放化疗等治疗时,扶正祛邪兼顾,重在减毒增效;肿瘤进展期,以祛邪为主,兼顾扶正,以收邪取正方安之妙。

二、辨病与辨证相结合

明·李时珍《本草纲目·卷一》指出:"欲疗病,先察病源,先候病机。"叶熹智认为,中医药治疗肿瘤处方应紧紧把握以病机为中心,将辨证和辨病有机结合,确立治法,参考君臣佐使理论,合理排布扶正与祛邪药物,选药组方,以法统方,以平为期,不宜直接套用君臣佐使模式,同时要善于运用佐药,甄选一些抗肿瘤药物。在临证中针对各系统肿瘤,在辨证论治基础上加用有特定疗效的药物,如颅内肿瘤,不论原发性或转移性,均可加用化痰搜风通络之品,如天龙、地龙、全蝎等。因大部分药物难以透过血脑屏障,药理实验证实,鸦胆子油乳注射液可有效透过血脑屏障,故针对颅内肿瘤应加用鸦胆子。此外,如食管癌加用冬凌草、守宫;肺癌加用白毛藤及配合引经药物靶向治疗等。

（一）关注无证可辨,吸收现代中药药理研究成果

临床上部分患者处于无证可辨状态,有学者称其为“隐证”或“潜证”,为临床带来一定难度。此外,因肿瘤疾病的特殊性,需要参考现代中药药理研究成果,辨病论治。常见抗肿瘤中药有喜树、红豆杉、白毛藤、冬凌草、藤梨根、乌骨藤、山豆根、山慈菇、龙葵、七叶一枝花、白花蛇舌草、鬼箭羽、垂盆草等。此外不同部位的肿瘤也有其特定药物,需在辨证基础上加用,如脑部肿瘤加用僵蚕、全蝎、蜈蚣、胆南星、地龙等;肺部肿瘤加用猫爪草、蛇六谷、白英、红豆杉等;乳腺肿瘤加用野菊花、蒲公英、穿山甲、八月札等;食管肿瘤加用冬凌草、石见穿、急性子、乌骨藤等;胃部肿瘤加用乌骨藤、藤梨根、守宫、薏苡仁等;结直肠肿瘤加用苦参、藤梨根、薏苡仁、凤尾草等;子宫肿瘤加用红豆杉、墓头回、石上柏、露蜂房等;膀胱肿瘤加用土茯苓、蛇莓等。

（二）重视治法研究,借鉴中医药治法研究成果

癌症与血瘀具有相关性,刘永惠等通过对47例肺癌患者血小板聚集、黏附功能的研究发现,恶性肿瘤及转移患者的血小板聚集、黏附功能亢进与肿瘤从发病到转移呈正相关,揭示恶性肿瘤患者普遍存在血瘀证,并随肿瘤转移血瘀证更突出。对肺癌患者可重用活血化瘀之品,如莪术、水蛭等。中医学络病理论的完善也为肿瘤治疗提供新思路,刘永惠等认为,可根据病变部位,按经络循行路线,结合药物归经考虑用药。如肺癌患者咯血,可选入肺经的前胡、百部、牛蒡子、桑叶。地龙归肝、膀胱经,能通利水道,可治疗放射性膀胱炎。有关中医药治疗肿瘤的最新研究成果,在临床实践中应参考运用。

（三）参考体质分类,体现中医学治未病思想

中华中医药学会发布的《中医体质分类判定标准》,将体质分为平和质、气虚质、阳虚质、阴虚质、痰湿质、湿热质、血瘀质、气郁质、特禀质九个类型。王琦指出,辨体论治即以人的体质为认知对象,从体质状态及不同体质分类的特性,把握其健康与疾病的整体要素与个体差异,制定防治原则,选择相应的治疗、预防、养生方法,从而进行“因人制宜”的干预措施。清·章虚谷《医门棒喝》云:“医为性命所系。治病之要,

首当察人体质之阴阳强弱而后方能调之使安。"临证应兼顾患者的体质偏颇,以药物的阴阳之性纠正禀质的阴阳之偏。痰湿之体者,参以苦燥芳化;阴虚之质者,佐以滋柔之品;阳旺之躯者,加入苦泄通降之剂;阳虚之人,辅以温阳扶阳之药,凡此不再罗列。

《素问·四气调神大论》曰:"是故圣人不治已病治未病,不治已乱治未乱,此之谓也。夫病已成而后药之,乱已成而后治之,譬犹渴而穿井,斗而铸锥,不亦晚乎?"《难经·七十七难》曰:"所谓治未病者,见肝之病,则知肝当传之于脾,故先实其脾气,无令得受肝之邪,故曰治未病焉。"这种"先安未受邪之地"的主张在肿瘤防治中具有防止传变和转移的重要意义。既病防变,尤其是患者采取手术、放疗或化疗时,要及时预防并发症的发生,防止变生他症,"务在先安未受邪之地"。愈后防复发,在病情相对稳定,临床症状相对减少的情况下,中医药辨证论治应从整体观念出发,调节以及调动人体内在机能,平衡阴阳,纠正脏腑的太过、不及,以平为期。

(四)重视脏腑相关理论

人体是一个统一的有机整体,脏腑虽然有各自的生理功能,但它们不是孤立的,五脏相关,脏腑间彼此密切联系,相互协作、相互配合、相互制约,共同维持生理活动的正常进行。因此,脏腑之间在生理上相互联系,密不可分,在病理上则相互影响。譬如,肺与大肠相表里,肺气的肃降,有助于大肠保持传导功能。而大肠传导正常,又有利于肺气的肃降。肺癌伴有咳嗽、胸闷、气急、大便干燥、舌苔黄腻或黄燥等,可兼顾通腑,腑气一通,诸症可减。肺癌咳嗽、痰白量多,动则气喘,伴随脾虚症状;或由子病及母,或由土虚在前,脾失健运,痰浊内生,肺脾两虚,阻碍肺气,肺失肃降,可用四君子汤合二陈汤化裁,以达培土生金之效。肺癌咳嗽、喘咳日久,动则益甚,呼多吸少,气不得续,甚或汗出肢冷,周身浮肿,面青唇紫,舌淡嫩、苔薄白,脉沉细两尺尤甚者,乃因久病耗气,母病及子,气失摄纳,肾阳失却温煦之功,常以桂附地黄汤补肾纳气,也可以金水六君煎为基本方补肾以达金水相生。胆汁源于肝之余气,肝的疏泄,有助于胆汁的排泄,肝胆常相互影响,同时受病,胆囊癌、肝癌常以柴胡疏肝散联合逍遥丸为基本方加减。凡此等等,不胜枚举。

(五)重视培元固本思想

清·傅青主《傅青主女科·妊娠》曰:"脾非先天之气不能化,肾非后天之气不能。"《医宗必读》曰:"水为万物之源,土为万物之母,二脏安和,一身皆治,百疾不生。"二脏安和百骸皆治。脾肾二脏,一为人体生命之根基,一为气血津液之源泉。古人有先后天之比喻。清·程杏轩十分重视"脾""肾"在人体机能中的重要作用,其在《杏轩医案》中有"先天之本在肾,后天之本在脾,二脏安和,百骸皆治"的论述。恶性肿瘤患者,由于病程缠绵,脾肾功能本已虚弱,外合疾病加损之特征,脾肾并重,求于脾肾以滋化源,当牢扣临证运筹思维。

（六）重视中州脾胃之气

唐·孙思邈谓:"五脏不足调于胃。"金元·李东垣《脾胃论·脾胃虚实传变论》曰:"元气之充足,皆由脾胃之气无所伤,而后能滋养元气。若胃气之本弱,饮食自倍,则脾胃之气既伤,而元气亦不能充,而诸病之所由生也。"明·李中梓《医宗必读》曰:"胃气一败,百药难施。"清·程杏轩《杏轩医案》曰:"人以胃气为本,病久正亏,全仗饮食扶持,胃气不旺,药难奏功""盖非药不能应病,乃胃气不行药力耳……苟土母倾颓,既难输化饮食之精微,焉能传送药力。"程氏在《杏轩医案》中提出:"病证多端,治须次第,首从稼穑作甘,培补中宫,专崇脾土。"中药膏方中含有胶类物质,易滋腻碍胃。因此,要注意处方灵动、活泼,不可一味峻补。要兼顾脾胃,处方中健运脾胃之品不可或缺,除了选择运脾健胃之品,若配伍辛香走窜之"动药",则能补而不滞,"通补相兼,动静结合"。这一点膏方名家善用膏方者有砂仁伴熟地黄等处方习惯。

（七）参考五运六气用药

运气学说认为,运气的变化影响着疾病的发生和发展。因此,对疾病的诊治也要考虑到运气因素的影响,做到"必先岁气,无伐天和",对恶性肿瘤的治疗也应兼顾这一点。《内经》运气七篇大论已涉及运气病机以及相关的治则、治法。唐·王冰《元和纪用经》开列了六气司天、在泉所宜用的药物。宋·赵佶《圣济总录》详述了甲子六十年的运气病机、证治要点、药食宜忌等。

（八）重视名家膏方经验

颜德馨认为,膏方制定以求"阴平阳秘,精神乃治",以"衡"为期。"胃以喜为补",口服膏方后,胃中舒服,能消化吸收,方可言补,故制定膏方总宜佐以运脾健胃之品,或取檀香搅拌麦芽,以醒脾开胃,或用桔梗、枳壳,一升一降,临床喜用苍术。姚培发临床用药注重阴阳互根,喜以人参配熟地,两者一阴一阳,相为表里,互佐生成,用药灵动,理气导滞,顾护脾胃,认为越鞠丸解六郁,可仿其意,于膏方中酌情掺入理气导滞之品,倡用桂枝、苍术二药,其性辛散,既能监制补膏之滋腻,又能振奋脾胃之运化,使膏补而不滞。张镜人运用膏方治疗肺系疾病时,注重甘凉轻灵,清润肺金,膏方中多润养之品,如沙参、麦门冬、玉竹、百合、桑白皮等;注重脏腑相关,注重中土脾胃之气,常以参苓白术散、六君子汤加味平补脾土,如太子参、白术、茯苓、扁豆、山药、砂仁、薏苡仁等,意取培土生金;注重补肾填精,纳气固本,选用菟丝子、补骨脂、巴戟天等补肾之品及二至丸、六味地黄丸、续断、杜仲等阴阳平补之品,提倡"升降并举,润燥相宜",予紫苏子、旋覆花、枇杷叶等肃降之品与桑白皮、苦杏仁等轻宣之药结合。名家的临床经验,有助人们提高临床疗效,应充分重视。

(九)汲取民间有效治验

实践证明有许多民间治疗经验值得借鉴,如仙鹤草一味药,临床一般用于凉血止血,在民间又有脱力草、强壮草之称,有强壮之功效。《集验中成药》有民间验方佛荠膏:佛甲草 240 g,荠菜 360 g,九节茶 150 g,加水煎 3 次,滤汁去渣,合并 3 次滤液,加热浓缩成清膏状,加蜂蜜 200g 收膏,每次 15~30 g,每天 2 次,治疗 1 月为 1 疗程。佛甲草,又名烧火草、火焰草,具有清热消肿、解毒之功;荠菜又名护生草、净肠草,具有和脾利水、止血明目之功;九节茶,又名肿节风、草珊瑚,具有破积止痛,健脾和血之用。三药合用,具有清热和脾、消肿解毒之功,用于治疗胰腺癌。此外,诸如老鹳草治疗化疗药物引起的末梢神经炎;野葡萄根、猕猴桃根治疗消化系统肿瘤等民间经验值得借鉴。

第四节　膏方抗肿瘤作用现代研究

现代实验研究阐述了中药在诱导肿瘤细胞凋亡,抗肿瘤细胞的侵袭及转移,诱导肿瘤细胞分化,抑制癌基因表达,促进抑癌基因的表达等多个环节抑制肿瘤的发生、发展与转移,而且许多中药可以同时作用于上述多个环节。

一、中药逆转肿瘤耐药现象

多药耐药是肿瘤化疗最终失败的重要原因之一。叶祖先等证实汉防己甲素对中国仓鼠细胞系的抗药性具有逆转作用, 可完全逆转阿霉素耐药株的人乳腺癌 MCF-7/Ad 细胞及长春新碱耐药株人口腔上皮样癌 KBV200 细胞对阿霉素或长春新碱的抗药性且对 MCF-7/Ad 细胞有明显的选择性。贾莉等观察到东亚钳蝎毒 (BMK) 对 K562 /ADM 细胞多药耐药有逆转作用,认为 BMK 可能是一种有效的 MDR 逆转剂。

二、中药可抗肿瘤血管生成

血管生成是肿瘤快速增长及转移的基础,抑制肿瘤血管的生成已成为抗肿瘤研究的重要途径之一。潘子民等研究发现人参皂苷 Rg3 经处理后,荷瘤 SCD 小鼠体内无腹水形成,腹腔中肿瘤播散较少, 实验组肿瘤组织中 VEGFmRNA 表达量、VEGF蛋白的表达量和 MVD 显著低于空白组、对照组, 从而认为 Rg3 通过下调肿瘤

VEGFmRNA 及蛋白的表达量阻滞肿瘤血管生成,从而抑制肿瘤的生成和转移。

三、治疗肿瘤膏方常用药物列举

1.攻毒散结:山慈菇、猫爪草、蛇舌草、龙葵、全蝎、地龙、蜈蚣、守宫、墓头回、虎杖。

2.软坚散结:龟板、鳖甲、昆布、牡蛎、海蛤壳。

3.温补肾阳:杜仲、续断、肉苁蓉、牛膝、枸杞、肉桂、海马、菟丝子。

4.滋养阴液:黄精、旱莲草、女贞子、沙参、百合、麦门冬、石斛、天冬。

5.祛风通络:全蝎、蜈蚣、僵蚕、地龙、桑寄生、威灵仙、路路通、川芎、赤芍。

6.益气补血:人参、党参、黄芪、白术、山药、红景天、当归、白芍、熟地、阿胶。

7.活血化瘀:当归、丹皮、生地、赤芍、丹参、斑蝥、红花、川芎、益母草、三七、泽兰、穿山甲、王不留行、鸡血藤。

8.破血逐瘀:土元、三棱、莪术、桃仁、鬼箭羽、水蛭。

9.凉血止血:大蓟、小蓟、地榆、侧柏叶、茜草、紫草。

10.醒脾开胃:焦麦芽、山楂、焦谷芽、郁金、陈皮、砂仁、木香、茯苓、枳实、柴胡、元胡、苏叶、菖蒲、制香附、炒枳壳、炒薏米。

11.清热解毒:连翘、蒲公英、金银花、白花蛇舌草、鱼腥草、败酱草、青黛、半边莲、山慈菇、水牛角。

12.细贵药:人参、鹿茸、灵芝、冬虫夏草、紫河车。

13.胶类药:阿胶、龟板胶、鳖甲胶、鹿角胶、黄明胶。

14.调味剂:木糖醇、冰糖、红糖、饴糖、蜂蜜。

第五节 肿瘤相关并发症中的应用

一、机体衰弱(乏力症状)

在放疗、化疗过程中或治疗后出现全身乏力、四肢困倦、腰膝酸痛、精神不振、心慌气短,失眠多梦等。从中医的辨证角度分析,多为脾肾两虚、心肾不交,治当益气健脾,养心滋肾。乏力是肿瘤发生和/或患者在接受化疗、放疗、骨髓移植或生物调节剂治疗中的常见症状,其发生率高达 70%~100%。由于联合和密集化疗以及高强度的治疗,乏力问题更加严重,乏力症状可能在治疗结束后数月甚至数年仍然存在。很多患者认为与癌性疼痛等相关症状比较,乏力是肿瘤发生与治疗过程中最痛苦的症状之一。

【治则治法】健脾补肾。

【常用中药】人参、炙黄芪、党参、茯苓、红景天、冬虫夏草、白术、山药、莲子肉、穿山龙、鹿角胶、阿胶、海马、山萸肉、陈皮、枳壳、桑寄生、杜仲、牛膝、菟丝子、鳖甲、肉苁蓉、鸡血藤、甘草。

二、消化道症状（恶心、呕吐、厌食等）

食欲不振是指进食的欲望降低或完全不思进食。导致厌食的原因很多，肿瘤组织分泌物可抑制食欲，放、化疗也可引起厌食，消化道肿瘤影响消化功能正常运转，肿瘤合并感染以及抗生素应用使消化能力下降，绝大多数中晚期肿瘤患者都会发生厌食，从而导致患者营养状况下降，表现为体重下降、肌肉萎缩、脂肪消耗、代谢紊乱等多器官综合征。

【治则治法】理气健脾。

【常用中药】人参、炙黄芪、党参、茯苓、白术、山药、莲子肉、薏苡仁、砂仁、紫苏叶、鹿角胶、阿胶、陈皮、石菖蒲、焦麦芽、焦山楂、焦谷芽、郁金、香附、甘草。

三、癌痛

癌性疼痛是疼痛部位需要修复或调节的信号传到神经中枢后引起的感觉，是造成晚期肿瘤患者痛苦的原因之一。目前，三阶梯止痛疗法在控制癌痛症状中发挥着良好的治疗效果，但止痛药物产生的便秘、腹胀、食欲减退等不良反应更加重患者的痛苦。应用中医药治疗目标在于增加止痛药物的镇痛效果并减少其用量及不良反应。

【治则治法】疏肝理气，化瘀止痛。

【常用中药】人参、炙黄芪、柴胡、郁金、玫瑰花、月季花、三七、路路通、红花、桃仁、穿山甲、元胡、乌药、乌头、川芎、龟甲胶、鹿角胶、鸡血藤、丹参、炙甘草。

四、失眠症状

失眠症状缘于原发脑部的肿瘤发生和进展的心理因素，治疗带来的不良反应以及患者对治疗的期望值等。目前临床医生更多地关注抗癌治疗效果，而对引起失眠的原因与治疗较少关注，对肿瘤失眠症状尚无有效的解决方案。

【治则治法】化痰解郁，安神定志。

【常用中药】人参、玄参、丹参、茯苓、远志、桔梗、地黄、当归、五味子、天冬、麦门冬、柏子仁、酸枣仁、朱砂、石菖蒲、龟甲胶、琥珀、龙骨、半夏、竹茹、枳实、陈皮、甘草。

五、抑郁症状

世界卫生组织将肿瘤明确划分为一种社会心理性疾病，肿瘤相关性抑郁是指因肿瘤诊断、治疗及其并发症等因素导致患者失去精神常态的情绪性病理反应。

【治则治法】疏肝理气，化痰开窍。

【常用中药】柴胡、陈皮、川芎、枳壳、白芍、香附、玫瑰花、月季花、生牡蛎、珍珠母、远志、石菖蒲、龟甲胶、龙骨、琥珀、夜交藤、阿胶、乌梅、刺五加、熟地黄、胆南星、炙甘草。

六、便秘症状

便秘是肿瘤最常见的并发症之一，可由多种因素导致，如肠道肿瘤及手术治疗、镇痛药物、肿瘤相关症状等均可引起便秘，会导致许多严重的不良结局，如增加心脑血管疾病猝死概率、肠道功能失调或紊乱、营养状况下降等。

【治则治法】润肠通便，调畅气机。

【常用中药】火麻仁、苦杏仁、熟大黄、木香、陈皮、白芍、香橼皮、白术、地黄、女贞子、枳实、厚朴、桃仁、何首乌、丹参、槟榔、肉苁蓉、石斛、炙黄芪、党参、阿胶、龟甲胶、天冬、麦门冬。

七、消瘦状况（恶病质）

消瘦是指人体因疾病或某些因素而致体重下降，低于标准体重的10%以上时为偏瘦，低于20%以上者称为消瘦，恶性肿瘤常可导致患者消瘦。厌食引起营养摄入障碍、肿瘤性消耗、酶代谢异常以及手术、放疗及化疗导致食欲减少等均可引起消瘦。癌症约有50%的晚期患者死于恶病质。

【治则治法】益气养血，补肺脾肾。

【常用中药】人参、炙黄芪、党参、茯苓、白术、山药、莲子肉、薏苡仁、砂仁、紫苏叶、鹿角胶、阿胶、陈皮、石菖蒲、焦麦芽、焦山楂、焦谷芽、郁金、香附、甘草。

八、骨髓抑制（造血系统反应）

骨髓抑制是化疗最为严重的毒副反应。临床上常见因白细胞数目降低而继发严重感染或血小板减少、继发出血等并发症，影响化疗的顺利进行，从而减低了临床疗效。骨髓抑制的发生与药物毒性及体质虚弱密切相关。中医学认为骨髓抑制的主要病机为脾肾虚损，依"精血同源"之理，肾精亏损则骨髓不充，精血不能复生；脾气虚弱则水谷不化，气血和肾精的化源不足，虚损衰竭皆至。故防治化疗后骨髓抑制应从健脾补肾入手。

九、肿瘤相关性贫血

肿瘤相关性贫血是指恶性肿瘤患者由于肿瘤本身或化疗、放疗等原因所导致的贫血，在肿瘤进展期发生率较高。其中，由化疗药物毒性导致的相关性贫血总体发生率可达50%以上,影响了患者的生活质量和临床疗效,降低化疗的完成率和有效率,严重影响了疗效和预后。化疗相关性贫血的主要治疗手段是输血和应用重组人红细胞生成素,但疗效维持时间短,治疗所带来的副作用以及昂贵的费用限制了其临床应用。肿瘤相关性贫血多数由疾病本身或化疗攻伐正气,损伤脾胃,久之伤肾,导致脾肾亏虚,气血两亏而致。治疗重在健脾益肾、补气养血。

十、神经毒性

主要表现为肢体远端对称性分布的感觉和运动障碍,如感觉缺失,或手套袜子样分布,或感觉异常过敏、无力、腱反射减弱或消失等。长春新碱、草酸铂、紫杉醇等化疗药物均可引起上述症状。从中医辨证上分,主要有气血亏虚、气滞血瘀、脉络受阻等。

十一、化疗后症状

肿瘤化、放疗患者,常因物理或化学损伤致口腔溃疡、恶心、呕吐、食欲减退、脱发,甚至出现高尿酸血症、肝功能损害、血浆蛋白减少、出血、白细胞减少、浑身乏力、酸懒骨痛等症状,皆属肝肾亏虚、阴阳失衡所致。丁氏膏方可壮水以涵其木,滋阴以潜其阳,并可补气安神,育阴固摄,平衡人体阴阳代谢,使之归于正常。

【验方】人参须45g、潞党参90g、大熟地(砂仁拌)180g、炙黄芪120g、炒淮药60g、朱茯神90g、酸枣仁90g、炙远志肉30g、清炙草18g、天门冬60g、大麦门冬60g、厚杜仲(盐水炒)90g、甘杞子60g、川断肉(盐水炒)60g、桑椹90g、制首乌120g、广陈皮30g、仙半夏60g、北秫米(炒包)90g、宁子淡(淡菜)120g、煅牡蛎120g、紫贝齿120g、紫石英90g、胡桃肉(盐水炒去紫衣)20枚、五味子18g、金樱子(包)30g、芡实90g、川黄柏30g、熟女贞60g、猪脊髓(酒洗)20条、红枣120g、鳔胶(溶化收膏)60g。上药煎4次,取浓汁,加龟板胶120g、清阿胶120g,均用陈酒炖烊,再加鳔胶和入白冰糖250g,熔化收膏,每早晚各服二匙,均用开水化服,若遇伤风食滞等症,暂缓再服。方中猪脊髓合制后口感不佳,鳔胶不易购到,故二味药亦可去之。

第六节　肿瘤术后及化疗后的应用

一、甲状腺癌

甲状腺癌术后患者,多有体质虚弱,正气不足,邪毒留滞的状况。故临床应注重疏肝健脾、补益肝肾、养阴生精、扶助正气,同时选用清热解毒、化浊消瘀、清解余邪的中药治疗。膏方调治常用生黄芪、党参、白术、茯苓等健脾益气,柴胡、郁金、黄芩、香附疏肝理气,生地、何首乌、玄参、天冬、麦门冬、黄精、山萸肉、仙灵脾等补益肝肾,养阴生精;夏枯草、白花蛇舌草、石见穿、山慈菇、龙葵、八月扎、莪术、制南星等清热解毒、化浊消瘀、清解余邪。

【验方】生黄芪 300g,太子参 300g,白术 150g,茯苓 150g,陈皮 50g,制半夏 50g,谷、麦芽各 150g,薏苡仁 100g,黄精 300g,山萸肉 300g,天麻 150g,川芎 100g,当归 300g,熟地 300g,蔻仁 50g,灵芝 200g,仙灵脾 200g,肉苁蓉 300g,天麦冬各 150g,柴胡 100g,郁金 100g,黄芩 100g,香附 120g,象贝 100g,玄参 100g,板蓝根 150g,石见穿 150g,蛇舌草 150g,莪术 300g。上方一料。另加核桃肉 150g,龙眼肉 100g,莲肉 100g,红枣 100g,阿胶 400g,鹿角胶 100g,西洋参 150g,生晒参 200g,饴糖 200g,锦纹冰糖 150g,依法制膏。

二、肺癌治疗后

肺癌患者经手术及化疗,虽肿瘤进展控制较好,然而出现化疗后骨髓抑制,伴见疲倦乏力,咳嗽,咳白痰,胸前区闷痛不适,夜寐欠安,大便稍硬等症,中医辨证为肺郁痰瘀、脾肾亏虚。治用汤药以驱邪为主,拟清肺除痰、化瘀散结法,并配合膏方补虚缓攻,以收增效减毒之功。

【验方】党参 150g,白术 150g,茯苓 250g,砂仁 60g(后下),桔梗 100g,山药 300g,杜仲 150g,山萸肉 150g,陈皮 60g,酸枣仁 150g(打),木香 60g(后下),薏苡仁 300g,黄精 150g,枸杞 150g,菟丝子 150g,麦门冬 150g。放阴凉处保存,每日 3 次,分 10 日服用。

三、胃癌术后

胃癌术后患者多存在正气不足、气血阴阳亏虚的情况,其正气亏虚的诸多症候也对生活质量带来极大影响。临床以脾胃不足为主要病机特点,可见脾胃虚寒、气血两虚、脾肾阳虚、脾胃阴伤等证,在治疗上应强调补益后天的原则,在固护脾胃的同时,兼补他脏之虚。中药膏方中纳入药味较多,相互配伍可调养全身,奏营养五脏六腑枯燥虚弱之效。

【脾胃虚寒验方】党参 150g,炙黄芪 150g,炒白术 100g,茯苓 150g,怀山药 150g,全当归 100g,白芍 100g,木香 100g,砂仁(后下)30g,桔梗 50g,炮姜炭 30g,吴茱萸 30g,肉豆蔻 50g,台乌药 100g,川朴 100g,炒薏苡仁 200g,炒扁豆 150g,枸杞 150g,煅瓦楞(先煎)300g,山萸肉 150g,生、熟地(各)150g,枳壳 100g,香橼皮 100g,佛手 150g,陈皮 100g,法半夏 100g,郁金 100g,五味子 50g,炙鸡金 100g,阿胶 250g,生山楂 150g,煅龙牡(各)200g,蒲公英 150g,神曲 150g,炙甘草 30g,炒谷麦芽(各)150g。上方加西洋参 50g,生晒参 50g,木糖醇 100g,红枣 200g,核桃 200g,龙眼肉 100g 诸辅料熬膏,早晚各服一汤匙(约 30g),温水送服。

【肺脾两虚、心肾不足验方】太子参 150g,炙黄芪 200g,炒白术 100g,茯苓神(各)150g,炒薏仁 150g,全当归 150g,白芍 100g,煨木香 100g,砂仁(后下)30g,肉桂(后下)30g,制附片 50g,补骨脂 100g,菟丝子 100g,巴戟天 100g,鹿角胶 100g,生熟地(各)150g,制首乌 150g,泽泻 100g,明天麻 150g,杜仲 150g,桑寄生 150g,金毛狗脊 150g,川断 150g,川连 30g,吴茱萸 30g,苏梗 100g,枳壳 100g,制香附 100g,酸枣仁 150g,柏子仁 150g,夜交藤 150g,怀山药 200g,防风 100g,炙乌梅 100g,女贞子 100g,阿胶 250g,碧桃干 100g,法半夏 100g,炙甘草 50g,炙黄精 100g,上方加冬虫夏草 30g,西洋参 50g,蜂蜜 150g,红枣 200g,核桃 200g,龙眼肉 100g 诸辅料熬膏,早晚各服一汤匙(约 30g),温水送服。

（雷旭东　甘晓霞　包晓玲）

参考文献

［1］施怡,陈信义.膏方门诊 1341 例患者临床基本信息调研与特点分析［J］.北京中医药,2013, 32（8）:490-491.

［2］高振华.中医药防治肿瘤化疗毒副反应临床研究进展［J］.中国中医药信息, 2013, 20（11）:104-106.

［3］周岱翰.中医肿瘤学［M］.北京:中国中医药出版社,2011.

［4］屠执中.颜德馨膏方精华［M］.北京:中国中医药出版社,2009.

［5］沈洪,章亚成.中医临证膏方指南［M］.南京:东南大学出版社,2009:15-16.

［6］梁兴伦.论个体化膏方中的君臣佐使［J］.安徽中医学院学报,2010,29（3）:4-5.

［7］颜新,胡冬裴.中国膏方学［M］.上海:上海中医药大学出版社,2004:147-142.

［8］董爱珠.护理人员对安全管理认识的调查分析［J］.中华护理,2004,39（3）:194.

［9］董志伟,谷铣之.临床肿瘤学［M］.北京:人民卫生出版社,2002:399.

［10］谭维溢.促进癌症康复的发展［J］.中华物理医学与康复,2006,28（11）:721-722.

［11］魏赞道.中国癌症康复事业的回顾与发展途径探讨［J］.中国康复医学,2007, 22（8）: 744-745.

［12］卢岩,康健.丹参酮 II A 抗肿瘤的作用机制的研究［J］.辽宁医药,2009,20（9）: 98-101.

［13］李春杰,孙建立,刘苓霜,等.益气养阴方对 C57BL/6 小鼠 Lewis 肺癌 ERα 及 CyclinD1 表达的影响［J］.中华中医药,2010,25（4）:578-581.

［14］王立芳,徐振晔,王中奇,等.双黄升白颗粒对化疗所致骨髓抑制 Lewis 肺癌荷瘤小鼠细胞周期的双重调控作用及其机制［J］.中西医结合学报,2009,7（5）:453-457.

［15］陈信义,王婧,张雅月,等.西黄丸药效学研究及治疗肿瘤特点分析［J］.中华中医药,2010,25（3）:409-412.

[16]王中奇,徐振晔,邓海滨,等.中医药结合化疗防治非小细胞肺癌术后复发转移的临床研究[J].上海中医药,2011,45(5):36-39.

[17]任洪波,缪剑华,袁经权,等.同步放化疗联合中药健脾补肾法治疗局部晚期非小细胞肺癌临床研究[J].重庆医学,2011,40(19):1894-1896.

[18]邵鹏,余新林,刘祥祥.复方苦参注射液联合介入化疗治疗晚期非小细胞肺癌的临床观察[J].中国实用医药,2010,32(5):103.

[19]颜新,胡冬.中国膏方学[M].上海中医药大学出版社,2004:4.147-152.

[20]周蓓,赵长鹰.虚论治中晚期恶性肿瘤[J].贵阳中医学院学报,2006,28(1):5.

[21]孙建立,李春杰,李和根等.刘嘉湘扶正法治癌学术思想介绍[J].中医,2006,47(11):814-816.

[22]邵俭,毕彦忠,徐兆森.中药及其复方制剂在抗肿瘤中的作用[J].实用药物与临床,2005,8(3)66-67.

[23]孙六合,杨庆有.抗癌膏穴贴对Lewis肺癌模型小鼠癌细胞周期移行的影响[J].中国针灸,2002,22(9):625.

[24]周雍明,朴炳奎,侯炜等.肺瘤平膏改善非小细胞肺癌患者免疫状态及预后的临床观察[J].中国中医药,2008,15(5):78-79.

[25]陈保平.乌头镇痛膏治疗癌痛60例疗效观察[J].现代中西医结合,2003,12(8):815-816.

[26]刘永惠,常靖,郑清莲,等.从络病理论论治肿瘤[J].现代中西医结合,2010,19(24):3098-3099.

[27]中华中医药学会.中医体质分类与判定标准[M].北京:中国中医药出版社,2009:3.

[28]张良茂.姚培发膏方经验谈[J].中医文献,1999(2):38-39.

[29]朱凌云,秦嫣,张镜人.膏方调治肺系疾病精要[J].上海中医药,2007,41(10):10-11.

[30]程爵棠,程功文.中国丸散膏丹方药全书:肿瘤卷[M].北京:学苑出版社,2010:71,72.

[31]王仪胜,夏黎明.中药膏方治疗恶性肿瘤的特色探讨[J].江西中医学院学报,2010,22(5):7-9.

[32]董漱六.秦伯未先生膏方选集[M].上海:学林出版社,1988:68-94.

[33]秦伯未.秦伯未膏方集[M].福建:福建科学技术出版社,2007:47-75.

［34］张明生,刘新平,李立华.膏方的历史渊源及近年来的研究现状［J］.中医药临床,2013, 25(9): 819-821.

［35］李祥云.中医妇科肿瘤的研究概况——李祥云教授妇科系列经验(12)［J］.辽宁中医, 2005, 32(7):636-638.

［36］朱南孙.子宫肌瘤诊治心得［J］.上海中医药大学学报,2008,22(6):1-2.

［37］刘少宾,陈学彬,张建荣.《金匮要略》治癥方药探讨［J］.长春中医药大学学报,2007,23(1):4-5.